临床内科学
疾病诊断与治疗

主编　朱笑笑　杨　丽　毕成龙　齐　超
　　　刘　莹　许京淑　郝相奎　邱景伟

S 上海科学技术文献出版社
Shanghai Scientific and Technological Literature Press

图书在版编目（CIP）数据

临床内科学疾病诊断与治疗 / 朱笑笑等主编 .-- 上海：上海科学技术文献出版社,2023
ISBN 978-7-5439-8963-4

Ⅰ.①临… Ⅱ.①朱… Ⅲ.①内科－疾病－诊疗 Ⅳ.① R5

中国国家版本馆CIP数据核字（2023）第198710号

组稿编辑：张　树
责任编辑：王　珺
封面设计：宗　宁

临床内科学疾病诊断与治疗

LINCHUANG NEIKEXUE JIBING ZHENDUAN YU ZHILIAO

主　　编：朱笑笑　杨　丽　毕成龙　齐　超　刘　莹　许京淑　郝相奎　邱景伟
出版发行：上海科学技术文献出版社
地　　址：上海市长乐路746号
邮政编码：200040
经　　销：全国新华书店
印　　刷：山东麦德森文化传媒有限公司
开　　本：787mm×1092mm　1/16
印　　张：18.75
字　　数：480千字
版　　次：2023年8月第1版　2023年8月第1次印刷
书　　号：ISBN 978-7-5439-8963-4
定　　价：198.00 元

编委会 Editorial Committee

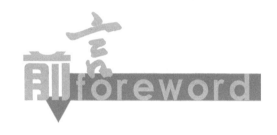

　　内科学是一门涉及面广、整体性强的学科，是临床医学各科的基础学科。内科学发展至今，无论是常用技术，还是治疗方法都在与时俱进。随着社会的发展和进步，临床医学模式不仅要重视生物学因素，还要重视心理、社会和环境因素及生活方式对疾病的影响。内科疾病治疗的目标已从治愈某一个疾病，发展为促进康复、减少残疾、提高生活质量。临床内科医师只有不断地学习本学科的前沿知识，才能跟上医学发展潮流，从而提高诊疗水平，更好地为患者解除病痛。鉴于此，我们组织相关临床医师编写了《临床内科学疾病诊断与治疗》一书。

　　本书首先介绍了内科常用治疗技术、内科常见症状与体征；然后介绍了内科常见疾病的临床诊疗，包括神经内科疾病、心内科疾病、呼吸内科疾病等；最后介绍了内科常见疾病的临床护理。书中对于涉及的各种疾病均进行了详细介绍，包括疾病的病因病理、发病机制、临床表现、辅助检查、诊断与鉴别诊断、治疗及预后等。本书内容由浅入深、通俗易懂，除强调和注重科学性和先进性之外，更注重实用性，可供广大内科医护人员和其他相关人员学习使用，也可为广大人民群众提供内科常见疾病的防治知识。

　　由于各位编者的编书风格有所差异，加之时间仓促，书中难免有一些疏漏和错误，恳请读者见谅，并予以批评指正，以供今后修订时参考。

《临床内科学疾病诊断与治疗》编委会

2023 年 6 月

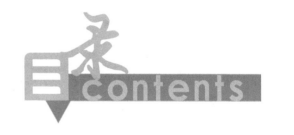

第一章　内科常用治疗技术 ……………………………………………（1）

　　第一节　氧气疗法 …………………………………………………（1）

　　第二节　机械通气 …………………………………………………（6）

　　第三节　气管插管术 ………………………………………………（17）

　　第四节　气管切开术 ………………………………………………（20）

　　第五节　胃肠减压术 ………………………………………………（22）

第二章　内科常见症状与体征 …………………………………………（23）

　　第一节　眩晕 ………………………………………………………（23）

　　第二节　头痛 ………………………………………………………（27）

　　第三节　胸痛 ………………………………………………………（31）

　　第四节　腹部包块 …………………………………………………（33）

　　第五节　腰痛 ………………………………………………………（37）

　　第六节　水肿 ………………………………………………………（38）

　　第七节　血尿 ………………………………………………………（40）

　　第八节　蛋白尿 ……………………………………………………（42）

第三章　神经内科疾病 …………………………………………………（45）

　　第一节　脑栓塞 ……………………………………………………（45）

　　第二节　脑出血 ……………………………………………………（49）

　　第三节　腔隙性脑梗死 ……………………………………………（64）

第四章　心内科疾病 ……………………………………………………（69）

　　第一节　稳定型心绞痛 ……………………………………………（69）

　　第二节　不稳定型心绞痛 …………………………………………（78）

第三节　扩张型心肌病 …………………………………………………………………（88）

第四节　肥厚型心肌病 …………………………………………………………………（91）

第五节　心包缩窄 ………………………………………………………………………（93）

第六节　急性病毒性心肌炎 ……………………………………………………………（98）

第七节　肺动脉瓣疾病 …………………………………………………………………（101）

第五章　呼吸内科疾病 ……………………………………………………………………（103）

　　第一节　流行性感冒 …………………………………………………………………（103）

　　第二节　急性上呼吸道感染 …………………………………………………………（108）

　　第三节　急性气管-支气管炎 ………………………………………………………（110）

　　第四节　慢性支气管炎 ………………………………………………………………（112）

　　第五节　支气管扩张 …………………………………………………………………（115）

　　第六节　支气管哮喘 …………………………………………………………………（120）

　　第七节　急性呼吸窘迫综合征 ………………………………………………………（132）

　　第八节　病毒性肺炎 …………………………………………………………………（139）

　　第九节　细菌性肺炎 …………………………………………………………………（144）

　　第十节　肺性脑病 ……………………………………………………………………（151）

　　第十一节　肺脓肿 ……………………………………………………………………（154）

　　第十二节　肺水肿 ……………………………………………………………………（161）

第六章　消化内科疾病 ……………………………………………………………………（167）

　　第一节　胃食管反流病 ………………………………………………………………（167）

　　第二节　贲门失弛缓症 ………………………………………………………………（172）

　　第三节　急性胃炎 ……………………………………………………………………（175）

　　第四节　慢性胃炎 ……………………………………………………………………（179）

　　第五节　消化性溃疡 …………………………………………………………………（188）

　　第六节　溃疡性结肠炎 ………………………………………………………………（196）

　　第七节　药物性肝病 …………………………………………………………………（200）

　　第八节　酒精性肝病 …………………………………………………………………（205）

　　第九节　非酒精性脂肪性肝病 ………………………………………………………（209）

第七章　内分泌科疾病 ……………………………………………………………………（213）

　　第一节　甲状腺功能亢进症 …………………………………………………………（213）

第二节　原发性醛固酮增多症………………………………………………（221）

第三节　继发性醛固酮增多症………………………………………………（224）

第四节　肥胖症………………………………………………………………（227）

第五节　糖尿病………………………………………………………………（232）

第六节　痛风…………………………………………………………………（238）

第八章　风湿免疫科疾病………………………………………………………（244）

第一节　类风湿关节炎………………………………………………………（244）

第二节　狼疮性肾炎…………………………………………………………（252）

第三节　过敏性紫癜…………………………………………………………（254）

第九章　内科常见疾病的临床护理……………………………………………（258）

第一节　冠心病………………………………………………………………（258）

第二节　心脏瓣膜病…………………………………………………………（261）

第三节　心包疾病……………………………………………………………（268）

第四节　心肌疾病……………………………………………………………（271）

第五节　慢性心力衰竭………………………………………………………（278）

第六节　恶性心律失常………………………………………………………（281）

参考文献…………………………………………………………………………（292）

第一章

内科常用治疗技术

第一节 氧气疗法

氧气疗法(简称氧疗)是各种原因引起的急性低氧血症患者常规和必不可少的治疗,有着纠正缺氧、缓解呼吸困难、保护重要生命器官的功能,有利于疾病痊愈。

低氧血症是肺心病发生和发展的一个重要影响因素,如果长期的低氧血症得不到纠正,持续的肺血管痉挛和肺动脉高压可使肺小动脉肌层肥厚、内膜纤维增生、管腔狭窄,加上肺毛细血管床大大减少,肺循环阻力增加,肺动脉压力持续和显著升高,右心负荷增加,最终导致右心衰竭。

夜间氧疗试验(NOTT)和医学研究协会(MRC)的研究结果显示:长期氧疗(LTOT)是影响慢性阻塞性肺疾病(COPD)发展最重要的因素之一。持续家庭氧疗可延长 COPD 患者的寿命,所延长寿命的时间与每天吸氧时间相关。其他长期氧疗的效果包括可减少红细胞增多的发生(与降低碳氧血红蛋白水平有关,而不是改善动脉血氧饱和度的结果)、降低肺动脉压力、改善呼吸困难、改善睡眠、减少夜间心律失常的发生。氧疗增加运动耐力,其主要机制是在同样工作负荷下减少每分通气量,因而氧疗延迟了通气受限的发生;提高动脉氧分压,使氧输送能力增强、逆转了低氧血症引起的支气管痉挛;增加了呼吸肌对氧的摄取利用。总之,COPD 急性加重期吸氧具有挽救生命的作用,慢性呼吸衰竭患者长期氧疗可延长寿命。

一、氧疗的生理机制

为了明确氧疗的机制,首先要了解低氧和低氧血症的病理生理。长期氧疗的目的是纠正低氧血症,而又不引起高碳酸血症酸中毒,且有利于提高患者的生存率、改善生活质量、预防肺心病和右心衰竭的发生。总之,纠正低氧可保持生命器官的功能。

氧分压(PaO_2)由 3 个因素决定:①吸入氧浓度(FiO_2);②肺泡通气量(VA);③肺弥散功能与通气/血流比。高原地区的 FiO_2 减少、肺泡通气降低和心肺疾病引起的肺弥散功能和通气/血流(V/Q)分布异常时均可产生低氧血症。氧疗可提高 FiO_2,但是否能提高 PaO_2,很大程度上与肺弥散功能和通气/血流比异常的程度有关。其他可影响氧疗效果的因素有:肺不张、低氧性的肺血管痉挛,或两者引起的 V/Q 失衡、通气减少等。输送氧到组织依赖于心排血量、机体脏器灌注和毛细血管情况,血液的氧输送量由血红蛋白浓度和血红蛋白对氧的亲和力来决定,血pH、PCO_2 和 2、3-二磷酸甘油水平会影响氧的这种输送能力,氧输送能力可因碳氧血红蛋白水

1

平增高而降低。

(一)呼吸系统效果

氧疗可使气道阻力减小,而每分通气量(VE)和平均吸气流速均与 $P_{0.1}$(作为呼吸驱动的指标)有关。患者于运动时吸氧,呼吸肌运动较弱时就能满足机体对氧的需求,因而运动耐力有所提高。正常人吸 40% 的氧气即可减少通气和膈肌疲劳肌电图信号,并伴有疲劳程度的降低。在 COPD 患者中,氧疗也可使膈肌疲劳及反常腹肌运动的肌电图信号延迟。

(二)血流动力学效果

正常人予以氧疗可以使心率下降,COPD 患者也有同样的现象。这种心率下降与心排血量增加有关。有一些 COPD 患者还表现有左室射血分数的增加。

氧疗还可减少夜间血氧饱和度(SaO_2)的降低,使夜间肺动脉压降低。FiO_2 增加,使肺血管扩张,因而可改善 COPD 的预后,如肺动脉压降低超过 0.7 kPa(5 mmHg),则 COPD 患者的预后较好。

(三)组织氧的改善

正常人运动时,做功量一定的情况下,低氧与每分通气量(VE)增高和血乳酸水平增高相关,因此氧疗可减少动脉乳酸水平,二氧化碳排除和 VE。限制性肺部疾病患者氧疗后也显示有血乳酸水平降低,反映了组织氧供的改善,这是由于动脉血氧含量增加所致。

(四)神经精神的改善

许多有低氧血症的 COPD 患者除了有肺、心血管功能异常外,还有脑部的损害。长期慢性缺氧使患者注意力不集中、记忆力和智力减退、定向力障碍,并有头痛、嗜睡、烦躁等表现。神经精神症状的轻重与慢性低氧血症的程度有关。吸氧可使 COPD 患者的神经精神功能有所改善,这个现象提示纠正组织缺氧对于改善精神状况非常重要。总之,长期氧疗可改善大脑的缺氧状态,减轻神经精神症状。

(五)血液系统的效果

氧疗可逆转继发性的红细胞增多症及延长血小板存活时间。

二、氧疗的肺康复作用

肺康复治疗中提倡便携式和家庭氧疗处方。长期氧疗的作用主要体现在以下几方面。

(一)增加运动耐力

无数研究表明,当呼吸不同浓度的氧气时,低氧血症患者的运动耐力有所增加,运动耐受时间延长。有人认为携带便携式氧气设备的额外做功可抵消氧疗的作用,但也有研究表明,尽管增加了携带氧气设备的做功,但仍能从氧疗中获益,且随着氧流量增加,则这种益处会相应增加。

(二)症状改善

氧疗对周围化学感受器张力有重要的作用。由于提高了 PaO_2,减少了颈动脉体的刺激,因而减轻了 COPD 患者的呼吸困难,在正常个体也是这样。

疲劳症状的改善与前述对神经精神的作用有关,氧疗更大的益处可能是由于增加了患者的活动能力,使其能更加主动地参加锻炼、减轻抑郁。

(三)纠正低氧血症和减缓肺功能恶化

氧疗后大多数患者动脉血氧分压明显升高,而没有出现二氧化碳潴留。研究结果发现,夜间氧疗可维持动脉血氧饱和度在 90% 以上,睡眠时动脉二氧化碳分压仅轻度增加,且这种轻度增高无重要意义。氧疗可延缓肺功能的恶化,氧疗后正常人第 1 秒用力呼气容积(FEV$_1$)降低值为每年 18～35 mL,COPD 患者 FEV$_1$ 下降值为50～90 mL。

(四)降低肺动脉压和延缓肺心病进展

长期氧疗可降低肺动脉压,减轻或逆转肺动脉高压的恶化。对肺动脉的改善作用受以下因素的影响。

1.氧疗的时间

每天氧疗的时间越长,肺动脉压的改善越明显。

2.肺动脉压的水平

长期氧疗对轻、中度肺动脉高压效果更好。

3.个体差异

对缺氧及氧疗的反应存在着个体化差异,每天吸氧 15 个小时以上能纠正大多数重症 COPD 患者的肺动脉压的恶化。

因此可以肯定,长期氧疗能稳定或阻断肺动脉高压的发展,一部分患者可缓解肺动脉高压。

长期氧疗还可使血细胞比容减少、血液黏稠度降低,以及使心、肺供氧增加,进一步改善心功能,延缓肺心病的发展。COPD 患者在氧疗 4 周后始出现血细胞比容降低,且氧疗前血细胞比容越高(≥0.55)者,疗效越好。

(五)提高生存率及生活质量

有一研究对 COPD 长期家庭氧疗患者进行了 5 年的随访发现,氧疗组每天鼻导管吸氧至少15 个小时,病死率为 45％,而非氧疗组为 67％。可移动式氧疗能使患者增加身体锻炼的机会,从而打破了慢性呼吸疾病患者由于不能运动而形成的恶性循环,可更好地改善生存率,并提高生活质量。

三、氧疗的临床指征

急性低氧血症患者常规予以吸氧治疗,吸氧的方式依病情而定,此为住院患者综合治疗的一部分。

长期氧疗(LTOT)非常昂贵,因此氧疗处方必须有充分的临床依据。不同的国家有不同的 LTOT 处方标准。因有不同的供氧和输送方式,故标准也不同。

目前仅有 COPD 患者的氧疗标准,但一般认为这些标准也适用于其他肺部疾病引起的慢性低氧血症患者,如囊性纤维化、继发于间质性肺炎和慢性肉芽肿性疾病的肺纤维化,严重的限制性肺部疾病。

LTOT 是依据患者在海平面上呼吸室内空气时出现慢性低氧血症,测定其动脉血气值和脉搏血氧饱和度值来确定的。

(一)家庭氧疗处方

几个国家已经制订出严格的 LTOT 处方标准,在美国 LTOT 处方是根据两个关于氧疗的会议制订的。

开始 LTOT 的临床标准是依据休息时 PaO$_2$ 测定的结果。血氧定量法测 SaO$_2$ 用来随时调整氧流速,如果怀疑高碳酸血症或酸中毒,则必须测定动脉血气。

1.长期氧疗的适应证

慢性呼吸衰竭稳定 3～4 周,尽管已进行了必要的和适当的治疗,仍有:①静息时,PaO$_2$

≤7.3 kPa(54.8 mmHg)或 SaO_2≤88%,有或无高碳酸血症;②静息时 PaO_2 在 7.3～8.0 kPa(55～60 mmHg)或 SaO_2≤89%,如果患者有肺动脉高压、充血性心力衰竭(并重力依赖性水肿)或血细胞比容≥55%。

长期氧疗一般用于第Ⅳ期 COPD 患者,一些 COPD 患者在急性发作前没有低氧血症,且发作后可恢复到以往的水平,则不再需要长期吸氧。接受了适当的治疗,患者病情稳定后,患者需要在 30 天后重新评估,如果患者没有达到氧疗的血气标准,则氧疗不再继续。

2.氧疗的剂量

足以将 PaO_2 提高至 8.0 kPa(60 mmHg)或 SaO_2≥90% 的氧流量大小。

3.氧疗的时间

除了仅在运动和睡眠需要吸氧外,氧疗的时间一般至少 15 小时/天。

4.治疗的目标

将 SaO_2 提高到≥90% 和/或 PaO_2≥8.0 kPa(60 mmHg),但是 $PaCO_2$ 升高不超过 1.3 kPa(10 mmHg),pH 不低于 7.25。应当规律地监测动脉血气 PaO_2,不断调整氧流量直到达到预期治疗目的。

LTOT 时通常采用鼻导管给氧,Venturi 面罩供氧则给氧浓度更为准确。

(二)临床稳定性

进行夜间氧疗(NOT)试验后,许多患者 PaO_2 有自动改善的现象。Timms 发现,NOT 试验 4 周以后,PaO_2 上升到了 7.3 kPa(55 mmHg)以上,则不再需要氧疗,可用于氧疗患者的筛选。另外也有人发现适合进行 LTOT 的患者予以氧疗 3 个月以后,在不吸氧的情况下,PaO_2 可升至 7.9 kPa(59 mmHg)。目前还没有能力预测哪些患者 PaO_2 能够提高到这种程度。

应鼓励进行 LTOT 的患者戒烟,因研究发现在 LTOT 期间仍有 8%～10% 的患者继续吸烟。

(三)特殊情况下的氧疗

美国目前的处方标准是,低氧血症患者在运动和睡眠时应予以氧疗。一般情况下在睡眠和运动(即低氧血症恶化)时,已经氧疗的患者需要将氧流量增加 1 L/min。如果在运动时,PaO_2 下降至 7.3 kPa(55 mmHg),则推荐使用便携式氧疗系统。目前已认识到 COPD、脊柱后凸、囊性纤维化、间质性肺疾病患者在睡眠时有低氧血症的情况,且夜间 SaO_2 的降低与肺动脉压增加相关,夜间氧疗可改善夜间的 PaO_2,而不会引起 $PaCO_2$ 大幅度的增高,且夜间氧疗消除了夜间发生氧饱和度降低的可能,使肺动脉压趋于正常。

低氧血症患者乘飞机旅行时应特别注意,虽然通常商业飞机的飞行高度超过 9 144 m,但大多数航班机舱内予以加压,使之相当于 2 438.4 m 的高度,在这个高度时正常人和患者的 PaO_2 可下降 2.1～4.3 kPa(16～32 mmHg),已经接受 LTOT 的慢性低氧血症患者或接近低氧血症的患者,在旅行前需要予以仔细评估。一种方法是使用低氧血症激发试验:COPD 患者休息时呼吸 15% 的氧气(相当于 2 438.4 m 激发试验高度),如患者的 PaO_2 降至 6.7 kPa(50 mmHg),则在飞行期间需要另外补充氧。临床症状不稳定的低氧血症患者不提倡乘飞机旅行。

四、供氧和氧输送设备

(一)供氧设备

住院患者多使用墙壁氧,必要时可结合有创或无创呼吸机。

家庭氧疗的供氧设备基本上有 4 种:压缩气罐、液体氧、分子筛氧浓缩器和新的膜分离器。每一系统均有其优点和缺点。每一患者所适合的系统依赖于患者的条件和临床用途。氧疗系统的重量、价格,便携方式对老年残疾病者特别重要。原则上如果患者能走动,那么就不能使用限制患者活动的氧疗设备,至少部分时间是这样。

1.压缩气体罐

其为传统的供氧设备,较便宜,在高流量时可释放 100% 的氧气。压缩气体罐在高压下贮存。便携式(小的)压缩气罐因氧气供应时间短和需频繁再填充而使其使用受限。一般不提倡在家中填充氧气罐,因为需要氧气供应商的帮助。压缩氧气的优点是:价格便宜、实用,能够长期贮存。压缩氧气的缺点是:重量大、氧气供应时间短、不易搬动,如果开关阀突然自行打开可发生危险。

2.液体氧

液体氧贮存在极低的温度下,比压缩气体所需的贮存容积小(1 L 液体氧=860 L 气体),可将室温下等量的气体缩小至原来容量的 1%。其他优点有:系统的压力低,可提供更多的便携式氧疗机会,且易于运输;液体氧的便携式设备更轻便,也容易从大的氧站再填充;同压缩气体一样,液体氧也可提供 100% 的氧浓度。液体氧系统的流量范围是通过加热、控制气体蒸发的速度来调节的。液体氧比压缩气体更昂贵。如果患者有能力支付和需要外出旅行时,这种液体氧更适合。液体氧的缺点是:价格高、需要间断地进行压力释放导致氧浪费,甚至不用时也需这样做。

3.分子筛氧浓缩器

分子筛氧浓缩器是目前最便宜的供氧设备,为电力设备,通过一个分子筛从空气中分离氧,氧气输送给患者,氮气则回到空气中。氧浓缩器的重要优点是价格效益比高,缺点是移动性差,不能携带,一般在固定的地方如汽车或房间里使用,且需要电源和常规维护,可作为供氧后备设备。分子筛氧浓缩器是一种复杂的仪器,需要经常维修才能保证其功能正常。当使用的氧流量过大时,氧浓度会降低,避免这一问题的方法是选择大型号的筛床;另一个问题是增加仪器的使用时间,会使输出氧浓度降低,即使是常规维修,细心保养也是如此,因此分子筛氧浓缩器需要进行系统技术检查,以保证其工作状态良好。目前新型仪器有氧浓度表,有助于患者的使用。分子筛不能浓缩水蒸气,因此需要高流量氧气时,常需要湿化。另外仪器也可浓缩有毒气体,筛床的消耗还可造成工业污染,设备位置固定限制了患者的活动。尽管有这些缺点,这种氧浓缩器还是具有明显的优点,如不需要反复填充就是其最大的优点。

4.膜分离器

使用聚乙烯膜和压缩器从空气中浓缩氧气。这种膜通常可使氧气和水蒸气透过,可使输出的氧气得到适当的湿化。膜分离器较分子筛浓缩器有技术优势:首先,膜浓缩器需更换的零件较少(仅有管内滤器需要更换),这种设备尤其适用于农村;作为后备设备,维护费用低,有经济上的优势;虽然膜分离器产生的氧浓度低为 45%,但氧流量的范围仍较大;不需要湿化是其在经济上的另一个优势,适合于气管内氧疗;它还是一个细菌滤过器,聚乙烯有异物屏障作用。

(二)氧输送设备

氧输送设备有多种,传统的面罩和鼻导管最常见,经气管氧疗(TTOT)有增加的趋势,不同的氧输送设备,可使吸氧效率得到不同程度的改善。

1.面罩

使用合适的面罩是最好的氧输送方法之一,但不如鼻导管的耐受性好。固定式面罩使用高流量氧气,这种面罩可提供一个持续的、预定好的氧浓度。可调式面罩如 Venturi 面罩的氧浓度可调,调节空气的进量可控制氧浓度在 25％～50％。在高流量时面罩的使用效果好,当氧浓度<35％时多不需要使用。面罩的优点是:可保持一定的吸氧浓度,吸入氧浓度不受潮气量和呼吸频率的影响。面罩的缺点是:面罩的无效腔会影响二氧化碳的排出,增加二氧化碳分压;所需氧流量较高(一般>4 L/min),耗氧量大,故家庭氧疗中很少使用;患者感觉不舒适、进食和讲话不方便。

2.鼻导管

鼻导管无疑是最常用的氧输送形式。它廉价、舒适,患者易于接受,吸氧的同时可以吃饭、睡眠、谈话和吐痰。氧浓度不会因患者从鼻子或口腔呼吸而有所改变。但吸入氧浓度随患者呼吸深度和频率不同而有所变化。氧流量与吸入氧浓度大致呈以下关系:吸入氧浓度＝21＋4×氧流量(L/min)。氧流量高时患者往往不能耐受局部冲力和刺激作用,可产生皮炎和黏膜干燥,故 FiO_2 不能过高。在某种程度上,适当湿化可避免此种情况的发生。与面罩吸氧不同,鼻导管吸氧不会使 CO_2 重新吸入。

由于向肺泡输送氧气仅占自由呼吸周期的一小部分(大约是开始的 1/6),剩余的时间用来填充无效腔和呼气,因此,输送的大部分氧气没有被患者利用,而是跑到空气中白白地浪费掉了,在呼气时氧气被浪费 30％～70％。

3.TTOT

TTOT 首先由 Heim Lich 于 1982 年提出。在局部麻醉下,将穿刺针穿刺进入气管内,将导管(直径 1.7～2.0 mm)放入气管内,拔出穿刺针,导管送至隆突上 2 cm 处。外端固定于颈部,与输氧管相接。呼气时,气道无效腔可起储存氧气的作用,故氧流量比经鼻氧疗减少 50％,且供氧不随呼吸深浅和频率的变化而变化。

TTOT 有美容优点,能保持患者的个人形象,帮助患者避免了社会孤独症,使患者容易接受这种治疗,且此氧疗使所需氧流量较少,因而仪器变轻,移动范围加大,患者感觉较好,氧疗的效果也好,还可减少家庭氧疗费用。

TTOT 的缺点是易发生干燥,分泌物阻塞导管,需每天冲洗导管 2～3 次,还可发生局部皮下气肿、局部皮肤感染,出血和肺部感染。对有气道高反应、严重心律失常和精神焦虑者慎用。在我国使用较少。

(毕成龙)

第二节 机械通气

一、基本原理

正常人自主呼吸时由于呼吸肌主动收缩,膈下降,胸内负压增加,使肺泡内压低于气道口压,气体进入气管、支气管和肺泡内。目前临床采用的机械通气,主要是使用正压通气的方式来支持肺功能。正压通气是指由呼吸机提供高于肺泡内压的正压气流,使气道口与肺泡之间产生压力差,从而建立人工通气,因而,机械通气在通气过程中,气道压力势必升高。任何正压通气方式均应有 3 个必备的机械功能:启动、限制和切换。

(一)启动

启动是指使呼吸机开始送气的驱动方式,它有 3 种方式:时间启动、压力启动和流量启动。

1.时间启动

时间启动用于控制通气,是指呼吸机按固定频率进行通气。当呼气期达到预定的时间后,呼吸机开始送气,即进入吸气期,不受患者自主吸气的影响。

2.压力启动

压力启动用于辅助呼吸。压力启动是当患者存在微弱的自主呼吸时,吸气时气道内压降低为负压,触发呼吸机送气,而完成同步吸气。呼吸机的负压触发范围 $-0.49\sim-0.098$ kPa($-5\sim$ -1 cmH$_2$O),一般成人设置在 -0.098 kPa(-1 cmH$_2$O),小儿 0.049 kPa(0.5 cmH$_2$O)以上。辅助呼吸使用压力触发时,能保持呼吸机工作与患者吸气同步,利于撤离呼吸机。当患者吸气用力强弱不等时,传感器装置的灵敏度调节困难,易发生患者自主呼吸与呼吸机对抗及过度通气或通气不足。

由于同步装置的技术限制,患者开始吸气时,呼吸机要延迟 20 毫秒左右才能同步送气,这称为呼吸滞后。患者呼吸频率越快,呼吸机滞后时间越长,患者出现欲吸而无气,反而增加呼吸做功。

3.流量启动

流量启动用于辅助呼吸。流量启动是指在患者吸气开始前,呼吸机输送慢而恒定的持续气流,并在呼吸回路入口和出口装有流速传感器,由微机测量两端的流速差值,若差值达到预定水平,即触发呼吸机送气。持续气流流速一般设定为 10 L/min,预定触发流速为 3 L/min。流量触发较压力触发灵敏度高,患者呼吸做功较小。

(二)限定

限定是指正压通气时,为避免对患者和机器回路产生损害作用,应限定呼吸机输送气体的量。一般有 3 种方式。

1.容量限定

预设潮气量,通过改变流量、压力和时间 3 个变量来输送潮气量。

2.压力限定

预设气道压力,通过改变流量、容量和时间 3 个变量来维持回路内压力。

3.流速限定

预设流速,通过改变压力、容量和时间 3 个变量来达到预设的流速。

(三)切换

切换指呼吸机由吸气期转换成呼气期的方式。有 4 种切换方式。

1.时间切换

达到预设的吸气时间,即停止送气,转向呼气。

2.容量切换

当预设的潮气量送入肺后,即转向呼气。

3.流速切换

当吸气流速降低到一定程度后,即转向呼气。

4.压力切换

当吸气压力达到预定值后,即转向呼气。

随着呼吸生理理论的发展,呼吸机的技术性能不断改善,机械通气在临床上应用日益增多。机械通气可大大降低呼吸衰竭的病死率,是治疗呼吸衰竭重要的有效手段。

二、适应证与禁忌证

(一)适应证

任何原因引起的缺氧与CO_2潴留,均是呼吸机治疗的适应证。

1.应用范围

(1)心肺脑复苏时。

(2)中毒所致的呼吸抑制。

(3)神经-肌肉系统疾病造成的中枢或周围性呼吸抑制和停止。脑卒中、脑外伤、各类脑炎、脑部手术、癫痫持续状态、各种原因所致的脑水肿,脊髓、神经根、呼吸肌等受损造成的呼吸抑制、减弱和停止等。

(4)胸、肺部疾病,如急性呼吸窘迫综合征(ARDS)、严重肺炎、胸肺部大手术后、COPD、危重哮喘等。

(5)胸部外伤,如肺挫伤、开放性或闭合性血气胸、多发多处肋骨骨折所致的连枷胸,只要出现无法纠正的低氧血症,均是应用机械通气的适应证。

(6)循环系统疾病,急性肺水肿、心脏大手术后常规机械通气支持等。

(7)雾化吸入治疗。

2.应用指征

(1)任何原因引起的呼吸停止或减弱(<10 次/分)。

(2)呼吸窘迫伴低氧血症[$PaO_2 < 8.0$ kPa(60 mmHg)]。

(3)肺性脑病(强调意识障碍严重程度)。

(4)呼吸道分泌物多,无力排出。

(5)胸部手术后严重低氧血症。

(6)心脏大手术后,尤其是接受体外循环的患者。

(7)胸部外伤致连枷胸和反常呼吸。

(二)禁忌证

呼吸机治疗没有绝对禁忌证。任何情况下,对危重患者的抢救和治疗,均强调权衡利弊。病情复杂,矛盾重重,需选择利最大、弊最小的治疗方案。除未经引流的气胸和肺大疱是呼吸机治疗的禁忌证外,其余均是相对禁忌证。

(1)严重肺大疱和未经引流的气胸。

(2)低血容量性休克患者在血容量未补足以前。

(3)肺组织无功能。

(4)大咯血气道未通畅前。

(5)心肌梗死。

(6)支气管胸膜瘘。

(7)缺乏应用机械通气的基本知识或对机械通气机性能不了解。

三、常用机械通气模式

几种常见的通气模式典型气道压力曲线示意图见图 1-1。

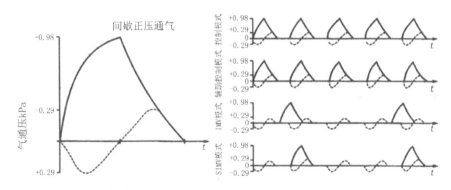

图 1-1 几种通气模式的典型气道压力曲线
（虚线示正常的自主呼吸,实线示机械通气时的压力曲线）

（一）控制通气

控制通气（CV）也称间歇正压通气（IPPV），其特点是无论患者自主呼吸如何,呼吸机总是按预定的频率、潮气量（VT）或压力进行规律的通气,适应于自主呼吸消失或很微弱的患者。应用于自主呼吸较强的患者则很难达到自主呼吸与机械通气的协调。对自主呼吸增强的患者,如应用辅助通气模式仍不能与自主呼吸协调,可应用药物抑制自主呼吸后再采用控制通气模式。近年生产的呼吸机均兼有控制与辅助通气方式,或二者结合组成辅助控制通气方式。

（二）辅助通气

辅助通气（AV）与控制通气不同,启动是由患者自发吸气动作来触发。因此,它的通气频率决定于患者的自主呼吸,VT决定于预先设定的容积（或压力）的大小。对自主呼吸频率尚稳定的患者,应尽量采用辅助通气。

（三）辅助控制通气

辅助控制通气是一种较先进的通气模式。它与单纯辅助通气的主要不同在于,当自主呼吸频率过慢,每分通气量小于设定值时,呼吸机本身可测知,并自动以控制通气方式来补充,以防止通气不足,比较安全。即使采用辅助或辅助控制通气模式,有时自主呼吸仍难与机械通气协调,这时应注意触发灵敏度的调节,同时应注意气路是否漏气、堵塞,吸氧浓度是否不足,设定通气频率、每分通气量是否合适等。

（四）间歇指令通气与同步间歇指令通气

1.间歇指令通气（IMV）

在每分钟内,按事先设置的呼吸参数（频率、流速、流量、容量、吸/呼等）,给予患者指令性呼吸,通气与自主呼吸不同步;在指令通气间隔时间内,患者可以有自主呼吸,自主呼吸频率、流速、流量、容量、吸/呼等不受呼吸机的影响。

2.同步间歇指令通气（SIMV）

呼吸机提供的指令性通气可以由自主呼吸触发,即通气能与自主呼吸同步,是 IMV 的改良。

3.IMV/SIMV 通气模式的优点

（1）无须大量镇静剂。

（2）可减少因通气过度而发生碱中毒的机会。

（3）长期通气治疗时可防止呼吸肌萎缩,有利于脱离机械通气。

（4）降低平均气道内压,减少机械通气对循环系统的不良影响。

4.IMV/SIMV 通气模式的缺点

对患者增加通气的要求反应不良,可导致通气不足,增加患者呼吸功消耗,可导致呼吸肌疲劳,使呼吸机撤离过渡时间延长。

(五)压力支持通气

1.工作原理

压力支持通气(PSV)是一种辅助通气方式,在自主呼吸的前提下,每次吸气都接受一定水平的压力支持,以辅助和增强患者的吸气能力,增加吸气幅度和吸入气量。与单独应用 IMV/SIMV 通气模式的不同之处是患者每次吸气(指令性或自主性),均能得到压力支持,支持水平随需要设定。

2.临床应用

主要应用于自主呼吸能力不足,但神经调节无明显异常的患者。应用 PSV 时,机体可在一定水平的压力支持下,克服疾病造成的呼吸道阻力增加和肺顺应性下降,得到充足的 VT。随病情好转,压力支持水平可逐渐降低,常用于机械通气撤除的过程中、重症哮喘、COPD,胸部外伤和手术后需长期机械通气机支持者。

(六)容积支持通气

容积支持通气(VSV)是一种特殊的辅助通气模式,它的优点能保持恒定的潮气量,当患者自主呼吸增强时支持压力水平自动降低,相反,则自动增加支持压力水平。当患者自主呼吸停止20 秒以上时,VSV 可自动转换为压力调节容积控制通气。

(七)持续气道正压通气

持续气道正压通气(CPAP)是指在有自主呼吸的条件下,整个呼吸周期内均人为地施以一定水平的正压,故又可称为自主呼吸基础上的全周期正压通气。

1.CPAP 通气模式的特点

(1)CPAP 是一种独立的通气模式。

(2)CPAP 是在自主呼吸的基础上,整个呼吸周期内均给予一定水平的正压。

(3)CPAP 与呼气末正压通气(PEEP)相仿,也能防止气道闭合和肺泡萎陷,但 CPAP 仅仅是一种自主呼吸的通气方式,呼吸机并不提供恒定的潮气容积与吸气流速,在纠正由严重肺功能障碍所致的换气功能障碍时,远不如 PEEP 效果明显。

(4)CPAP 对自主呼吸要求较高,许多有严重肺功能障碍的患者,不适合应用于 CPAP 通气模式。

2.CPAP 通气模式的主要优缺点

吸气时恒定的持续正压气流(超过吸气气流)使呼气省力,呼吸做功减少;与患者的连接方式较为灵活,经人工气道或面罩均可。CPAP 可引起循环紊乱和气压伤等。

3.临床应用

其主要用于脱机前过渡或观察自主呼吸情况,如吸气压力、VT、VE 等。

(八)双气道正压通气

1.工作原理

吸气、呼气相的压力均可调节。P_1 相当于吸气压力,P_2 相当于呼气压力;T_1 相当于吸气时间,T_2 相当于呼气时间。这两个时相的压力和时间均可根据临床的需要随意调整。

2.临床应用

自主呼吸和控制呼吸时均可使用。一般情况下,根据临床需要,可灵活调节出多种通气方式。当 P_1＝吸气压力,T_1＝吸气时间,P_2＝0 或 PEEP 值,T_2＝呼气时间,即相当于定时压力调节的 PPV;当 P_1＝PEEP,T_1＝无穷大,P_2＝0,T_2＝0,即相当于 CPAP;当 P_1＝吸气压力,T_1＝吸气时间,P_2＝0 或 PEEP 值,T_2 值为期望的控制呼吸周期,即相当于 IMV 或 SIMV。

3.注意事项

应用时应监测 VT,适当设置报警参数,以防通气量不足,尤其当气道压力增高时,VT 常常多变或不恒定。

(九)压力调节容积控制通气

1.工作原理

呼吸机通过不断监测患者的胸/肺的顺应性(压力-容量变化),计算出达到预定潮气量所需的最低吸气压力,反馈性地自动调节吸气压力,在 VT 保证前提下,将患者的吸气压力降低至最恰当水平。

2.临床应用

压力调节容积控制通气(PRVCV)模式主要适用于有气道阻力增高的患者,如危重支气管哮喘;或肺部病变较重如气道阻力增加和肺顺应性下降明显的患者。即使肺内存在着严重的时间常数不等和气体分布不均,应用 PRVCV 通气模式,也能得到较好的治疗效果;对需要较高初始流速或流量才能打开的闭合气道和肺单位,PRVCV 可能会有一定的价值,如 ARDS 患者的肺泡萎陷。

四、几种主要的通气功能

(一)吸气末屏气

呼吸机在吸气相产生正压,但在吸气末和呼气前,压力仍保持在一定水平,犹如自主吸气的屏气;然后再行呼气。这种将吸气末压力保持在一定水平的通气功能,称为吸气末屏气,或称为吸气平台或吸气末停顿。

该通气功能的优点是,延长了吸气时间,有利于气体分布与弥散,适用于气体分布不均、以缺氧为主(如弥散障碍或通气/血流比例失调)的呼吸衰竭。吸气末屏气通气功能有利于雾化吸入药物在肺内的分布和弥散,也有助于进行某些肺功能数据的监测,如气道阻力和静态顺应性等。

(二)呼气末正压通气

呼气末正压通气(PEEP)是指呼吸机在呼气末仍保持在一定的正压水平。

1.临床应用

PEEP 适用于由 Qs/Qt 增加所致的低氧血症,如 ARDS。PEEP 纠正 ARDS 低氧血症的作用机制是避免和防止小气道的闭合,减少肺泡萎陷,降低 Qs/Qt,纠正由 Qs/Qt 增加所致的低氧血症;增加 FRC,有利于肺泡-毛细血管两侧气体的充分交换;肺泡压升高,在 FiO_2 不变的前提下,能使肺泡-动脉血氧分压差[$P_{(A-a)}O_2$]升高,有利于氧向肺毛细血管内弥散;PEEP 使肺泡始终处于膨胀状态,能增加肺泡的弥散面积;肺泡充气的改善,能使肺顺应性增加,在改善肺的通气、弥散、V/Q 失调的同时,还可减少呼吸做功。

2.最佳 PEEP 选择

最佳 PEEP 应是能使萎陷的肺泡膨胀至最好状态、Qs/Qt 降低至最低水平、PaO_2 被提高至基本满意水平、对血流动力学影响和肺组织气压伤降低至最低程度的 PEEP 水平。疾病的严重程度不同,最佳 PEEP 水平不尽相同,即使是同一个患者,在疾病发生和发展的不同阶段,所需要的 PEEP 水平也可能不同。确定最佳 PEEP 水平最简便的选择法是:在保持 FiO_2<60% 前提下,能使 PaO_2≥8.0 kPa(60 mmHg)时的最低 PEEP 水平。临床常用的确定最佳 PEEP 水平的方法是:在循环状态能负担前提下,FiO_2 降至 40%～50%、PaO_2≥8.0 kPa(60 mmHg)时的最低 PEEP 水平。呼吸机应用过程中,应该根据患者氧合状况监测结果随时调节 PEEP 水平。

3.内源(内生)性 PEEP(PEEPi)或自发性 PEEP(auto-PEEP)

内源性 PEEP 是指因呼气时间短或呼吸阻力过高,致肺泡内气体滞留,使肺泡内压在整个呼吸周期均保持正压,相当于 PEEP 的作用,称 PEEPi 或 auto-PEEP,可由多种使呼吸道阻力增加的疾病造成,克服 PEEPi 的常用方法是应用相同水平的 PEEP。

(三)呼气延长或延迟

根据等压点(EPP)学说,呼气延长或延迟可减少支气道的动态压缩,有助于气体排出。COPD 患者习惯于噘嘴样呼吸,目的在于使 EPP 向口腔端移动,减少气道的动态压缩,有利于呼气。

(四)叹息

叹息即指深吸气。不同呼吸机设置的叹息次数和量不尽相同,一般每 50～100 次呼吸周期中有 1～3 次相当于 1.5～2 倍于潮气量的深吸气,它相当于正常人的呵欠。目的是使那些易于陷闭的肺泡定时膨胀,改善这些部位肺泡的通气,防止肺不张,对长期卧床和接受机械通气治疗的患者有一定价值。

(五)反比通气

正常状态下,吸气时间总是少于呼气时间,吸/呼(I/E)多在 1:(1.5～2)。反比通气(IRV)时,吸气延长,大于呼气时间,I/E 可在(1.1～1.7):1。吸气延长有利于改善氧合、纠正缺氧、减少二氧化碳的排出,可以用于治疗 ARDS 或其他原因所致的低碳酸血症。

五、参数设置和调节

(一)常用参数及设置

1.呼吸频率

呼吸频率主要考虑因素是自主呼吸频率。自主呼吸频率正常、减弱、停止时,按正常呼吸频率设置(16～20 次/分),自主呼吸频率>28 次/分时,初始呼吸频率不易设置过低,随着引起自主呼吸频率增快的原因去除,再将呼吸频率逐渐下调。其次考虑呼吸衰竭的病理生理,在有气道阻力增高时,选择慢而深的呼吸频率,限制性肺部疾病时,选择稍快的呼吸频率(18～24 次/分)。

2.潮气量(VT)与每分通气量(VE)

VT 与呼吸频率有一定关系,首次 VT 设置,应掌握一定规律,减少设置盲目性。一般先以 5～10 mL/kg 设置,以后根据动脉血气分析调整。特殊状况下,如有肺大疱、可疑气胸、血容量减少尚未纠正、血压下降等,应先将 VT 设置在较低水平,将呼吸频率适当提高,以预防通气不足。自主呼吸频率过快时,为减少对抗,呼吸频率设置应与自主呼吸频率接近,此时应适当降低 VT 水平。VE 等于 VT 与呼吸频率乘积,VE 可以不做设置。

3.吸/呼比

呼吸功能正常者以 1:1.5 左右为妥,阻塞性通气功能障碍为 1:(2～2.5);限制性通气功能障碍为 1：(1～1.5)。吸气末屏气时间,应算在吸气时间内。

4.PEEP

初接受呼吸机治疗时,一般不主张立即应用或设置 PEEP。根据缺氧纠正的难易度适当设置 PEEP 水平,再依据缺氧纠正情况,调节 PEEP 水平。

5.FiO₂ 设置

开始时为迅速纠正低氧血症,可应用较高 FiO₂(>60%),100% 也十分常用。随着低氧血症的纠正,再将 FiO₂ 逐渐降低至 60% 以下;低氧血症改善明显后,将 FiO₂ 设置在 40%～50% 水平为最佳。FiO₂ 设置原则是使 PaO₂ 维持在 8.0 kPa(60 mmHg)前提下的最低 FiO₂ 水平。当低氧血症未能纠正时,不能盲目以提高 FiO₂ 的方式纠正缺氧,应该选择其他通气方式,如 PEEP 等。

(二)常用参数调节

合理调节机械通气各类参数是机械通气治疗的必备条件,否则,非但达不到治疗目的,相反却会引起各种并发症,严重时能直接导致死亡。常用参数调节依据动脉血气分析指标、心脏功能、血流动力学状况,避免肺组织气压伤。

1.动脉血气分析指标

(1)PaO₂:是低氧血症是否被纠正的标准。PaO₂≥8.0 kPa(60 mmHg),说明所设置的参数基本合理,如果 FiO₂ 水平已经降至 40%～50% 水平,可以暂不进行调整,待 PaO₂ 稳定一段时间后再进行调整,直至降低至准备脱机前的水平;如果所设置的 FiO₂ 水平较高,应逐渐降低 FiO₂直至相对安全的水平。

若低氧血症未被纠正时,可按以下思路调整机械通气参数。①分析低氧血症产生的原因,调整相应参数。Qs/Qt 增加时,选择 PEEP;弥散障碍时,提高 FiO₂;通气功能障碍时,去除呼吸道分泌物、保持呼吸道通畅,并适当增加 VT。②采用各种能纠正低氧血症的方法,如增加 VT、延长吸气时间、增加吸气平台压或吸气屏气的时间、应用 PEEP、提高 FiO₂ 等,并观察疗效,酌情选择最佳方法。

(2)PaCO₂:是判断呼吸性酸、碱中毒的主要指标。呼吸性酸中毒,PaCO₂ > 6.7 kPa(50 mmHg),提示通气不足;呼吸性碱中毒,PaCO₂<4.7 kPa(35 mmHg),提示通气过度。过度通气时,降低 VT,缩短呼气时间;严重低碳酸血症,如心功能和血流动力学状况允许,采用反比通气。通气不足时,保持呼吸道通畅,增加 VT、VE,呼吸频率和延长呼气时间。

2.心功能和血流动力学状况

已存在心功能障碍和血流动力学紊乱,慎用 PEEP、吸气延长、吸气末屏气和反比通气等。

3.肺组织气压伤

熟悉容易引起气压伤的通气模式和通气功能,如 PEEP、PSV、高 VT 等。如有肺组织气压伤易发因素,如先天性或后天性肺大疱、肺损伤时,避免使用容易引起气压伤的通气模式和功能。无法避免使用这些模式和功能时,严密观察,及时发现和处理。即使是没有肺组织气压伤易发因素的患者,也应严密观察,警惕气压伤。

(三)报警参数设置和调节

1.容量(VT 或 VE)报警

容量报警的临床意义是预防漏气和脱机。多数呼吸机监测呼出气 VT、VE 或 VT 和 VE 同时监测。设置依据:依 VT 或 VE 的水平不同而异,高水平设置与 VT 或 VE 相同;低水平能维持生命的最低 VT 或 VE 水平。

2.压力报警

其分上限、下限压力报警,用于对气道压力的监测。气道压升高,超过上限水平时,高压报警;气道压降低,低于低压水平时,低压报警装置被启用。低压报警装置是对脱机的又一种保护措施,高压报警多提示咳嗽、分泌物堵塞、管道扭曲、自主呼吸与机械通气拮抗或不协调等。高压报警参数,设置在正常气道最高压(峰压)$0.5\sim1.0$ kPa($5\sim10$ cmH$_2$O)水平;低压报警参数,设置为能保持吸气的最低压力水平。

3.低 PEEP 或 CPAP 水平报警

低 PEEP 或 CPAP 水平报警是保障 PEEP 或 CPAP 的压力能在所要求的水平。未应用 PEEP 或 CPAP 时,不需要设置。

4.FiO$_2$ 报警

FiO$_2$ 报警是保障 FiO$_2$ 在所需要的水平。设置依据根据病情,一般高于或低于实际设置的 FiO$_2$ 值的 $10\%\sim20\%$ 即可。

六、机械通气对生理的影响

(一)对血流动力学的影响

正压通气使胸膜腔内压(ITP)增高,减少静脉回流至右心的血量,从而导致心排血量下降,下降程度与平均气道压、肺顺应性、胸壁顺应性及 PEEP(CPAP)水平有关。ITP 升高还阻碍右心室排空,使右心室收缩末容量增加,右房压升高,体循环静脉回流下降;过大的潮气量和高水平的 PEEP(CPAP)会对右冠状动脉疾病和右室功能不全患者产生不利影响。肺泡扩张压迫肺毛细血管床,从而增加肺血管阻力(PVR),增加右心室后负荷。当升高气道压力传递到心脏周围时,左心室也会发生改变。其机制是:高 PEEP(CPAP)使右心室舒张末容量(RVEDV)增加,导致室间隔右向左移动,降低左室顺应性、影响前负荷;较高的 RVEDV 也使心包腔内压增加,限制心脏活动。

为了避免有害的血流动力学影响,应采用支持心血管功能的措施,包括:①谨慎补充液体,维持合理的血容量及合适的前负荷;②给予强心药维持足够的心肌收缩力;③应用血管扩张药或血管收缩药。但最关键的是选择合适的通气方式、合理调节 VT、吸气时间及吸气流速,把机械通气对静脉回流影响减至最小。

(二)对脏器功能的影响

正压通气对肾功能的直接影响是使肾灌注减少、肾内血流重新分布,致肾小球滤过率降低,钠和水排泄减少,尿量减少。扩充血容量、给予利尿剂,或给予小剂量多巴胺可减少正压通气对肾功能的直接影响。

应用正压通气治疗超过 3 天,有近 40% 的患者会出现胃肠道出血,这主要由于胃肠黏膜急性的多发性溃疡所致。应用抗酸治疗,维持胃液 pH>5.0,能有效防止胃肠道出血。

七、呼吸机撤离

呼吸机治疗的时间随病情而异,少时可仅数小时,多时可数月或数年。合理掌握脱机时机,能降低呼吸机治疗的并发症。

（一）脱机指征

（1）导致呼吸衰竭的原发病已经解除或正在解除之中。

（2）通气和氧合能力良好。

（3）咳嗽和主动排痰能力强。

（4）呼吸肌有力量。

（5）气道通畅。

（二）撤离呼吸机标准

1.通气功能

$VC:10\sim15$ mL/kg，$VT:5\sim8$ mL/kg，$FEV_1>10$ mL/kg，最大吸气压>1.96 kPa（20 cmH$_2$O），静态每分通气量<10 L，每分钟最大自主通气量不少于20 L（≥20 L）。

2.氧合指标（动脉血气分析）

（1）$FiO_2<40\%$时，$PaO_2>8.0$ kPa（60 mmHg）。

（2）FiO_2为100％时，$PaO_2>40.0$ kPa（300 mmHg）；$P_{(A-a)}O_2$为$40.0\sim47.1$ kPa（300～353 mmHg）。

（3）$Qs/Qt<15\%$，$SaO_2>85\%$。

（4）VD/VT为$0.55\sim0.6$。

3.浅快呼吸指数（f/VT）和吸气初始0.1秒时口腔闭合压（$P_{0.1}$）

浅快呼吸指数和吸气初始0.1秒时口腔闭合压是近年来主张应用的指标。前者≤105，后者为$0.4\sim0.6$ kPa（4～6 cmH$_2$O），预计撤机可能成功。

截至目前，大量临床研究始终尚未寻找到切实可行的呼吸机撤离指标

（三）撤离呼吸机的方法

人工气道会妨碍患者主动而有效的排痰，人工气道拔除后，咳嗽动作恢复，有效排痰能改善通气和氧合，脱机、拔管后，各项指标有可能较脱机前明显改善。因而，只要患者呼吸平稳，就应在严密观察下试行脱机。

呼吸机撤离（脱机）的难易取决于原先肺功能状况与是否有肺部并发症。

1.直接脱机

撤离容易的患者直接脱机，可以先逐步降低呼吸机条件，观察氧合水平，撤除机械通气后，生命体征稳定，通气和氧合水平符合标准，可以脱机并拔除人工气道。

2.间断脱机

撤离困难的患者可以分次或间断撤离，即将脱机的时间分开，先是以分钟或小时为单位，每天分次脱机，以后视病情逐渐增加每天脱机的次数或延长每次脱机的时间，然后改成逐日或白天脱机、夜间上机等，直至完全脱机。

3.改变通气模式

在间断脱机前，常采用一定的通气模式作为撤除呼吸机的过渡措施。如应用SIMV，逐渐降低SIMV呼吸次数，当降至5次/分时仍能较好地维持通气和氧合，再试行脱机。如应用PSV时，先逐渐增加PSV的压力支持水平，促进肺、胸廓的膨胀，做被动性的肺功能锻炼，然后逐渐降低PSV压力，降至一定水平后仍能维持较好呼吸，可以试行脱机，或转为SIMV的通气模式，再按SIMV撤机方法脱机。

4.拔除人工气道

改变通气模式或间断脱机时,仍能维持较好的通气和氧合时,方可拔除人工气道。对病情复杂的患者,即使暂时脱机成功,也应慎重拔除人工气道,而是适当延长人工气道拔除后观察的时间。因为撤离失败屡有发生,保留人工气道的患者,再次行机械通气治疗并不困难,而拔除人工气道后,重新建立人工气道费时、费力,还会增加痛苦,严重时会给生命带来威胁。

5.拔管后气道护理

拔管后气道护理是脱机成败的关键。加强气道护理能促进呼吸道分泌物排出,保持气道通畅,预防肺部感染。主要方法有超声雾化吸入、拍背震荡、刺激咽喉部产生咳嗽与排痰,抗生素和祛痰药等。

(四)脱机困难的原因和处理

1.撤机困难的原因

原发病因未能解除,呼吸肌疲劳和衰弱,心理障碍。

2.脱机困难的处理

尽早、尽快控制和去除原发病因;采用特殊通气模式与通气功能,尽早锻炼呼吸肌力量,预防呼吸肌疲劳与衰竭;加强营养支持治疗,增加呼吸肌力量;树立信心,克服心理障碍;原有慢性呼吸功能不全,尽早做腹式呼吸,增强和改善呼吸功能。脱机困难的患者需要做相当长时间的观察,摸索和调试。大部分患者最终可能获得成功,部分患者需要长期呼吸机治疗。

八、常见并发症

(一)气压伤

气压伤较常见临床类型是气胸、皮下和/或纵隔气肿。气压伤多为闭合性,胸膜腔内压高低取决于破裂口类型;处理方法是排气减压或停止呼吸机治疗。气压伤重在预防和早期发现,要避免所有可能诱发气压伤的因素,慎用 PEEP 和 PSV 等。

皮下和纵隔的气体除来源于肺组织之外,还可来源于呼吸道呼出的气体,如气管切开引起的皮下和纵隔气肿;胸部外伤和某些特殊检查或治疗也可引起皮下和纵隔气肿。

(二)呼吸系统并发症

较常见的有过度通气、通气不足和呼吸机相关性肺炎(VAP)。前两者主要依靠呼吸机参数调节和设置来预防和处理,后者是临床呼吸机治疗过程中十分棘手的难题。VAP 的病原学特征是多种细菌和真菌同时存在的混合感染,诱发因素很多,如气道开放时空气和环境因素、抵抗力下降、医疗器械污染等。研究还证明,胃肠道反流和误吸也是 VAP 的主要来源。加强气道护理是预防和治疗 VAP 的主要措施,其作用可能超过抗生素的应用。

(三)气管及邻近组织损伤

1.气管食管瘘

气管与食管之间相通,气体由瘘口进入胃肠道,胃肠道消化液也可经瘘口进入呼吸道,是十分危险的并发症,常见于气管与食管的直接损伤。

2.喉损伤

喉损伤是气管插管的重要并发症,主要临床类型是喉部水肿,多发生在拔管数小时至一天,产生的原因是导管与喉部黏膜的机械性摩擦和损伤。

3.气管损伤

气管损伤引起出血、气管食管瘘、狭窄。

4.血管损伤

气管切开时损伤甲状腺及其血管,气管导管或套管对周围黏膜压迫损伤、感染等侵蚀邻近的大血管。

（四）胃肠道系统并发症

胃肠道系统并发症主要是胃肠道胀气,尤其当应用面罩连接呼吸机、气管插管误入食管、并发气管食管瘘等时,更容易发生,预防的方法是及时安放胃管和应用胃肠减压。

（朱笑笑）

第三节　气管插管术

将导管插入气管内建立人工气道的方法称为气管插管术。它是急危重症患者抢救及治疗的基本操作之一。

一、适应证

（1）心搏、呼吸骤停者。

（2）需保护气道者:昏迷患者为防止呕吐物误吸、气管支气管分泌物过多咳痰无力不能自行排出者、喉反射缺如者。

（3）需机械通气者:呼吸衰竭患者经药物治疗无效需行机械通气,长时间全麻或使用肌松剂的大手术患者。

二、禁忌证

（1）紧急抢救时,经口气管插管无绝对禁忌证。

（2）严重喉水肿。

（3）喉腔黏膜下血肿。

（4）咽喉部烧伤、创伤。

（5）咽喉部肿瘤堵塞气道。

三、作用

（1）保持呼吸道通畅。

（2）便于呼吸管理或进行机械通气。

（3）减少无效腔和降低呼吸道阻力,从而增加有效气体交换量。

（4）便于清除气道分泌物或脓血。

（5）防止呕吐或反流致误吸、窒息的危险。

（6）便于气管内用药（吸入或滴入）。

（7）特殊类型的气管导管如支气管导管（双腔导管）可分隔两侧肺而起到单肺通气,便于手术操作及防止患侧肺污染健侧肺。

四、操作前准备

(一)患者准备

向患者及家属交代操作风险及操作必要性,签署知情同意书。

(二)材料准备

喉镜及叶片、开口器、导丝、注射器、口咽通气道、胶布、气管插管导管、简易呼吸器、吸痰装置。

(三)操作者准备

戴口罩、帽子、无菌手套。

五、操作步骤

(一)体位

患者仰卧,头后仰,颈上抬,使口、咽、喉三轴线接近一直线。对于少数困难插管患者,可于头下垫薄枕使其略微前倾,此操作甚至可使患者由勉强窥视会厌变成完全暴露声门。

(二)镇静

为顺利地进行气管插管术,常需麻醉(吸入、静脉或表面麻醉),使嚼肌松弛,咽喉反射迟钝或消失。但用于急救时,应视患者病情而定。

(1)凡嚼肌松弛、咽喉反射迟钝或消失的患者如深昏迷、心肺复苏时,均可直接行气管内插管。

(2)嚼肌松弛适当,但喉镜下见咽喉反射较活跃者,可对咽喉、声带和气管黏膜表面麻醉。

(3)躁动又能较安全接受麻醉药的患者,可静脉注射地西泮(安定)10~20 mg或硫喷妥钠100~200 mg和琥珀胆碱50~100 mg,待肌肉完全松弛后插管,应同时做人工通气。

(4)凡估计气管插管有困难(如体胖、颈短、喉结过高、气管移位等)、插管时可能发生反流误吸窒息(如胃胀满、呕吐频繁、消化道梗阻、上消化道大出血等)、口咽喉部损伤并出血、气道不全梗阻(如痰多、咯血、咽后壁脓肿等)或严重呼吸、循环抑制的患者,应在经环甲膜穿刺或经口施行咽喉喷雾表面麻醉后清醒插管。

(三)插管

(1)术者用右手拇指推开患者下唇和下颌,示指抵住上门齿,必要时使用开口器。左手持喉镜沿右侧口角进入口腔,压住舌背,将舌体推向左侧,镜片得以移至口腔中部,显露腭垂(为暴露声门的第1标志)。喉镜顺弧度前进,顶端抵达舌根,即可见到会厌(为暴露声门的第2标志)。

(2)成人弯型镜片前端应抵达会厌谷,向上提起镜片即显露声门,而不需直接挑起会厌;婴幼儿直型镜片前端应放在会厌喉面后壁,即插管体位的会厌下方,需挑起会厌才能显露声门。暴露不佳时可略微调整镜片前端位置及轻微上挑,上提时一般沿镜柄轴线,也可略向竖直方向,轻微上挑时注意以手腕为支撑点,严禁以上门齿做支撑点。助手轻按甲状软骨并调整按压方向有助于暴露声门。

(3)直视下插入气管导管。右手以握笔式持气管导管(握持部位在导管的中后1/3段交界处),沿喉镜片压舌板凹槽送入声门裂1 cm(心肺复苏时,建议仅于此时停止按压)后,拔出管芯再前进。把气管导管送至距声门4~6 cm(儿童2~3 cm)。一般情况下,男性患者插入深度为距上门齿 22~24 cm,女性为 20~22 cm,小儿按年龄/2＋12 cm。确认插管深度后,成人套囊充气 5~10 mL。

(4)确定导管是否在气管内。①出气法:快而轻地冲击样按压患者胸骨,耳听及脸颊感受管口有否气流呼出。此法最为实用,所受干扰因素最少。②进气法:球囊通气,观察双侧胸廓是否均匀抬起,同时听诊两肺有无对称的呼吸音,而上腹部无气过水声,以确定导管已在气管内。然后安置牙垫,拔出喉镜。

(5)固定导管:确定导管在气管内以后再进行外固定。用两条胶布十字交叉,将导管固定于患者面颊部;第一条胶布应把导管与牙垫分开缠绕一圈后,再将两者捆绑在一起。

六、注意事项

(1)插管前检查用物是否齐全,检查喉镜灯是否正常亮度,管芯长度调整不能超过导管尖端斜面口,检查导管气囊有无漏气。

(2)插管前后都要用纯氧面罩和简易呼吸器辅助呼吸,保证 $SpO_2>95\%$。

(3)经口腔明视插管操作不应超过 40 秒,如一次操作不成功,应立即面罩给氧。待血氧饱和度上升后再操作。

(4)气管插管深度一般为 22~24 cm。

(5)气囊充气恰好封闭气道,一般为 3~5 mL。

(6)正确、牢靠固定气管插管,每天检查,并及时更换固定胶布或固定带。检查气管插管深度,过浅易脱出。

七、并发症

(一)插管损伤

1.牙齿损伤或脱落,口腔、咽喉部的黏膜出血

插管操作技术不规范,可致牙齿损伤或脱落,口腔、咽喉部的黏膜损伤引起出血。用力不当或过猛,还可引起下颌关节脱位。

2.导管内径不符

气管导管内径过小,可使呼吸阻力增加;导管内径过大或质地过硬都容易损伤呼吸道黏膜,甚至引起急性喉头水肿或慢性肉芽肿。导管过软容易变形,或因压迫、扭折而引起呼吸道梗阻。预防方法为选择合适插管导管。

(二)麻醉不足

浅麻醉下行气管内插管可引起剧烈呛咳、喉头及支气管痉挛;心率增快及血压剧烈波动导致心肌缺血。严重的迷走神经反射可导致心律失常,甚至心搏骤停。预防方法:适当加深麻醉,插管前行喉头和气管内表面麻醉,应用麻醉性镇痛药或短效降压药等。

(三)误入支气管

导管插入太深可误入一侧支气管内,引起通气不足、缺氧或肺不张。导管插入太浅时,可因患者体位变动而意外脱出,导致严重意外发生。插管后及改变体位时应仔细检查导管插入深度,并常规听诊两肺的呼吸音。

(四)误入食管

气管导管误入食管,常见于困难插管患者,如不能及时发现,可能会导致患者严重缺氧,甚至

死亡。气管导管误插食管的第一个征象是听诊呼吸音消失和"呼出气"无二氧化碳;施行控制呼吸时胃区呈连续不断地隆起(胃扩张);脉搏氧饱和度骤降;全身发绀;同时在正压通气时,胃区可听到气泡咕噜声。一旦判断导管误入食管,应立即果断拔出导管,随即用球囊面罩进行通气,在此基础上再试行重新插管。

(许京淑)

第四节　气管切开术

气管切开是切开颈段气管前壁,使患者可经新建通道进行呼吸的一种技术。尤其对需要长期带管的患者,容易耐受、易于清除气道分泌物,可保持数月或数年等优点。

一、适应证

(1)口腔颌面部和咽喉部大手术的预防性气管切开。
(2)需要长时间使用呼吸机者。
(3)已行气管插管,但仍不能顺利排除支气管内分泌物者。
(4)因上呼吸道阻塞、狭窄、头面部外伤等,无法进行气管插管者。
(5)紧急情况下,环甲膜切开术多适用于颌面部、颈椎、头、颈和多发创伤的即刻气道控制,以及其他无法行气管插管的患者,可立即缓解上呼吸道的梗阻。

二、禁忌证

(1)已经明确呼吸道梗阻发生在环甲膜水平以下者为绝对禁忌证。
(2)有出血倾向为相对禁忌证。

三、操作前准备

(一)患者准备
告知患者穿刺目的、操作过程及注意事项,并签署知情同意书;监测患者血压、呼吸、脉搏。
(二)材料准备
气管切开包、消毒用品、麻醉药品、注射器、胶布、无菌手套、简易呼吸器/呼吸机。
(三)操作者准备
戴口罩、帽子,操作前洗手。

四、操作步骤

(一)体位
情况允许,患者取仰卧位,肩下垫枕,头向后仰、颈正中位,充分暴露颈前部气管。不能耐受者可取半卧位。
(二)定位
一般选择第2、第3、第4气管软骨环。

(三)消毒及检查器械

常规消毒皮肤。戴无菌手套,检查穿刺针是否通畅或检查切开包物品的完整性。

(四)麻醉

局部浸润麻醉,情况紧急可不麻醉。

(五)实施切开

(1)切开皮肤,钝性分离皮下组织至软骨,切断软骨环,做 T 形造口。

(2)逐渐切除气管软骨片,使切口呈规整的圆形,最后插入气管切开导管。

(3)在气管切开的手术中密切观察患者心率、血压及外周血氧饱和度的变化,有异常及时处理。

(4)手术完成后固定气管切开套管,固定寸带松紧,以容纳一个手指为宜,并在套管下垫好纱布垫。并摆好患者体位,整理用物。

五、注意事项

(1)与气管插管的"两点"固定不同,气管切开仅"一点"固定,容易发生移位,导致引流不畅或气管内损伤。

(2)气管切开也容易导致气管狭窄,不能反复操作,第 2 次切开或气管插管的难度皆较大,多用于病情好转后需长期保留人工气道的患者;或一般仅需一次建立人工气道的患者。

(3)防止外套管脱出,若套管脱出又未及时发现,可引起窒息。套管太短、固定带子过松、气管切口过低、颈部肿胀或开口纱布过厚等均可导致外套管脱出。

六、并发症

(一)皮下气肿

皮下气肿是术后常见的并发症,与气管前软组织分离过多,气管切口外短内长或皮肤切口缝合过紧有关。自气管套管周围逸出的气体可沿切口进入皮下组织间隙,沿皮下组织蔓延,气肿可达头面、胸腹部,但一般多限于颈部。大多数于数天后可自行吸收,不需做特殊处理。

(二)出血

术后 24 小时易发生,原因多为术中止血不彻底。应及时更换纱布垫,保持呼吸道通畅,及时吸痰。若严重出血则需手术处理。

(三)气胸及纵隔气肿

在暴露气管时,向下分离过多、过深,损伤胸膜后,可引起气胸。右侧胸膜顶位置较高,儿童尤甚,故损伤机会较左侧多。轻者无明显症状,严重者可引起窒息。如发现患者呼吸困难缓解或消失,而不久再次出现呼吸困难时,则应考虑气胸,X 线片可确诊。

(四)气管食管瘘

少见,切开气管前壁时损伤到后壁所致。操作时宜缓慢进针,避免损伤气管后壁。

(五)感染

多发生在手术 48 小时以后,较常见。

七、气管导管脱出的急救

(1)有自主呼吸的患者一旦发生气管套管脱出,首先要安慰患者,帮助患者加强自主呼吸,可用面罩吸氧,然后再重新置管。

(2)无自主呼吸的患者一旦气管套管脱出,分两种情况进行急救。气管切开术后三天局部可形成窦道,在三天内未形成窦道前若发生套管脱出,急救比较困难。①气管切开处窦道形成后发生套管脱出的处理:首先重新置管,如果置入困难,应立即做人工呼吸,胸外按压。②气管切开三天内未形成窦道的急救:试行重新置管,操作时可能困难,要抓紧时间,不成功马上改经口气管插管。重新置管,床边备气管切开包,使用气管牵开器迅速找到气管原切口,将切口暴露,指用气管钩和手指将气管提起使气管插管重新置入。

(刘　莹)

第五节　胃肠减压术

一、适应证

急性胃扩张、幽门梗阻、急腹症患者有明显肠胀气者或消化道手术后、上消化道大出血的诊断、活动性出血观察、注药止血等。

二、用品

普通胃管、液状石蜡、50 mL 注射器、胶布、纱布、无菌碗、消毒手套、胃肠减压器等。

三、方法

(1)将表面用液状石蜡湿润的胃管自鼻腔徐徐插入胃内(约距门齿 50 cm 左右),用注射器抽尽胃内容物后固定,接上胃肠减压器。判断胃管是否在胃内,下列方法供参考:①用 50 mL 注射器向胃管快速注入 20 mL 气体,在左季肋区听诊闻及粗糙气泡音。②胃管内抽出胃内容物。③胃管内抽出液 pH<7。

(2)肠梗阻患者如做双腔管减压术时,可待双腔管吞至 75 cm 处后,从管内抽出少量液体,若pH>7,表示该管已通过幽门,即可向气囊内注气 20~30 mL,夹住管口,依靠肠蠕动将管头送至梗阻部位(可借助 X 线定位),接上胃肠减压器。

四、注意事项

(1)食管静脉曲张、食管梗阻应慎用,误服强酸、强碱等腐蚀性毒物患者禁用。

(2)应经常检查胃肠减压器是否密闭,皮管有否屈曲或松脱,胃管是否通畅,每 4~8 小时应冲洗一次胃管。

(郝相奎)

第二章

内科常见症状与体征

第一节 眩 晕

眩晕实际上是一种运动幻觉(幻动),发作时患者感到外界旋转而自身不动,或感环境静止而自身旋转,或两者并存,除旋转外有时则为身体来回摆动、上升下降、地面高低不平、走路晃动。多为阵发性,短暂,但也有持续数周数月。除轻症外,通常均伴程度不等的恶心、呕吐、面色苍白、出汗、眼震、步态不稳,甚至不能坐立,严重时患者卧床不动,头稍转动症状加重。

一、病因

(一)外源性前庭障碍

前庭神经系统(自内耳至脑干前庭神经核、小脑、大脑额叶)以外的病变或环境影响所致。

1.全身性疾病

心脏病如充血性心力衰竭、心肌梗死、心律不齐、主动脉瓣狭窄、病态窦房结综合征等,高血压和低血压尤其是直立性低血压、颈动脉窦综合征、血管病如脉管炎、主动脉弓综合征,代谢病如糖尿病、低血糖,内分泌病如甲状腺及甲状旁腺功能不足、肾上腺皮质功能低下,月经、妊娠、绝经期或更年期等,以及贫血、真性红细胞增多症等。

2.药物中毒

耳毒性抗生素如链霉素、卡那霉素、庆大霉素等,其他如酒精、一氧化碳、铅、奎宁、水杨酸钠、苯妥英钠、卡马西平、镇静剂、三环类抗抑郁药等。

3.病灶感染

鼻窦炎、慢性咽炎、龋齿、耳带状疱疹等。

4.晕动病

晕船、晕车、晕飞机。

5.精神病

焦虑症、癔症、精神分裂症。

(二)周围性前庭障碍

即前庭周围性、迷路性或耳源性眩晕,引起眩晕的直接病因在周围性前庭神经系统本身(半规管、椭圆囊、圆囊、前庭神经节、前庭神经)。

1.梅尼埃病

其或称膜迷路积水,主要有三大症状:眩晕、耳鸣、耳聋。多起病于中年,男女发生率相等,影响内耳耳蜗及前庭系统,多为单侧,10%～20%为双侧。起病突然,先有耳鸣、耳聋,随后出现眩晕,持续数分钟至数小时,伴恶心、呕吐等,发作后疲劳、无力、嗜睡;眩晕消失后,耳鸣亦消失,听力恢复。急性期过后,一切如常,或有数小时、数天的平衡失调,间歇期长短不一。起初耳鸣、耳聋可完全消失,但反复发作后,耳鸣持续,听力亦不再恢复,无其他神经症状。间歇期体检,只有听力与前庭功能障碍,眼震为急性发作期的唯一体征,发作过后眼震消失。

2.前庭神经元炎

前庭神经元炎起病于呼吸道或胃肠道病毒感染之后,为突然发作的视物旋转,严重眩晕伴恶心、呕吐及共济失调,但无耳鸣或耳聋。患者保持绝对静卧,头部活动后眩晕加重,持续数天数周,消退很慢,急性期有眼震,慢相向病灶侧,一侧或双侧前庭功能减退,见于青年,有时呈流行性。

3.位置性眩晕

其特点是患者转头至某一位置时出现眩晕,20～30秒后消失,伴恶心、呕吐、苍白,几乎都与位置有关,绝对不会自发,不论头和身体活动的快慢,仰卧时转头或站立时头后仰均能引起发作,听力及前庭功能正常,其症状与伴发的眼震可在位置试验时重现。

大多数位置性眩晕的病变在末梢器官,如圆囊自发变性、迷路震荡、中耳炎、镫骨手术后、前庭动脉闭塞等(位置试验时有一过性眼球震颤,易疲劳,而眩晕较重),故称良性阵发性位置性眩晕。部分位置性眩晕病变在中枢,如听神经、小脑、第四脑室及颞叶肿瘤、多发性硬化、后颅凹蛛网膜炎、脑脊液压力增高等。当头保持某一特定的位置时,眼震持续,但眩晕不明显。

4.迷路炎

迷路炎为中耳炎的并发症,按病情轻重可分为迷路周围炎、浆液性迷路炎和化脓性迷路炎三种,均有不同程度的眩晕。

5.流行性眩晕

在一段时期内,眩晕患者明显增加。其特点为起病突然,眩晕甚为严重,无耳蜗症状,痊愈后很少再发,以往无类似发作史。可能与病毒感染影响迷路之前庭部位有关。

(三)中枢性前庭障碍

即前庭中枢性眩晕,任何病变累及前庭径路与小脑和大脑颞叶皮层连接的结构都可表现眩晕。

1.颅内肿瘤

肿瘤直接破坏前庭结构,或当颅内压增高时干扰前庭神经元的血液供应均可产生眩晕。成人以胶质瘤、脑膜瘤和转移性肿瘤居多,这些肿瘤除有中枢性位置性眼震外可无其他体征。儿童应考虑髓母细胞瘤。第四脑室囊肿可产生阵发性眩晕伴恶心和呕吐,称 Bruns 征(改变头位时突然出现眩晕、头痛、呕吐,甚至意识丧失,颈肌紧张收缩呈强迫头位)。

听神经瘤最先出现耳鸣,听力减弱,常缓慢进行。眩晕不严重,多为平衡失调而非旋转感,无眼震,前庭功能减退或消失。当肿瘤自内听道扩展至脑桥小脑角时出现角膜反射消失,同侧颜面麻木;当前庭神经核受压时出现眼震;压迫小脑时可有同侧肢体共济失调;压迫舌咽、迷走神经时则有声嘶、吞咽困难、同侧软腭瘫痪,视盘水肿,面瘫常为晚期症状。

2.脑血管病

(1)小脑后下动脉闭塞:引起延髓背外侧部梗死,可出现眩晕、恶心、呕吐及眼震;病侧舌咽、迷走神经麻痹,表现饮水呛咳、吞咽困难、声音嘶哑、软腭麻痹及咽反射消失,病侧小脑性共济失调及 Horner 征,病侧面部和对侧之躯肢痛觉减退或消失(交叉性感觉障碍),称 Wallenberg 综合征,此征常见于椎动脉血栓形成。

(2)迷路卒中:内听动脉分为耳蜗支和前庭支,前庭支受累产生眩晕、恶心、呕吐、虚脱,若耳蜗支同时受累则有耳鸣、耳聋,如为耳蜗支单独梗死则出现突发性耳聋。

(3)椎-基底动脉缺血综合征:典型症状为发作性眩晕和复视,常伴眼震,有时恶心、呕吐,眩晕发作可能是半规管或脑干前庭神经核供血不全影响所致。常见轻偏瘫、偏瘫伴脑神经麻痹,临床表现视脑干损害的不同平面而定,多为一侧下运动神经元型脑神经瘫痪,对侧轻偏瘫,为脑干病变的特征。可有"猝倒发作",突然丧失全身肌张力而倒地,意识清楚,下部脑干或上部脊髓发作性缺血影响皮质脊髓束或网状结构功能所致。可有枕部搏动性痛,在发作时或梗死进展期还可见到下列症状:①同向偏盲(枕叶缺血或梗死)。②幻听、幻视(与颞叶病变有关)。③意识障碍,无动性缄默或昏迷。④轻偏瘫,伴颅神经障碍,辨距不良,共济失调,言语、吞咽困难(继发于脑干损害)。⑤位置性眼震。⑥核间性眼肌瘫痪。⑦感觉障碍。眩晕作为首发症状时可不伴神经症状。若一次发作无神经症状,反复发作也无小脑、脑干体征时,那么缺血性椎-基底动脉病的诊断就不能成立。

(4)锁骨下动脉盗血综合征:系指无名动脉或锁骨下动脉近端部分闭塞发生患侧椎动脉压力下降,血液反流以致产生椎-基底动脉供血不足症状。以眩晕和视力障碍最常见,其次为晕厥。患侧桡动脉搏动减弱,收缩压较对侧相差 2.7 kPa(20 mmHg)以上。锁骨下可听到血管杂音。

(5)小脑、脑干梗死或出血。

3.颞叶癫痫

眩晕较常见,前庭中枢在颞叶,该处刺激时产生眩晕先兆,或为唯一的发作形式,发作严重时有旋转感,恶心、呕吐时间短暂。听觉中枢亦在颞叶,故同时可有幻听,也有其他幻觉,如幻嗅等。除先兆外常有其他发作症状,如失神、凝视、梦样状态,并有咀嚼、吮唇等自动症及行为异常。此外,有似曾相识,不真实感,视物变大,恐惧、愤怒、忧愁等精神症状。约 2/3 患者有大发作。病因以继发于产伤、外伤、炎症、缺血最常见,其他如肿瘤、血管畸形、变性等。

4.头部外伤

颅底骨折,尤其颞骨横贯骨折,病情严重,昏迷醒后发现眩晕。多数外伤后眩晕并无颅底骨折,具体损害部位不明。无论有无骨折,临床多为头痛,头晕,平衡失调,转头时更明显。若有迷路或第八脑神经损害,则有自发性眩晕。若脑干损伤,则表现为瞳孔不等大,形状改变,光反应消失,复视,眼震,症状持续数周、数月甚至数年。有的颅脑伤患者,出现持久的头晕、头痛、神经过敏、性格改变等,则与躯体及精神因素有关,称脑外伤后综合征。

5.多发性硬化

眩晕作为最初出现的症状占 25%,而在所有病例的病程中可占 75%。耳鸣、耳聋少见。眼震呈水平或垂直型。核间性眼肌麻痹(眼球做水平运动时不能内收而外展正常),其他为肢体无力,感觉障碍,深反射亢进,有锥体束征及小脑损害体征等。以多灶性,反复发作,病情波动为特征,85% 的患者脑脊液中 IgG 指数升高,头颅 CT 或 MRI 有助于诊断。

6.颈源性眩晕

眩晕伴颈枕痛,此外最显著的症状是颈项强直,有压痛,大多由颈椎关节强硬症骨刺压迫通过横突孔的椎动脉所致。

7.眼性眩晕

眼肌瘫痪复视时可产生轻度眩晕;屈光不正,先天性视力障碍,青光眼,视网膜色素变性等也可产生眩晕。

8.其他

延髓空洞症、遗传性共济失调等。

二、诊断

(一)明确是否为眩晕

应着重询问患者病史:发作时情况,有无自身或外界旋转感,发作与头位及运动的关系,起病缓急,程度轻重,持久或短暂等。鼓励患者详细描述,避免笼统地用头昏二字概括病情。伴随症状,有无恶心、呕吐、苍白、出汗,有无耳鸣、耳聋、面部和肢体麻木无力、头痛、发热,过去病史中应特别注意耳流脓、颅脑伤、高血压、动脉硬化、应用特殊药物等。根据病史,首先明确是否眩晕,还是头重足轻、头昏眼花等一般性头昏。重度贫血、肺气肿咳嗽、久病后或者老年人突然由卧位或蹲位立起,以及神经症患者常诉头昏,正常人过分劳累也头昏,凡此等等,都不是真正眩晕,应加区别。

(二)区别周围性或中枢性眩晕

1.周围性(迷路性)眩晕

其特点是明确的发作性旋转感,伴恶心、呕吐、面色苍白、出汗、血压下降,并有眼震、共济失调等,眩晕与伴发症状的严重性成正比。前庭神经核发出的纤维与迷走神经运动背核等有广泛联系,因此病变时可引起反射性内脏功能紊乱。多突然开始,症状严重,数分钟到数小时症状消失,很少超过数天或数周(因中枢神经有代偿作用),发作时出现眼震,水平型或细微旋转型,眼球转向无病变的一侧时眼震加重。严重发作时患者卧床,头不敢转动,常保持固定姿势。因病变同时侵犯耳蜗,故伴发耳鸣和耳聋。本型眩晕见于梅尼埃病、迷路炎、内耳外伤等。

2.中枢性(脑性)眩晕

无严重旋转感,多为持续不平衡感,如步态不稳。不伴恶心、呕吐及其他自主神经症状,可有自发性眼震,若有位置性眼震则方向多变且不固定,眼震的方向及特征多无助于区别中枢或周围性眩晕,但垂直型眼震提示脑干病变,眼震持续时间较长。此外,常有其他脑神经损害症状及长束征。耳鸣、耳聋少见,听力多正常,冷热水反应(变温)试验亦多正常。眩晕持续时间长,数周、数月,甚至数年。其见于椎-基底动脉缺血、脑干或后颅凹肿瘤、脑外伤、癫痫等。

(三)检查

全面体检,着重前庭功能及听力检查,诸如错定物位试验、闭目难立征、变温试验等,测两臂及立、卧位血压,尤其查有无位置性眼震(患者仰卧,头悬垂于检查台沿之外 30°,头摆向左侧或右侧,每改变位置时维持 60 秒)。正常时无眼震。周围性病变时产生的眩晕感与患者主诉相同,眼震不超过 15 秒;中枢性位置性眼震无潜伏期。

此外,应有针对性地选择各项辅助检查,如听神经瘤患者腰椎穿刺约 2/3 病例脑脊液蛋白增高。可摄 Towne 位、Stenver 位 X 线片、头颅 CT 或 MRI 等。怀疑"颈性眩晕"时可摄颈椎 X 线片。癫痫患者可做脑电图检查。经颅多普勒超声(TCD)可了解颅内血管病变及血液循环情况。眼震电图、脑干诱发电位检查有助于前庭系统眩晕的定位诊断。

(李秀娟)

第二节　头　　痛

　　狭义的头痛只是指颅顶部疼痛而言,广义的头痛可包括面、咽、颈部疼痛。对头痛的处理首先应找到产生头痛的原因。急性剧烈头痛与既往头痛无关,且以暴发起病或不断加重为特征者,提示有严重疾病存在,可带来不良后果。慢性或复发性头痛,成年累月久治不愈,多半属血管性或精神性头痛。临床上绝大部分患者是慢性或复发性头痛。

一、病因

(一)全身性疾病伴发的头痛

　　(1)高血压:头痛位于枕部或全头,跳痛性质,晨醒最重为高血压性头痛的特征,舒张压在17.3 kPa(130 mmHg)以上者较常见。

　　(2)肾上腺皮质功能亢进、原发性醛固酮增多症、嗜铬细胞瘤等,常引起持续性或发作性剧烈头痛,头痛与伴随儿茶酚胺释放时阵发性血压升高有关。

　　(3)颞动脉炎:50岁以上,女性居多,头痛剧烈,常突然发作,并呈持续跳动性,一般限于一侧颞部,常伴有皮肤感觉过敏;受累的颞动脉发硬增粗,如管壁病变严重,颞动脉搏动消失,常有触痛,头颅其他血管也可发生类似病变。其可怕的并发症是单眼或双眼失明。本病不少患者伴有原因不明的"风湿性肌肉-关节痛",可有夜汗、发热、血沉加速、白细胞计数增多。

　　(4)甲状腺功能减退或亢进。

　　(5)低血糖,当发生低血糖时通常有不同程度的头痛,尤其是儿童。

　　(6)慢性充血性心力衰竭、肺气肿。

　　(7)贫血和红细胞增多症。

　　(8)心脏瓣膜病变　如二尖瓣脱垂。

　　(9)传染性单核细胞增多症、亚急性细菌性心内膜炎、艾滋病所致的中枢神经系统感染或继发的概率性感染。

　　(10)头痛型癫痫:脑电图有癫痫样放电,抗癫痫治疗有效,多见于儿童的发作性剧烈头痛。

　　(11)绝经期头痛:头痛是妇女绝经期常见的症状,常伴有情绪不稳、心悸、失眠、周身不适等症状。

　　(12)变态反应性疾病引起的头痛常从额部开始,呈弥漫性,双侧或一侧,每次发作都是接触变应原后而发生,伴有过敏症状。头痛持续几小时甚至几天。

　　(13)急慢性中毒后头痛。①慢性铅、汞、苯中毒:其特点类似功能性头痛,多伴有头昏、眩晕、乏力、食欲减退、情绪不稳以及自主神经功能紊乱。慢性铅中毒可出现牙龈边缘蓝色铅线,慢性汞中毒可伴有口腔炎,牙龈边缘出现棕色汞线。慢性苯中毒伴有白细胞减少,血小板和红细胞计数也相继减少。②一氧化碳中毒。③有机磷农药中毒。④乙醇中毒,宿醉头痛是在大量饮酒后隔天早晨出现的持续性头痛,由于血管扩张所致。⑤颠茄碱类中毒,由于阿托品、东莨菪碱过量引起头痛。

(14)脑寄生虫病引起的头痛:如脑囊虫病通常是全头胀痛、跳痛,可伴恶心、呕吐,但无明显定位意义。脑室系统囊虫病头痛的显著特征为:由于头位改变突然出现剧烈头痛发作,呈强迫头位伴眩晕及喷射性呕吐,称为 Bruns 征。流行病学史可以协助诊断。

(二)五官疾病伴发的头痛

1.眼

(1)眼疲劳如隐斜、屈光不正尤其是未纠正的老视等。

(2)青光眼:眼深部疼痛,放射至前额。急性青光眼可有眼部剧烈疼痛,瞳孔常不对称,病侧角膜周围充血。

(3)视神经炎:除视物模糊外并有眼内、眼后或眼周疼痛,眼过分活动时产生疼痛,眼球有压痛。

2.耳、鼻、喉

(1)鼻源性头痛:系指鼻腔、鼻窦病变引起的头痛,多为前额深部头痛,呈钝痛和隐痛,无搏动性,上午痛较重,下午痛减轻,一般都有鼻病症状,如鼻塞、流脓涕等。

(2)鼻咽癌:除头痛外常有耳鼻症状如鼻衄、耳鸣、听力减退、鼻塞以及脑神经损害(第Ⅴ、第Ⅵ、第Ⅸ、第Ⅻ对神经较常见),及颈淋巴结转移等。

3.齿

(1)龋病或牙根炎感染可引起第 2、3 支三叉神经痛。

(2)Costen 综合征:即颞颌关节功能紊乱,患侧耳前疼痛,放射至颞、面或颈部,伴耳阻塞感。

(三)头面部神经痛

1.三叉神经痛

疼痛不超出三叉神经分布范围,常位于口-耳区(自下犬齿向后扩展至耳深部)或鼻-眶区(自鼻孔向上放射至眼眶内或外),疼痛剧烈,来去急骤,约数秒钟即过。可伴面肌抽搐,流涎流泪,结膜充血,发作常越来越频繁,间歇期正常。咀嚼、刷牙、说话、风吹颜面均可触发。须区别系原发性或症状性三叉神经痛,后者检查时往往有神经损害体征,如颜面感觉障碍、角膜反射消失、颞肌咬肌萎缩等。病因有小脑脑桥角病变、鼻咽癌侵蚀颅底等。

2.眶上神经痛

其位于一侧眼眶上部,眶上切迹处有持续性疼痛并有压痛,局部皮肤有感觉过敏或减退,常见于感冒后。

3.舌咽神经痛

累及舌咽神经和迷走神经的耳、咽支的感觉分布区域,疼痛剧烈并呈阵发性,但也可呈持续性,疼痛限于咽喉,或波及耳、腭甚至颈部,吞咽、伸舌均可促发。

4.枕神经痛

病变侵犯上颈神经感觉根或枕大神经或耳后神经,疼痛自枕部放射至头顶,也可放射至肩或同侧颞、额、眶后区域,疼痛剧烈,活动、咳嗽、喷嚏使疼痛加重,常为持续性痛,但可有阵发性痛,常有头皮感觉过敏,梳头时觉两侧头皮感觉不一样。病因不一,可见于受凉、感染、外伤、上颈椎类风湿病、寰枢椎畸形、Arnoid-Chiari 畸形(小脑扁桃体下疝畸形)、小脑或脊髓上部肿瘤。

5.其他

Tolosa-Hunt 综合征,带状疱疹性眼炎等。

(四)颈椎病伤引起的头痛

1.颈椎关节强硬及椎间盘病

头痛位于枕部或下枕部,多钝痛,单侧或双侧,严重时波及前额、眼或颞部,甚至同侧上臂,起初间歇发作,后呈持续性,多发生在早晨,颈转动以及咳嗽和用力时头痛加重。除由于颈神经根病变或脊髓受压引起者外神经体征少见,头和颈可呈异常姿势,颈活动受限,几乎总有枕下部压痛和肌痉挛,头顶加压可再现头痛。

2.类风湿关节炎和关节强硬性脊椎炎

枕骨下深部的间歇或持续疼痛,头前屈时成锐痛和刀割样痛,头后仰或固定两手间可暂时缓解,疼痛可放射至颜面部或眼。

3.枕颈部病变

寰枢椎脱位、寰枢关节脱位、寰椎枕化及颅底压迹均可产生枕骨下疼痛,屈颈或向前弯腰促发疼痛,平卧时减轻。小脑扁桃体疝、枕大孔脑膜瘤、上颈部神经纤维瘤、室管膜瘤、转移性瘤可牵拉神经根而产生枕骨下疼痛,向额部放射。头颅和脊柱本身病变诸如骨髓瘤、转移瘤、骨髓炎、脊椎结核、变形性骨炎引起骨膜痛,并产生反射性肌痉挛。

4.颈部外伤后

头痛剧烈,有时枕部一侧较重,持续性,颈活动时加重,运动受限,颈肌痉挛。

(五)颅内疾病所致头痛

1.脑膜刺激性头痛

自发性蛛网膜下腔出血,起病突然,多为全头痛,扩展至头、颈后部,呈"裂开样"痛,常有颈项强直。脑炎、脑膜炎时也为全面性头痛,伴有发热及颈项强直,脑脊液检查有助诊断。

2.牵引性头痛

由于脑膜与血管或脑神经的移位或过牵引产生。见于颅内占位病变、颅内高压症和颅内低压症。各种颅内占位病变如硬膜下血肿、脑瘤、脑脓肿等均可产生头痛。脑瘤头痛,起初常是阵发性,早晨最剧,其后变为持续性,可并发呕吐。阻塞性脑积水引起颅内压增高,头痛为主要症状,用力、咳嗽、排便时头痛加重,常并发喷射性呕吐、脉缓、血压高、呼吸不规则、意识模糊、癫痫、视盘水肿等。颅内低压症见于腰穿后、颅脑损伤、脱水等,腰穿后头痛于 48 小时内出现,于卧位坐起或站立后发生头痛,伴恶心、呕吐,平卧后头痛缓解,腰穿压力在 0.69 kPa 以下,严重时无脑脊液流出,可伴有颈部僵直感。良性高颅压性头痛具有颅压增高的症状,急性或发作性全头痛,有呕吐、眼底视乳盘水肿,腰穿压力增高,头颅 CT 或 MRI 无异常。

(六)偏头痛

偏头痛可有遗传因素,以反复发作性头痛为特征,头痛程度、频度及持续时间可有很大差别,多为单侧,常有厌食、恶心和呕吐,有些病例伴有情绪障碍。又可分为以下几种。

1.有先兆的偏头痛

其占 10%～20%,青春期发病,有家族史,劳累、情绪因素、月经期等易发。发作前常有先兆,如闪光、暗点、偏盲以及面、舌、肢体麻木等。继之以一侧或双侧头部剧烈搏动性跳痛或胀痛,多伴有恶心、呕吐、面色苍白、畏光或畏声。持续 2～72 小时恢复。间歇期自数天至十余年不等。

2.没有先兆的偏头痛

其最常见,无先兆或有不清楚的先兆,见于发作前数小时或数天,包括精神障碍、胃肠道症状和体液平衡变化,面色苍白、头昏、出汗、兴奋、局部或全身水肿则与典型偏头痛相同,头痛可双侧,持续时间较长,自十多小时至数天不等,随年龄增长头痛强度变轻。

3.眼肌瘫痪型偏头痛

其少见,头痛伴有动眼神经麻痹,常在持续性头痛 3～5 天后,头痛强度减轻时麻痹变得明显,睑下垂最常见。若发作频繁动眼神经偶可永久损害。颅内动脉瘤可引起单侧头痛和动眼神经麻痹。

4.基底偏头痛

其少见。见于年轻女性,与月经周期明显有关。先兆症状包括失明、意识障碍和各种脑干症状如眩晕、共济失调、构音障碍和感觉异常,历时 20～40 分钟,继之剧烈搏动性枕部头痛和呕吐。

5.偏瘫型偏头痛

其以出现偏瘫为特征,头痛消失后神经体征可保留一段时期。

(七)丛集性头痛

丛集性头痛为与偏头痛密切相关的单侧型头痛,男多于女,常在 30～60 岁起病,其特点是一连串紧密发作后间歇数月甚至数年。发作突然,强烈头痛位于面上部、眶周和前额,常在夜间发作,密集的短阵头痛每次15～90 分钟;有明显的并发症状,包括球结膜充血、流泪、鼻充血,约20％患者同侧有 Horner 综合征(瞳孔缩小,但对光及调节反射正常,轻度上睑下垂,眼球内陷,患侧头面颈部无汗,颜面潮红,温度增高,系交感神经损害所致),发作通常持续 3～16 周。

(八)紧张型头痛

紧张型头痛包括发作性及慢性肌肉收缩性头痛或非肌肉收缩性痛(焦虑、抑郁)。患者叙述含糊的弥漫性钝痛和重压感、箍紧感,几乎总是双侧性。偏头痛的特征样单侧搏动性疼痛少见,无明显恶心、呕吐等伴随症状。慢性头痛可以持续数十年,导致焦虑、抑郁状态,失眠、噩梦、厌食、疲乏、便秘、体重减轻等。镇痛剂短时有效,但长期服用反而可能造成药物依赖性头痛,生物反馈是较好的治疗方法。

(九)脑外伤后头痛

脑外伤后头痛指外伤恢复期后的慢性头痛,主要起源于颅外因素,如头皮局部疤痕。可表现肌肉收缩性痛、偏头痛、功能性头痛。有时并发转头时眩晕、恶心、过敏和失眠。

二、诊断

(一)问诊

不少头痛病例的诊断(如偏头痛、精神性头痛等),主要是以病史为依据,特别要注意下列各点。

1.头痛的特点

(1)起病方式及病程 急、慢、长、短,发作性、持续性或在持续性基础上有发作性加重,注意发作时间长短及次数,以及头痛发作前后情况。

(2)头痛的性质及程度 压榨样痛、胀痛、钝痛、跳痛、闪电样痛、爆裂样痛、针刺样痛,加重或减轻因素,与体位的关系。

(3)头痛的部位 局部、弥散、固定、多变。

2.伴随症状

有无先兆(眼前闪光、黑矇、口唇麻木及偏身麻木、无力),恶心、呕吐、头昏、眩晕、出汗、排便,五官症状(眼痛、视力减退、畏光、流泪、流涕、鼻塞、鼻出血、耳鸣、耳聋),神经症状(抽搐、瘫痪、感觉障碍),精神症状(失眠、多梦、记忆力减退、注意力不集中、淡漠、忧郁等),以及发热等。

3.常见病因

有无外伤、感染、中毒或精神因素、肿瘤病史。

(二)系统和重点检查

在一般检查、神经检查及精神检查中应着重以下几点。

(1)体温、脉搏、呼吸、血压的测量。

(2)眼、耳、鼻、鼻窦、咽、齿、下颌关节有无病变,特别注意有无鼻咽癌迹象。

(3)头、颈部检查:注意有无强迫头位,颈椎活动幅度如何。观察体位改变(直立、平卧、转头)对头痛的影响。头颈部有无损伤、肿块、压痛、肌肉紧张、淋巴结肿大,有无血管怒张、发硬、杂音、搏动消失等。有无脑膜刺激征。

(4)神经检查:注意瞳孔大小、视力、视野,视盘有无水肿,头面部及肢体有无瘫痪和感觉障碍。

(三)分析方法

根据病史和体检的发现,对照前述病因分类中各种头痛的临床特点,进行细致考虑。一般而论,首先考虑是官能性还是器质性头痛。若属后者,分析是全身性疾病,还是颅内占位性病变或非占位性病变引起的头痛,或颅外涉及眼、耳、鼻、喉、齿部疾病和头面部神经痛性头痛。对一时诊断不清者,应严密观察,定期复查,切忌"头痛医头",以免误诊。

(四)选择辅助检查

根据前述设想,推断头痛患者可能的病因,依照拟诊,选做针对性的辅助检查,如怀疑蛛网膜下腔出血,可检查脑脊液;怀疑脑瘤,可行头颅 CT 或 MRI;怀疑颅内感染,可行脑电图检查。

(郝相奎)

第三节 胸 痛

胸痛主要由胸部疾病引起,少数由其他部位的病变所致,心血管系统疾病是胸痛的常见原因,但其他部位的疾病亦可引起胸痛症状,如肝脓肿等。因痛阈个体差异性大,胸痛的程度与原发疾病的病情轻重并不完全一致。

一、病因

(一)胸壁疾病

肋软骨炎、带状疱疹、流行性肌炎、颈胸椎疾病、胸部外伤、肋间神经痛和肋骨转移瘤。

(二)呼吸系统疾病

胸膜炎、肺炎、支气管肺癌和气胸。

(三)纵隔疾病

急性纵隔炎、纵隔肿瘤、纵隔气肿。

(四)心血管疾病

心绞痛、心肌梗死、心包炎、胸主动脉瘤、肺栓塞和夹层动脉瘤等。

(五)消化系统疾病

食管炎、胃十二指肠溃疡、胆囊炎、胰腺炎等。

(六)膈肌疾病

膈疝、膈下脓肿。

(七)其他

骨髓瘤、白血病胸骨浸润、心脏神经官能症等。

二、临床表现

(一)发病年龄

青壮年胸痛,应注意结核性胸膜炎、自发性气胸、心肌炎、心肌病、风湿性心瓣膜病;年龄在40岁以上患者还应注意心绞痛、心肌梗死与肺癌。

(二)胸痛部位

(1)局部有压痛,炎症性疾病,尚伴有局部红、肿、热表现。

(2)带状疱疹是成簇水疱沿一侧肋间神经分布伴剧痛,疱疹不越过体表中线。

(3)非化脓性肋骨软骨炎多侵犯第1~2肋软骨,对称或非对称性,呈单个或多个肿胀隆起,局部皮色正常,有压痛,咳嗽、深呼吸或上肢大幅度活动时疼痛加重。

(4)食管及纵隔病变,胸痛多位于胸骨后,进食或吞咽时加重。

(5)心绞痛和心肌梗死的疼痛多在心前区与胸骨后或剑突下,疼痛常放射至左肩、左臂内侧,达环指与小指,亦可放射于左颈与面颊部,患者误认为牙痛。

(6)夹层动脉瘤疼痛位于胸背部,向下放射至下腹、腰部及两侧腹股沟和下肢。

(7)自发性气胸、胸膜炎和肺梗死的胸痛多位于患侧腋前线与腋中线附近,后二者如累及肺底、膈胸膜,则疼痛也可放射于同侧肩部。肺尖部肺癌(肺上沟癌、Pancoast癌)以肩部、腋下痛为主,疼痛向上肢内侧放射。

(三)胸痛性质

(1)带状疱疹呈刀割样痛或灼痛,剧烈难忍。

(2)食管炎则为烧灼痛。

(3)心绞痛呈绞窄性并有重压窒息感。

(4)心肌梗死则疼痛更为剧烈并有恐惧、濒死感。

(5)纤维素性胸膜炎常呈尖锐刺痛或撕裂痛。

(6)肺癌常为胸部闷痛,而Pancoast癌则呈火灼样痛,夜间尤甚。

(7)夹层动脉瘤为突然发生胸背部难忍撕裂样剧痛。

(8)肺梗死亦为突然剧烈刺痛或绞痛。常伴呼吸困难及发绀。

(四)持续时间

(1)平滑肌痉挛或血管狭窄缺血所致疼痛为阵发性。

(2)炎症、肿瘤、栓塞或梗死所致疼痛呈持续性。如心绞痛发作时间短暂,而心肌梗死疼痛持续时间很长且不易缓解。

(五)影响胸痛因素

影响胸痛因素包括诱因、加重与缓解。劳累、体力活动、精神紧张可诱发心绞痛发作,休息、含服硝酸甘油或硝酸异山梨酯,可使心绞痛缓解,而对心肌梗死疼痛则无效。胸膜炎和心包炎的胸痛则可因深呼吸和咳嗽而加剧。反流性食管炎的胸骨后灼痛,饱餐后出现,仰卧或俯卧位加重,服用抗酸剂和促动力药多潘立酮或西沙必利后可减轻或消失。

三、胸痛伴随症状

(1)胸痛伴吞咽困难或咽下痛者,提示食管疾病,如反流性食管炎。

(2)胸痛伴呼吸困难者,提示较大范围病变,如大叶性肺炎、自发性气胸、渗出性胸膜炎和肺栓塞等。

(3)胸痛伴面色苍白、大汗、血压下降或休克表现时,多考虑心肌梗死、夹层动脉瘤、主动脉窦瘤破裂和大块肺栓塞等。

(阿迪娜·乌提库尔)

第四节 腹 部 包 块

腹部包块可由患者自己触及或医师做体格检查时发现,包块大多来自腹腔内,少数位于腹膜后或腹壁。

一、病因

腹部包块的病变性质包括肿大的脏器、炎症、良恶性肿瘤、肠梗阻、先天性疾病、结石、囊肿、器官移位等。腹腔内器官繁多,盆腔内器官发生肿块时也可在腹部检查时触及,更涉及泌尿生殖系统。一般说来,包块出现的部位与包块的来源和病因有关。

(一)右上腹部包块

1.肝大

如肝癌、各种肝炎、肝硬化、血吸虫病等。

2.胆囊肿大

如急性胆囊炎、胆囊积液、胰腺癌和壶腹癌所致的淤胆性胆囊肿大、胆囊癌、先天性胆总管囊肿等。

3.其他

肝曲部结肠癌、腹膜间皮瘤。

(二)中上腹肿块

1.胃来源的肿块

如胃癌、胃淋巴瘤、胃平滑肌瘤、胃扭转、胃周围粘连。

2.胰腺肿块

如胰腺癌、胰腺囊肿、胰腺囊性纤维化。

3.肝左叶肿块

如肝癌、肝脓肿、肝囊肿。

4.肠系膜与网膜肿块

如肠系膜淋巴结结核、肠系膜囊肿、大网膜囊肿。

5.小肠肿瘤

如小肠癌、恶性淋巴瘤、平滑肌瘤和纤维瘤。

6.其他

腹主动脉瘤。

(三)左上腹部肿块

1.脾大

如肝硬化门脉高压症、缩窄性心包炎、血液疾病、感染性疾病等。

2.其他

如胰腺肿瘤和囊肿、脾曲部结肠癌、腹膜后肿瘤等。

(四)右下腹部肿块

如回盲部结核、克罗恩病、阑尾周围脓肿、盲肠癌、阑尾类癌、右侧卵巢囊肿、肿瘤或附件炎。

(五)下腹部包块

如膀胱肿瘤、子宫肿瘤和尿潴留。

(六)左下腹包块

如乙状结肠癌、直肠癌、慢性非特异性溃疡性结肠炎、肠血吸虫性肉芽肿、乙状结肠阿米巴性肉芽肿、左侧卵巢肿瘤、附件炎。

(七)左右腰腹部包块

如肾下垂、游走肾、先天性多囊肾、巨大肾盂积水、马蹄形肾、肾脏肿瘤、肾上腺囊肿、嗜铬细胞瘤、腹膜后肿瘤。

(八)广泛性或不定性腹部包块

如结核性腹膜炎、腹膜转移癌、腹膜间皮瘤、肠套叠、肠梗阻、肠扭转、腹部包虫囊肿、腹型肺吸虫病。

二、诊断方法

首先明确有否腹部包块,仔细查体,鉴别开正常腹部可触到的包块样结构,如腰椎椎体和骶骨岬、乙状结肠粪块、右肾下极、腹主动脉和腹直肌肌腹及腱划。

如能除外上述内容的包块,则为异常,多有病理意义,必须对包块的来源器官和病理性质作出正确判断。

(一)病史

1.年龄与性别

自幼发生的包块多考虑为先天性发育异常,如先天性幽门肥厚症和肾母细胞瘤;青少年多见结核性病变;老年人则应多考虑恶性肿瘤;女性患者应注意源于生殖系统的病变,如子宫肌瘤、卵巢囊肿等常见病。

2.发生发展过程

腹块呈急性起病,伴有发热、腹痛、局部压痛等,多考虑为腹内急性炎症;有腹部外伤史,考虑血肿的可能;腹块生长缓慢,不伴有全身或局部症状者,可能为良性肿瘤;有低热和结核病史者,考虑肠系膜淋巴结结核或腹膜结核;腹块进行性肿大,伴消瘦、贫血等症状,提示恶性肿瘤;腹块时大时小,多源于空腔器官;时有时无,多为胃肠功能紊乱。

3.伴随症状

伴有腹痛、呕吐、腹胀和停止排便排气者,提示肠梗阻;伴有黄疸,提示肝、胆道或胰腺疾病;伴腹水,多见于结核性腹膜炎、原发性或继发性肝癌、腹膜转移癌、卵巢肿瘤或间皮瘤;血性腹水、进行性消瘦和贫血,多考虑恶性肿瘤;伴尿路症状,多属泌尿系统疾病,如多囊肾、肾肿瘤、肾积水、膀胱肿瘤等。伴月经紊乱及阴道出血,应注意妊娠子宫、妇科肿瘤。

(二)体格检查

全身体格检查可判断患者营养状态、有无黄疸等。对腹部包块进行重点检查,可为诊断提供依据。

1.部位

据腹部包块的部位,常常可以大致判断其起源器官。但随着腹块的长大和病理改变的发展,有时也不完全符合原器官的部位,如高位阑尾脓肿可位于肝下,游走脾可移至其他部位,肾下垂可移位于下腹部。

2.大小与表面情况

大而表面光滑者多为良性肿瘤、肿大的实质性器官或囊肿等;腹块大而表面不规则,或呈结节状,多见于恶性肿瘤。

3.数目

多个腹块、边缘不清楚互相粘连,多见于腹部结核;多个而大小不等、分散、坚韧,常见于腹部淋巴瘤。

4.质地

坚硬者提示恶性肿瘤;柔韧或中等质地者可能是良性肿瘤;柔软而有弹性者可能为囊肿或积液、积气的空腔脏器。

5.压痛

压痛明显并伴有腹肌紧张、发热者多为急性感染或炎性病变;无压痛者多见于良性肿瘤或囊肿。慢性炎性包块或恶性肿瘤可有轻度压痛或无压痛。

6.活动度

明显随呼吸上下移动者,考虑肿大的肝脏、脾脏、胆囊,或源于胃、横结肠和大网膜的肿块。大肠和肠系膜来源的肿块和游走脾、游走肾,活动度比较大。能被推动的包块提示为良性肿瘤或囊肿;固定而不易推动者常提示恶性肿瘤已浸润周围组织或器官。

7.搏动

包块有膨胀性搏动者,常见于腹主动脉瘤或主动脉旁疾病。三尖瓣关闭不全所致的肝脏搏动为肝本身的扩张性搏动,而肝脏单向性搏动,则常常是肝下面的主动脉搏动传导所致。

8.叩诊

叩诊浊音或实音,提示为实质性器官或包块;充气的胃肠呈鼓音。注意若实质性器官被胃肠覆盖时,也可呈鼓音。

另外,直肠指检,指套上有血迹提示肠道肿瘤;盆腔检查能发现源于卵巢、子宫的肿瘤。

(三)实验室检查

进行性加重的贫血多见于恶性肿瘤;轻度或中度贫血,见于感染性病变。白细胞计数增高多见于炎性肿块,白细胞计数降低见于门脉高压、脾功能亢进者。大便隐血阳性提示包块源于消化道;若持续阳性,可能是胃肠道肿瘤。尿常规检查有助于泌尿系统肿瘤的诊断。血沉增快多见于恶性肿瘤、结核性包块。甲胎蛋白(AFP)、癌胚抗原(CEA)、癌抗原 19-9(CA19-9)等有助于消化道肿瘤的诊断。

(四)特殊检查

1.X 线检查

腹部平片可显示肝、脾、肾的肿大与腹内钙化。钡剂造影可发现胃肠道肿瘤,若显示食道静脉曲张则提示可能为门脉高压所致脾脏肿大。肾盂造影有助于肾脏肿瘤的诊断。

2.B 超检查

B 超检查能显示腹块的位置、大小、实质性或囊性、累及范围及其与周围脏器或组织的关系,可作为腹部包块的常规检查。

3.核素扫描

核素扫描对肝脏占位病变有一定帮助。

4.内镜检查

胃镜、肠镜、腹腔镜、膀胱镜、宫腔镜,观察胃肠道、腹腔、膀胱和子宫,并可活检,尤其有助于肿瘤诊断。经内镜逆行胆胰管成像(ER-CP)可检查胰胆系统,对肿瘤的诊断有较大价值。超声内镜能探查常规 B 超不易检查的部位,如腹膜后包块。

5.CT 和 MRI 检查

其价格较高,但由于其高度精确性,对腹部包块的诊断极有价值。

6.穿刺活检

对上述检查不能明确诊断者,有时可对肝、胰、肾等脏器及腹腔内包块进行细针穿刺,做病理或细胞学、免疫组化或基因检查。如仍不能确诊,必要时可行剖腹探查术。

三、鉴别诊断

(一)腹壁包块

如脂肪瘤、脐部囊肿等,其特点为位置较浅表,可随腹壁移动,坐位或收紧腹肌时,包块更明显,而腹肌松弛时,包块不明显。腹腔内包块则相反,腹壁肌肉紧张时包块不明显,不易触及,腹肌松弛时较容易触及。

(二)疝

如脐疝、腹股沟疝、股疝等,出现在相应部位,其特征是时隐时现,腹压增加时包块增大,咳嗽时可触到膨胀性冲击感,如疝内容物是肠管,可听到肠鸣。

(三)妊娠子宫

生育期妇女,有停经史和尿妊娠试验呈阳性可作出诊断。

(四)正常人能触到的包块

粪块,见于便秘患者,多位于左下腹,呈条索状,质硬,排便或灌肠后消失;充盈的膀胱,位于耻骨联合上方,呈圆形,排尿或导尿后消失;腰椎椎体和骶骨岬,见于形体消瘦及腹壁薄软者,在脐附近正中线位置,骨样硬度向前突起;腹直肌肌腱及腱划,见于腹肌发达者,位于正中线两旁,隆起呈圆形,较硬,其间有横行凹沟的腱划。

四、治疗原则

治疗原发病。

（邱景伟）

第五节　腰　　痛

在泌尿内科疾病中通常所说的腰部疼痛是指肾区疼痛。因为肾实质没有感觉神经分布,所以受损害时没有疼痛感,但 T_{10} 至 L_1 段的感觉神经分布在肾被膜、输尿管和肾盂上,当肾盂、输尿管内张力增高或被膜受牵扯时刺激到感觉神经,可发生肾区疼痛。

一、临床表现

根据疼痛性质可分为两类。

(一)肾绞痛

表现为腰背部间歇性剧烈绞痛,常向下腹、外阴及大腿内侧等部位放射。疼痛可突然发生,伴有恶心、呕吐、面色苍白、大汗淋漓,普通止痛药不能缓解。常由输尿管内结石、血块或块死组织等阻塞引起。梗阻消失疼痛即便缓解。常伴肉眼或镜下血尿。

(二)肾区钝痛及胀痛

(1)肾病所致疼痛:疾病导致肾肿大,肾被膜被牵撑引起疼痛。常见于急性肾炎、急性肾盂肾炎、肾静脉血栓、肾盂积水、多囊肾及肾癌等。

(2)肾周疾病所致腰痛:如肾周围脓肿、肾梗死并发肾周围炎、肾囊肿破裂及肾周血肿。肾区疼痛较重,患侧腰肌紧张,局部明显叩压痛。

(3)肾下垂也可致腰痛。

(4)脊柱或脊柱旁疾病:脊柱或脊柱旁软组织疾病也可引起腰部疼痛。此外胰、胆及胃部疼痛也常放射腰部。

二、鉴别诊断

(一)肾绞痛

肾绞痛发作时常伴血尿。腹部 X 线平片可见结石。尿路造影及 B 超检查可见结石。

(二)肾病所致的腰痛

均伴有相应肾病表现。急性肾盂肾炎除腰痛外,尚有膀胱刺激症状,以及畏寒、高热等全身表现。患侧腰区叩痛,尿白细胞增多,细菌培养阳性。肾小球疾病腰痛一般都较轻,并且不是患者来就诊的主要原因。

(三)肾周围脓肿所致腰痛

腰痛明显,畏寒、高热等全身中毒症状。体检患侧腰部肌肉紧张,局部压痛、叩痛。实验室检查外周血白细胞增多并出现核左移。腹部 X 线平片示肾外形不清,腰大肌阴影消失。B 超波发现肾周暗区。

(四)肾梗死所致腰痛

腰痛突然发生,患侧剧痛,伴恶心、呕吐及发热、血尿。体格检查患侧肾区叩痛,外周血白细胞增多,血清谷草转氨酶升高,尿乳酸脱氢酶升高,放射性核素肾血管造影对诊断有意义。

(柴兆明)

第六节 水 肿

一、概述

内环境保持动态平衡取决于渗出压和回收压,渗出压=毛细血管内静脉压-血浆胶体渗透压-(组织间隙压+组织胶体渗透压);回收压=组织压+血浆胶体渗透压-组织胶体渗透压-毛细血管内压。当上述任何一个环节有改变均可影响水分潴留在组织间隙中,因此产生水肿有下列主要因素:①水、钠潴留。②毛细血管内压力增高,如右心衰竭时。③毛细血管通透性增高,如急性肾小球肾炎。④血浆胶体渗透压下降,如肝硬化、肾病时血浆清蛋白下降。⑤淋巴回流受阻时,如血丝虫病。水肿是一个常见症状,有功能性和器质性,器质性中以心、肝、肾疾病为最常见。

二、器质性水肿的常见病因

(一)心源性水肿

各种原因致心衰后心功能下降,有效循环血量减少,肾血流量肾小球滤过率(GFR)下降,同时继发醛固酮(Aldo)及抗利尿激素(ADH)释放,使水、钠潴留,加上静脉压增高,毛细血管压力增加,组织回吸收能力下降致组织水肿。从下肢向上的水肿,伴有颈静脉怒张、肝大、肝颈反流征阳性、静脉压增高,可伴胸腹水。心源性水肿的特点是从身体下垂部位开始,体检可有心脏听诊异常。

(二)肾性水肿

其分为肾炎性水肿和肾病性水肿两类。

1.肾炎性水肿

肾炎性水肿多见于急性肾炎。肾小球免疫变态反应使肾脏滤过率下降,毛细血管通透性增高,使水、钠潴留。开始常在组织疏松的部位如眼睑部出现水肿,以后发展到全身水肿,多为紧张性水肿,凹陷不明显,体重明显增加,儿童可并发心衰,伴有血尿、蛋白尿、高血压。

2.肾病性水肿

肾病综合征时大量蛋白尿,造成血浆清蛋白的低下,胶体渗透压下降,血容量下降,使肾小球滤过率下降;血容量下降又继发 Aldo 和 ADH 增高发生水肿。水肿特别明显,凹陷性,往往伴有胸腹水,除蛋白尿外还可有肾功能的损害。

(三)肝脏性水肿

任何肝脏疾病引起血浆蛋白合成障碍,使胶体渗透压下降,继发 Aldo 升高,同时由于肝病门静脉压力增高,故往往先有腹水,再出现下肢水肿,伴有肝功能减退的门静脉高压症状,如腹壁静脉怒张、胃底食管静脉曲张等。

（四）营养不良性水肿

由慢性消耗性疾病及营养障碍性疾病引起，如手术、癌肿、结肠瘘、烧伤、维生素 B_1 缺乏等引起低蛋白血症而发生水肿，往往从足部开始，加上皮下脂肪少，组织松弛加重了组织液的潴留，纠正病因后即可消退。目前已少见。

（五）内分泌性水肿

鉴于甲状腺功能减退、原发性醛固酮增多症、库欣综合征或长期大剂量使用激素、丙酸睾酮等。甲减引起组织中黏蛋白的增多，是非凹陷性水肿，面部明显组织增厚的感觉，血促甲状腺激素（TSH）升高，三碘甲状腺原氨酸（T_3）、甲状腺素（T_4）下降，同时有嗓音变粗、眉毛脱落、便秘、怕冷等症状。

三、功能性水肿的原因

（一）特发性水肿

女性多见。水肿与体位有关，直立及劳累后加重，平卧休息后逐渐消退，常伴有其他神经衰弱症状。目前认为是由于直立时颈动脉窦交感神经感受器兴奋不足，导致脑血流供应相对不足，通过容量感受器的反射引起 Aldo 分泌增加所致。立、卧位水试验可呈阳性。

（二）卵巢功能紊乱

常见的是经前期水肿，在排卵期后逐渐开始眼睑有沉重感或轻度水肿，体重增加、尿量减少、腹胀或下肢轻度水肿，至月经来潮时达高峰，行经后逐步消退，再周而复始。

（三）功能性水肿

女性多见，水肿往往局限于两下肢和/或眼睑，程度较重，间歇持续数年，可与季节有关（常在初春），与体位无关（此与特发性水肿有区别），常伴全身乏力、食欲减退等。

四、局部性水肿

由其静脉或淋巴回流受阻或毛细血管通透性增加所致。

（一）感染中毒性（大多属炎症性）

如血栓性静脉炎、丹毒、疖、痈、蜂窝织炎、痛风以及毒蛇或虫咬中毒等，有感染症状，局部有红肿热痛，血白细胞增高。

（二）淋巴回流梗阻

如慢性淋巴管炎、丝虫病、淋巴周围组织受压等。局部检查除水肿外，皮肤可见橘皮样，毛孔显著；慢性可反复发作，皮肤增厚、色素沉着，疑为丝虫病，可外周血涂片找到尾丝蚴。乳房根治术亦可引起患侧手臂水肿。

（三）物理性

如烧伤、冻伤等。

（四）变态反应性

过敏性接触性皮炎、血管神经性水肿如唇部血管丰富处。

（五）神经营养障碍

如肢体瘫痪等。

(六)上腔静脉受阻

由于纵隔肿瘤、胸腔内动脉瘤或淋巴结肿大等引起上腔静脉回流受阻,表现为头、面、颈及上肢水肿和 Horner 征。

(七)下腔静脉受阻

由于血栓形成,腹内肿块,卵巢囊肿,腹水压迫,癌肿在下腔静脉内转移等,表现为下肢水肿伴腹壁静脉曲张。

(八)正常妊娠

肿大子宫压迫下腔静脉使之回流受阻,同时伴水、钠潴留,妊娠期高血压疾病时有蛋白尿、高血压及肾功能改变。

(刘福华)

第七节 血 尿

血尿分为镜下血尿和肉眼血尿,肉眼血尿是指尿液颜色呈洗肉水色或者鲜血的颜色,肉眼可见;镜下血尿是指尿色肉眼观察正常,经显微镜检查,离心沉淀后的尿液镜检每高倍视野有红细胞 3 个以上。二者都属于血尿。

血尿是泌尿系统疾病最常见的症状之一,大多数由泌尿系统疾病引起,也可能由全身性疾病或泌尿系统邻近器官病变所致。尿的颜色,如为红色应进一步了解是否进食引起红色尿的药品或食物,是否为女性的月经期间,以排除假性血尿;血尿出现在尿程的哪一段,是否全程血尿,有无血块;是否伴有全身或泌尿系统症状;有无腰腹部新近外伤和泌尿道器械检查史;过去是否有高血压和肾炎史;家族中有无耳聋和肾炎史。

一、临床表现

(一)尿颜色的表现

血尿的主要表现是尿颜色的改变,除镜下血尿其颜色正常外,肉眼血尿根据出血量多少而尿呈不同颜色。尿液呈淡红色像洗肉水样,提示每升尿含血量超过 1 mL。出血严重时尿可呈血液状。外伤性肾出血时,尿与血混合均匀,尿呈暗红色;膀胱或前列腺出血尿色鲜红,有时有血凝块。

尿液红色不一定是血尿。如尿呈暗红色或酱油色,不浑浊无沉淀,镜检无或仅有少量红细胞,见于血红蛋白尿。棕红色或葡萄酒色,不浑浊,镜检无红细胞见于卟啉尿。服用某些药物如大黄、利福平,或进食某些红色蔬菜也可排红色尿,但镜检无红细胞。

(二)分段尿异常

将全程尿分段观察颜色。尿三杯试验,是用 3 个清洁玻璃杯分别留起始段,中段和终末段尿。如果起始段血尿提示病变在尿道;终末段血尿提示出血部位在膀胱颈部,三角区或后尿道的前列腺和精囊腺;三段尿均呈红色为全程血尿,提示血尿来自肾或输尿管。

(三)镜下血尿

尿颜色正常,用显微镜检查可判断是肾源性或非肾源性血尿。

1.新鲜尿沉渣相差显微镜检查

变形红细胞血尿为肾小球源性,均一形态正常红细胞尿为非肾小球源性。因红细胞从肾小球基膜漏出,通过具有不同渗透梯度的肾小管时,化学和物理作用使红细胞膜受损,血红蛋白溢出而变形。如镜下红细胞形态单一,与外周血近似,为均一型血尿。提示血尿来源于肾后,见于肾盂、肾盏、输尿管、膀胱和前列腺病变。

2.尿红细胞容积分布曲线

肾小球源性血尿常呈非对称曲线,其峰值红细胞容积小于静脉峰值红细胞容积;非肾小球源性血尿常呈对称性曲线,其峰值红细胞容积大于静脉峰值红细胞容积。

(四)症状性血尿

血尿的同时伴有全身或局部症状。而以泌尿系统症状为主,如伴有肾区钝痛或绞痛提示病变在肾脏,如有尿频尿急和排尿困难提示病变在膀胱和尿道。

(五)无症状性血尿

未有任何伴随的血尿见于某些疾病的早期,如肾结核、肾盂或膀胱癌早期。

二、常见原因

(一)泌尿系统疾病

肾小球疾病如急、慢性肾小球肾炎、IgA肾病、遗传性肾炎和薄基膜肾病。间质性肾炎、尿路感染、泌尿系统结石、结核、肿瘤、多囊肾、尿路憩室、息肉和先天性畸形等。

(二)全身性疾病

(1)感染性疾病:败血症、流行性出血热、猩红热、钩端螺旋体病和丝虫病等。

(2)血液病:白血病、再生障碍性贫血、血小板减少性紫癜、过敏性紫癜和血友病。

(3)免疫和自身免疫性疾病:系统性红斑狼疮、结节性多动脉炎、皮肌炎、类风湿关节炎、系统性硬化症等引起肾损害时。

(4)心血管疾病:亚急性感染性心内膜炎、急进性高血压、慢性心力衰竭、肾动脉栓塞和肾静脉血栓形成等。

(三)尿路邻近器官疾病

急、慢性前列腺炎、精囊炎,急性盆腔炎或宫颈癌,阴道炎,急性阑尾炎,直肠和结肠癌等。

(四)化学物品或药品对尿路的损害

如磺胺类药、吲哚美辛、甘露醇、汞、铅、镉等重金属对肾小管的损害;环磷酰胺引起的出血性膀胱炎;抗凝药如肝素过量也可出现血尿。

(五)功能性血尿

平时运动量小的健康人,突然加大运动量可出现运动性血尿。

三、伴随症状

(1)血尿伴肾绞痛是肾或输尿管结石的特征。

(2)血尿伴尿流中断见于膀胱和尿道结石。

(3)血尿伴尿流细和排尿困难见于前列腺炎、前列腺癌。

(4)血尿伴尿频尿急尿痛见于膀胱炎和尿道炎,同时伴有腰痛,高热畏寒常为肾盂肾炎。

(5)血尿伴有水肿、高血压、蛋白尿见于肾小球肾炎。

(6)血尿伴肾肿块,单侧可见于肿瘤、肾积水和肾囊肿,双侧肿大见于先天性多囊肾,触及移动性肾脏见于肾下垂或游走肾。

(7)血尿伴有皮肤黏膜及其他部位出血,见于血液病和某些感染性疾病。

(8)血尿合并乳糜尿见于丝虫病、慢性肾盂肾炎。

(齐　超)

第八节　蛋　白　尿

蛋白尿是慢性肾脏病的重要临床表现,并参与了肾脏损伤。蛋白尿不仅是反映肾脏损伤严重程度的重要指标,也是反映疾病预后、观察疗效的重要指标。

一、尿蛋白生理

每天经过肾脏循环的血清蛋白有 10～15 g,但 24 小时中只有 100～150 mg 的蛋白质从尿中排泄。肾小球毛细血管壁主要作用是滤过蛋白质,近端肾小管则重吸收大部分滤过的蛋白质。正常情况下,60%的尿蛋白来源于血浆,其他 40%则来源于肾脏和尿路。

正常尿蛋白主要包括:①来源于血浆的蛋白,如清蛋白(10～20 mg)、低相对分子质量球蛋白以及大量的多肽类激素。②来源于肾脏和尿路的蛋白,如由髓袢升支合成的 Tamm-Horsfall 蛋白(约有 80 mg,但其作用尚未知)、分泌性 IgA、尿激酶等。

二、蛋白尿的定量和定性检查方法

(一)半定量法

半定量法即试纸法,是最常用的蛋白尿的筛查手段,但无法检测出尿中的免疫球蛋白轻链。

(二)尿蛋白定量

测定 24 小时的尿蛋白,其中包含了几乎所有的尿蛋白(包括免疫球蛋白的轻链)。但大量血尿或脓尿有可能影响尿蛋白的定量结果。肉眼血尿(而非镜下血尿)也可能导致大量蛋白尿。

(三)尿清蛋白检测

主要包括尿清蛋白特异性试纸、24 小时尿清蛋白排泄率(urinary albumin excretion,UAE)、尿清蛋白/肌酐比值(ACR)和 24 小时尿清蛋白定量,其中 UAE 和 ACR 目前已广泛应用于临床。UAE 可采用 24 小时尿量或 12 小时尿标本测定,ACR 的检测以清晨第一次尿取样比较正规,随意尿样亦可,该比值校正了由脱水引起的尿液浓度变化,但女性、老年人肌酐排泄低,则结果偏高。

(四)尿蛋白电泳

通常用醋酸纤维素膜测定,可以对尿蛋白进行定性测定,对于检测蛋白的来源十分有用。

1.选择性蛋白尿

清蛋白比例大于 80%。一般见于光镜下肾小球无明显损伤的肾病(微小病变所致的肾病综合征)。

2.非选择性蛋白尿

清蛋白比例低于80％。通常包含各种类型的血清球蛋白。所有的肾脏病都可能引起这种类型的蛋白尿。

3.包含有大量异常蛋白的蛋白尿

尿中 β 或 γ 单株峰的增高意味着单克隆免疫球蛋白轻链的异常分泌。尿本周蛋白的特征是在50 ℃左右时可以积聚,而温度更高时则会分解。

4.小管性蛋白尿

主要包括低相对分子质量的球蛋白,用聚丙烯酰胺胶电泳能根据不同的相对分子质量区分不同的蛋白。

三、临床表现

(一)微量清蛋白尿

所谓微量清蛋白尿(MAU),是指 UAE 20～200 $\mu g/min$ 或 ACR 10～25 mg/mmol,即尿中清蛋白含量超出健康人参考范围,但常规尿蛋白试验阴性的低浓度清蛋白尿。MAU 是一个全身内皮细胞损伤的标志,也是心血管疾病发病和死亡的危险因素。通过微量清蛋白尿的检测而早期发现肾脏病,这将有利于及时治疗和延缓疾病进程。K/DOQI(Kidney Disease Outcome Quality Initiative)指南推荐对于糖尿病、高血压和肾小球疾病引起的慢性肾脏病(CKD),尿清蛋白是一个比总蛋白更为敏感的指标。近年来 MAU 作为 CKD 的早期检测指标逐渐得到重视。

(二)间歇性蛋白尿

其往往见于某些生理性或病理性的状态,如用力、高热、尿路感染、右心衰竭、球蛋白增多症、直立性蛋白尿等。

直立性蛋白尿多见于青春期生长发育较快、体型较高的年轻人,而在青春期结束时可突然消失,年龄大多小于 20 岁。诊断直立性蛋白尿必须要证实平卧后蛋白尿可消失(收集平卧 2 小时后的尿样)。直立性蛋白尿患者不伴有血尿或肾外体征,不存在任何病理改变,静脉肾盂造影结果正常。

(三)持续性蛋白尿

病因诊断取决于蛋白尿的量和组成。图 2-1 提示了蛋白尿的整个诊断思路。

以下几点需要特别指出。

(1)大量蛋白尿而没有肾病综合征的表现,可能由于尿蛋白主要由 IgG 的轻链组成或是见于新发的肾小球病变。

(2)当肾小球滤过率低于 50 mL/min 时,尿蛋白量也往往随之减少。但对于糖尿病肾病或肾脏淀粉样变的患者仍会有大量蛋白尿,且肾脏体积不缩小。

(3)肾小球病变可能会伴发肾小管或肾血管病变(如肾血流量减少引起的玻璃样变性)。

一般情况下,大多数的肾脏病伴有蛋白尿,但应除外以下情况。①某些新发的肾脏病,需通过肾组织活检确诊。②某些间质性肾病,特别是代谢原因引起的。③不伴有蛋白尿的肾衰竭需考虑流出道梗阻。

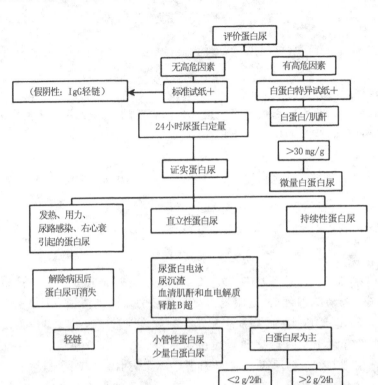

图 2-1　蛋白尿的诊断思路

（李书靓）

第三章

神经内科疾病

第一节　脑　栓　塞

脑栓塞以前称栓塞性脑梗死,是指来自身体各部位的栓子,经颈动脉或椎动脉进入颅内,阻塞脑部血管,中断血流,导致该动脉供血区域的脑组织缺血缺氧而软化坏死及相应的脑功能障碍。临床表现出相应的神经系统功能缺损症状和体征,如急骤起病的偏瘫、偏身感觉障碍和偏盲等。大面积脑梗死还有颅内高压症状,严重时可发生昏迷和脑疝。脑栓塞约占脑梗死的15%。

一、病因与发病机制

(一)病因

脑栓塞按其栓子来源不同,可分为心源性脑栓塞、非心源性脑栓塞及来源不明的脑栓塞。心源性栓子占脑栓塞的60%～75%。

1.心源性

风湿性心脏病引起的脑栓塞,占整个脑栓塞的50%以上。二尖瓣狭窄或二尖瓣狭窄合并闭锁不全者最易发生脑栓塞,因二尖瓣狭窄时,左心房扩张,血流缓慢瘀滞,又有涡流,易于形成附壁血栓,血流的不规则更易使之脱落成栓子,故心房颤动时更易发生脑栓塞。慢性心房颤动是脑栓塞形成最常见的原因。其他还有心肌梗死、心肌病的附壁血栓,以及细菌性心内膜炎时瓣膜上的炎性赘生物脱落、心脏黏液瘤和心脏手术等病因。

2.非心源性

主动脉及发出的大血管粥样硬化斑块和附着物脱落引起的血栓栓塞也是脑栓塞的常见原因。另外,还有炎症的脓栓、骨折的脂肪栓、人工气胸和气腹的空气栓、癌栓、虫栓和异物栓等。还有来源不明的栓子等。

(二)发病机制

各个部位的栓子通过颈动脉系统或椎动脉系统时,栓子阻塞血管的某一分支,造成缺血、梗死和坏死,产生相应的临床表现;还有栓子造成远端的急性供血中断,该区脑组织发生缺血性变性、坏死及水肿;另外,由于栓子的刺激,该段动脉和周围小动脉反射性痉挛,结果不仅造成该栓塞的动脉供血区的缺血,同时因其周围的动脉痉挛,进一步加重脑缺血损害的范围。

二、病理

脑栓塞的病理改变与脑血栓形成基本相同。但是,有以下几点不同:①脑栓塞的栓子与动脉壁不粘连;而脑血栓形成是在动脉壁上形成的,所以栓子与动脉壁粘连不易分开。②脑栓塞的栓子可以向远端移行,而脑血栓形成的栓子不能。③脑栓塞所致的梗死灶,有60%以上合并出血性梗死;脑血栓形成所致的梗死灶合并出血性梗死较少。④脑栓塞往往为多发病灶,脑血栓形成常为一个病灶。另外,炎性栓子可见局灶性脑炎或脑脓肿,寄生虫栓子在栓塞处可发现虫体或虫卵。

三、临床表现

(一)发病年龄
风湿性心脏病引起者以中青年为多,冠心病及大动脉病变引起者以中老年人为多。

(二)发病情况
发病急骤,在数秒钟或数分钟之内达高峰,是所有脑卒中发病最快者,有少数患者因反复栓塞可在数天内呈阶梯式加重。一般发病无明显诱因,安静和活动时均可发病。

(三)症状与体征
约有4/5的脑栓塞发生于前循环,特别是大脑中动脉,病变对侧出现偏瘫、偏身感觉障碍和偏盲,优势半球病变还有失语。癫痫发作很常见,因大血管栓塞,常引起脑血管痉挛,有部分性发作或全面性发作。椎-基底动脉栓塞约占1/5,起病有眩晕、呕吐、复视、交叉性瘫痪、共济失调、构音障碍和吞咽困难等。栓子进入一侧或两侧大脑后动脉有同向性偏盲或皮质盲。基底动脉主干栓塞会导致昏迷、四肢瘫痪,可引起闭锁综合征及基底动脉尖综合征。

心源性栓塞患者有心悸、胸闷、心律不齐和呼吸困难等。

四、辅助检查

(一)胸部X线检查
可发现心脏肥大。

(二)心电图检查
可发现陈旧或新鲜心肌梗死、心律失常等。

(三)超声心动图检查
超声心动图检查是评价心源性脑栓塞的重要依据之一,能够显示心脏立体解剖结构,包括瓣膜反流和运动、心室壁的功能和心腔内的肿块。

(四)多普勒超声检查
有助于测量血流通过狭窄瓣膜的压力梯度及狭窄的严重程度。彩色多普勒超声血流图可检测瓣膜反流程度并可研究与血管造影的相关性。

(五)经颅多普勒超声(TCD)
TCD可检测颅内血流情况,评价血管狭窄的程度及闭塞血管的部位,也可检测动脉粥样硬化的斑块及微栓子的部位。

(六)神经影像学检查
头颅CT和MRI检查可显示缺血性梗死和出血性梗死改变。合并出血性梗死高度支持脑栓塞的诊断,许多患者继发出血性梗死临床症状并未加重,发病 3～5 天复查 CT 可早期发现继发性梗死后出血。早期脑梗死 CT 难于发现,常规 MRI 假阳性率较高,MRI 弥散成像(DWI)和灌注成像(PWI)可以发现超急性期脑梗死。磁共振血管成像(MRA)是一种无创伤性显示脑血管狭窄或阻塞的方法,造影特异性较高。数字减影血管造影(DSA)可更好地显示脑血管狭窄的部位、范围和程度。

(七)腰椎穿刺脑脊液检查

脑栓塞引起的大面积脑梗死可有压力增高和蛋白含量增高。出血性脑梗死时可见红细胞。

五、诊断与鉴别诊断

(一)诊断

(1)多为急骤发病。

(2)多数无前驱症状。

(3)一般意识清楚或有短暂意识障碍。

(4)有颈内动脉系统或椎-基底动脉系统症状和体征。

(5)腰椎穿刺脑脊液检查一般不应含血,若有红细胞可考虑出血性脑栓塞。

(6)栓子的来源可为心源性或非心源性,也可同时伴有脏器栓塞症状。

(7)头颅 CT 和 MRI 检查有梗死灶或出血性梗死灶。

(二)鉴别诊断

1.血栓形成性脑梗死

均为急性起病的偏瘫、偏身感觉障碍,但血栓形成性脑梗死发病较慢,短期内症状可逐渐进展,一般无心房颤动等心脏病症状,头颅 CT 很少有出血性梗死灶,以资鉴别。

2.脑出血

均为急骤起病的偏瘫,但脑出血多数有高血压、头痛、呕吐和意识障碍,头颅 CT 为高密度灶可以鉴别。

六、治疗

(一)抗凝治疗

对抗凝治疗预防心源性脑栓塞复发的利弊,仍存在争议。有的学者认为脑栓塞容易发生出血性脑梗死和大面积脑梗死,可有明显的脑水肿,所以在急性期不主张应用较强的抗凝药物,以免引起出血性梗死,或并发脑出血及加重脑水肿。也有学者认为,抗凝治疗是预防随后再发栓塞性脑卒中的重要手段。心房颤动或有再栓塞风险的心源性病因、动脉夹层或动脉高度狭窄的患者,可应用抗凝药物预防再栓塞。栓塞复发的高风险可完全抵消发生出血的风险。常用的抗凝药物有以下几种。

1.肝素

有妨碍凝血活酶的形成作用;能增强抗凝血酶、中和活性凝血因子及纤溶酶;还有消除血小板的凝集作用,通过抑制透明质酸酶的活性而发挥抗凝作用。肝素每次 12 500～25 000 U(100～200 mg)加入 5% 葡萄糖注射液或 0.9% 氯化钠注射液 1 000 mL 中,缓慢静脉滴注或微泵注入,以每分钟 10～20 滴为宜,维持48 小时,同时第 1 天开始口服抗凝药。

有颅内出血、严重高血压、肝肾功能障碍、消化道溃疡、急性细菌性心内膜炎和出血倾向者禁用。根据部分凝血活酶时间(APTT)调整剂量,维持治疗前 APTT 值的 1.5～2.5 倍,及时检测凝血活酶时间及活动度。用量过大,可导致严重自发性出血。

2.那曲肝素钙

那曲肝素钙又称低分子肝素钙,是一种由普通肝素通过硝酸分解纯化而得到的低分子肝素钙盐,其平均分子量为 4 500。目前认为低分子肝素钙是通过抑制凝血酶的生长而发挥作用。另外,还可溶解血栓和改善血流动力学。对血小板的功能影响明显小于肝素,很少引起出血并发症。因此,那曲肝素钙是一种比较安全的抗凝药。每次 4 000～5 000 U(WHO 单位),腹部脐下外侧皮下垂直注射,每天 1～2 次,连用 7～10 天,注意不能用于肌内注射。可能引起注射部位出血性瘀斑、皮下瘀血、血尿和过敏性皮疹。

3.华法林

华法林为香豆素衍生物钠盐,通过拮抗维生素 K 的作用,使凝血因子Ⅱ、Ⅶ、Ⅸ和Ⅹ的前体物质不能活化,在体内发挥竞争性的抑制作用,为一种间接性的中效抗凝剂。第 1 天给予 5～10 mg口服,第 2 天半量;第 3 天根据复查的凝血酶原时间及活动度结果调整剂量,凝血酶原活动度维持在 25％～40％给予维持剂量,一般维持量为每天 2.5～5.0 mg,可用 3～6 个月。不良反应可有牙龈出血、血尿、发热、恶心、呕吐、腹泻等。

(二)脱水降颅压药物

脑栓塞患者常为大面积脑梗死、出血性脑梗死,常有明显脑水肿,甚至发生脑疝的危险,对此必须立即应用降颅压药物。心源性脑栓塞应用甘露醇可增加心脏负荷,有引起急性肺水肿的风险。20％甘露醇每次只能给 125 mL 静脉滴注,每天 4～6 次。为增强甘露醇的脱水力度,同时必须加用呋塞米,每次 40 mg 静脉注射,每天 2 次,可减轻心脏负荷,达到保护心脏的作用,保证甘露醇的脱水治疗;甘油果糖每次 250～500 mL 缓慢静脉滴注,每天 2 次。

(三)扩张血管药物

1.丁苯酞

每次 200 mg,每天 3 次,口服。

2.葛根素注射液

每次 500 mg 加入 5％葡萄糖注射液或 0.9％氯化钠注射液 250 mL 中静脉滴注,每天 1 次,可连用 10～14 天。

3.复方丹参注射液

每次 2 支(4 mL)加入 5％葡萄糖注射液或 0.9％氯化钠注射液 250 mL 中静脉滴注,每天 1 次,可连用 10～14 天。

4.川芎嗪注射液

每次 100 mg 加入 5％葡萄糖注射液或 0.9％氯化钠注射液 250 mL 中静脉滴注,每天 1 次,可连用 10～15 天,有脑水肿和出血倾向者忌用。

(四)抗血小板聚集药物

早期暂不应用,特别是已有出血性梗死者急性期不宜应用。当急性期过后,为预防血栓栓塞的复发,可较长期应用阿司匹林或氯吡格雷。

(五)原发病治疗

对感染性心内膜炎(亚急性细菌性心内膜炎),在病原菌未培养出来时,给予青霉素每次 320 万～400 万 U 加入 5％葡萄糖注射液或 0.9％氯化钠注射液 250 mL 中静脉滴注,每天 4～

6次;已知病原微生物,对青霉素敏感的首选青霉素,对青霉素不敏感者选用头孢曲松钠,每次2 g加入5%葡萄糖注射液250～500 mL中静脉滴注,12小时滴完,每天2次。对青霉素过敏和过敏体质者慎用,对头孢菌素类药物过敏者禁用。对青霉素和头孢菌素类抗生素不敏感者可应用去甲万古霉素,30 mg/(kg·d),分2次静脉滴注,每0.8 g药物至少加200 mL液体,在1小时以上时间内缓慢滴入,可用4～6周,24小时内最大剂量不超过2 g,此药有明显的耳毒性和肾毒性。

七、预后与预防

(一)预后

脑栓塞急性期病死率为5%～15%,多死于严重脑水肿、脑疝。心肌梗死引起的脑栓塞预后较差,多遗留严重的后遗症。如栓子来源不消除,半数以上患者可能复发,约2/3在1年内复发,复发的病死率更高。10%～20%的脑栓塞患者可能在病后10天内发生第2次栓塞,病死率极高。栓子较小、症状较轻、及时治疗的患者,神经功能障碍可以部分或完全缓解。

(二)预防

最重要的是预防脑栓塞的复发。目前认为对于心房颤动、心肌梗死、二尖瓣脱垂患者可首选华法林作为二级预防的药物,阿司匹林也有效,但效果低于华法林。华法林的剂量一般为每天2.5～3.0 mg,老年人每天1.5～2.5 mg,并可采用国际标准化比值(INR)为标准进行治疗,既可获效,又可减少出血的危险性。1993年,欧洲13个国家108个医疗中心联合进行了一组临床试验,共入选1 007例非风湿性心房颤动发生TIA或小卒中的患者,分为3组,一组应用香豆素,一组用阿司匹林,另一组用安慰剂,随访2～3年,计算脑卒中或其他部位栓塞的发生率。结果发现应用香豆素组每年可减少9%脑卒中发生率,阿司匹林组减少4%。前者出血发生率为2.8%(每年),后者为0.9%(每年)。

关于脑栓塞发生后何时开始应用抗凝剂仍有不同看法。有的学者认为过早应用可增加出血的危险性,因此建议发病后数周再开始应用抗凝剂比较安全。据临床研究结果表明,高血压是引起出血的主要危险因素,如能严格控制高血压,华法林的剂量强度控制在INR2.0～3.0,则其出血发生率可以降低。因此,目前认为华法林可以作为某些心源性脑栓塞的预防药物。

(杨　丽)

第二节　脑　出　血

脑出血(intracerebral hemorrhage,ICH)也称脑溢血,是指原发性非外伤性脑实质内出血,故又称原发性或自发性脑出血。脑出血是脑内的血管病变破裂而引起的出血,绝大多数是高血压伴发小动脉微动脉瘤在血压骤升时破裂所致,称为高血压性脑出血。主要病理特点为局部脑血流变化、炎症反应,以及脑出血后脑血肿的形成和血肿周边组织受压、水肿、神经细胞凋亡。80%的脑出血发生在大脑半球,20%发生在脑干和小脑。脑出血起病急骤,临床表现为头痛、呕吐、意识障碍、偏瘫、偏身感觉障碍等。在所有脑血管疾病患者中,脑出血占20%～30%,年发病率为(60～80)/10万,急性期病死率为30%～40%,是病死率和致残率很高的常见疾病。该病常发生于40～70岁,其中>50岁的人群发病率最高,达93.6%,但近年来发病年龄有越来越年轻的趋势。

一、病因与发病机制

(一)病因

高血压及高血压合并小动脉硬化是 ICH 的最常见病因,约 95% 的 ICH 患者患有高血压。其他病因有先天性动静脉畸形或动脉瘤破裂、脑动脉炎血管壁坏死、脑瘤出血、血液病并发脑内出血、烟雾病、脑淀粉样血管病变、梗死性脑出血、药物滥用、抗凝或溶栓治疗等。

(二)发病机制

尚不完全清楚,与下列因素相关。

1.高血压

持续性高血压引起脑内小动脉或深穿支动脉壁脂质透明样变性和纤维蛋白样坏死,使小动脉变脆,血压持续升高引起动脉壁疝或内膜破裂,导致微小动脉瘤或微夹层动脉瘤。血压骤然升高时血液自血管壁渗出或动脉瘤壁破裂,血液进入脑组织形成血肿。此外,高血压引起远端血管痉挛,导致小血管缺氧坏死、血栓形成、斑点状出血及脑水肿,继发脑出血,可能是子痫时高血压脑出血的主要机制。脑动脉壁中层肌细胞薄弱,外膜结缔组织少且缺乏外层弹力层,豆纹动脉等穿动脉自大脑中动脉近端呈直角分出,受高血压血流冲击易发生粟粒状动脉瘤,使深穿支动脉成为脑出血的主要好发部位,故豆纹动脉外侧支称为出血动脉。

2.淀粉样脑血管病

它是老年人原发性非高血压性脑出血的常见病因,好发于脑叶,易反复发生,常表现为多发性脑出血。发病机制不清,可能为:血管内皮异常导致渗透性增加,血浆成分包括蛋白酶侵入血管壁,形成纤维蛋白样坏死或变性,导致内膜透明样增厚,淀粉样蛋白沉积,使血管中膜、外膜被淀粉样蛋白取代,弹性膜及中膜平滑肌消失,形成蜘蛛状微血管瘤扩张,当情绪激动或活动诱发血压升高时血管瘤破裂引起出血。

3.其他因素

血液病如血友病、白血病、血小板减少性紫癜、红细胞增多症、镰状细胞病等可因凝血功能障碍引起大片状脑出血。肿瘤内异常新生血管破裂或侵蚀正常脑血管也可导致脑出血。维生素 B_1、维生素 C 缺乏或毒素(如砷)可引起脑血管内皮细胞坏死,导致脑出血,出血灶特点通常为斑点状而非融合成片。结节性多动脉炎、病毒性和立克次体性疾病等可引起血管床炎症,炎症致血管内皮细胞坏死、血管破裂发生脑出血。脑内小动、静脉畸形破裂可引起血肿,脑内静脉循环障碍和静脉破裂也可导致出血。血液病、肿瘤、血管炎或静脉窦闭塞性疾病等所致脑出血也常表现为多发性脑出血。

(三)脑出血后脑水肿的发生机制

脑出血后机体和脑组织局部发生一系列病理生理反应,其中自发性脑出血后最重要的继发性病理变化之一是脑水肿。由于血肿周围脑组织形成水肿带,继而引起神经细胞及其轴突的变性和坏死,成为患者病情恶化和死亡的主要原因之一。目前认为,ICH 后脑水肿与占位效应、血肿内血浆蛋白渗出和血凝块回缩、血肿周围继发缺血、血肿周围组织炎症反应、水通道蛋白-4(AQP-4)及自由基级联反应等有关。

1.占位效应

主要是通过机械性压力和颅内压增高引起。巨大血肿可立即产生占位效应,造成周围脑组织损害,并引起颅内压持续增高。早期主要为局灶性颅内压增高,随后发展为弥漫性颅内压增高,而颅内压的持续增高可引起血肿周围组织广泛性缺血,并加速缺血组织的血管通透性改变,引发脑水肿形成。同时,脑血流量降低、局部组织压力增加可促发血管活性物质从受损的脑组织中释放,破坏血-脑屏障,引发脑水肿形成。因此,血肿占位效应虽不是脑水肿形成的直接原因,但可通过影响脑血流量、周围组织压力及颅内压等因素,间接地在脑出血后脑水肿形成机制中发挥作用。

2.血肿内血浆蛋白渗出和血凝块回缩

血肿内血液凝结是脑出血超急性期血肿周围组织脑水肿形成的首要条件。在正常情况下,脑组织细胞间隙中的血浆蛋白含量非常低,但在血肿周围组织细胞间隙中却可见血浆蛋白和纤维蛋白聚积,这可导致细胞间隙胶体渗透压增高,使水分渗透到脑组织内形成水肿。此外,血肿形成后由于血凝块回缩,使血肿腔静水压降低,这也将导致血液中的水分渗透到脑组织间隙形成水肿。凝血连锁反应激活、血凝块回缩(血肿形成后血块分离成 1 个红细胞中央块和 1 个血清包绕区)及纤维蛋白沉积等,在脑出血后血肿周围组织脑水肿形成中发挥着重要作用。血凝块形成是脑出血血肿周围组织脑水肿形成的必经阶段,而血浆蛋白(特别是凝血酶)则是脑水肿形成的关键因素。

3.血肿周围继发缺血

脑出血后血肿周围局部脑血流量显著降低,而脑血流量的异常降低可引起血肿周围组织缺血。一般脑出血后 6～8 小时,血红蛋白和凝血酶释出细胞毒性物质,兴奋性氨基酸释放增多等,细胞内钠聚集,则引起细胞毒性水肿;出血后 4～12 小时,血-脑屏障开始破坏,血浆成分进入细胞间液,则引起血管源性水肿。同时,脑出血后形成的血肿在降解过程中,产生的渗透性物质和缺血的代谢产物,也使组织间渗透压增高,促进或加重脑水肿,从而形成血肿周围半暗带。

4.血肿周围组织炎症反应

脑出血后血肿周围中性粒细胞、巨噬细胞和小胶质细胞活化,血凝块周围活化的小胶质细胞和神经元中白细胞介素-1(IL-1)、白细胞介素-6(IL-6)、细胞间黏附因子-1(ICAM-1)和肿瘤坏死因子-α(TNF-α)表达增加。临床研究采用双抗夹心酶联免疫吸附试验检测 41 例脑出血患者脑脊液 IL-1 和 S100 蛋白含量发现,急性患者脑脊液 IL-1 水平显著高于对照组,提示 IL-1 可能促进了脑水肿和脑损伤的发展。ICAM-1 在中枢神经系统中分布广泛。Gong 等的研究证明,脑出血后 12 小时神经细胞开始表达 ICAM-1,3 天达高峰,持续 10 天逐渐下降;脑出血后 1 天时血管内皮开始表达 ICAM-1,7 天达高峰,持续 2 周。表达 ICAM-1 的白细胞活化后能产生大量蛋白水解酶,特别是基质金属蛋白酶(MMP),促使血-脑屏障通透性增加,血管源性脑水肿形成。

5.水通道蛋白-4(AQP-4)与脑水肿

过去一直认为水的跨膜转运是通过被动扩散实现的,而水通道蛋白(aquaporin,AQP)的发现完全改变了这种认识。现在认为,水的跨膜转运实际上是一个耗能的主动过程,是通过 AQP 实现的。AQP 在脑组织中广泛存在,可能是脑脊液重吸收、渗透压调节、脑水肿形成等生理、病理过程的分子生物学基础。迄今已发现的 AQP 至少存在 10 种亚型,其中 AQP-4 和 AQP-9 可能参与血肿周围脑组织水肿的形成。实验研究脑出血后不同时间点大鼠脑组织 AQP-4 的表达分布发现,对照组和实验组未出血侧 AQP-4 在各时间点的表达均为弱阳性,而水肿区从脑出血后 6 小时开始表达增强,3 天时达高峰,此后逐渐回落,1 周后仍明显高于正常组。另外,随着出血时间的推移,出血侧 AQP-4 表达范围不断扩大,表达强度不断增强,并且与脑水肿严重程度呈正相关。以上结果提示,脑出血能导致细胞内外水和电解质失衡,细胞内外渗透压发生改变,激活位于细胞膜上的 AQP-4,进而促进水和电解质通过 AQP-4 进入细胞内导致细胞水肿。

6.自由基级联反应

脑出血后脑组织缺血缺氧发生一系列级联反应造成自由基浓度增加。自由基通过攻击脑内细胞膜磷脂中多聚不饱和脂肪酸和脂肪酸的不饱和双键,直接造成脑损伤发生脑水肿;同时引起脑血管通透性增加,也加重脑水肿从而加重病情。

二、病理

肉眼所见:脑出血病例尸检时脑外观可见到明显动脉粥样硬化,出血侧半球膨隆肿胀,脑回宽、脑沟窄,有时可见少量蛛网膜下腔积血,颞叶海马与小脑扁桃体处常见脑疝痕迹,出血灶一般在 2~8 cm,绝大多数为单灶,仅 1.8%~2.7%为多灶。常见的出血部位为壳核出血,出血向内发展可损伤内囊,出血量大时可破入侧脑室。丘脑出血时,血液常穿破第三脑室或侧脑室,向外可损伤内囊。脑桥和小脑出血时,血液可穿破第四脑室,甚至可经中脑导水管逆行进入侧脑室。原发性脑室出血,出血量小时只侵及单个脑室或多个脑室的一部分;大量出血时全部脑室均可被血液充满,脑室扩张积血形成铸型。脑出血血肿周围脑组织受压,水肿明显,颅内压增高,脑组织可移位。幕上半球出血,血肿向下破坏或挤压丘脑下部和脑干,使其变形、移位和继发出血,并常出现小脑幕疝;如中线部位下移可形成中心疝;颅内压增高明显或小脑出血较重时均易发生枕骨大孔疝,这些都是导致患者死亡的直接原因。急性期后,血块溶解,含铁血黄素和破坏的脑组织被吞噬细胞清除,胶质增生,小出血灶形成胶质瘢痕,大者形成囊腔,称为中风囊,腔内可见黄色液体。

显微镜观察可分为 3 期:①出血期可见大片出血,红细胞多新鲜。出血灶边缘多出现坏死。软化的脑组织,神经细胞消失或呈局部缺血改变,常有多形核白细胞浸润。②吸收期出血 24~36 小时即可出现胶质细胞增生,小胶质细胞及来自血管外膜的细胞形成格子细胞,少数格子细胞含铁血黄素。星形胶质细胞增生及肥胖变性。③修复期血液及坏死组织渐被清除,组织缺损部分由胶质细胞、胶质纤维及胶原纤维代替,形成瘢痕。出血灶较小可完全修复,较大则遗留囊腔。血红蛋白代谢产物长久残存于瘢痕组织中,呈现棕黄色。

三、临床表现

(一)症状与体征

1.意识障碍

多数患者发病时很快出现不同程度的意识障碍,轻者可呈嗜睡,重者可昏迷。

2.高颅压征

表现为头痛、呕吐。头痛以病灶侧为重,意识蒙眬或浅昏迷者可见患者用健侧手触摸病灶侧头部;呕吐多为喷射性,呕吐物为胃内容物,如合并消化道出血可为咖啡样物。

3.偏瘫

病灶对侧肢体瘫痪。

4.偏身感觉障碍

病灶对侧肢体感觉障碍,主要是痛觉、温度觉减退。

5.脑膜刺激征

脑膜刺激征见于脑出血已破入脑室、蛛网膜下腔及脑室原发性出血之时,可有颈项强直或强迫头位,Kernig征阳性。

6.失语症

优势半球出血者多伴有运动性失语症。

7.瞳孔与眼底异常

瞳孔可不等大、双瞳孔缩小或散大。眼底可有视网膜出血和视盘水肿。

8.其他症状

如心律不齐、呃逆、呕吐咖啡色样胃内容物、呼吸节律紊乱、体温迅速上升及心电图异常等变化。脉搏常有力或缓慢,血压多升高,可出现肢端发绀,偏瘫侧多汗,面色苍白或潮红。

(二)不同部位脑出血的临床表现

1.基底节区出血

基底节区出血在脑出血中最多见,占60%～70%。其中壳核出血最多,约占脑出血的60%,主要是豆纹动脉尤其是其外侧支破裂引起;丘脑出血较少,约占10%,主要是丘脑穿动脉或丘脑膝状体动脉破裂引起;尾状核及屏状核等出血少见。虽然各核出血有其特点,但出血较多时均可侵及内囊,出现一些共同症状。现将常见的症状分轻、重两型叙述如下。

(1)轻型:多属壳核出血,出血量一般为数毫升至30 mL,或为丘脑小量出血,出血量仅数毫升,出血限于丘脑或侵及内囊后肢。患者突然头痛、头晕、恶心、呕吐、意识清楚或轻度障碍,出血灶对侧出现不同程度的偏瘫,也可出现偏身感觉障碍及偏盲(三偏征),两眼可向病灶侧凝视,优势半球出血可有失语。

(2)重型:多属壳核大量出血,向内扩展或穿破脑室,出血量可达30～160 mL;或丘脑较大量出血,血肿侵及内囊或破入脑室。发病突然,意识障碍重,鼾声明显,呕吐频繁,可吐咖啡样胃内容物(由胃部应激性溃疡所致)。丘脑出血病灶对侧常有偏身感觉障碍或偏瘫,肌张力低,可引出病理反射,平卧位时,患侧下肢呈外旋位。但感觉障碍常先于或重于运动障碍,部分病例病灶对侧可出现自发性疼痛。常有眼球运动障碍(眼球向上注视麻痹,呈下视内收状态)。瞳孔缩小或不等大,一般为出血侧散大,提示已有小脑幕疝形成;部分病例有丘脑性失语(言语缓慢而不清、重复言语、发音困难、复述差,朗读正常)或丘脑性痴呆(记忆力减退、计算力下降、情感障碍、人格改变等)。如病情发展,血液大量破入脑室或损伤丘脑下部及脑干,昏迷加深,出现去大脑强直或四肢弛缓,面色潮红或苍白,出冷汗,鼾声大作,中枢性高热或体温过低,甚至出现肺水肿、上消化道出血等内脏并发症,最后多发生枕骨大孔疝死亡。

2.脑叶出血

脑叶出血又称皮质下白质出血。应用CT以后,发现脑叶出血约占脑出血的15%,发病年龄在11～80岁,40岁以下占30%,年轻人多由血管畸形(包括隐匿性血管畸形)、烟雾病引起,老年人常见于高血压动脉硬化及淀粉样血管病等。脑叶出血以顶叶最多见,以后依次为颞叶、枕叶、额叶,40%为跨叶出血。脑叶出血除意识障碍、颅内高压和抽搐等常见症状外,还有各脑叶的特异表现。

(1)额叶出血:常有一侧或双侧的前额痛、病灶对侧偏瘫。部分病例有精神行为异常、凝视麻痹、言语障碍和癫痫发作。

(2)顶叶出血:常有病灶侧颞部疼痛;病灶对侧的轻偏瘫或单瘫、深浅感觉障碍和复合感觉障碍;体象障碍、手指失认和结构失用症等,少数病例可出现下象限盲。

(3)颞叶出血:常有耳部或耳前部疼痛,病灶对侧偏瘫,但上肢瘫重于下肢,中枢性面、舌瘫可有对侧上象限盲;优势半球出血可出现感觉性失语或混合性失语;可有颞叶癫痫、幻嗅、幻视、兴奋躁动等精神症状。

(4)枕叶出血:可出现同侧眼部疼痛,同向性偏盲和黄斑回避现象,可有一过性黑矇和视物变形。

3.脑干出血

(1)中脑出血:中脑出血少见,自 CT 应用于临床后,临床已可诊断。轻症患者表现为突然出现复视、眼睑下垂、一侧或两侧瞳孔扩大、眼球不同轴、水平或垂直眼震,同侧肢体共济失调,也可表现大脑脚综合征(Weber 综合征)或红核综合征(Benedikt 综合征)。重者出现昏迷、四肢迟缓性瘫痪、去大脑强直,常迅速死亡。

(2)脑桥出血:占脑出血的 10% 左右。病灶多位于脑桥中部的基底部与被盖部之间。患者表现突然头痛,同侧第 Ⅵ、Ⅶ、Ⅷ 对脑神经麻痹,对侧偏瘫(交叉性瘫痪),出血量大或病情重者常有四肢瘫,很快进入意识障碍、针尖样瞳孔、去大脑强直、呼吸障碍,多迅速死亡。可伴中枢性高热、大汗和应激性溃疡等。一侧脑桥小量出血可表现为脑桥腹内侧综合征(Foville 综合征)、闭锁综合征和脑桥腹外侧综合征(Millard-Gubler 综合征)。

(3)延髓出血:延髓出血更为少见,突然意识障碍,血压下降,呼吸节律不规则,心律失常,轻症病例可呈延髓背外侧综合征(Wallenberg 综合征),重症病例常因呼吸心跳停止而死亡。

4.小脑出血

小脑出血约占脑出血的 10%。多见于一侧半球的齿状核部位,小脑蚓部也可发生。发病突然,眩晕明显,频繁呕吐,枕部疼痛,病灶侧共济失调,可见眼球震颤,同侧周围性面瘫,颈项强直等,如不仔细检查,易误诊为蛛网膜下腔出血。当出血量不大时,主要表现为小脑症状,如病灶侧共济失调,眼球震颤,构音障碍和吟诗样语言,无偏瘫。出血量增加时,还可表现有脑桥受压体征,如展神经麻痹、侧视麻痹等,以及肢体偏瘫和/或锥体束征。病情如继续加重,颅内压增高明显,昏迷加深,极易发生枕骨大孔疝死亡。

5.脑室出血

脑室出血分原发与继发两种,继发性是指脑实质出血破入脑室者;原发性指脉络丛血管出血及室管膜下动脉破裂出血,血液直流入脑室者。以前认为脑室出血罕见,现已证实占脑出血的 3%~5%。55% 的患者出血量较少,仅部分脑室有血,脑脊液呈血性,类似蛛网膜下腔出血。临床常表现为头痛、呕吐、项强、Kernig 征阳性、意识清楚或一过性意识障碍,但常无偏瘫体征,脑脊液血性,酷似蛛网膜下腔出血,预后良好,可以完全恢复正常;出血量大,全部脑室均被血液充满者,其临床表现符合既往所谓脑室出血的症状,即发病后突然头痛、呕吐、昏迷、瞳孔缩小或时大时小,眼球浮动或分离性斜视,四肢肌张力增高,病理反射阳性,早期出现去大脑强直,严重者双侧瞳孔散大,呼吸深,鼾声明显,体温明显升高,面部充血多汗,预后极差,多迅速死亡。

四、辅助检查

(一)头颅 CT

发病后 CT 平扫可显示近圆形或卵圆形均匀高密度的血肿病灶,边界清楚,可确定血肿部位、大小、形态及是否破入脑室,血肿周围有无低密度水肿带及占位效应(脑室受压、脑组织移位)

和梗阻性脑积水等。早期可发现边界清楚、均匀的高度密度灶,CT 值为 60～80 Hu,周围环绕低密度水肿带。血肿范围大时可见占位效应。根据 CT 影像估算出血量可采用简单易行的多田计算公式:出血量(mL)＝0.5×最大面积长轴(cm)×最大面积短轴(mL)×层面数。出血后 3～7 天,血红蛋白破坏,纤维蛋白溶解,高密度区向心性缩小,边缘模糊,周围低密度区扩大。病后2～4 周,形成等密度或低密度灶。病后 2 个月左右,血肿区形成囊腔,其密度与脑脊液近乎相等,两侧脑室扩大;增强扫描,可见血肿周围有环状高密度强化影,其大小、形状与原血肿相近。

(二)头颅 MRI/MRA

MRI 的表现主要取决于血肿所含血红蛋白量的变化。发病 1 天内,血肿呈 T_1 等信号或低信号,T_2 呈高信号或混合信号;第 2 天至 1 周,T_1 为等信号或稍低信号,T_2 为低信号;第 2～4 周,T_1 和 T_2 均为高信号;4 周后,T_1 呈低信号,T_2 为高信号。此外,MRA 可帮助发现脑血管畸形、肿瘤及血管瘤等病变。

(三)数字减影血管造影(DSA)

对脑叶出血、原因不明或怀疑脑血管畸形、血管瘤、烟雾病和血管炎等患者有意义,尤其血压正常的年轻患者应通过 DSA 查明病因。

(四)腰椎穿刺检查

在无条件做 CT 时,且患者病情不重,无明显颅内高压者可进行腰椎穿刺检查。脑出血者脑脊液压力常增高,若出血破入脑室或蛛网膜下腔者脑脊液多呈均匀血性。有脑疝及小脑出血者应禁做腰椎穿刺检查。

(五)经颅多普勒超声(TCD)

由于简单及无创性,可在床边进行检查,已成为监测脑出血患者脑血流动力学变化的重要方法。①通过检测脑动脉血流速度,间接监测脑出血的脑血管痉挛范围及程度,脑血管痉挛时其血流速度增高。②测定血流速度、血流量和血管外周阻力可反映颅内压增高时脑血流灌注情况,如颅内压超过动脉压时收缩期及舒张期血流信号消失,无血流灌注。③提供脑动静脉畸形、动脉瘤等病因诊断的线索。

(六)脑电图(EEG)

可反映脑出血患者脑功能状态。意识障碍可见两侧弥漫性慢活动,病灶侧明显;无意识障碍时,基底节和脑叶出血出现局灶性慢波,脑叶出血靠近皮质时可有局灶性棘波或尖波发放;小脑出血无意识障碍时脑电图多正常,部分患者同侧枕颞部出现慢活动;中脑出血多见两侧阵发性同步高波幅慢活动;脑桥出血患者昏迷时可见 8～12 Hz α 波、低波幅 β 波、纺锤波或弥漫性慢波等。

(七)心电图

可及时发现脑出血合并心律失常或心肌缺血,甚至心肌梗死。

(八)血液检查

重症脑出血急性期白细胞数可增至 $(10～20)×10^9/L$,并可出现血糖含量升高、蛋白尿、尿糖、血尿素氮含量增加,以及血清肌酶含量升高等。但均为一过性,可随病情缓解而消退。

五、诊断与鉴别诊断

(一)诊断要点

1.一般性诊断要点

(1)急性起病,常有头痛、呕吐、意识障碍、血压增高和局灶性神经功能缺损症状,部分病例有眩晕或抽搐发作。饮酒、情绪激动、过度劳累等是常见的发病诱因。

（2）常见的局灶性神经功能缺损症状和体征包括偏瘫、偏身感觉障碍、偏盲等，多于数分钟至数小时内达到高峰。

（3）头颅 CT 扫描可见病灶中心呈高密度改变，病灶周边常有低密度水肿带。头颅 MRI/MRA 有助于脑出血的病因学诊断和观察血肿的演变过程。

2.各部位脑出血的临床诊断要点

（1）壳核出血：①对侧肢体偏瘫，优势半球出血常出现失语。②对侧肢体感觉障碍，主要是痛觉、温度觉减退。③对侧偏盲。④凝视麻痹，呈双眼持续性向出血侧凝视。⑤尚可出现失用、体象障碍、记忆力和计算力障碍、意识障碍等。

（2）丘脑出血：①丘脑型感觉障碍，对侧半身深浅感觉减退、感觉过敏或自发性疼痛。②运动障碍，出血侵及内囊可出现对侧肢体瘫痪，多为下肢重于上肢。③丘脑性失语，言语缓慢而不清、重复言语、发音困难、复述差，朗读正常。④丘脑性痴呆，记忆力减退、计算力下降、情感障碍、人格改变。⑤眼球运动障碍，眼球向上注视麻痹，常向内下方凝视。

（3）脑干出血：①中脑出血，突然出现复视、眼睑下垂；一侧或两侧瞳孔扩大，眼球不同轴，水平或垂直眼震，同侧肢体共济失调，也可表现 Weber 综合征或 Benedikt 综合征；严重者很快出现意识障碍，去大脑强直。②脑桥出血，突然出现头痛、呕吐、眩晕、复视、眼球不同轴、交叉性瘫痪或偏瘫、四肢瘫等。出血量较大时，患者很快进入意识障碍、针尖样瞳孔、去大脑强直、呼吸障碍，并可伴有高热、大汗、应激性溃疡等，多迅速死亡；出血量较少时可表现为一些典型的综合征，如 Foville 综合征、Millard-Gubler 综合征和闭锁综合征等。③延髓出血，突然出现意识障碍、血压下降、呼吸节律不规则、心律失常，继而死亡。轻者可表现为不典型的 Wallenberg 综合征。

（4）小脑出血：①突发眩晕、呕吐、后头部疼痛，无偏瘫。②有眼震，站立和步态不稳，肢体共济失调、肌张力降低及颈项强直。③头颅 CT 扫描示小脑半球或小脑蚓高密度影及第四脑室、脑干受压。

（5）脑叶出血：①额叶出血，前额痛、呕吐、痫性发作较多见；对侧偏瘫、共同偏视、精神障碍；优势半球出血时可出现运动性失语。②顶叶出血，偏瘫较轻，而偏侧感觉障碍显著；对侧下象限盲，优势半球出血时可出现混合性失语。③颞叶出血，表现为对侧中枢性面、舌瘫及上肢为主的瘫痪；对侧上象限盲；优势半球出血时可有感觉性或混合性失语；可有颞叶癫痫、幻嗅、幻视。④枕叶出血，对侧同向性偏盲，并有黄斑回避现象，可有一过性黑矇和视物变形；多无肢体瘫痪。

（6）脑室出血：①突然头痛、呕吐，迅速进入昏迷或昏迷逐渐加深。②双侧瞳孔缩小，四肢肌张力增高，病理反射阳性，早期出现去大脑强直，脑膜刺激征阳性。③常出现丘脑下部受损的症状及体征，如上消化道出血、中枢性高热、大汗、应激性溃疡、急性肺水肿、血糖增高、尿崩症等。④脑脊液压力增高，呈血性。⑤轻者仅表现头痛、呕吐、脑膜刺激征阳性，无局限性神经体征。临床上易误诊为蛛网膜下腔出血，需通过头颅 CT 检查来确定诊断。

（二）鉴别诊断

1.脑梗死

脑梗死发病较缓，或病情呈进行性加重；头痛、呕吐等颅内压增高症状不明显；典型病例一般不难鉴别；但脑出血与大面积脑梗死、少量脑出血与脑梗死临床症状相似，鉴别较困难，常需头颅 CT 鉴别。

2.脑栓塞

脑栓塞起病急骤,一般缺血范围较广,症状常较重,常伴有风湿性心脏病、心房颤动、细菌性心内膜炎、心肌梗死或其他容易产生栓子来源的疾病。

3.蛛网膜下腔出血

蛛网膜下腔出血好发于年轻人,突发剧烈头痛,或呈爆裂样头痛,以颈枕部明显,有的可痛牵颈背、双下肢。呕吐较频繁,少数严重患者呈喷射状呕吐。约50%的患者可出现短暂、不同程度的意识障碍,尤以老年患者多见。常见一侧动眼神经麻痹,其次为视神经、三叉神经和展神经麻痹,脑膜刺激征常见,无偏瘫等脑实质损害的体征,头颅CT可帮助鉴别。

4.外伤性脑出血

外伤性脑出血是闭合性头部外伤所致,发生于受冲击颅骨下或对冲部位,常见于额极和颞极,外伤史可提供诊断线索,CT可显示血肿外形不整。

5.内科疾病导致的昏迷

(1)糖尿病昏迷:①糖尿病酮症酸中毒,多数患者在发生意识障碍前数天有多尿、烦渴多饮和乏力,随后出现食欲缺乏、恶心、呕吐,常伴头痛、嗜睡、烦躁、呼吸深快,呼气中有烂苹果味(丙酮)。随着病情进一步发展,出现严重失水,尿量减少,皮肤弹性差,眼球下陷,脉细速,血压下降,至晚期时各种反射迟钝甚至消失,嗜睡甚至昏迷。尿糖、尿酮体呈强阳性,血糖和血酮体均有升高。头部CT结果阴性。②高渗性非酮症糖尿病昏迷,起病时常先有多尿、多饮,但多食不明显,或反而食欲缺乏,以致常被忽视。失水随病程进展逐渐加重,出现神经精神症状,表现为嗜睡、幻觉、定向障碍、偏盲、上肢拍击样粗震颤、痫性发作(多为局限性发作)等,最后陷入昏迷。尿糖强阳性,但无酮症或较轻,血尿素氮及肌酐升高。突出地表现为血糖常高至 33.3 mmol/L(600 mg/dL)以上,一般为 33.3~66.6 mmol/L(600~1 200 mg/dL);血钠升高可达 155 mmol/L;血浆渗透压显著增高达 330~460 mmol/L,一般在 350 mmol/L 以上。头部 CT 结果阴性。

(2)肝性昏迷:有严重肝病和/或广泛门体侧支循环,精神紊乱、昏睡或昏迷,明显肝功能损害或血氨升高,扑翼(击)样震颤和典型的脑电图改变(高波幅的 δ 波,每秒少于 4 次)等,有助于诊断与鉴别诊断。

(3)尿毒症昏迷:少尿(<400 mL/d)或无尿(<50 mL/d),血尿,蛋白尿,管型尿,氮质血症,水电解质紊乱和酸碱失衡等。

(4)急性酒精中毒:①兴奋期,血乙醇浓度达到 11 mmol/L(50 mg/dL)即感头痛、欣快、兴奋。血乙醇浓度超过 16 mmol/L(75 mg/dL),健谈、饶舌、情绪不稳定、自负、易激怒,可有粗鲁行为或攻击行动,也可能沉默、孤僻。浓度达到 22 mmol/L(100 mg/dL)时,驾车易发生车祸。②共济失调期,血乙醇浓度达到 33 mmol/L(150 mg/dL)时,肌肉运动不协调,行动笨拙,言语含糊不清,眼球震颤,视力模糊,复视,步态不稳,出现明显共济失调。浓度达到 43 mmol/L(200 mg/dL)时,出现恶心、呕吐、困倦。③昏迷期,血乙醇浓度升至 54 mmol/L(250 mg/dL)时,患者进入昏迷期,表现昏睡、瞳孔散大、体温降低。血乙醇浓度超过 87 mmol/L(400 mg/dL)时,患者陷入深昏迷,心率快、血压下降,呼吸慢而有鼾音,可出现呼吸、循环麻痹而危及生命。实验室检查可见血乙醇浓度升高,呼出气中乙醇浓度与血乙醇浓度相当;动脉血气分析可见轻度代谢性酸中毒;电解质失衡,可见低血钾、低血镁和低血钙;血糖可降低。

(5)低血糖昏迷:低血糖昏迷是指各种原因引起的重症的低血糖症。患者突然昏迷、抽搐,表现为局灶神经系统症状的低血糖易被误诊为脑出血。化验血糖低于 2.8 mmol/L,推注葡萄糖后症状迅速缓解,发病后 72 小时复查头部 CT 结果阴性。

(6)药物中毒:①镇静催眠药中毒,有服用大量镇静催眠药史,出现意识障碍和呼吸抑制及血压下降。胃液、血液、尿液中检出镇静催眠药。②阿片类药物中毒,有服用大量吗啡或哌替啶的阿片类药物史,或有吸毒史,除了出现昏迷、针尖样瞳孔(哌替啶的急性中毒瞳孔反而扩大)、呼吸抑制"三联征"等特点外,还可出现发绀、面色苍白、肌肉无力、惊厥、牙关紧闭、角弓反张,呼吸先浅而慢,后叹息样或潮式呼吸、肺水肿、休克、瞳孔对光反射消失,死于呼吸衰竭。血、尿阿片类毒物成分,定性试验呈阳性。使用纳洛酮可迅速逆转阿片类药物所致的昏迷、呼吸抑制、缩瞳等毒性作用。

(7)一氧化碳中毒:①轻度中毒,血液碳氧血红蛋白(COHb)可高于 10%～20%。患者有剧烈头痛、头晕、心悸、口唇黏膜呈樱桃红色、四肢无力、恶心、呕吐、嗜睡、意识模糊、视物不清、感觉迟钝、谵妄、幻觉、抽搐等。②中度中毒,血液 COHb 浓度可高达 30%～40%。患者出现呼吸困难、意识丧失、昏迷,对疼痛刺激可有反应,瞳孔对光反射和角膜反射可迟钝,腱反射减弱,呼吸、血压和脉搏可有改变。经治疗可恢复且无明显并发症。③重度中毒,血液 COHb 浓度可高于 50%以上。深昏迷,各种反射消失。患者可呈去大脑皮质状态(患者可以睁眼,但无意识,不语,不动,不主动进食或大小便,呼之不应,推之不动,肌张力增强),常有脑水肿、惊厥、呼吸衰竭、肺水肿、上消化道出血、休克和严重的心肌损害,出现心律失常,偶可发生心肌梗死。有时并发脑局灶损害,出现锥体系或锥体外系损害体征。监测血中 COHb 浓度可明确诊断。

应详细询问病史,内科疾病导致昏迷者有相应的内科疾病病史,仔细查体,局灶体征不明显;脑出血者则同向偏视、一侧瞳孔散大、一侧面部船帆现象、一侧上肢出现扬鞭现象、一侧下肢呈外旋位,血压升高。CT 检查可助鉴别。

六、治疗

急性期的主要治疗原则:保持安静,防止继续出血;积极抗脑水肿,降低颅内压;调整血压;改善循环;促进神经功能恢复;加强护理,防治并发症。

(一)一般治疗

1.保持安静

(1)卧床休息 3～4 周,脑出血发病后 24 小时内,特别是 6 小时内可有活动性出血或血肿继续扩大,应尽量减少搬运,就近治疗。重症需严密观察体温、脉搏、呼吸、血压、瞳孔和意识状态等生命体征变化。

(2)保持呼吸道通畅,头部抬高 15°～30°,切忌无枕仰卧;疑有脑疝时应床脚抬高 45°,意识障碍患者应将头歪向一侧,以利于口腔、气道分泌物及呕吐物流出;痰稠不易吸出,则要行气管切开,必要时吸氧,以使动脉血氧饱和度维持在 90%以上。

(3)意识障碍或消化道出血者宜禁食 24～48 小时,发病后 3 天,仍不能进食者,应鼻饲以确保营养。过度烦躁不安的患者可适量用镇静药。

(4)注意口腔护理,保持大便通畅,留置尿管的患者应做膀胱冲洗以预防尿路感染。加强护理,经常翻身,预防压疮,保持肢体功能位置。

(5)注意水、电解质平衡,加强营养。注意补钾,液体量应控制在 2 000 mL/d 左右,或以尿量加 500 mL 来估算,不能进食者鼻饲各种营养品。对于频繁呕吐、胃肠道功能减弱或有严重的应激性溃疡者,应考虑给予肠外营养。如有高热、多汗、呕吐或腹泻者,可适当增加入液量,或 10%

脂肪乳 500 mL 静脉滴注,每天 1 次。如需长期采用鼻饲,应考虑胃造瘘术。

(6)脑出血急性期血糖含量增高可以是原有糖尿病的表现或是应激反应。高血糖和低血糖都能加重脑损伤。当患者血糖含量增高超过 11.1 mmol/L 时,应立即给予胰岛素治疗,将血糖控制在 8.3 mmol/L 以下。同时应监测血糖,若发生低血糖,可用葡萄糖口服或注射纠正低血糖。

2.亚低温治疗

能够减轻脑水肿,减少自由基的产生,促进神经功能缺损恢复,改善患者预后。降温方法:立即行气管切开,静脉滴注冬眠肌松合剂(0.9％氯化钠注射液 500 mL＋氯丙嗪 100 mg＋异丙嗪 100 mg),同时冰毯机降温。行床旁监护仪连续监测体温(T)、心率(HR)、血压(BP)、呼吸(R)、脉搏(P)、血氧饱和度(SPO_2)、颅内压(ICP)。直肠温度(RT)维持在 34～36 ℃,持续 3～5 天。冬眠肌松合剂用量和速度根据患者 T、HR、BP、肌张力等调节。保留自主呼吸,必要时应用同步呼吸机辅助呼吸,维持 SPO_2 在 95％以上,10～12 小时将 RT 降至 34～36 ℃。当 ICP 降至正常后 72 小时,停止亚低温治疗。采用每天恢复 1～2 ℃,复温速度不超过 0.1 ℃/h。在 24～48 小时,将患者 RT 复温至 36.5～37 ℃。局部亚低温治疗实施越早,效果越好,建议在脑出血发病 6 小时内使用,治疗时间最好持续 48～72 小时。

(二)调控血压和防止再出血

脑出血患者一般血压都高,甚至比平时更高,这是因为颅内压增高时机体保证脑组织供血的代偿性反应,当颅内压下降时血压也随之下降,因此一般不应使用降血压药物,尤其是注射利血平等强有力降压剂。目前理想的血压控制水平还未确定,主张采取个体化原则,应根据患者年龄、病前有无高血压、病后血压情况等确定适宜血压水平。但血压过高时,容易增加再出血的危险性,则应及时控制高血压。一般来说,收缩压≥26.6 kPa(200 mmHg),舒张压≥15.3 kPa(115 mmHg)时,应降血压治疗,使血压控制于治疗前原有血压水平或略高水平。收缩压≤24.0 kPa(180 mmHg)或舒张压≤15.3 kPa(115 mmHg)时,或平均动脉压≤17.3 kPa(130 mmHg)时可暂不使用降压药,但需密切观察。收缩压在 24.0～30.7 kPa(180～230 mmHg)或舒张压在 14.0～18.7 kPa(105～140 mmHg)宜口服卡托普利、美托洛尔等降压药,收缩压 24.0 kPa(180 mmHg)以内或舒张压 14.0 kPa(105 mmHg)以内,可观察而不用降压药。急性期过后(约 2 周),血压仍持续过高时可系统使用降压药,急性期血压急骤下降表明病情严重,应给予升压药物以保证足够的脑供血量。

止血剂及凝血剂对脑出血并无效果,但如合并消化道出血或有凝血障碍时仍可使用。消化道出血时,还可经胃管鼻饲或口服云南白药、三七粉、氢氧化铝凝胶和/或冰牛奶、冰盐水等。

(三)控制脑水肿

脑出血后 48 小时水肿达到高峰,维持 3～5 天或更长时间后逐渐消退。脑水肿可使 ICP 增高和导致脑疝,是影响功能恢复的主要因素和导致早期死亡的主要死因。积极控制脑水肿、降低 ICP 是脑出血急性期治疗的重要环节,必要时可行 ICP 监测。治疗目标是使 ICP 降至 2.7 kPa(20 mmHg)以下,脑灌注压＞9.3 kPa(70 mmHg),应首先控制可加重脑水肿的因素,保持呼吸道通畅,适当给氧,维持有效脑灌注,限制液体和盐的入量等。应用皮质类固醇减轻脑出血后脑水肿和降低 ICP,其有效证据不充分;脱水药只有短暂作用,常用 20％甘露醇、利尿药如呋塞米等。

1.20％甘露醇

20％甘露醇为渗透性脱水药,可在短时间内使血浆渗透压明显升高,形成血与脑组织间渗透压差,使脑组织间液水分向血管内转移,经肾脏排出,每 8 g 甘露醇可由尿带出水分 100 mL,用药后 20～30 分钟开始起效,2～3 小时作用达峰。常用剂量 125～250 mL,1 次/6～8 小时,疗程 7～10 天。如患者出现脑疝征象可快速加压经静脉或颈动脉推注,可暂时缓解症状,为术前准备赢得时间。冠心病、心肌梗死、心力衰竭和肾功能不全者慎用,注意用药不当可诱发肾衰竭和水盐及电解质失衡。因此,在应用甘露醇脱水时,一定要严密观察患者尿量、血钾和心肾功能,一旦出现尿少、血尿、无尿时应立即停用。

2.利尿剂

呋塞米注射液较常用,脱水作用不如甘露醇,但可抑制脑脊液产生,用于心肾功能不全不能用甘露醇的患者,常与甘露醇合用,减少甘露醇用量。每次 20～40 mg,每天 2～4 次,静脉注射。

3.甘油果糖氯化钠注射液

该药为高渗制剂,通过高渗透性脱水,能使脑水分含量减少,降低颅内压。本品降低颅内压作用起效较缓,持续时间较长,可与甘露醇交替使用。推荐剂量为每次 250～500 mL,每天 1～2 次,静脉滴注,连用 7 天左右。

4.10％人血清蛋白

通过提高血浆胶体渗透压发挥对脑组织脱水降颅压作用,改善病灶局部脑组织水肿,作用持久。适用于低蛋白血症的脑水肿伴高颅压的患者。推荐剂量每次 10～20 g,每天 1～2 次,静脉滴注。该药可增加心脏负担,心功能不全者慎用。

5.地塞米松

可防止脑组织内星形胶质细胞肿胀,降低毛细血管通透性,维持血-脑屏障功能。抗脑水肿作用起效慢,用药后 12～36 小时起效。剂量每天 10～20 mg,静脉滴注。由于易并发感染或使感染扩散,可促进或加重应激性上消化道出血,影响血压和血糖控制等,临床不主张常规使用,病情危重、不伴上消化道出血者可早期短时间应用。

若药物脱水、降颅压效果不明显,出现颅高压危象时可考虑转外科手术开颅减压。

(四)控制感染

发病早期或病情较轻时通常不需使用抗生素,老年患者合并意识障碍易并发肺部感染,合并吞咽困难易发生吸入性肺炎,尿潴留或导尿易合并尿路感染,可根据痰液或尿液培养、药物敏感试验等选用抗生素治疗。

(五)维持水、电解质平衡

患者液体的输入量最好根据其中心静脉压(CVP)和肺毛细血管楔压(PCWP)来调整,CVP保持在 0.7～1.6 kPa(5～12 mmHg)或者 PCWP 维持在 1.3～1.9 kPa(10～14 mmHg)。无此条件时每天液体输入量可按前 1 天尿量＋500 mL 估算。每天补钠 50～70 mmol/L,补钾 40～50 mmol/L,糖类 13.5～18.0 g。使用液体种类应以 0.9％氯化钠注射液或复方氯化钠注射液(林格液)为主,避免高渗糖水,若用糖时可按每 4 g 糖加 1 U 胰岛素后再使用。由于患者使用大量脱水药、进食少、合并感染等原因,极易出现电解质紊乱和酸碱失衡,应加强监护和及时纠正,意识障碍患者可通过鼻饲管补充足够热量的营养和液体。

(六)对症治疗

1.中枢性高热

宜先行物理降温,如头部、腋下及腹股沟区放置冰袋,戴冰帽或睡冰毯等。效果不佳可用多巴胺受体激动剂如溴隐亭 3.75 mg/d,逐渐加量至 7.5～15.0 mg/d,分次服用。

2.痫性发作

可静脉缓慢推注(注意患者呼吸)地西泮 10～20 mg,控制发作后可予卡马西平片,每次100 mg,每天 2 次。

3.应激性溃疡

丘脑、脑干出血患者常合并应激性溃疡和引起消化道出血,机制不明,可能是出血影响边缘系统、丘脑、丘脑下部及下行自主神经纤维,使肾上腺皮质激素和胃酸分泌大量增加,黏液分泌减少及屏障功能削弱。常在病后第 2～14 天突然发生,可反复出现,表现呕血及黑便,出血量大时常见烦躁不安、口渴、皮肤苍白、湿冷、脉搏细速、血压下降、尿量减少等外周循环衰竭表现。可采取抑制胃酸分泌和加强胃黏膜保护治疗,用 H_2 受体阻滞剂如:①雷尼替丁,每次 150 mg,每天2 次,口服。②西咪替丁,0.4～0.8 g/d,加入 0.9%氯化钠注射液,静脉滴注。③注射用奥美拉唑钠,每次 40 mg,每 12 小时静脉注射 1 次,连用 3 天。还可用硫糖铝,每次 1 g,每天 4 次,口服;或氢氧化铝凝胶,每次 40～60 mL,每天 4 次,口服。若发生上消化道出血可用去甲肾上腺素4～8 mg加冰盐水 80～100 mL,每天 4～6 次,口服;云南白药,每次 0.5 g,每天 4 次,口服。保守治疗无效时可在胃镜下止血,须注意呕血引起窒息,并补液或输血维持血容量。

4.心律失常

心房颤动常见,多见于病后前 3 天。心电图复极改变常导致易损期延长,易损期出现的期前收缩可导致室性心动过速或心室颤动。这可能是脑出血患者易发生猝死的主要原因。心律失常影响心排血量,降低脑灌注压,可加重原发脑病变,影响预后。应注意改善冠心病患者的心肌供血,给予常规抗心律失常治疗,及时纠正电解质紊乱,可试用 β 受体阻滞剂和钙通道阻滞剂治疗,维护心脏功能。

5.大便秘结

脑出血患者,由于卧床等原因,常会出现便秘。用力排便时腹压增高,从而使颅内压升高,可加重脑出血症状。便秘时腹胀不适,使患者烦躁不安,血压升高,也可使病情加重,故脑出血患者便秘的护理十分重要。便秘可用甘油灌肠剂(支),患者侧卧位插入肛门内 6～10 cm,将药液缓慢注入直肠内 60 mL,5～10 分钟即可排便;缓泻剂如酚酞 2 片,每晚口服,也可用中药番泻叶3～9 g泡服。

6.稀释性低钠血症

稀释性低钠血症又称血管升压素分泌异常综合征,10%的脑出血患者可发生。因血管升压素分泌减少,尿排钠增多,血钠降低,可加重脑水肿,每天应限制水摄入量在 800～1 000 mL,补钠 9～12 g;宜缓慢纠正,以免导致脑桥中央髓鞘溶解症。另有脑耗盐综合征,是心钠素分泌过高导致低钠血症,应输液补钠治疗。

7.下肢深静脉血栓形成

急性脑卒中患者易并发下肢和瘫痪肢体深静脉血栓形成,患肢进行性水肿和发硬,肢体静脉血流图检查可确诊。勤翻身、被动活动或抬高瘫痪肢体可预防;治疗可用肝素 5 000 U,静脉滴注,每天 1 次;或低分子量肝素,每次 4 000 U,皮下注射,每天 2 次。

(七)外科治疗

可挽救重症患者的生命及促进神经功能恢复,手术宜在发病后 6～24 小时进行,预后直接与术前意识水平有关,昏迷患者通常手术效果不佳。

1.手术指征

(1)脑叶出血:患者清醒、无神经障碍和小血肿(<20 mL)者,不必手术,可密切观察和随访。

患者意识障碍、大血肿和在 CT 片上有占位征,应手术。

(2)基底节和丘脑出血:大血肿、神经障碍者应手术。

(3)脑桥出血:原则上内科治疗。但对非高血压性脑桥出血如海绵状血管瘤,可手术治疗。

(4)小脑出血:血肿直径≥2 cm 者应手术,特别是合并脑积水、意识障碍、神经功能缺失和占位征者。

2.手术禁忌证

(1)深昏迷患者(GCS 3~5 级)或去大脑强直。

(2)生命体征不稳定,如血压过高、高热、呼吸不规则,或有严重系统器质病变者。

(3)脑干出血。

(4)基底节或丘脑出血影响到脑干。

(5)病情发展急骤,发病数小时即深昏迷者。

3.常用手术方法

(1)小脑减压术:是高血压性小脑出血最重要的外科治疗,可挽救生命和逆转神经功能缺损,病程早期患者处于清醒状态时手术效果好。

(2)开颅血肿清除术:占位效应引起中线结构移位和初期脑疝时外科治疗可能有效。

(3)钻孔扩大骨窗血肿清除术。

(4)钻孔微创颅内血肿清除术。

(5)脑室出血脑室引流术。

(八)早期康复治疗

原则上应尽早开始。在神经系统症状不再进展,没有严重精神、行为异常,生命体征稳定,没有严重的并发症、并发症时即可开始康复治疗的介入,但需注意康复方法的选择。早期康复治疗对恢复患者的神经功能,提高生活质量是十分有利的。早期对瘫痪肢体进行按摩及被动运动,开始有主动运动时即应根据康复要求按阶段进行训练,以促进神经功能恢复,避免出现关节挛缩、肌肉萎缩和骨质疏松;对失语患者需加强言语康复训练。

(九)加强护理,防治并发症

常见的并发症有肺部感染、上消化道出血、吞咽困难、水和电解质紊乱、下肢静脉血栓形成、肺栓塞、肺水肿、冠状动脉性疾病和心肌梗死、心脏损伤、痫性发作等。脑出血预后与急性期护理有直接关系,合理的护理措施十分重要。

1.体位

头部抬高 15°~30°,既能保持脑血流量,又能保持呼吸道通畅。切忌无枕仰卧。凡意识障碍患者宜采用侧卧位,头稍前屈,以利口腔分泌物流出。

2.饮食与营养

营养不良是脑出血患者常见的易被忽视的并发症,应充分重视。重症意识障碍患者急性期应禁食 1~2 天,静脉补给足够能量与维生素,发病 48 小时后若无活动性消化道出血,可鼻饲流质饮食,应考虑营养合理搭配与平衡。患者意识转清、咳嗽反射良好、能吞咽时可停止鼻饲,应注意喂食时宜取 45°角半卧位,食物宜做成糊状,流质饮料均应选用茶匙喂食,喂食出现呛咳可拍背。

3.呼吸道护理

脑出血患者应保持呼吸道通畅和足够通气量,意识障碍或脑干功能障碍患者应行气管插管,

指征是 $PaO_2 < 8.0$ kPa(60 mmHg)、$PaCO_2 > 6.7$ kPa(50 mmHg)或有误吸危险者。鼓励勤翻身、拍背,鼓励患者尽量咳嗽,咳嗽无力痰多时可超声雾化治疗,呼吸困难、呼吸道痰液多、经鼻抽吸困难者可考虑气管切开。

4.压疮防治与护理

昏迷或完全性瘫痪患者易发生压疮,预防措施包括定时翻身,保持皮肤干燥清洁,在骶部、足跟及骨隆起处加垫气圈,经常按摩皮肤及活动瘫痪肢体促进血液循环,皮肤发红可用70%乙醇溶液或温水轻柔,涂以3.5%安息香酊。

七、预后与预防

(一)预后

脑出血的预后与出血量、部位、病因及全身状况等有关。脑干、丘脑及大量脑室出血预后差。脑水肿、颅内压增高及脑疝、并发症及脑-内脏(脑-心、脑-肺、脑-肾、脑-胃肠)综合征是致死的主要原因。早期多死于脑疝,晚期多死于中枢性衰竭、肺炎和再出血等继发性并发症。影响本病的预后因素有:①年龄较大;②昏迷时间长和程度深;③颅内压高和脑水肿重;④反复多次出血和出血量大;⑤小脑、脑干出血;⑥神经体征严重;⑦出血灶多和生命体征不稳定;⑧伴癫痫发作、去大脑皮质强直或去大脑强直;⑨伴有脑-内脏联合损害;⑩合并代谢性酸中毒、代谢障碍或电解质紊乱者,预后差。及时给予正确的中西医结合治疗和内外科治疗,可大大改善预后,减少病死率和致残率。

(二)预防

总的原则是定期体检,早发现、早预防、早治疗。脑出血是多危险因素所致的疾病。研究证明,高血压是最重要的独立危险因素,心脏病、糖尿病是肯定的危险因素。多种危险因素之间存在错综复杂的相关性,它们互相渗透、互相作用、互为因果,从而增加了脑出血的危险性,也给预防和治疗带来困难。目前,我国仍存在对高血压知晓率低、用药治疗率低和控制率低等"三低"现象,恰与我国脑卒中患病率高、致残率高和病死率高等"三高"现象形成鲜明对比。因此,加强高血压的防治宣传教育是非常必要的。在高血压治疗中,轻型高血压可选用尼群地平和吲达帕胺,对其他类型的高血压则应根据病情选用钙通道阻滞剂、β受体阻滞剂、血管紧张素转化酶抑制剂(ACEI)、利尿剂等联合治疗。

有些危险因素是先天决定的,而且是难以改变甚至不能改变的(如年龄、性别);有些危险因素是环境造成的,很容易预防(如感染);有些是人们生活行为的方式,是完全可以控制的(如抽烟、酗酒);还有些疾病常常是可治疗的(如高血压)。虽然大部分高血压患者都接受过降压治疗,但规范性、持续性差,这样非但没有起到降低血压、预防脑出血的作用,反而使血压忽高忽低,易于引发脑出血。所以控制血压除进一步普及治疗外,重点应放在正确的治疗方法上。预防工作不可简单、单一化,要采取突出重点、顾及全面的综合性预防措施,才能有效地降低脑出血的发病率、病死率和复发率。

除针对危险因素进行预防外,日常生活中须注意经常锻炼、戒烟酒,合理饮食,调理情绪。饮食上提倡"五高三低",即高蛋白质、高钾、高钙、高纤维素、高维生素及低盐、低糖、低脂。锻炼要因人而异,方法灵活多样,强度不宜过大,避免激烈运动。

（杨　丽）

第三节　腔隙性脑梗死

　　腔隙性脑梗死是指大脑半球深部白质和脑干等中线部位,由直径为 $100\sim400~\mu m$ 的穿支动脉血管闭塞导致的脑梗死。所引起的病灶为 $0.5\sim15.0~mm^3$ 的梗死灶。大多由大脑前动脉、大脑中动脉、前脉络膜动脉和基底动脉的穿支动脉闭塞所引起。脑深部穿动脉闭塞导致相应灌注区脑组织缺血、坏死、液化,由吞噬细胞将该处组织移走而形成小腔隙。好发于基底节、丘脑、内囊、脑桥的大脑皮质贯通动脉供血区。反复发生多个腔隙性脑梗死,称多发性腔隙性脑梗死。临床引起相应的综合征,常见的有纯运动性轻偏瘫、纯感觉性卒中、构音障碍-手笨拙综合征、共济失调性轻偏瘫和感觉运动性卒中。高血压和糖尿病是主要原因,特别是高血压尤为重要。腔隙性脑梗死占脑梗死的 $20\%\sim30\%$。

一、病因与发病机制

(一)病因
　　真正的病因和发病机制尚未完全清楚,但与下列因素有关。

　　1.高血压

　　长期高血压作用于小动脉及微小动脉壁,致脂质透明变性,管腔闭塞,产生腔隙性病变。舒张压增高是多发性腔隙性脑梗死的常见原因。

　　2.糖尿病

　　糖尿病时血浆低密度脂蛋白及极低密度脂蛋白的浓度增高,引起脂质代谢障碍,促进胆固醇合成,从而加速、加重动脉硬化的形成。

　　3.微栓子(无动脉病变)

　　各种类型小栓子阻塞小动脉导致腔隙性脑梗死,如胆固醇、红细胞增多症、纤维蛋白等。

　　4.血液成分异常

　　如红细胞增多症、血小板增多和高凝状态,也可导致发病。

(二)发病机制
　　腔隙性脑梗死的发病机制还不完全清楚。微小动脉粥样硬化被认为是症状性腔隙性脑梗死常见的发病机制。在慢性高血压患者中,在粥样硬化斑为 $100\sim400~\mu m$ 的小动脉中,也能发现动脉狭窄和闭塞。颈动脉粥样斑块,尤其是多发性斑块,可能会导致腔隙性脑梗死;脑深部穿动脉闭塞,导致相应灌注区脑组织缺血、坏死,由吞噬细胞将该处脑组织移走,遗留小腔,因而导致该部位神经功能缺损。

二、病理

　　腔隙性脑梗死灶呈不规则圆形、卵圆形或狭长形。累及管径在 $100\sim400~\mu m$ 的穿动脉,梗死部位主要在基底节(特别是壳核和丘脑)、内囊和脑桥的白质。大多数腔隙性脑梗死位于豆纹动脉分支、大脑后动脉的丘脑深穿支、基底动脉的旁中央支供血区。阻塞常发生在深穿支的前半部分,因而梗死灶均较小,大多数直径为 $0.2\sim15.0~mm$。病变血管可见透明变性、玻璃样脂肪变、玻璃样小动脉坏死、血管壁坏死和小动脉硬化等。

三、临床表现

本病常见于40～60岁以上的中老年人。腔隙性脑梗死患者中高血压的发病率约为75％，糖尿病的发病率为25％～35％，有 TIA 史者约有20％。

(一)症状和体征

临床症状一般较轻，体征单一，一般无头痛、颅内高压症状和意识障碍。由于病灶小，又常位于脑的静区，故许多腔隙性脑梗死在临床上无症状。

(二)临床综合征

Fisher 根据病因、病理和临床表现，归纳为21种综合征，常见的有以下几种。

1.纯运动性轻偏瘫(pure motor hemiparesis,PMH)

PMH 最常见，约占60％，有病灶对侧轻偏瘫，而不伴失语、感觉障碍和视野缺损，病灶多在内囊和脑干。

2.纯感觉性卒中(pure sensory stroke,PSS)

PSS 约占10％，表现为病灶对侧偏身感觉障碍，也可伴有感觉异常，如麻木、烧灼和刺痛感。病灶在丘脑腹后外侧核或内囊后肢。

3.构音障碍-手笨拙综合征(dysarthric-clumsy hand syndrome,DCHS)

DCHS 约占20％，表现为构音障碍、吞咽困难，病灶对侧轻度中枢性面、舌瘫，手的精细运动欠灵活，指鼻试验欠稳。病灶在脑桥基底部或内囊前肢及膝部。

4.共济失调性轻偏瘫(ataxic-hemiparesis,AH)

AH 病灶同侧共济失调和病灶对侧轻偏瘫，下肢重于上肢，伴有锥体束征。病灶多在放射冠汇集至内囊处，或脑桥基底部皮质脑桥束受损所致。

5.感觉运动性卒中(sensorimotor stroke,SMS)

SMS 少见，以偏身感觉障碍起病，再出现轻偏瘫，病灶位于丘脑腹后核及邻近内囊后肢。

6.腔隙状态

由 Marie 提出，由于多次腔隙性脑梗死后，有进行性加重的偏瘫、严重的精神障碍、痴呆、平衡障碍、二便失禁、假性延髓性麻痹、双侧锥体束征和类帕金森综合征等。近年由于有效控制血压及治疗的进步，现在已很少见。

四、辅助检查

(一)神经影像学检查

1.颅脑 CT

非增强 CT 扫描显示为基底节区或丘脑呈卵圆形低密度灶，边界清楚，直径为10～15 mm。由于病灶小，占位效应轻微，一般仅为相邻脑室局部受压，多无中线移位，梗死密度随时间逐渐减低，4周后接近脑脊液密度，并出现萎缩性改变。增强扫描于梗死后3天至1个月可能发生均一或斑块性强化，以2～3周明显，待达到脑脊液密度时，则不再强化。

2.颅脑 MRI

MRI 显示比 CT 优越，尤其是对脑桥的腔隙性脑梗死和新旧腔隙性脑梗死的鉴别有意义，增强后能提高阳性率。颅脑 MRI 检查在 T_2WI 像上显示高信号，是小动脉阻塞后新的或陈旧的病灶。T_1WI 和 T_2WI 分别表现为低信号和高信号斑点状或斑片状病灶,呈圆形、椭圆形或裂隙形,最大直径常为数毫米,一般不超过 1 cm。急性期 T_1WI 的低信号和 T_2WI 的高信号,常不及慢性期明显,由于水肿的存在,使病灶看起来常大于实际梗死灶。注射造影剂后,T_1WI 急性期、亚急性期和慢性期病灶显示增强,呈椭圆形、圆形,也可呈环形。

3.CT 血管成像(CTA)、磁共振血管成像(MRA)

了解颈内动脉有无狭窄及闭塞程度。

(二)超声检查

经颅多普勒超声(TCD)了解颈内动脉狭窄及闭塞程度。三维 B 超检查,了解颈内动脉粥样硬化斑块的大小和厚度。

(三)血液学检查

了解有无糖尿病和高脂血症等。

五、诊断与鉴别诊断

(一)诊断

(1)中老年人发病,多数患者有高血压病史,部分患者有糖尿病史或 TIA 史。

(2)急性或亚急性起病,症状比较轻,体征比较单一。

(3)临床表现符合 Fisher 描述的常见综合征之一。

(4)颅脑 CT 或 MRI 发现与临床神经功能缺损一致的病灶。

(5)预后较好,恢复较快,大多数患者不遗留后遗症状和体征。

(二)鉴别诊断

1.小量脑出血

均为中老年发病,有高血压和急起的偏瘫和偏身感觉障碍。但小量脑出血头颅 CT 显示高密度灶即可鉴别。

2.脑囊虫病

CT 均表现为低信号病灶。但是,脑囊虫病 CT 呈多灶性、小灶性和混合灶性病灶,临床表现常有头痛和癫痫发作,血和脑脊液囊虫抗体阳性,可供鉴别。

六、治疗

(一)抗血小板聚集药物

抗血小板聚集药物是预防和治疗腔隙性脑梗死的有效药物。

1.肠溶阿司匹林(或拜阿司匹林)

每次 100 mg,每天 1 次,口服,可连用 6～12 个月。

2.氯吡格雷

每次 50～75 mg,每天 1 次,口服,可连用半年。

3.西洛他唑

每次 50～100 mg,每天 2 次,口服。

4.曲克芦丁

每次 200 mg,每天 3 次,口服;或每次 400～600 mg 加入 5％葡萄糖注射液或 0.9％氯化钠注射液 500 mL 中静脉滴注,每天 1 次,可连用 20 天。

(二)钙通道阻滞剂

1.氟桂利嗪

每次 5～10 mg,睡前口服。

2.尼莫地平

每次 20～30 mg,每天 3 次,口服。

3.尼卡地平

每次 20 mg,每天 3 次,口服。

(三)血管扩张药

1.丁苯酞

每次 200 mg,每天 3 次,口服。偶见恶心、腹部不适,有严重出血倾向者忌用。

2.丁咯地尔

每次 200 mg 加入 5% 葡萄糖注射液或 0.9% 氯化钠注射液 250 mL 中静脉滴注,每天 1 次,连用 10～14 天;或每次 200 mg,每天 3 次,口服。可有头痛、头晕、恶心等不良反应。

3.倍他司汀

每次 6～12 mg,每天 3 次,口服。可有恶心、呕吐等不良反应。

(四)内科病的处理

有效控制高血压、糖尿病、高脂血症等,坚持药物治疗,定期检查血压、血糖、血脂、心电图和有关血液流变学指标。

七、预后与预防

(一)预后

Marie 和 Fisher 认为腔隙性脑梗死一般预后良好,下述几种情况影响本病的预后。

(1)梗死灶的部位和大小,如腔隙性脑梗死发生在脑的重要部位——脑桥和丘脑,以及大的和多发性腔隙性脑梗死者预后不良。

(2)有反复 TIA 发作,有高血压、糖尿病和严重心脏病(缺血性心脏病、心房颤动、心脏瓣膜病等),症状没有得到很好控制者预后不良。据报道,1 年内腔隙性脑梗死的复发率为 10%～18%;腔隙性脑梗死,特别是多发性腔隙性脑梗死半年后约有 23% 的患者发展为血管性痴呆。

(二)预防

控制高血压、防治糖尿病和 TIA 是预防腔隙性脑梗死发生和复发的关键。

(1)积极处理危险因素。①血压的调控:长期高血压是腔隙性脑梗死主要的危险因素之一。在降血压药物方面无统一规定应用的药物。选用降血压药物的原则是既要有效和持久的降低血压,又不至于影响重要器官的血流量。可选用钙通道阻滞剂,如硝苯地平缓释片,每次 20 mg,每天 2 次,口服;或尼莫地平,每次 30 mg,每天 1 次,口服。也可选用血管紧张素转换酶抑制剂(ACEI),如卡托普利,每次 12.5～25 mg,每天 3 次,口服;或贝拉普利,每次 5～10 mg,每天 1 次,口服。②调控血糖:糖尿病也是腔隙性脑梗死主要的危险因素之一。③调控高血脂:可选用辛伐他汀(Simvastatin,或舒降之),每次 10～20 mg,每天 1 次,口服;或洛伐他汀(Lovastatin,

又称美降之),每次 20～40 mg,每天 1～2 次,口服。④积极防治心脏病:要减轻心脏负荷,避免或慎用增加心脏负荷的药物,注意补液速度及补液量;对有心肌缺血、心肌梗死者应在心血管内科医师的协助下进行药物治疗。

(2)可以较长时期应用抗血小板聚集药物,如阿司匹林、氯吡格雷和中药活血化瘀药物。

(3)生活规律,心情舒畅,饮食清淡,适宜的体育锻炼。

(杨　丽)

第四章

心内科疾病

第一节　稳定型心绞痛

稳定型心绞痛是由于劳力引起心肌耗氧量增加,而病变的冠状动脉不能及时调整和增加血流量,从而引起可逆性心肌缺血,但不引起心肌坏死。这是由于心肌供氧与耗氧之间暂时失去平衡而发生心肌缺血的临床症状,是在一定条件下冠状动脉所供应的血液和氧不能满足心肌需要的结果。本病多见于男性,多数患者年龄在 40 岁以上,常合并高血压、吸烟、糖尿病、脂质代谢异常等心血管疾病危险因子。大多数为冠状动脉粥样硬化导致血管狭窄引起,还可由主动脉瓣病变、梅毒性主动脉炎、肥厚型心肌病、先天性冠状动脉畸形、风湿性冠状动脉炎、心肌桥等引起。

一、发病机制

心肌内没有躯体神经分布,因此机械性刺激并不引起疼痛。心肌缺血时产生痛觉的机制仍不明确。当冠状动脉的供氧与心肌的氧耗之间发生矛盾时,心肌急剧的、暂时的缺血缺氧,导致心肌的代谢产物如乳酸、丙酮酸、磷酸等酸性物质及一些类似激肽的多肽类物质在心肌内大量积聚,刺激心脏内自主神经传入纤维末梢,经第 1~5 胸交感神经节和相应的脊髓段,传至大脑,产生疼痛感觉。因此,与心脏自主神经传入处于相同水平脊髓段的脊神经所分布的区域,如胸骨后、胸骨下段、上腹部、左肩、左上肢内侧等部位可以出现痛觉,这就是牵涉痛产生的可能原因。由于心绞痛并非躯体神经传入,所以常不是锐痛,不能准确定位。

心肌产生能量的过程需要大量的氧供,心肌耗氧量(MVO$_2$)的增加是引起稳定型心绞痛发作的主要原因之一。心肌耗氧量由心肌张力、心肌收缩强度和心率所决定,常用心率与收缩压的乘积作为评估心肌耗氧程度的指标。在正常情况下,冠状循环有强大的储备力量,在剧烈运动时,其血流量可增加到静息时的 6~7 倍,在缺氧状况下,正常的冠状动脉可以扩张,也能使血流量增加 4~5 倍。动脉粥样硬化而致冠状动脉狭窄或部分分支闭塞时,冠状动脉对应激状态下血流的调节能力明显减弱。在稳定型心绞痛患者,虽然冠状动脉狭窄,心肌的血液供应减少,但在静息状态下,仍然可以满足心脏的需要,故安静时患者无症状;当心脏负荷突然增加,如劳力、激动、寒冷刺激、饱食等,使心肌张力增加(心腔容积增加,心室舒张末期压力增高)、心肌收缩力增加(收缩压增高,心室压力曲线最大压力随时间变化率增加)或心率增快,均可引起心肌耗氧量增加,引起心绞痛的发作。

在其他情况下,如严重贫血、肥厚型心肌病、主动脉瓣狭窄/关闭不全等,由于血液携带氧的能力下降,或心肌肥厚致心肌氧耗增加,或心排血量过少/舒张压过低,均可以造成心肌氧供和氧耗之间的失平衡,心肌血液供给不足,遂引起心绞痛发作。在多数情况下,稳定型心绞痛常在同样的心肌耗氧量的情况下发生,即患者每次在某一固定运动强度的诱发下发生症状,因此症状的出现很具有规律性。当发作的规律性在短期内发生显著变化时(如诱发症状的运动强度明显减低),常提示患者出现了不稳定型心绞痛。

二、病理和病理生理

一般来说,至少 1 支冠状动脉狭窄程度＞70%才会导致心肌缺血。

(一)心肌缺血、缺氧时的代谢与生化改变

在正常情况下,心肌主要通过脂肪氧化的途径获得能量,供能的效率比较高。但相对于对糖的利用供能来说,对脂肪的利用需要消耗更多的氧。

1.心肌的缺氧代谢及其对能量产生和心肌收缩力的影响

缺血缺氧引起心肌代谢的异常改变。心肌在缺氧状态下无法进行正常的有氧代谢,从三磷酸腺苷(ATP)或肌酸磷酸(CP)产生的高能磷酸键减少,导致依赖能源的心肌收缩和膜内外离子平衡发生障碍。缺血时由于乳酸和丙酮酸不能进入三羧酸循环进行氧化,无氧糖酵解增强,乳酸在心肌内堆积,冠状静脉窦乳酸含量增高。由于无氧酵解供能效率较低,而且乳酸的堆积限制了无氧糖酵解的进行,心肌能量产生障碍及乳酸积聚引起心肌内的乳酸性酸中毒,均可导致心肌收缩功能的下降。

2.心肌细胞离子转运的改变对心肌收缩及舒张功能的影响

正常心肌细胞受激动而除极时,细胞内钙离子浓度增高,钙离子与原肌凝蛋白上的肌钙蛋白 C 结合后,解除了肌钙蛋白 I 的抑制作用,促使肌动蛋白和肌浆球蛋白合成肌动球蛋白,引起心肌收缩。当心肌细胞缺氧时,细胞膜对钠离子的渗透性异常增高,细胞内钠离子增多及细胞内的酸中毒,使肌浆网内的钙离子流出障碍,细胞内钙离子浓度降低并妨碍钙离子与肌钙蛋白的结合,使心肌收缩功能发生障碍。缺氧也使心肌松弛发生障碍,可能因心肌高能磷酸键的储备降低,导致细胞膜上钠-钙离子交换系统功能的障碍及肌浆网钙泵对钙离子的主动摄取减少,因此钙离子与肌钙蛋白的解离缓慢,心肌舒张功能下降,左心室顺应性减低,心室充盈的阻力增加。

3.心肌缺氧对心肌电生理的影响

肌细胞受缺血性损伤时,钠离子在细胞内积聚而钾离子向细胞外漏出,使细胞膜在静止期处于部分除极化状态,当心肌细胞激动时,由于除极不完全,从而产生损伤电流。在心电图上表现为 ST 段的偏移。由于心腔内的压力,在冠状动脉血供不足的情况下,心内膜下的心肌更容易发生急性缺血。受急性缺血性损伤的心内膜下心肌,其静息电位较外层为高(部分除极化状态),而在心肌除极后其电位则较外层为低(除极不完全);因此,在左心室表面记录的心电图上出现 ST 段的压低。当心肌缺血发作时主要累及心外膜下心肌,则心电图可以表现为 ST 段抬高。

(二)左心室功能及血流动力学改变

缺血部位心室壁的收缩功能,在心肌缺血发生时明显减弱甚至暂时完全丧失,而正常心肌区域代偿性收缩增强,可以表现为缺血部位收缩期膨出。但存在大面积的心肌缺血时,可影响整个左心室的收缩功能,心室舒张功能受损,充盈阻力增加。在稳定型心绞痛患者,各种心肌代谢和功能障碍是暂时、可逆性的,心绞痛发作时患者自动停止活动,使缺血部位心肌的血液供应恢复

平衡,从而减轻或缓解症状。

三、临床表现

稳定型心绞痛通常均为劳力性心绞痛,其发作的性质通常在 3 个月内并无改变,即每天和每周疼痛发作次数大致相同,诱发疼痛的劳力和情绪激动程度相同,每次发作疼痛的性质和部位无改变,用硝酸甘油后,也在相同时间内发生疗效。

(一)症状

稳定型心绞痛的发作具有其较为特征性的临床表现,对临床的冠心病诊断具有重要价值,可以通过仔细的病史询问获得这些有价值的信息。心绞痛以发作性胸痛为主要临床表现,疼痛的特点有以下几点。

1.性质

心绞痛发作时,患者常无明显的疼痛,而表现为压迫、发闷或紧缩感,也可有烧灼感,但不尖锐,非针刺样或刀割样痛,偶伴濒死、恐惧感。发作时,患者往往不自觉地停止活动,至症状缓解。

2.部位

主要位于心前区、胸骨体上段或胸骨后,界限不清楚,约有手掌大小。常放射至左肩、左上肢内侧达无名指和小指、颈、咽或下颌部,也可以放射至上腹部甚至下腹部。

3.诱因

常由体力劳动或情绪激动(如愤怒、焦急、过度兴奋等)、饱食、寒冷、吸烟、心动过速等诱发。疼痛发生于劳力或激动的当时,而不是在劳累以后。典型的稳定型心绞痛常在类似活动强度的情况下发生。早晨和上午是心肌缺血的好发时段,可能与患者体内神经体液因素在此阶段的激活有关。

4.持续时间和缓解因素

心绞痛出现后常逐步加重,在患者停止活动后 3～5 分钟逐渐消失。舌下含服硝酸甘油症状也能在 2～3 分钟缓解。如果患者在含服硝酸甘油后 10 分钟内无法缓解症状,则认为硝酸甘油无效。

5.发作频率

稳定型心绞痛可数天或数星期发作一次,也可一天内发作多次。一般来说,发作频率固定,如短时间内发作频率较以前明显增加,应该考虑不稳定型心绞痛(恶化劳力型)。

(二)体征

稳定型心绞痛患者在心绞痛发作时常见心率增快、血压升高。通常无其他特殊发现,但仔细的体格检查可以明确患者存在的心血管病危险因素。体格检查对鉴别诊断有很大的意义,例如,在胸骨左缘闻及粗糙的收缩期杂音应考虑主动脉瓣狭窄或肥厚梗阻型心肌病的可能。在胸痛发作期间,体格检查可能发现乳头肌缺血和功能失调引起的二尖瓣关闭不全的收缩期杂音;心肌缺血发作时可能出现左心室功能障碍,听诊时有时可闻及第四或第三心音奔马律、第二心音逆分裂或出现交替脉。

四、辅助检查

(一)心电图检查

心电图是发现心肌缺血、诊断心绞痛最常用、最便宜的检查方法。

1.静息心电图检查

稳定型心绞痛患者静息心电图多数是正常的,所以静息心电图正常并不能除外冠心病。一些患者可以存在 ST-T 改变,包括 ST 段压低(水平型或下斜型),T 波低平或倒置,可伴有或不伴有陈旧性心肌梗死的表现。单纯、持续的 ST-T 改变对心绞痛并无显著的诊断价值,可以见于高血压、心室肥厚、束支传导阻滞、糖尿病、心肌病变、电解质紊乱、抗心律失常药物或化学治疗(简称化疗)药物治疗、吸烟、心脏神经症患者。因此,单纯根据静息心电图诊断心肌缺血很不可靠。虽然冠心病患者可以出现静息心电图 ST-T 异常,并可能与冠状动脉病变的严重程度相关,但绝对不能仅根据心电图存在 ST-T 的异常即诊断冠心病。

心绞痛发作时特征性的心电图异常是 ST-T 较发作前发生明显改变,在发作以后恢复至发作前水平。由于心绞痛发作时心内膜下心肌缺血常见,心电图改变多表现为 ST 段压低(水平型或下斜型)0.1 mV 以上,T 波低平或倒置,ST 段改变往往比 T 波改变更具特异性;少数患者在发作时原来低平、倒置的 T 波变为直立(假性正常化),也支持心肌缺血的诊断。虽然 T 波改变对心肌缺血诊断的特异性不如 ST 段改变,但如果发作时的心电图与发作之前比较有明显差别,发作后恢复,也具有一定的诊断意义。部分稳定型心绞痛患者可以表现为心脏传导系统功能异常,最常见的是左束支传导阻滞和左前分支传导阻滞。此外,心绞痛发作时还可以出现各种心律失常。

2.心电图负荷试验

心电图负荷试验是对疑有冠心病的患者,通过给心脏增加负荷(运动或药物)而激发心肌缺血来诊断冠心病。运动试验的阳性标准为运动中出现典型心绞痛,运动中或运动后出现 ST 段水平或下斜型下降≥1 mm(J 点后 60~80 毫秒),或运动中出现血压下降者。心电图负荷试验检查的指征:临床上怀疑冠心病,为进一步明确诊断;对稳定型心绞痛患者进行危险分层;冠状动脉搭桥及心脏介入治疗前后的评价;陈旧性心肌梗死患者对非梗死部位心肌缺血的监测。禁忌证包括急性心肌梗死;高危的不稳定型心绞痛;急性心肌、心包炎;严重高血压[收缩压≥26.7 kPa(200 mmHg)和/或舒张压≥14.7 kPa(110 mmHg)]心功能不全;严重主动脉瓣狭窄;肥厚型梗阻性心肌病;静息状态下有严重心律失常;主动脉夹层。负荷试验终止的指标为 ST-T 降低或抬高≥0.2 mV;心绞痛发作;收缩压超过 29.3 kPa(220 mmHg);血压较负荷前下降;室性心律失常(多源性、连续 3 个室性期前收缩和持续性室性心动过速)。

通常,运动负荷心电图的敏感性可达到约 70%,特异性 70%~90%。有典型心绞痛并且负荷心电图阳性,诊断冠心病的准确率达 95% 以上。运动负荷试验为最常用的方法,运动方式主要为分级踏板或蹬车,其运动强度可逐步分期升级。目前,通常是以达到按年龄预计的最大心率(HR_{max})或 85%~90% 的最大心率为目标心率,前者为极量运动试验,后者为次极量运动试验。运动中应持续监测心电图、血压的改变并记录,运动终止后即刻和此后每 2 分钟均应重复心电图记录,直至心率恢复运动前水平。

Duke 活动平板评分是可以用来进行危险分层的指标。

Duke 评分=运动时间(min)-5×ST 段下降(mm)-(4×心绞痛指数)。

心绞痛指数:0 为运动中无心绞痛;1 为运动中有心绞痛;2 为因心绞痛需终止运动试验。

Duke 评分≥5 分低危,1 年病死率 0.25%;-10~+4 分中危,1 年病死率 1.25%;≤-11 高危,1 年病死率 5.25%。Duke 评分系统适用于 75 岁以下的冠心病患者。

3.心电图连续监测（动态心电图）

连续记录 24 小时的心电图,可从中发现心电图 ST-T 改变和各种心律失常,通过将 ST-T 改变出现的时间与患者症状的对照分析,从而确定患者症状与心电图改变的意义。心电图中显示缺血性 ST-T 改变而当时并无心绞痛发作者称为无痛性心肌缺血,诊断无痛性心肌缺血时,ST 段呈水平或下斜型压低≥ 0.1 mV,并持续 1 分钟以上。进行 12 导联的动态心电图监测对心肌缺血的诊断价值较大。

（二）超声心动图检查

稳定型心绞痛患者的静息超声心动图检查大部分无异常表现,但在心绞痛发作时,如果同时进行超声心动图检查,可以发现节段性室壁运动异常,并可以出现一过性心室收缩与舒张功能障碍的表现。超声心动图负荷试验是诊断冠心病的手段之一,可以帮助识别心肌缺血的范围和程度,敏感性和特异性均高于心电图负荷试验。超声心动图负荷试验按负荷的性质可分为药物负荷试验（常用多巴酚丁胺）、运动负荷试验、心房调搏负荷试验及冷加压负荷试验。根据负荷后室壁的运动情况,可将室壁运动异常分为运动减弱、运动消失、矛盾运动及室壁瘤。

（三）放射性核素检查

^{201}Tl-静息和负荷心肌灌注显像:^{201}Tl 随冠状动脉血流很快被正常心肌所摄取。静息时铊显像所示灌注缺损主要见于心肌梗死后瘢痕部位;而负荷心肌灌注显像可以在运动诱发心肌缺血时,显示出冠状动脉供血不足导致的灌注缺损。不能运动的患者可做双嘧达莫试验,静脉注射双嘧达莫使正常或较正常的冠状动脉扩张,引起"冠状动脉窃血",产生狭窄血管供应的局部心肌缺血,可取得与运动试验相似的效果。近年,还用腺苷或多巴酚丁胺做药物负荷试验。近年用^{99m}Tc-MIBI 做心肌显像取得良好效果,并已推广,它在心肌内分布随时间变化相对固定,无明显再分布,显像检查可在数小时内进行。

（四）多层 CT 或电子束 CT 平扫

多层 CT 或电子束 CT 平扫可检出冠状动脉钙化并进行积分。人群研究显示,钙化与冠状动脉病变的高危人群相联系,但钙化程度与冠状动脉狭窄程度却并不一致。因此,不推荐将钙化积分常规用于心绞痛患者的诊断。

CT 冠状动脉造影（CTA）为显示冠状动脉病变及形态的无创检查方法,具有较高的阴性预测价值,若 CTA 未见狭窄病变,一般无须进行有创检查。但 CT 冠状动脉造影对狭窄部位病变程度的判断仍有一定局限性,特别当存在明显的钙化病变时,会显著影响狭窄程度的判断,而冠状动脉钙化在冠心病患者中相当普遍。因此,CTA 对冠状动脉狭窄程度的显示仅能作为参考。

（五）左心导管检查

左心导管检查主要包括冠状动脉造影术和左心室造影术,是有创性检查方法,前者目前仍然是诊断冠心病的金标准。左心导管检查通常采用穿刺股动脉（Judkins 技术）、肱动脉（Sones 技术）或桡动脉的方法。选择性冠状动脉造影将导管插入左、右冠状动脉口,注射造影剂使冠状动脉主支及其分支显影,可以较准确地反映冠状动脉狭窄的程度和部位。左心室造影术是将导管送入左心室,用高压注射器将造影剂以$12\sim 15$ mL/s 的速度注入左心室以评价左心室整体收缩功能及局部室壁运动状况。心导管检查的风险与疾病的严重程度及术者经验直接相关,并发症大约为 0.1%。根据冠状动脉的灌注范围,将冠状动脉分为左冠状动脉优势型、右冠状动脉优势型和均衡型。"优势型"是指哪一支冠状动脉供应左心室间隔和左心室后壁;85% 为右冠状动脉优势型,7% 为右冠状动脉和左冠的回旋支共同支配,即均衡型,8% 为左冠状动脉优势型。

五、危险分层

通过危险分层定义出发生冠心病事件的高危患者,对采取个体化治疗,改善长期预后具有重要意义。根据以下各个方面对稳定型心绞痛患者进行危险分层。

(一)临床评估

患者病史、症状、体格检查及实验室检查可为预后提供重要信息。冠状动脉病变严重、有外周血管疾病、心力衰竭者预后不良。心电图有陈旧性心肌梗死、完全性左束支传导阻滞、左心室肥厚、二至三度房室传导阻滞、心房颤动、分支阻滞者,发生心血管事件的危险性也增高。

(二)负荷试验

Duke活动平板评分可以用来进行危险分层。此外,在患者运动早期出现阳性(ST段压低>1 mm)、试验过程中ST段压低>2 mm、出现严重室律失常时,预示患者高危。超声心动图负荷试验有很好的阴性预测价值,年死亡或心肌梗死发生率<0.5%。而静息时室壁运动异常、运动引发更严重的室壁运动异常者高危。

核素检查显示运动时心肌灌注正常则预后良好,年心脏性猝死、心肌梗死的发生率<1%,与正常人群相似;运动灌注明显异常提示有严重的冠状动脉病变,预示患者高危,应动员患者行冠状动脉造影及血运重建治疗。

(三)左心室收缩功能

左心室射血分数(LVEF)<35%的患者年病死率>3%。男性稳定型心绞痛伴心功能不全者5年存活率仅58%。

(四)冠状动脉造影

冠状动脉造影显示的病变部位和范围决定患者预后。CASS注册登记资料显示正常冠状动脉12年的存活率91%,单支病变74%,双支病变59%,三支病变50%,左主干病变预后不良,左前降支近端病变也能降低存活率,但血运重建可以降低病死率。

六、诊断和鉴别诊断

(一)诊断

根据典型的发作特点,结合年龄和存在的其他冠心病危险因素,除外其他疾病所致的胸痛,即可建立诊断。发作时典型的心电图改变:以R波为主的导联中,ST段压低,T波平坦或倒置,发作过后数分钟内逐渐恢复。心电图无改变的患者可考虑做心电图负荷试验。发作不典型者,诊断要依靠观察硝酸甘油的疗效和发作时心电图的变化,如仍不能确诊,可以考虑做心电图负荷试验或24小时的动态心电图连续监测。诊断困难者可考虑行超声心动图负荷试验、放射性核素检查和冠状动脉CTA。考虑介入治疗或外科手术者必须行选择性冠状动脉造影。在有CTA设备的医院,单纯进行冠心病的诊断已经很少使用选择性冠状动脉造影检查。

(二)鉴别诊断

稳定型心绞痛尤其需要与以下疾病进行鉴别。

1.心脏神经症

患者胸痛常为短暂(几秒钟)的刺痛或持久(几小时)的隐痛,胸痛部位多在左胸乳房下心尖部附近,部位常不固定。症状多在劳力之后出现,而不在劳力的当时发生。患者症状多在安静时出现,体力活动或注意力转移后症状反而缓解,常可以耐受较重的体力活动而不出现症状。含服硝酸甘油无效或在十多分钟后才"见效",常伴有心悸、疲乏及其他神经衰弱的症状,常喜欢叹息性呼吸。

2.不稳定型心绞痛和急性心肌梗死不稳定型心绞痛

不稳定型心绞痛和急性心肌梗死不稳定型心绞痛包括初发型心绞痛、恶化劳力性心绞痛、静息型心绞痛等。通常疼痛发作较频繁、持续时间延长、对药物治疗反应差,常伴随出汗、恶心呕吐、濒死感等症状。

3.肋间神经痛

本病疼痛常累及 1～2 个肋间,沿肋间神经走向,疼痛性质为刺痛或灼痛,持续性而非发作性,咳嗽、用力呼吸和身体转动可使疼痛加剧,局部有压痛。

4.其他疾病

其他疾病包括主动脉严重狭窄或关闭不全、冠状动脉炎引起的冠状动脉口狭窄或闭塞、肥厚型心肌病、X综合征等疾病均可引起心绞痛,要根据其他临床表现来鉴别。此外,还需与胃食管反流、食管动力障碍、食管裂孔疝等食管疾病及消化性溃疡、颈椎病等鉴别。

七、治疗

治疗有两个主要目的:一是预防心肌梗死和猝死,改善预后;二是减轻症状,提高生活质量。

(一)一般治疗

症状出现时立刻休息,在停止活动后 3～5 分钟症状即可消除。应尽量避免各种确知的诱发因素,如过度的体力活动、情绪激动、饱餐等,冬天注意保暖。调节饮食,特别是一次进食不宜过饱,避免油腻饮食,禁绝烟酒。调整日常生活与工作量;减轻精神负担;同时治疗贫血、甲状腺功能亢进等相关疾病。

(二)药物治疗

药物治疗的目的是预防心肌梗死和猝死,改善生存率;减轻症状和缺血发作,改善生活质量。在选择治疗药物时,应首先考虑预防心肌梗死和死亡。此外,应积极处理心血管病危险因素。

1.预防心肌梗死和死亡的药物治疗

(1)抗血小板治疗:冠状动脉内血栓形成是急性冠心病事件发生的主要特点,而血小板的激活和白色血栓的形成,是冠状动脉内血栓的最早期形式。因此,在冠心病患者,抑制血小板功能对于预防事件、降低心血管死亡具有重要意义。

阿司匹林:通过抑制血小板环氧化酶从而抑制血栓素 A_2（TXA_2）诱导的血小板聚集,防止血栓形成。研究表明,阿司匹林治疗能使稳定型心绞痛患者心血管不良事件的相对危险性降低33％,在所有缺血性心脏病的患者,无论有否症状,只要没有禁忌证,应常规、终身服用阿司匹林75～150 mg/d。阿司匹林不良反应主要是胃肠道症状,并与剂量有关。阿司匹林引起消化道出血的年发生率为 1‰～2‰,其禁忌证包括过敏、严重未经治疗的高血压、活动性消化性溃疡、局部出血和出血体质。因胃肠道症状不能耐受阿司匹林的患者,在使用氯吡格雷代替阿司匹林的同时,应使用质子泵抑制剂(如奥美拉唑)。

二磷酸腺苷(ADP)受体拮抗剂:通过 ADP 受体抑制血小板内 Ca^{2+} 活性,从而发挥抗血小板作用,主要抑制 ADP 诱导的血小板聚集。常用药物包括氯吡格雷和噻氯匹定,氯吡格雷的应用剂量为 75 mg,每天 1 次;噻氯匹定为 250 mg,1～2 次/天。由于噻氯匹定可以引起白细胞计数、中性粒细胞和血小板计数减少,因此要定期做血常规检查,目前已经很少使用。在使用阿司匹林有禁忌证时可口服氯吡格雷。在稳定型心绞痛患者,目前尚无足够证据推荐联合使用阿司匹林和氯吡格雷。

(2)β肾上腺素能受体阻滞剂(β受体阻滞剂):β受体阻滞剂对冠心病病死率影响的荟萃分析显示,心肌梗死后患者长期接受β受体阻滞剂治疗,可以使病死率降低24%。而具有内在拟交感活性的β受体阻滞剂心脏保护作用较差,故推荐使用无内在拟交感活性的β受体阻滞剂(如美托洛尔、比索洛尔、阿罗洛尔、普萘洛尔等)。β受体阻滞剂的使用剂量应个体化,从较小剂量开始,逐级增加剂量,以达到缓解症状、改善预后的目的。β受体阻滞剂治疗过程中,以清醒时静息心率不低于50次/分为宜。

β受体阻滞剂长期应用可以显著降低冠心病患者心血管事件的患病率和病死率,为冠心病二级预防的首选药物,应终身服用。如果必须停药时应逐步减量,突然停用可能引起症状反跳,甚至诱发急性心肌梗死。对慢性阻塞性肺部/支气管哮喘、心力衰竭、外周血管病患者,应谨慎使用β受体阻滞剂,对显著心动过缓(用药前清醒时心率<50次/分)或高度房室传导阻滞者不用为宜。

(3)HMG-CoA还原酶抑制剂(他汀类药物):他汀类药物通过抑制胆固醇合成,在治疗冠状动脉粥样硬化中起重要作用,大量临床研究和荟萃分析均证实,降低胆固醇(主要是低密度脂蛋白胆固醇,LDL-C)治疗与冠心病病死率和总病死率的降低有明显的相关性。他汀类药物还可以改善血管内皮细胞的功能、抑制炎症反应、稳定斑块、促使动脉粥样硬化斑块消退,从而发挥调脂以外的心血管保护作用。稳定型心绞痛的患者(高危)应长期接受他汀类治疗,建议将LDL-C降低至2.6 mmol/L(100 mg/dL)以下,对合并糖尿病者(极高危),应将LDL-C降低至2.1 mmol/L(80 mg/dL)以下。

(4)血管紧张素转换酶抑制剂(ACEI):ACEI治疗在降低稳定型冠心病缺血性事件方面有重要作用。ACEI能逆转左心室肥厚、血管增厚,延缓动脉粥样硬化进展,能减少斑块破裂和血栓形成,另外有利于心肌氧供/氧耗平衡和心脏血流动力学,并降低交感神经活性。推荐用于冠心病患者的二级预防,尤其是合并高血压、糖尿病和心功能不全的患者。HOPE、PEACE和EUROPA研究的荟萃分析显示,ACEI用于稳定型心绞痛患者,与安慰剂相比,可以使所有原因导致的死亡降低14%、非致死性心肌梗死降低18%、所有原因导致的卒中降低23%。收缩压<12.0 kPa(90 mmHg)、肾衰竭、双侧肾动脉狭窄和过敏者,不宜使用。其不良反应包括干咳、低血压和罕见的血管性水肿。

2.抗心绞痛和抗缺血治疗

(1)β受体阻滞剂:通过阻断儿茶酚胺对心率和心收缩力的刺激作用。减慢心率、降低血压、抑制心肌收缩力,从而降低心肌氧耗量,预防和缓解心绞痛的发作。由于心率减慢后心室射血时间和舒张期充盈时间均延长,舒张末心室容积(前负荷)增加,在一定程度上抵消了心率减慢引起的心肌耗氧量下降,因此与硝酸酯类药物联合可以减少舒张期静脉回流,而且β受体阻滞剂可以抑制硝酸酯给药后对交感神经系统的兴奋作用,获得药物协同作用。

(2)硝酸酯类药物:这类药物通过扩张容量血管、减少静脉回流、降低心室容量、心腔内压和心室壁张力,同时对动脉系统有轻度扩张作用,降低心脏后负荷,从而降低心肌耗氧量。此外,硝酸酯可以扩张冠状动脉,增加心肌供氧,从而改善心肌氧供和氧耗的失平衡,缓解心绞痛症状。近期研究发现,硝酸酯还具有抑制血小板聚集的作用,其临床意义有待于进一步证实。

硝酸甘油:为缓解心绞痛发作,可使用起效较快的硝酸甘油舌下含片,1～2片(0.3～

0.6 mg),舌下含化,通过口腔黏膜迅速吸收,给药后 1～2 分钟即开始起作用,约 10 分钟后作用消失。大部分患者在给药3 分钟内见效,如果用药后症状仍持续 10 分钟以上,应考虑舌下硝酸甘油无效。延迟见效或无效时,应考虑药物是否过期或未溶解,或应质疑患者的症状是否为稳定型心绞痛。硝酸甘油口腔气雾剂也常用于缓解心绞痛发作,作用方式同舌下含片。用 2%硝酸甘油油膏或贴片(含 5～10 mg)涂或贴在胸前或上臂皮肤而缓慢吸收,适用于预防心绞痛发作。

二硝酸异山梨酯:二硝酸异山梨酯口服 3 次/天,每次 5～20 mg,服后半小时起作用,持续 3～5 小时。本药舌下含化后 2～5 分钟见效,作用维持 2～3 小时,每次 5～10 mg。口服二硝酸异山梨酯肝脏首过效应明显,生物利用度仅 20%～30%。气雾剂通过黏膜直接吸收,起效迅速,生物利用度相对较高。

5-单硝酸异山梨酯:为二硝酸异山梨酯的两种代谢产物之一,半衰期长达 4～6 小时,口服吸收完全,普通剂型每天给药 2 次,缓释剂型每天给药 1 次。

硝酸酯药物持续应用的主要问题是产生耐药性,其机制尚未明确,可能与体内巯基过度消耗、肾素-血管紧张素-醛固酮(RAS)系统激活等因素有关。防止发生耐药的最有效方法是偏心给药,保证每天足够长(8～10 小时)的无硝酸酯期。硝酸酯药物的不良作用有头晕、头胀痛、头部跳动感、面红、心悸等,偶有血压下降(静脉给药时相对多见)。

(3)钙通道阻滞剂:本类药物抑制钙离子进入心肌内,抑制心肌细胞兴奋收缩耦联中钙离子的作用。因而抑制心肌收缩;扩张周围血管,降低动脉压,降低心脏后负荷,因此减少心肌耗氧量。钙通道阻滞剂可以扩张冠状动脉,解除冠状动脉痉挛,改善心内膜下心肌的供血。此外,试验研究发现钙通道阻滞剂还可以降低血黏度,抑制血小板聚集,改善心肌的微循环。常用制剂包括二氢吡啶类钙通道阻滞剂(氨氯地平、硝苯地平等)和非二氢吡啶类钙通道阻滞剂(硫氮草酮等)。

钙通道阻滞剂在减轻心肌缺血和缓解心绞痛方面,与β受体阻滞剂疗效相当。在单用β受体阻滞剂症状控制不满意时,二氢吡啶类钙通道阻滞剂可以与β受体阻滞剂合用,获得协同的抗心绞痛作用。与硝酸酯联合使用,也有助于缓解症状。应避免将非二氢吡啶类钙通道阻滞剂与β受体阻滞剂合用,以免两类药物的协同作用导致对心脏的过度抑制。

推荐使用控释、缓释或长效剂型,避免使用短效制剂,以免明显激活交感神经系统。常见的不良反应包括胫前水肿、便秘、头痛、面色潮红、嗜睡、心动过缓和房室传导阻滞等。

（三）经皮冠状动脉介入治疗

经皮冠状动脉介入治疗(PCI)包括经皮冠状动脉球囊成形术(PTCA)、冠状动脉支架植入术和粥样斑块销蚀技术。自 1977 年首例 PTCA 应用于临床以来,PCI 术成为冠心病治疗的重要手段之一。COURAGE研究显示,与单纯理想的药物治疗相比,PCI＋理想药物治疗能减少血运重建的次数,提高患者的生活质量(活动耐量增加),但是心肌梗死的发生和病死率与单纯药物治疗无显著差异。对 COURAGE 研究进一步分析显示,对左心室缺血面积＞10%的患者,PCI＋理想药物治疗对硬终点的影响优于单纯药物治疗。随着新技术的出现,尤其是药物洗脱支架(DES)及新型抗血小板药物的应用,远期疗效明显提高。冠状动脉介入治疗不仅可以改善生活质量,而且可明显降低高危患者的心肌梗死发生率和病死率。

（四）冠状动脉旁路手术

冠状动脉旁路手术(CABG)是使用患者自身的大隐静脉、内乳动脉或桡动脉作为旁路移植材料,一端吻合在主动脉,另一端吻合在有病变的冠状动脉段的远端,通过引流主动脉血流以改善病变冠状动脉所供血心肌区域的血流供应。CABG 术前进行选择性冠状动脉造影,了解冠状动脉病变的程度和范围,以供制订手术计划(包括决定移植血管的根数)的参考。目前,在发达的国家和地区,CABG 已成为最普通的择期心脏外科手术,对缓解心绞痛、改善冠心病长期预后有很好效果。随着动脉化旁路手术的开展,极大提高了移植血管桥的远期开通率;微创冠状动脉手术及非体外循环的 CABG 均在一定程度上减少创伤及围术期并发症的发生,患者能够很快恢复。目前,CABG 总的手术死亡率在 $1\% \sim 4\%$。

对于低危(年病死率<1%)的患者,CABG 并不比药物治疗给患者更多的预后获益。因此,CABG 的适应证主要包括:①冠状动脉多支血管病变,尤其是合并糖尿病的患者。②冠状动脉左主干病变。③不适合于行介入治疗的严重冠状血管病变患者。④心肌梗死后合并室壁瘤,需要进行室壁瘤切除的患者。⑤闭塞段的远段管腔通畅,血管供应区有存活心肌。

八、预后

稳定型心绞痛患者在接受规律的冠心病二级预防后,大多数患者的冠状动脉粥样斑块能长期保持稳定,患者能够长期存活。决定稳定型心绞痛患者预后的主要因素包括冠状动脉病变的部位和范围、左心室功能、合并的心血管危险因子(如吸烟、糖尿病、高血压等)控制情况、是否坚持规律的冠心病二级预防治疗。一旦患者心绞痛发作在短期内变得频繁、程度严重、对药物治疗反应差,应考虑发生急性冠脉综合征,应采取更积极的药物治疗和血运重建治疗。

(毕成龙)

第二节 不稳定型心绞痛

一、定义

临床上,将原来的初发型心绞痛、恶化型心绞痛和各型自发性心绞痛广义地统称为不稳定型心绞痛(UAP)。其特点是疼痛发作频率增加、程度加重、持续时间延长、发作诱因改变,甚至休息时亦出现持续时间较长的心绞痛。含化硝酸甘油效果差,或无效。本型心绞痛介于稳定型心绞痛和急性心肌梗死之间,易发展为心肌梗死,但无心肌梗死的心电图及血清酶学改变。

不稳定型心绞痛是介于稳定型心绞痛和急性心肌梗死之间的一组临床心绞痛综合征。有学者认为除了稳定的劳力性心绞痛为稳定型心绞痛外,其他所有的心绞痛均属于不稳定型心绞痛,包括初发劳力性心绞痛、恶化劳力性心绞痛、卧位型心绞痛、夜间发作的心绞痛、变异型心绞痛、梗死前心绞痛、梗死后心绞痛和混合型心绞痛。如果劳力性和自发性心绞痛同时发生在一个患者身上,则称为混合型心绞痛。

不稳定型心绞痛具有独特的病理生理机制及临床预后,如果得不到恰当及时的治疗,可能发展为急性心肌梗死。

二、病因及发病机制

目前认为有 5 种因素与产生不稳定型心绞痛有关,它们相互关联。

（一）冠脉粥样硬化斑块上有非阻塞性血栓

其为最常见的发病原因,冠脉内粥样硬化斑块破裂诱发血小板聚集及血栓形成,血栓形成和自溶过程的动态不平衡过程,导致冠脉发生不稳定的不完全性阻塞。

（二）动力性冠脉阻塞

在冠脉器质性狭窄基础上,病变局部的冠脉发生异常收缩、痉挛导致冠脉功能性狭窄,进一步加重心肌缺血,产生不稳定型心绞痛。这种局限性痉挛与内皮细胞功能紊乱、血管收缩反应过度有关,常发生在冠脉粥样硬化的斑块部位。

（三）冠状动脉严重狭窄

冠脉以斑块导致的固定性狭窄为主,不伴有痉挛或血栓形成,见于某些冠脉斑块逐渐增大、管腔狭窄进行性加重的患者,或 PCI 术后再狭窄的患者。

（四）冠状动脉炎症

近年来研究认为斑块发生破裂与其局部的炎症反应有十分密切的关系。在炎症反应中感染因素可能也起一定作用,其感染物可能是巨细胞病毒和肺炎衣原体。这些患者炎症递质标志物水平检测常有明显增高。

（五）全身疾病加重的不稳定型心绞痛

在原有冠脉粥样硬化性狭窄基础上,由于外源性诱发因素影响冠脉血管导致心肌氧的供求失衡,心绞痛恶化加重。常见原因:①心肌需氧增加,如发热、心动过速、甲状腺功能亢进等。②冠脉血流减少,如低血压、休克。③心肌氧释放减少,如贫血、低氧血症。

三、临床表现

（一）症状

临床上,不稳定型心绞痛可表现为新近发生(1 个月内)的劳力性心绞痛,或原有稳定型心绞痛的主要特征近期内发生了变化,如心前区疼痛发作更频繁、程度更严重、时间也延长,轻微活动甚至在休息也发作。少数不稳定型心绞痛患者可无胸部不适表现,仅表现为颌、耳、颈、臂或上胸部发作性疼痛不适,或表现为发作性呼吸困难,其他还可表现为发作性恶心、呕吐、出汗和不能解释的疲乏症状。

（二）体格检查

一般无特异性体征。心肌缺血发作时可发现反常的左心室心尖冲动,听诊有心率增快和第一心音减弱,可闻及第三心音、第四心音或二尖瓣反流性杂音。当心绞痛发作时间较长,或心肌缺血较严重时,可发生左心室功能不全的表现,如双肺底细小水泡音,甚至急性肺水肿或伴低血压。也可发生各种心律失常。

体检的主要目的是努力寻找诱发不稳定型心绞痛的原因,如难以控制的高血压、低血压、心律失常、梗阻性肥厚型心肌病、贫血、发热、甲状腺功能亢进、肺部疾病等,并确定心绞痛对患者血流动力学的影响,如对生命体征、心功能、乳头肌功能或二尖瓣功能等的影响,这些体征的存在高度提示预后不良。

体检对胸痛患者的鉴别诊断至关重要,有几种疾病状态如得不到及时准确诊断,即可能出现严重后果。如背痛、胸痛、脉搏不整,心脏听诊发现主动脉瓣关闭不全的杂音,提示主动脉夹层破裂,心包摩擦音提示急性心包炎,而奇脉提示心脏压塞,气胸表现为气管移位、急性呼吸困难、胸膜疼痛和呼吸音改变等。

(三)临床类型

1.静息心绞痛

心绞痛发生在休息时,发作时间较长,含服硝酸甘油效果欠佳,病程1个月以内。

2.初发劳力性心绞痛

新近发生的严重心绞痛(发病时间在1个月以内),CCS(加拿大心脏病学会的劳力性心绞痛分级标准,表4-1)分级,Ⅲ级以上的心绞痛为初发性心绞痛,尤其注意近48小时内有无静息心绞痛发作及其发作频率变化。

表4-1 加拿大心脏病学会的劳力性心绞痛分级标准

分级	特点
Ⅰ级	一般日常活动例如走路、登楼不引起心绞痛,心绞痛发生在剧烈、速度快或长时间的体力活动或运动后
Ⅱ级	日常活动轻度受限,心绞痛发生在快步行走、登楼、餐后行走、冷空气中行走、逆风行走或情绪波动后活动
Ⅲ级	日常活动明显受限,心绞痛发生在路一般速度行走时
Ⅳ级	轻微活动即可诱发心绞痛患者不能做任何体力活动,但休息时无心绞痛发作

3.恶化劳力性心绞痛

既往诊断的心绞痛,最近发作次数频繁、持续时间延长或痛阈降低(CCS分级增加Ⅰ级以上或CCS分级Ⅲ级以上)。

4.心肌梗死后心绞痛

急性心肌梗死24小时以后至1个月内发生的心绞痛。

5.变异型心绞痛

休息或一般活动时发生的心绞痛,发作时ECG显示暂时性ST段抬高。

四、辅助检查

(一)心电图检查

不稳定型心绞痛患者中,常有伴随症状而出现的短暂的ST段偏移伴或不伴有T波倒置,但不是所有不稳定型心绞痛患者都发生这种ECG改变。ECG变化随着胸痛的缓解而常完全或部分恢复。症状缓解后,ST段抬高或降低,或T波倒置不能完全恢复,是预后不良的标志。伴随症状产生的ST段、T波改变持续超过12小时者可能提示非ST段抬高心肌梗死。此外,临床表现拟诊为不稳定型心绞痛的患者,胸导联T波呈明显对称性倒置($\geqslant 0.2$ mV),高度提示急性心肌缺血,可能由前降支严重狭窄所致。胸痛患者ECG正常也不能排除不稳定型心绞痛可能。若发作时倒置的T波呈伪性改变(假正常化),发作后T波恢复原倒置状态;或以前心电图正常者近期内出现心前区多导联T波深倒,在排除非Q波性心肌梗死后结合临床也应考虑不稳定型心绞痛的诊断。

不稳定型心绞痛患者中有75%~88%的一过性ST段改变不伴有相关症状,为无痛性心肌缺血。动态心电图检查不仅有助于检出上述心肌缺血的动态变化,还可用于不稳定型心绞痛患者常规抗心绞痛药物治疗的评估及是否需要进行冠状动脉造影和血管重建术的参考指标。

(二)心脏生化标志物

心脏肌钙蛋白:肌钙蛋白复合物包括3个亚单位,即肌钙蛋白T(TnT)、肌钙蛋白I(TnI)和肌钙蛋白C(TnC),目前只有TnT和TnI应用于临床。约有35%不稳定型心绞痛患者显示血清

TnT 水平增高,但其增高的幅度与持续的时间与急性心肌梗死(AMI)有差别。AMI 患者 TnT >3 ng/mL 者占 88%,非 Q 波心肌梗死中仅占 17%,不稳定型心绞痛中无 TnT>3.0 ng/mL 者。因此,TnT 升高的幅度和持续时间可作为不稳定型心绞痛与 AMI 的鉴别诊断之参考。

不稳定型心绞痛患者 TnT 和 TnI 升高者较正常者预后差。临床怀疑不稳定型心绞痛者 TnT 定性试验为阳性结果者表明有心肌损伤(相当于 TnT>0.05 μg/L),但如为阴性结果并不能排除不稳定型心绞痛的可能性。

(三)冠状动脉造影

目前仍是诊断冠心病的金标准。在长期稳定型心绞痛的基础上出现的不稳定型心绞痛常提示为多支冠脉病变,而新发的静息心绞痛可能为单支冠脉病变。冠脉造影结果正常提示可能是冠脉痉挛、冠脉内血栓自发性溶解、微循环系统异常等原因引起,或冠脉造影病变漏诊。

不稳定型心绞痛有以下情况时应视为冠脉造影强适应证:①近期内心绞痛反复发作,胸痛持续时间较长,药物治疗效果不满意者可考虑及时行冠状动脉造影,以决定是否急诊介入性治疗或急诊冠状动脉旁路移植术(CABG)。②原有劳力性心绞痛近期内突然出现休息时频繁发作者。③近期活动耐量明显减低,特别是低于 BruceⅡ级或 4METs 者。④梗死后心绞痛。⑤原有陈旧性心肌梗死,近期出现由非梗死区缺血所致的劳力性心绞痛。⑥严重心律失常、LVEF<40% 或充血性心力衰竭。

(四)螺旋 CT 血管造影(CTA)

近年来,多层螺旋 CT 尤其是 64 排螺旋 CT 冠状动脉成像(CTA)在冠心病诊断中正在推广应用。CTA 能够清晰显示冠脉主干及其分支狭窄、钙化、开口起源异常及桥血管病变。有资料显示,CTA 诊断冠状动脉病变的灵敏度 96.33%、特异度 98.16%,阳性预测值 97.22%,阴性预测值 97.56%。其中对左主干、左前降支病变及 >75% 的病变灵敏度最高,分别达到 100% 和 94.4%。CTA 对冠状动脉狭窄病变、桥血管、开口畸形、支架管腔、斑块形态均显影良好,对钙化病变诊断率优于冠状动脉造影,阴性者可排除冠心病,阳性者应进一步行冠状动脉造影检查。另外,CTA 也可以作为冠心病高危人群无创性筛选检查及冠脉支架术后随访手段。

(五)其他

其他非创伤性检查包括运动平板试验、运动放射性核素心肌灌注扫描、药物负荷试验、超声心动图等,也有助于诊断。通过非创伤性检查可以帮助决定冠状动脉造影单支临界性病变是否需要做介入性治疗,明确缺血相关血管,为血运重建治疗提供依据。同时可以提供有否存活心肌的证据,也可作为经皮腔内冠状动脉成形术(PTCA)后判断有否再狭窄的重要对比资料。但不稳定型心绞痛急性期应避免做任何形式的负荷试验,这些检查宜放在病情稳定后进行。

五、诊断

(一)诊断依据

对同时具备下述情形者,应诊断为不稳定型心绞痛。

(1)临床新出现或恶化的心肌缺血症状表现(心绞痛、急性左心衰竭)或心电图心肌缺血图形。

(2)无或仅有轻度的心肌酶(肌酸激酶同工酶)或 TnT、TnI 增高(未超过 2 倍正常值),且心电图无 ST 段持续抬高。应根据心绞痛发作的性质、特点、发作时体征和发作时心电图改变及冠心病危险因素等,结合临床综合判断,以提高诊断的准确性。心绞痛发作时心电图 ST 段抬高或压低的动态变化或左束支阻滞等具有诊断价值。

(二)危险分层

不稳定型心绞痛的诊断确立后,应进一步进行危险分层,以便于对其进行预后评估和干预措施的选择。

1.中华医学会心血管分会关于不稳定型心绞痛的危险度分层

根据心绞痛发作情况,发作时 ST 段下移程度及发作时患者的一些特殊体征变化,将不稳定型心绞痛患者分为高、中、低危险组(表 4-2)。

表 4-2　不稳定型心绞痛临床危险度分层

组别	心绞痛类型	发作时 ST 降低幅度/mm	持续时间/min	肌钙蛋白 T 或 I
低危险组	初发、恶化劳力型,无静息时发作	≤1	<20	正常
中危险组	1个月内出现的静息心绞痛,但48小时内无发作者(多数由劳力性心绞痛进展而来)或梗死后心绞痛	>1	<20	正常或轻度升高
高危险组	48小时内反复发作静息心绞痛或梗死后心绞痛	>1	>20	升高

注:①陈旧性心肌梗死患者其危险度分层上调一级,若心绞痛是由非梗死区缺血所致时,应视为高危险组。②左心室射血分数(LVEF)<40%,应视为高危险组。③若心绞痛发作时并发左心功能不全、二尖瓣反流、严重心律失常或低血压[SBP ≤12.0 kPa(90 mmHg)],应视为高危险组。④当横向指标不一致时,按危险度高的指标归类。例如:心绞痛类型为低危险组,但心绞痛发作时 ST 段压低>1 mm,应归入中危险组。

2.美国 ACC/AHA 关于不稳定型心绞痛/非 ST 段抬高心肌梗死危险分层

其见表 4-3。

表 4-3　ACC/AHA 关于不稳定型心绞痛/非 ST 段抬高心肌梗死的危险分层

危险分层	高危(至少有下列特征之一)	中危(无高危特点但有以下特征之一)	低危(无高中危特点但有下列特点之一)
①病史	近48小时内加重的缺血性胸痛发作	既往 MI、外围血管或脑血管病,或 CABG,曾用过阿司匹林	近2周内发生的 CCS 分级Ⅲ级或以上伴有高、中度冠脉病变可能者
②胸痛性质	静息心绞痛>20 分钟	静息心绞痛>20 分钟,现已缓解,有高、中度冠脉病变可能性;静息心绞痛<20 分钟,经休息或含服硝酸甘油缓解	无自发性心绞痛>20 分钟持续发作
③临床体征或发现	第三心音、新的或加重的奔马律,左心室功能不全(EF <40%),二尖瓣反流,严重心律失常或低血压[SBP≤12.0 kPa (90 mmHg)]或存在与缺血有关的肺水肿,年龄>75 岁	年龄>75 岁	
④ECG 变化	休息时胸痛发作伴 ST 段变化 >0.1 mV;新出现 Q 波,束支传导阻滞;持续性室性心动过速	T 波倒置>0.2 mV,病理性 Q 波	胸痛期间 ECG 正常或无变化

续表

危险分层	高危(至少有下列特征之一)	中危(无高危特点但有以下特征之一)	低危(无高中危特点但有下列特点之一)
⑤肌钙蛋白监测	明显增高 (TnT 或 TnI>0.1 μg/mL)	轻度升高 (即 TnT>0.01,但<0.1 μg/mL)	正常

六、鉴别诊断

在确定患者为心绞痛发作后,还应对其是否稳定做出判断。

与稳定型心绞痛相比,不稳定型心绞痛症状特点是短期内疼痛发作频率增加、无规律,程度加重、持续时间延长、发作诱因改变或不明显,甚至休息时亦出现持续时间较长的心绞痛,含化硝酸甘油效果差,或无效,或出现了新的症状如呼吸困难、头晕甚至昏厥等。不稳定型心绞痛的常见临床类型包括初发劳力性心绞痛、恶化劳力性心绞痛、卧位型心绞痛、夜间发作的心绞痛、变异型心绞痛、梗死前心绞痛、梗死后心绞痛和混合型心绞痛。

临床上,常将不稳定型心绞痛和非 ST 段抬高心肌梗死(NSTEMI)及 ST 段抬高心肌梗死(STEMI)统称为急性冠脉综合征。

不稳定型心绞痛和非 ST 段抬高心肌梗死(NSTEMI)是在病因和临床表现上相似、但严重程度不同而又密切相关的两种临床综合征,其主要区别在于缺血是否严重到导致足够量的心肌损害,以至于能检测到心肌损害的标志物肌钙蛋白(TnI、TnT)或肌酸激酶同工酶(CK-MB)水平升高。如果反映心肌坏死的标志物在正常范围内或仅轻微增高(未超过 2 倍正常值),就诊断为不稳定型心绞痛,而当心肌坏死标志物超过正常值 2 倍时,则诊断为 NSTEMI。

不稳定型心绞痛和 ST 段抬高心肌梗死(STEMI)的区别,在于后者在胸痛发作的同时出现典型的 ST 段抬高并具有相应的动态改变过程和心肌酶学改变。

七、治疗

不稳定型心绞痛的治疗目标是控制心肌缺血发作和预防急性心肌梗死。治疗措施包括内科药物治疗、冠状动脉介入治疗(PCI)和外科冠状动脉旁路移植手术(CABG)。

不稳定型心绞痛的危险分层和治疗过程可以参考图 4-1。

(一)一般治疗

对于符合不稳定型心绞痛诊断的患者应及时收住院治疗(最好收入监护病房),急性期卧床休息1～3 天,吸氧,持续心电监测。对于低危险组患者留观期间未再发生心绞痛,心电图也无缺血改变,无左心衰竭的临床证据,留观 12～24 小时期间未发现有 CK-MB 升高,TnT 或 TnI 正常者,可在留观 24 小时后出院。对于中危或高危组的患者特别是 TnT 或 TnI 升高者,住院时间相对延长,内科治疗也应强化。

(二)药物治疗

1.控制心绞痛发作

(1)硝酸酯类:硝酸甘油主要通过扩张静脉,减轻心脏前负荷来缓解心绞痛发作。心绞痛发作时应舌下含化硝酸甘油,初次含硝酸甘油的患者以先含 0.5 mg 为宜。对于已有含服经验的患者,心绞痛发作时若含0.5 mg无效,可在 3～5 分钟追加 1 次,若连续含硝酸甘油 1.5～2.0 mg仍不能控制疼痛症状,需应用强镇痛药以缓解疼痛,并随即采用硝酸甘油或硝酸异山梨酯静脉滴注,硝酸甘油的剂量以 5 μg/min 开始,以后每5～10 分钟增加 5 μg/min,直至症状缓解或收缩压降低 1.3 kPa(10 mmHg),最高剂量一般不超过80～100 μg/min,一旦患者出现头痛或血压降低[SBP＜12.0 kPa(90 mmHg)]应迅速减少静脉滴注的剂量。维持静脉滴注的剂量以 10～30 μg/min为宜。对于中危和高危险组的患者,硝酸甘油持续静脉滴注24～48 小时即可,以免产生耐药性而降低疗效。

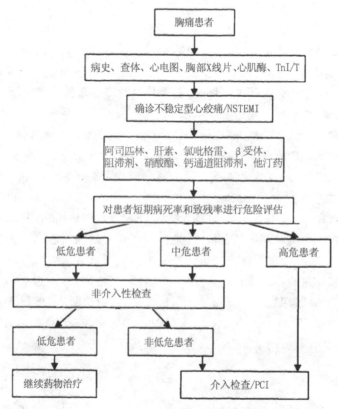

图 4-1　不稳定型心绞痛/非 ST 段抬高心肌梗死危险分层和处理流程

常用口服硝酸酯类药物:心绞痛缓解后可改为硝酸酯类口服药物。常用药物有硝酸异山梨酯(消心痛)和 5-单硝酸异山梨酯。硝酸异山梨酯作用的持续时间为 4～5 小时,故以每天 3～4 次口服为妥,对劳力性心绞痛患者应集中在白天给药。5-单硝酸异山梨酯可采用每天 2 次给药。若白天和夜间或清晨均有心绞痛发作者,硝酸异山梨酯可每 6 小时给药 1 次,但宜短期治疗以避免耐药性。对于频繁发作的不稳定型心绞痛患者口服硝酸异山梨酯短效药物的疗效常优于服用 5-单硝类的长效药物。硝酸异山梨酯的使用剂量可以从每次 10 mg 开始,当症状控制不满意时可逐渐加大剂量,一般不超过每次 40 mg,只要患者心绞痛发作时口含硝酸甘油有效,即是增加硝酸异山梨酯剂量的指征,若患者反复口含硝酸甘油不能缓解症状,常提示患者有极为严重的冠状动脉阻塞病变,此时即使加大硝酸异山梨酯剂量也不一定能取得良好效果。

(2)β受体阻滞剂:通过减慢心率、降低血压和抑制心肌收缩力而降低心肌耗氧量,从而缓解心绞痛症状,对改善近、远期预后有益。

对不稳定型心绞痛患者控制心绞痛症状及改善其近、远期预后均有好处,除有禁忌证外,主张常规服用。首选具有心脏选择性的药物,如阿替洛尔、美托洛尔和比索洛尔等。除少数症状严重者可采用静脉推注β受体阻滞剂外,一般主张直接口服给药。剂量应个体化,根据症状、心率及血压情况调整剂量。阿替洛尔常用剂量为 12.5～25 mg,每天 2 次,美托洛尔常用剂量为25～50 mg,每天 2 或 3 次,比索洛尔常用剂量为 5～10 mg,每天 1 次,不伴有劳力性心绞痛的变异型心绞痛不主张使用。

(3)钙通道阻滞剂:通过扩张外周血管和解除冠状动脉痉挛而缓解心绞痛,也能改善心室舒张功能和心室顺应性。非二氢吡啶类有减慢心率和减慢房室传导作用。常用药物有两类。①二氢吡啶类钙通道阻滞剂:硝苯地平对缓解冠状动脉痉挛有独到的效果,故为变异型心绞痛的首选用药,一般剂量为10～20 mg,每 6 小时 1 次,若仍不能有效控制变异型心绞痛的发作还可与地尔硫䓬合用,以产生更强的解除冠状动脉痉挛的作用,当病情稳定后可改为缓释和控释制剂。对合并高血压病者,应与β受体阻滞剂合用。②非二氢吡啶类钙通道阻滞剂:地尔硫䓬有减慢心率、降低心肌收缩力的作用,故较硝苯地平更常用于控制心绞痛发作。一般使用剂量为 30～60 mg,每天 3～4 次。该药可与硝酸酯类合用,亦可与β受体阻滞剂合用,但与后者合用时需密切注意心率和心功能变化。

如心绞痛反复发作,静脉滴注硝酸甘油不能控制时,可试用地尔硫䓬短期静脉滴注,使用方法为5～15 μg/(kg·min),可持续静脉滴注 24～48 小时,在静脉滴注过程中需密切观察心率、血压的变化,如静息心率低于 50 次/分,应减少剂量或停用。

钙通道阻滞剂用于控制下列患者的进行性缺血或复发性缺血症状:①已经使用足量硝酸酯类和β受体阻滞剂的患者。②不能耐受硝酸酯类和β受体阻滞剂的患者。③变异型心绞痛的患者。因此,对于严重不稳定型心绞痛患者常需联合应用硝酸酯类、β受体阻滞剂和钙通道阻滞剂。

2.抗血小板治疗

阿司匹林为首选药物。急性期剂量应在 150～300 mg/d,可达到快速抑制血小板聚集的作用,3 天后可改为小剂量即 50～150 mg/d 维持治疗,对于存在阿司匹林禁忌证的患者,可采用氯吡格雷替代治疗,使用时应注意经常检查血常规,一旦出现明显白细胞或血小板计数降低应立即停药。

(1)阿司匹林:阿司匹林对不稳定型心绞痛治疗目的是通过抑制血小板的环氧化酶快速阻断血小板中血栓素 A_2 的形成。因小剂量阿司匹林(50～75 mg)需数天才能发挥作用。故目前主张:①尽早使用,一般应在急诊室服用第一次。②为尽快达到治疗性血药浓度,第一次应采用咀嚼法,促进药物在口腔颊部黏膜吸收。③剂量300 mg,每天 1 次,3 天后改为 100 mg,每天 1 次,很可能需终身服用。

(2)氯吡格雷:为第二代抗血小板聚集的药物,通过选择性地与血小板表面腺苷酸环化酶耦联的 ADP 受体结合而不可逆地抑制血小板的聚集,且不影响阿司匹林阻滞的环氧化酶通道,与阿司匹林合用可明显增加抗凝效果,对阿司匹林过敏者可单独使用。噻氯匹定的最严重不良反应是中性粒细胞减少,见于连续治疗 2 周以上的患者,易出现血小板减少和出血时间延长,亦可引起血栓性血小板减少性紫癜,而氯吡格雷则不明显,目前在临床上已基本取代噻氯匹定。目前,对于不稳定型心绞痛患者和接受介入治疗的患者多主张强化血小板治疗,即二联抗血小板治疗,在常规服用阿司匹林的基础上立即给予氯吡格雷治疗至少 1 个月,亦可延长至 9 个月。

(3)血小板糖蛋白Ⅱb/Ⅲa受体抑制剂:为第三代血小板抑制剂,主要通过占据血小板表面的糖蛋白Ⅱb/Ⅲa受体,抑制纤维蛋白原结合而防止血小板聚集。但其口服制剂疗效及安全性令人失望。静脉制剂主要有阿昔单抗和非抗体复合物替洛非班、拉米非班、塞米非班、依替巴肽、来达非班等,其在注射停止后数小时作用消失。目前,临床常用药物有盐酸替罗非班注射液,是一种非肽类的血小板糖蛋白Ⅱb/Ⅲa受体的可逆性阻滞剂,能有效地阻止纤维蛋白原与血小板表面的糖蛋白Ⅱb/Ⅲa受体结合,从而阻断血小板的交联和聚集。盐酸替罗非班对血小板功能的抑制的时间与药物的血浆浓度相平行,停药后血小板功能迅速恢复到基线水平。在不稳定型心绞痛患者盐酸替罗非班静脉输注可分两步,在肝素和阿司匹林应用条件下,可先给予负荷量 0.4 $\mu g/(kg \cdot min)$(30 分钟),而后以 0.1 $\mu g/(kg \cdot min)$ 维持静脉滴注48 小时。对于高度血栓倾向的冠脉血管成形术患者盐酸替罗非班两步输注方案为负荷量 10 $\mu g/kg$ 于5分钟内静脉推注,然后以0.15 $\mu g/(kg \cdot min)$ 维持 16~24 小时。

3.抗凝血酶治疗

目前,临床使用的抗凝药物有普通肝素、低分子肝素和水蛭素,其他人工合成或口服的抗凝药正在研究或临床观察中。

(1)普通肝素:是常用的抗凝药,通过激活抗凝血酶而发挥抗栓作用,静脉滴注肝素会迅速产生抗凝作用,但个体差异较大,故临床需化验部分凝血活酶时间(APTT)。一般将 APTT 延长至 60~90 秒作为治疗窗口。多数学者认为,在 ST 段不抬高的急性冠状动脉综合征,治疗时间为 3~5 天,具体用法为75 U/kg,静脉滴注维持,使 APTT 在正常的 1.5~2.0 倍。

(2)低分子肝素是由普通肝素裂解制成的小分子复合物,相对分子量 2 500~7 000,具有以下特点:抗凝血酶作用弱于肝素,但保持了抗因子Ⅹa 的作用,因而抗因子Ⅹa 和凝血酶的作用更加均衡;抗凝效果可以预测,不需要检测 APTT;与血浆和组织蛋白的亲和力弱,生物利用度高;皮下注射,给药方便;促进更多的组织因子途径抑制物生成,更好地抑制因子Ⅶ和组织因子复合物,从而增加抗凝效果等。许多研究均表明低分子肝素在不稳定型心绞痛和非 ST 段抬高心肌梗死的治疗中起作用至少等同或优于经静脉应用普通肝素。低分子肝素因生产厂家不同而规格各异,一般推荐量按不同厂家产品以千克体重计算皮下注射,连用一周或更长。

(3)水蛭素:是从药用水蛭唾液中分离出来的第一个直接抗凝血酶制药,通过重组技术合成的是重组水蛭素。重组水蛭素理论上优点:无须通过 AT-Ⅲ激活凝血酶;不被血浆蛋白中和;能抑制凝血块黏附的凝血酶;对某一剂量有相对稳定的APTT,但主要经肾脏排泄,在肾功能不全者可导致不可预料的蓄积。多数试验证实水蛭素能有效降低死亡与非致死性心肌梗死的发生率,但出血危险有所增加。

(4)抗血栓治疗的联合应用。①阿司匹林加 ADP 受体阻滞剂:阿司匹林与 ADP 受体阻滞剂的抗血小板作用机制不同,一般认为,联合应用可以提高疗效。CURE 试验表明,与单用阿司匹林相比,氯吡格雷联合使用阿司匹林可使致死性和非致死性心肌梗死降低 20%,减少冠状动脉重建需要和心绞痛复发。②阿司匹林加肝素:RISC 试验结果表明,男性非 ST 段抬高心肌梗死患者使用阿司匹林明显降低死亡或心肌梗死的危险,单独使用肝素没有受益,阿司匹林加普通肝素联合治疗的最初 5 天事件发生率最低。目前资料显示,普通肝素或低分子肝素与阿司匹林联合使用疗效优于单用阿司匹林;阿司匹林加低分子肝素等同于甚至可能优于阿司匹林加普通肝素。③肝素加血小板 GPⅡb/Ⅲa抑制剂:PUR-SUTT 试验结果显示,与单独应用血小板 GPⅡb/Ⅲa抑制剂相比,未联合使用肝素的患者事件发生率较高。目前,多主张联合应用肝素与血小板 GPⅡb/Ⅲa 抑制剂。由于两者连用可延长 APTT，肝素剂量应小于推荐剂量。④阿司匹林加肝素加血小板 GPⅡb/Ⅲa 抑制剂：目前，合并急性缺血的非 ST 段抬高心肌梗死的高危患者，主张三联抗血栓治疗，是目前最有效地抗血栓治疗方案。持续性或伴有其他高危特征的胸痛患者及准备做早期介入治疗的患者，应给予该方案。

4.调脂治疗

血脂增高的干预治疗除调整饮食、控制体重、体育锻炼、控制精神紧张、戒烟、控制糖尿病等非药物干预手段外，调脂药物治疗是最重要的环节。近代治疗急性冠脉综合征的最大进展之一就是 3-羟基-3 甲基戊二酰辅酶 A（HMGCoA）还原酶抑制剂（他汀类）药物的开发和应用，该类药物除降低总胆固醇（TC）、低密度脂蛋白胆固醇（LDL-C）、甘油三酯（TG）和升高高密度脂蛋白胆固醇（HDL-C）外，还有缩小斑块内脂质核、加固斑块纤维帽、改善内皮细胞功能、减少斑块炎性细胞数目、防止斑块破裂等作用，从而减少冠脉事件，另外还能通过改善内皮功能减弱凝血倾向，防止血栓形成，防止脂蛋白氧化，起到了抗动脉粥样硬化和抗血栓作用。随着长期的大样本的试验结果出现，已经显示他汀类强化降脂治疗和 PTCA 加常规治疗可同样安全有效地减少缺血事件。所有他汀类药物均有相同的不良反应，即胃肠道功能紊乱、肌痛及肝损害，儿童、孕妇及哺乳期妇女不宜应用。常见他汀类降调脂药见表 4-4。

表 4-4　临床常见他汀类药物剂量

药　物	常用剂量（mg）	用法
阿托伐他汀（立普妥）	10~80	每天 1 次，口服
辛伐他汀（舒将之）	10~80	每天 1 次，口服
洛伐他汀（美将之）	20~80	每天 1 次，口服
普伐他汀（普拉固）	20~40	每天 1 次，口服
氟伐他汀（来适可）	40~80	每天 1 次，口服

5.溶血栓治疗

国际多中心大样本的临床试验（TIMIⅢB）业已证明采用 AMI 的溶栓方法治疗不稳定型心绞痛反而有增加 AMI 发生率的倾向，故已不主张采用。至于小剂量尿激酶与充分抗血小板和抗凝血酶治疗相结合是否对不稳定型心绞痛有益，仍有待临床进一步研究。

6.经皮冠状动脉介入治疗和外科手术治疗

在高危险组患者中如果存在以下情况之一则应考虑行紧急介入性治疗或 CABG。

（1）虽经内科加强治疗，心绞痛仍反复发作。

（2）心绞痛发作时间明显延长超过 1 小时，药物治疗不能有效缓解上述缺血发作。

（3）心绞痛发作时伴有血流动力学不稳定，如出现低血压、急性左心功能不全或伴有严重心律失常等。

不稳定型心绞痛的紧急介入性治疗的风险一般高于择期介入性治疗，故在决定之前应仔细权衡。紧急介入性治疗的主要目标是以迅速开通"罪犯"病变的血管，恢复其远端血流为原则，对于多支病变的患者，可以不必一次完成全部的血管重建。对于血流动力学不稳定的患者最好同时应用主动脉内球囊反搏，力求稳定高危患者的血流动力学。除以上少数不稳定型心绞痛患者外，大多数不稳定型心绞痛患者的介入性治疗宜放在病情稳定至少 48 小时后进行。

目前认为，当不稳定型心绞痛患者经积极的药物治疗或 PCI 治疗效果不满意，或由于各种原因不能进行 PCI 时，可考虑冠脉搭桥术（CABG）治疗。对严重的多支病变和严重的主干病变、特别是左心室功能严重障碍的患者，应首先考虑 CABG。

7.不稳定型心绞痛出院后的治疗

不稳定心绞痛患者出院后仍需定期门诊随诊。低危险组的患者 1～2 个月随访 1 次，中、高危险组的患者无论是否行介入性治疗都应 1 个月随访 1 次，如果病情无变化，随访半年即可。

UA 患者出院后仍需继续服阿司匹林、β 受体阻滞剂。阿司匹林宜采用小剂量，每天 50～150 mg 即可，β 受体阻滞剂宜逐渐增量至最大可耐受剂量。在冠心病的二级预防中阿司匹林和降胆固醇治疗是最重要的。降低胆固醇的治疗应参照国内降血脂治疗的建议，即血清胆固醇＞4.68 mmol/L（180 mg/dL）或低密度脂蛋白胆固醇＞2.6 mmol/L（100 mg/dL）均应服他汀类降胆固醇药物，并达到有效治疗的目标。血浆甘油三酯＞2.26 mmol/L（200 mg/dL）的冠心病患者一般也需要服降低甘油三酯的药物。其他二级预防的措施包括向患者宣教戒烟、治疗高血压和糖尿病、控制危险因素、改变不良的生活方式、合理安排膳食、适度增加活动量、减少体重等。

八、影响不稳定型心绞痛预后的因素

（1）左心室功能为最强的独立危险因素，左心室功能越差，预后也越差，因为这些患者的心脏很难耐受进一步的缺血或梗死。

（2）冠状动脉病变的部位和范围：左主干病变和右冠开口病变最具危险性，三支冠脉病变的危险性大于双支或单支者，前降支病变危险大于右冠或回旋支病变，近端病变危险性大于远端病变。

（3）年龄是一个独立的危险因素，主要与老年人的心脏储备功能下降和其他重要器官功能降低有关。

（4）合并其他器质性疾病或危险因素：不稳定型心绞痛患者如合并肾衰竭、慢性阻塞性肺疾病、糖尿病、高血压、高血脂、脑血管病及恶性肿瘤等，均可影响不稳定型心绞痛患者的预后。其中肾功能状态还明显与 PCI 预后有关。

（毕成龙）

第三节　扩张型心肌病

扩张型心肌病（DCM）是以一侧或双侧心腔扩大，收缩性心力衰竭为主要特征的一组疾病。病因不明者称为原发性扩张型心肌病，由于主要表现为充血性心力衰竭，以往又被称为充血性心肌病，该病常伴心律失常，5 年存活率低于 50%，发病率为 5/10 万～10/10 万，近年来有增高的趋势，男多于女，男女发病比例为 2.5：1。

一、病因

（一）遗传因素

遗传因素包括单基因遗传和基因多态性。前者包括显性和隐性两种，根据基因所在的染色体进一步分为常染色体和性染色体遗传。致病基因已经清楚者归为家族性心肌病，未清楚而又有希望的基因是编码 *dystrophin* 和 *cardiotrophin* -1 的基因。基因多态性目前以 ACE 的 DD 型研究较多,但与原发性扩张型心肌病的关系尚有待进一步证实。

(二)病毒感染

主要是柯萨奇病毒,此外尚有巨细胞病毒、腺病毒(小儿多见)和埃柯病毒等。以柯萨奇病毒研究较多。病毒除直接引起心肌细胞损伤外,尚可通过免疫反应,包括细胞因子和抗体损伤心肌细胞。

(三)免疫障碍

免疫障碍分两大部分:一是引起机体抵抗力下降,机体易于感染,尤其是嗜心肌病毒如柯萨奇病毒感染;二是以心肌为攻击靶位的自身免疫损伤,目前已知的有抗 β-受体抗体,抗 M-受体抗体,抗线粒体抗体,抗心肌细胞膜抗体,抗 ADP/ATP 载体蛋白抗体等。有些抗体具强烈干扰心肌细胞功能作用,如抗 β-受体抗体的儿茶酚胺样作用较去甲肾上腺素强 100 倍以上,抗 ADP/ATP 抗体严重干扰心肌能量代谢等。

(四)其他

某些营养物质、毒物的作用或叠加作用应注意。

二、病理及病理生理

(一)大体解剖

心腔大、室壁相对较薄、附壁血栓,瓣膜及冠状动脉正常,随着病情发展,心腔逐渐变为球形。

(二)组织病理

心肌细胞肥大、变长、变性坏死、间质纤维化。组化染色(抗淋巴细胞抗体)淋巴细胞计数增多,约 46% 符合 Dallas 心肌炎诊断标准。

(三)细胞病理(超微结构)

(1)收缩单位变少,排列紊乱。

(2)线粒体增多变性,细胞化学染色示线粒体嵴排列紊乱、脱失及融合;线粒体分布异常,膜下及核周分布增多,而肌纤维间分布减少。

(3)脂褐素增多。

(4)严重者心肌细胞空泡变性,脂滴增加。

在上述病理改变的基础上,原发扩张型心肌病的病理生理特点可用一句话概括:收缩功能障碍为主,继发舒张功能障碍。扩张型心肌病的可能发生机制如图 4-2 所示。

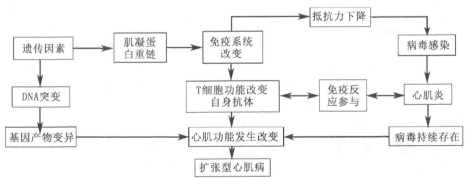

图 4-2 扩张型心肌病发病机制

三、临床表现

（1）充血性心力衰竭的临床表现。

（2）心律失常：快速、缓慢心律失常及各种传导阻滞，以室内阻滞较有特点。

（3）栓塞：以肺栓塞多见。绝大部分是细小动脉多次反复栓塞，表现为少量咯血或痰中带血，肺动脉高压等。周围动脉栓塞在国内较少见，可表现为脑、脾、肾、肠系膜动脉及肢体动脉栓塞。有栓塞者预后一般较差。

四、辅助检查

（一）超声心动图检查

房室腔内径扩大，瓣膜正常，室壁搏动减弱、呈"大腔小口"样改变是其特点。早期仅左心室和左心房大，晚期全心大。可伴二、三尖瓣功能性反流，很少见附壁血栓。

（二）ECG 检查

QRS 可表现为电压正常、增高（心室大）和减低。有室内阻滞者 QRS 增宽。可见病理性 Q 波，多见于侧壁和高侧壁。左心室极度扩大者，胸前导联 R 波呈马鞍形改变，即 V_3、V_4 呈 rS，$V_{1R} > V_{2R}$、$V_{5R} > V_{4R} > V_{3R}$。可见继发 ST-T 改变。有各种心律失常，常见的有室性期前收缩、室性心动过速、房室传导阻滞、室内传导阻滞、心房颤动、心房扑动等。

（三）X 线检查

普大心影，早期肺淤血明显，晚期由于肺动脉高压和/或右心衰竭，肺野透亮度可增加，肺淤血不明显，左、右心室同时衰竭者肺淤血也可不明显。伴有心力衰竭者常有胸腔积液，以右侧或双侧多见，单左侧胸腔积液十分少见。

（四）SPECT 检查

核素心血池显像示左心室舒张末容积（EDV）扩大，严重者可达 800 mL，EF 下降 < 40%，严重者仅 3% ～ 5%，心肌显像左心室大或左、右心室均大，左心室壁显影稀疏不均，呈花斑样。

（五）心肌损伤标志

CK-MB、cTnT、cTnI 可增高。心肌损伤标志阳性者往往提示近期疾病活动、心衰加重，也提示有病毒及免疫因素参加心肌损伤。

（六）其他检查

包括肝功能、肾功能、血常规、电解质、血沉异常等。

五、诊断及鉴别诊断

原发性扩张型心肌病目前尚无公认的诊断标准。可采用下列顺序：①心脏大，心率快，奔马律等心衰表现；②EF < 40%（UCG、SPECT、LVG）；③超声心动图表现为"大腔小口"样改变，左心室舒张末内径指数 ≥ 27 mm/m²，瓣膜正常；④SPECT 示 EDV 增大，心肌显像呈花斑样改变；⑤以上表现用其他原因不能解释，即除外继发性心脏损伤。在临床上遇到难以解释的充血性心力衰竭首先应想到本病，通过病史询问、查体及上述检查符合①～④，且仍未找到可解释的原因即可诊断本病。

鉴别诊断：①应与所有引起心脏普大的原因鉴别；②ECG 有病理性 Q 波者应与陈旧性心梗鉴别。

六、治疗

治疗旨在阻止基础病因介导的心肌损害,阻断造成心力衰竭加重的神经体液机制,去除心力衰竭加重的诱因,控制心律失常和预防猝死,预防各种并发症的发生如血栓栓塞,提高临床心功能、生活质量和延长生存。

应积极寻找病因,给予相应的治疗,如控制感染、严格限酒或戒酒、治疗相应的内分泌疾病或自身免疫病,纠正液体负荷过重及电解质紊乱,改善营养失衡等。

在疾病早期,虽然已出现心脏扩大、收缩功能损害,但尚无心力衰竭的临床表现。此阶段应积极地进行早期药物干预治疗,包括β受体阻滞剂、ACEI 或 ARB,可减缓心室重构及心肌进一步损伤,延缓病变发展。随病程进展,心室收缩功能进一步减低,并出现心力衰竭的临床表现。此阶段应按慢性心力衰竭治疗指南进行治疗。

（毕成龙）

第四节　肥厚型心肌病

肥厚型心肌病是指心室壁明显肥厚而又不能用血流动力学负荷解释,或无引起心室肥厚原因的一组疾病。肥厚可发生在心室壁的任何部位,可以是对称性,也可以是非对称性,室间隔、左心室游离壁及心尖部较多见,右心室壁罕见。根据有无左心室内梗阻,可分为梗阻性和非梗阻性。根据梗阻部位又可分为左心室中部梗阻和左心室流出道梗阻,后者又称为特发性肥厚型主动脉瓣下狭窄,以室间隔明显肥厚,左心室流出道梗阻为其特点,此种类型约占肥厚型心肌病的 1/4。

一、病因

本病 30%～40% 有明确家族史,余为散发。梗阻性肥厚型心肌病有家族史者更多见,可高达 60% 左右。目前认为是常染色体显性遗传疾病,收缩蛋白基因突变是主要的致病因素。儿茶酚胺代谢异常、高血压和高强度体力活动可能是本病的促进因素。

二、病理生理

收缩功能正常乃至增强,舒张功能障碍为其共同特点。梗阻性肥厚型心肌病在心室和主动脉之间可出现压力阶差,在心室容量和外周阻力减小、心脏收缩加强时压力阶差增大。

三、临床表现

与发病年龄有关,发病年龄越早,临床表现越严重。部分可无任何临床表现,仅在体检或尸检时才发现。心悸、劳力性呼吸困难、心绞痛、劳力性晕厥、猝死是常见的临床表现。目前认为,晕厥及猝死的主要原因是室性心律失常,剧烈活动是其常见诱因。心脏查体可见心界轻度扩大,有病理性第四心音。晚期由于心房扩大,可发生心房颤动。也有少数演变为扩张型心肌病者,出现相应的体征。梗阻性肥厚型心肌病可在胸骨左缘第3～4肋间和心尖区听到粗糙混合性杂音,该杂音既具喷射性杂音的性质,亦有反流性杂音的特点。目前认为,该杂音系不对称肥厚的室间隔造成左心室流出道梗阻,血液高速流过狭窄的左心室流出道,由于 Venturi 效应(流体的流速越快,压力越低)将二尖瓣前叶吸引至室间隔,加重梗阻,同时造成二尖瓣关闭不全所造成的。该杂音受心肌收缩力、左心室容量和外周阻力影响明显。凡能增加心肌收缩力、减少左心室容量和外周阻力的因素均可使杂音加强,反之则减弱。如含服硝酸甘油片或体力活动使左心室容量减少或增加心肌收缩力,均可使杂音增强,使用 β-受体阻滞剂或下蹲位,使心肌收缩力减弱或左心室容量增加,则均可使杂音减弱。

四、辅助检查

(一)心电图检查

最常见的表现为左心室肥大和继发性 ST-T 改变,病理性 Q 波亦较常见,多出现在 Ⅱ、Ⅲ、aVF、aVL、V_5、V_6 导联,偶有 V_{1R} 增高。上述改变可出现在超声心动图发现室壁肥厚之前,其机制不清。以 V_3、V_4 为中心的巨大倒置 T 波是心尖肥厚型心肌病的常见心电图表现。此外,尚有室内阻滞、心房颤动及期前收缩等表现。

(二)超声心动图检查

对本病具诊断意义,且可以确定肥厚的部位。梗阻性肥厚型心肌病室间隔厚度与左心室后壁之比≥1.3(图 4-3A、B、D);室间隔肥厚部分向左心室流出道突出,二尖瓣前叶在收缩期前向运动(SAM,图 4-3C)。主动脉瓣在收缩期呈半开放状态。二尖瓣多普勒超声血流图示 A 峰＞E 峰,提示舒张功能低下。

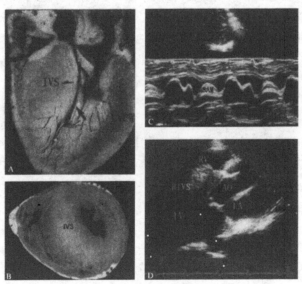

图 4-3 肥厚型心肌病

A.心脏纵切面观,室间隔厚度与之比＞1.3;B.梗阻性肥厚心肌病横断面;C.梗阻性肥厚心肌病 M 超声心动图 SAM 征;D.左心室游离壁梗阻性肥厚心肌病B型超声心动图 HIVS征象,HIVS:室间隔肥厚 RV:右心室,LV:左心室,IVS:室间隔,AO:主动脉 LVPW:左心室后壁,SAM:收缩期前向运动

(三)心导管检查和心血管造影

左心室舒张末压升高,左心室腔与左心室流出道压力阶差＞2.7 kPa(20 mmHg)者则可诊

断梗阻存在。Brocken brough 现象为梗阻性肥厚型心肌病的特异性表现。该现象是指具完全代偿期间的室性期前收缩后心搏增强、心室内压增高而主动脉内压降低的反常现象。这是由于心搏增强加重左心室流出道梗阻造成。心室造影显示左心室腔变形,呈香蕉状(室间隔肥厚)、舌状或黑桃状(心尖肥厚)。冠状动脉造影多为正常,供血肥厚区域的冠状动脉分支常较粗大。

(四)同位素心肌显像

可显示肥厚的心室壁及室壁显影稀疏,提示心肌代谢异常。此与心脏淀粉样变性心室壁厚而显影密度增高相鉴别。

(五)心肌 MRI

可显示心室壁肥厚和心腔变形。

(六)心内膜心肌活检(病理改变)

心肌细胞肥大、畸形、排列紊乱。

五、诊断及鉴别诊断

临床症状、体征及心电图可提供重要的诊断线索。诊断主要依靠超声心动图、同位素心肌显像、心脏 MRI 等影像学检查,心导管检查对梗阻性肥厚型心肌病亦具诊断意义,而 X 线心脏拍片对肥厚型心肌病诊断帮助不大。心绞痛及心电图 ST-T 改变需与冠心病鉴别。心室壁肥厚需与负荷过重引起的室壁肥厚及心脏淀粉样变性室壁肥厚鉴别。冠心病缺乏肥厚型心肌病心室壁肥厚的影像特征,通过冠状动脉造影可显示冠状动脉狭窄。后负荷过重引起的心室壁肥厚可查出后负荷过重疾病,如高血压、主动脉狭窄、主动脉缩窄等;心脏淀粉样变性心室壁肥厚时,心电图表现为低电压,可资鉴别。

六、治疗及预后

基本治疗原则为改善舒张功能,防止心律失常的发生。可用 β-受体阻滞剂及主要作用于心脏的钙通道阻滞剂。对重症梗阻性肥厚型心肌病[左心室腔与左心室流出道压力阶差≥8.0 kPa(60 mmHg)]患者可安装 DDD 型起搏器,室间隔化学消融及手术切除肥厚的室间隔心肌等方法治疗。本病的预后因人而异。一般而言,发病年龄越早,预后越差。成人多死于猝死,小儿多死于心力衰竭,其次是猝死。家族史阳性者猝死率较高。应指导患者避免剧烈运动、持重及屏气,以减少猝死发生。

(毕成龙)

第五节　心　包　缩　窄

心包缩窄是多种心包疾病的最终结果,表现为心包纤维化、钙化、粘连和增厚,导致各房室充盈障碍,类似于右心衰竭的临床表现。

由于心包缩窄,心脏舒张期充盈受限,舒张终末期压力升高,容量减少,尽管收缩功能正常,但每搏量降低,心排血量减少,然而,由于代偿性心率增快,心排血量降低不明显,因此,与心力衰竭比较右心房压力升高明显,而心排血量降低较少,右心房压力可达 1.0~2.0 kPa(10~20 cmH$_2$O)。

由于右心房压力升高,体循环淤血,静脉压升高。

在欧美和日本,心包缩窄的主要病因为特发性心包炎,在南非和一些热带国家,结核性仍是最常见的病因,我国结核性缩窄性心包炎,约占缩窄性心包炎病因的40%。心包缩窄的其他病因主要包括心脏手术后、接受血液透析的慢性肾衰竭、结缔组织病和肿瘤浸润。化脓性心包炎引流不畅可发展为缩窄性心包炎,亦可是真菌感染和寄生虫感染的并发症。偶可见于心肌梗死、心包切开术后综合征及石棉沉着病引起的心包炎。

一、心包缩窄的病理生理

增厚致密的心包较坚硬并固缩压迫心脏,限止了两侧心脏于舒张期充分扩张,使舒张期回心血量减少,心搏量因之而下降。心搏量减少必然造成输血量减少,故血压一般偏低,机体为了维持一定的输血量,必须增加心室率而达代偿目的。心排血量减少也导致肾血流量不足,使肾脏水、钠潴留增多,循环血容量增加。静脉血液回流障碍,因此出现静脉压力升高,其升高的程度常较心力衰竭时更为明显,故临床上出现颈静脉怒张、肝大、腹水、胸腔积液、下肢水肿等体征。因左心室受缩窄心包的影响可出现肺循环瘀血,临床上有呼吸困难等症状。

心包缩窄时,血流动力学改变主要是由于大静脉和心房受压抑或心室缩窄,在过去曾有不同意见,目前认为是心室受压的结果,实验动物心脏缩窄后,仅解除心房的瘢痕组织,血流动力学并无改善,而将心室部分瘢痕解除后,则有明显改善;另外右心室受压后即可产生体循环静脉高压的表现。因此临床上行心包剥脱术时,应剥除心室部位的增厚心包。

二、心包缩窄的临床特征

心包缩窄形成的时间长短不一,通常将急性心包炎发生后1年内演变为心包缩窄者称急性缩窄,1年以上者称为慢性缩窄。演变过程有3种形式:①持续型,急性心包炎经治疗后在数天内其全身反应和症状,如发热胸痛等可逐渐缓解,甚至完全消失,但肝大、颈静脉怒张等静脉瘀血体征不减反而加重,故在这类患者中很难确定急性期和缩窄期的界限,这与渗液在吸收的同时,心包增厚和缩窄形成几乎同时存在有关,因此难以区分两期的界限。②间歇型,心包炎急性期的症状和体征可在一定时间完全消退,患者以为病变痊愈,但数月后重新出现心包缩窄的症状和体征,这与心包的反应较慢,在较长时间内形成缩窄有关。③缓起型,这类患者急性心包炎的临床表现较轻甚至无病史,但有渐进性疲乏无力、腹胀、下肢水肿等症状,在1~2年出现心包缩窄。

(一)症状

心包缩窄的主要症状为腹胀、下肢水肿,这与静脉压增高有关,虽有呼吸困难或端坐呼吸,其并非由于心功能不全所致,而是由于腹水或胸腔积液压迫所致。此外患者常诉疲乏、食欲缺乏、上腹部胀痛等。

(二)体征

(1)血压低,脉搏快,1/3出现奇脉,30%并心房颤动。

(2)静脉压明显升高,即使利尿后静脉压仍保持较高水平。颈静脉怒张,吸气时更明显(Kussmaul征),扩张的颈静脉舒张早期突然塌陷(Freidreich征)。Kussmaul征和Freidreich征均属非特异性体征,心脏压塞和任何原因的严重右心衰竭,皆可见到。

(3)心脏视诊见收缩期心尖回缩,舒张早期心尖冲动。触诊有舒张期搏动撞击感。叩诊心浊音界正常或稍扩大。胸骨左缘3、4肋间听到心包叩击音,无杂音。

(4)其他体征,如黄疸、肺底湿啰音、肝大、腹水比下肢水肿更明显,与肝硬化相似。

(三)辅助检查

1.颈静脉搏动图检查

见 X(心房主动扩张)和 Y(右心房血向右室排空,相当于右室突发而短促的充盈期)波槽明显加深,以 Y 降支变化最明显。

2.心电图检查

胸导联 QRS 波呈低电压,P 波双峰,T 波倒置,如倒置较深表示心包受累严重,缩窄累及右室流出道致使右室肥厚,心房颤动通常见于重症者。广泛心包钙化可见宽 Q 波。

3.胸部 X 线检查

心影正常或稍扩大,心脏边缘不规则、僵硬。透视下见心脏搏动减弱或消失。上腔静脉充血使上纵隔影增宽,心房扩大,心包钙化者占 40%,在心脏侧位观察房室沟、右心前缘和纵隔有钙化阴影,但心包钙化不一定有缩窄。肺无明显充血,如有充血征示左心受累。50%患者见胸腔积液。

4.超声心动图检查

M 型和二维超声心动图表现均属非特异性变化。M 型超声心动图表现为左室壁舒张中晚期回声运动平坦;二尖瓣舒张早期快速开放(DE 速度加快);舒张期关闭斜率(EF 斜率)加快;室间隔在心房充盈期过度向前运动,肺动脉瓣过早开放。

二维超声心动图表现心室腔受限变小,心房正常或稍大,心包膜回声增强,下腔静脉扩张,心脏外形固定,房室瓣活动度大,当快速到缓慢充盈过渡期,见到心室充盈突然停止。吸气时回心血量增加,因右室舒张受限使房、室间隔被推向左侧。

5.CT 或 MRI 检查

心包膜增厚比超声心动图更清晰,厚度可达 5 mm,右室畸形。左室后壁纤维化增厚,上下腔静脉和肝静脉也见特征性改变。

6.心导管检查

通过左、右心导管同时记录到上腔静脉压、右心房平均压、肺毛细血管楔压、肺动脉舒张压,左、右室压力升高,升高水平大致相等。左、右室升高,升高水平大致相等。左、右室升高的舒张压相差不超过 0.7 kPa(5 mmHg)。右心房压力曲线 a、v 波振幅增高,x、y 波加深形成"M"型"W"型。右室压力曲线,舒张早期迅速下陷接近基线,随后上升维持高平原波呈"平方根"样符号,高平原波时压力常超过右室收缩压的 25%,约等于右心房平均压。肺动脉收缩压<6.7 kPa(50 mmHg)。

三、心包缩窄的诊断与鉴别诊断

(一)心包缩窄的诊断依据

心包疾病病史,结合颈静脉怒张、肝大、腹水,但心界不大、心音遥远伴有心包叩击音,可初步建立心包缩窄的诊断。再经胸部 X 线检查发现心包钙化,心电图表现为低电压和 T 波改变则可确定诊断。对不典型病例行心导管检查,可获得心腔内压力曲线以协助诊断。

(二)心包缩窄的鉴别诊断

1.肝硬化门静脉高压伴腹水

患者虽有肝大、腹水和水肿,与缩窄性心包炎表现相似,但无颈静脉怒张和周围静脉压升高现象,无奇脉,心尖冲动正常;食管钡餐透视显示食管静脉曲张;肝功能损害及低蛋白血症。

2.肺心病

右心衰竭时颈静脉怒张、肝大、腹水、水肿,与缩窄性心包炎鉴别。肺心病有慢性呼吸道疾病史;休息状态下仍有呼吸困难;两肺湿啰音;吸气时颈静脉下陷,Kussmaul 征阴性;血气分析低氧血症及代偿或非代偿性呼吸性酸中毒;心电图右室肥厚;胸部 X 线片见肺纹理粗乱或肺淤血,右下肺动脉段增宽,心影往往扩大等,可与缩窄性心包炎鉴别。

3.心脏瓣膜疾病

局限性心包缩窄由于缩窄部位局限于房室沟和大血管出入口可产生与瓣膜病及腔静脉阻塞病相似的体征。如缩窄局限于左房室沟,形成外压性房室口通道狭窄,体征及血流动力学变化酷似二尖瓣狭窄。风湿性心脏病二尖瓣狭窄可有风湿热史而无心包炎病史。心脏杂音存在时间较久。超声心动图示二尖瓣增厚或城墙样改变,瓣膜活动受限与左室后壁呈同向运动。胸部 X 线检查,心脏搏动正常无心包钙化。心导管检查,缩窄性心包炎有特征性的压力曲线,再结合心血管造影有助于与先天性或后天获得性瓣膜病鉴别。

4.心力衰竭

患者往往有心脏瓣膜病或其他类型心脏病,虽有颈静脉怒张和静脉压升高,但 Kussmaul 征阴性;心脏扩大或伴有心脏瓣膜病变的杂音;且下肢水肿较腹水明显均可帮助鉴别。

5.限制型心肌病

原发性或继发性限制型心肌病由于心内膜和心肌受浸润或纤维瘢痕化,心肌顺应性丧失引起心室舒张期充盈受限。血流动力学和临床表现与缩窄性心包炎相似,鉴别诊断极为困难。因两者治疗方法,预后截然不同,故鉴别诊断很重要,确实难以鉴别时可采用开胸探查明确诊断。

四、心包缩窄的治疗

心包剥离术是治疗缩窄性心包炎的有效方法,术后存活者 90% 症状明显改善,恢复劳动力。故目前主张早期手术,即在临床上心包感染基本上已控制时就可施行手术,过迟手术患者心肌常有萎缩及纤维变性,手术虽成功但因心肌病变致术后情况改善不多,甚至因变性的心肌不能适应进入心脏血流的增多而发生心力衰竭,此外过迟手术也因一般情况不佳会增加患者手术的危险性。内科疗法主要是减轻患者症状及手术前准备。患者术前数周应休息,进低盐饮食,有贫血或低蛋白血症者可小量输血或给予清蛋白。腹水较多者可适量放水和给予利尿剂,除非有快速心房颤动一般不给予洋地黄制剂。术前 1～2 天开始用青霉素,结核病例术前数天就应开始用抗结核药。

五、缩窄性心包炎

(一)渗出缩窄性心包炎

渗出缩窄性心包炎既有心包腔积液引起心脏压塞的症状,又有心包膜增厚粘连引起心包缩窄的临床特征。本病进展缓慢,病程持续 1 年左右,可发展为缩窄性心包炎。

1.病因

结核感染、肿瘤、放射性损伤及非特异性心包炎。

2.临床表现

胸痛,劳力性呼吸困难,颈静脉及中心静脉压升高,常出现奇脉,心包叩击音少见。胸部 X 线示心脏增大,无心包钙化影。CT 检查心包壁层增厚,心包积液。心包穿刺抽液前心房压力曲线以 x 支下降明显,抽液后转为 y 降支下降更显著。右室压力曲线抽液前后均呈现"平方根"征。抽液后心包腔内压虽下降,而中心静脉压仍保持较高的水平。

3.治疗

除继续治疗原发病外,激素和心包穿刺抽液治疗可暂时缓解症状。有时心包切除术是最有效的治疗方法。

(二)隐匿性缩窄性心包炎

此病少见。患者可有急性心包炎病史。常诉胸痛,劳累后呼吸困难,体查无缩窄性心包炎体征。超声心动图检查也无心包积液和缩窄的征象。右心导管,心房心室压力曲线正常。若为明确诊断和行心包切开术前,可采用较少用的增加血容量方法,诱发血流动力学改变。在 10 分钟内静脉滴注大约 1 L 盐水,此时右心房压力曲线显出缩窄性心包炎的"M"型或"W"型特征,而左、右心室舒张压相等。

(三)慢性钙化缩窄性心包炎

目前慢性钙化缩窄性心包炎较罕见,属缩窄性心包炎晚期的一种特殊类型。临床特点:严重恶病质;巩膜、皮肤黄疸、蜘蛛痣、肝掌;静脉压极度升高;心律不齐,心房颤动;肝大,腹水,甚至出现意识障碍;射血分数极低,心包切除手术治疗危险性大,即使手术治疗,术后心功能也得不到改善。

(四)心包切开术后及心外科手术后缩窄性心包炎

心包切开术后缩窄性心包炎发生率在 0.2％以下。心脏手术时心包膜损害、出血、手术操作的刺激、局部低温等因素,导致心包无菌性炎症。约 25％患者术后经超声心动图检查可发现心包积液,但经数周可逐渐吸收。部分大量血性心包积液者,虽经心包穿刺引流治疗,但由于血性渗液的组织机化,会很快出现缩窄性心包炎临床表现。如心脏手术后数月内出现似右心衰竭表现,静脉压升高、肝大、腹水,应注意心包切开术后缩窄性心包炎。一旦明确诊断,需进行心包切除术治疗。

心外科手术后缩窄性心包炎是心脏外科手术的一种并发症,从心脏手术到确诊的时间通常为 1 年,但其范围由少于 1 个月至 15 年以上。5 207 例成年患者外科手术后 0.2％(11 例)并发缩窄性心包炎,行心导管检查,平均术后 82 天并发。心脏移植的患者中,超过 12％者可能发生延迟性心包积液和缩窄,易与慢性排异反应而发生的心肌病相混淆。

1.病因

聚乙烯酮碘冲洗心脏被假定为对某些患者的诱发因素,许多报告并未提到这一因素,似乎心包腔出血和浆膜损伤是主要因素。一组报告暂时性心包切开术后综合征是手术后缩窄性心包炎的病因,约占 60％。现已有证据证明,手术后缩窄性心包炎,可能是由于旁路血管移植术和移植血管早期闭塞,切开心包时损害移植血管所致。发生缩窄性心包炎,还可能与隐藏的心包积血和心外膜安装 AICD 后数月,电极异物刺激心包的反应或电极局部感染的因素有关。

2.临床表现

外科术后缩窄性心包炎的重要临床特征包括呼吸困难、胸痛、颈静脉扩张、足部水肿,X 线胸片显示心脏扩大,超声心动图显示有心包增厚及大量心包积液。另 MRI 和 CT 检查可证实一些患者心包增厚。

3.治疗

若怀疑某些患者患有此综合征,在其心包探查术之前应用心导管术以确诊缩窄性心包炎。这些患者大多数是心包出血引起的纤维化,常伴有心脏后壁血肿,约85%在施行广泛心包切除术后可以好转。这类患者心包切除的死亡率高,为5%~14%。

(毕成龙)

第六节 急性病毒性心肌炎

急性病毒性心肌炎是指嗜心性病毒感染引起的,以心肌非特异性间质性炎症为主,伴有心肌细胞变性、溶解或坏死病变的心肌炎。病变可累及心脏传导和起搏系统,亦可累及心包膜。临床上以肠道病毒(如柯萨奇病毒B组2、4两型最多见,其次为5、3、1型及A组的1、4、9、16、23型,艾柯病毒和脊髓灰质炎病毒等)和流感病毒较为常见。此外,麻疹、腮腺炎、乙型脑炎、肝炎和巨细胞病毒等也可引起心肌炎。

一、发病机制

病毒如何引起心肌损伤的机制迄今尚未阐明,可能途径包括以下2条。

(一)病毒直接侵犯心肌

病毒感染后可引起病毒血症,经血流直接侵犯心肌,导致心肌纤维溶解、坏死、水肿及炎性细胞浸润。有人认为,急性暴发性病毒性心肌炎和病毒感染后1~4周猝死者,病毒直接侵犯心肌可能是主要的发病机制。

(二)免疫变态反应

对于大多数病毒性心肌炎,尤其是慢性心肌炎,目前认为主要是通过免疫变态反应而致病。参与免疫反应可能是病毒本身,也可能是病毒-心肌抗体复合物。既有体液免疫参与,又有细胞免疫参与。此外,患者免疫功能低下在发病中也起重要作用。

二、诊断

(一)临床表现特点

(1)起病前1~3周常有上呼吸道或消化道感染史。

(2)心脏受累表现:心悸、气促、心前区疼痛等。体检:轻者心浊音界不扩大,重者心浊音界扩大,心率增快且与体温升高不相称,可出现舒张期奔马律,心律失常以频发期前收缩多见,亦可表现为房室传导阻滞,以至出现心动过缓、心尖区第一心音低钝。可闻及收缩期吹风样杂音。重症患者可短期内出现心力衰竭或心源性休克,少数因严重心律失常而猝死。

(3)老幼均可发病,但以儿童和年轻人较易发病。

(二)实验室检查及其他辅助检查特点

(1)心电图常有各种心律失常表现,以心室性期前收缩最常见,其次为房室传导阻滞、束支及室内阻滞、心动过速等。心肌损害可表现为ST段降低、T波低平或倒置、Q-T间期延长等。暴发性病毒性心肌炎可有异常Q波、阵发性室性心动过速、高度房室传导阻滞,甚至心室颤动等。

心电图改变对心肌炎的诊断并无特异性。

（2）血清酶学检查可有 CK 及其同工酶（CK-MB）、AST 或 LDH 及其同工酶（LDH1）增高。

（3）X 线、超声心动图检查示心脏轻至中度增大，搏动减弱，有时可伴有心包积液，此时称心肌心包炎。

（4）血白细胞可轻至中度增多，血沉加速。

（5）从咽拭、尿、粪、血液及心包穿刺液中分离出病毒，且在恢复期血清中同型病毒抗体滴度较初期或急性期（第一份）血清升高或下降 4 倍以上，可认为是新近有病毒感染。

诊断病毒性心肌炎必须排除可能引起心肌损害的其他疾病，如风湿性心肌炎、中毒性心肌炎、结缔组织和代谢性疾病、原发性心肌病等。

三、治疗

目前，对急性病毒性心肌炎尚缺乏特异性治疗方法，但多数患者经过一段时间休息及对症治疗后能自行痊愈，少数可演变为慢性心肌炎或遗留不同程度心律失常表现，个别暴发型重症病例可导致死亡。本病主要治疗措施如下。

（一）充分休息，防止过劳

本病一旦确诊，应卧床休息，进食易消化和富含维生素、蛋白质的食物。充分休息在急性期应列为主要治疗措施之一。早期不重视卧床休息，可能会导致心脏进行性增大和带来较多的后遗症，一般需休息 3 个月左右。心脏已经扩大或曾出现过心功能不全者应延长至半年，直至心脏不再缩小、心功能不全症状消失后，在密切观察下逐渐增加活动量，恢复期仍应适当限制活动 3～6 个月。

（二）酌情应用改善心肌细胞营养与代谢的药物

辅酶 A 50～100 U 或肌苷 200～400 mg，每天 1～2 次，肌内注射或静脉注射；细胞色素 C 15～30 mg，每天 1～2 次，静脉注射，该药应先皮试，无过敏者才能注射。ATP 或三磷酸胞苷（CTP）20～40 mg，每天 1～2 次，肌内注射，前者尚有口服或静脉制剂，剂量相同。辅酶 Q_{10}，每天 30～60 mg，口服；或 10 mg，每天 2 次，肌内注射及静脉注射。FDP 5～10 g，每天 1～2 次，静脉滴注，对重症病毒性心肌炎可能有效。一般情况下，上述药物视病情可适当搭配或联合应用 2 或 3 种即可，10～14 天为 1 个疗程。此外，极化液疗法：氯化钾 1.0～1.5 g，普通胰岛素 8～12 U，加入 10% 葡萄糖液 500 mL 内，每天 1 次，静脉滴注，尤适用于频发室性期前收缩者。在极化液基础上再加入 25% 硫酸镁 5～10 mL，对快速型心律失常疗效更佳，7～14 天为 1 个疗程。大剂量维生素 C，每天 5～10 g 静脉滴注及丹参酮注射液 40～80 mg，分 2 次加入 50% 葡萄糖液 20 mL 内静脉注射或稀释后静脉滴注，连用 2 周，也有一定疗效。

（三）肾上腺皮质激素

激素有抑制炎性反应、降低血管通透性、减轻组织水肿及抗过敏作用，但可抑制免疫反应和干扰素的合成、促进病毒繁殖和炎症扩散、加重心肌损害，因此应用激素有利有弊。为此，多数学者主张病毒性心肌炎急性期，尤其是最初 2 周内，病情并非危重者不用激素。但短期内心脏急剧增大、高热不退、急性心力衰竭、严重心律失常、休克、全身中毒症状严重合并多脏器损害或高度房室传导阻滞者，可使用地塞米松，每天 10～30 mg，分次静脉注射，或用氢化可的松，每天 200～300 mg，静脉滴注，连用 3～7 天，待病情改善后改口服，并迅速减量至停，一般疗程不宜超过 2 周。若用药 1 周仍无效，则停用。激素对重症病毒性心肌炎有效，其可能原因与抑制了心肌炎症、水肿,消除过度、强烈的免疫反应和减轻毒素作用有关。

(四)抗生素

急性病毒性心肌炎可使用广谱抗生素,如氨苄西林、头孢菌素等,以防止继发性细菌感染,因后者常是诱发病毒感染的条件,特别是流感、柯萨奇及腮腺炎病毒感染,且可加重病毒性心肌炎的病情。

(五)抗病毒药物

疗效不肯定,因为病毒性心肌炎主要是免疫反应的结果。即使是由于病毒直接侵犯所致,但抗病毒药物能否进入心肌细胞内杀灭病毒也尚有疑问。流感病毒所致心肌炎可试用吗啉胍(ABOB)100~200 mg,每天3次;金刚烷胺100 mg,每天2次。疱疹病毒性心肌炎可试用阿糖胞苷和利巴韦林(三氮唑核苷),前者剂量为每天50~100 mg,静脉滴注,连用1周;后者为100 mg,每天3次,视病情连用数天至1周,必要时亦可静脉滴注,剂量为每天300 mg。此外,中草药如板蓝根、连翘、大青叶、黄连、黄芩、虎杖等也具抗病毒作用。

(六)免疫调节剂

(1)人白细胞干扰素1.5万~2.5万U,每天1次,肌内注射,7~10天为1个疗程,间隔2~3天,视病情可再用1~2个疗程。

(2)应用基因工程制成的干扰素100万U,每天1次,肌内注射,2周为1个疗程。

(3)聚肌胞每天1~2 mg,每2~3天1次,肌内注射,2~3个月为1个疗程。

(4)简化胸腺素10 mg,每天肌内注射1次,共3个月,以后改为10 mg,隔天肌内注射1次,共半年。

(5)免疫核糖核酸(IRNA)3 mg,每2周1次,皮下注射或肌内注射,共3个月,以后每月肌内注射3 mg,连续6~12个月。

(6)转移因子(TF)1 mg,加盐水2 mL,每周1~2次,于上臂内侧或两侧腋部皮下或臀部肌内注射。

(7)黄芪有抗病毒及调节免疫功能,对干扰素系统有激活作用,在淋巴细胞中可诱生γ干扰素,还能改善内皮细胞生长及正性肌力作用,可口服、肌内注射或静脉内给药。用量为黄芪口服液(每支含生黄芪15 g)1支,每天2次,口服;或黄芪注射液(每支含生黄芪4 g/2 mL)2支,每天1~2次,肌内注射;或在5%葡萄糖液500 mL内加黄芪注射液4~5支,每天1次,3周为1个疗程。

(七)纠正心律失常

基本上按一般心律失常治疗。对于室性期前收缩、快速型心房颤动可用胺碘酮0.2 g,每天3次,1周后或有效后改为每天0.1~0.2 g维持。阵发性室性心动过速、心室扑动或颤动,应尽早采用直流电电击复律,亦可迅速静脉注射利多卡因50~100 mg,必要时隔5分钟后再注,有效后静脉滴注维持24~72小时。心动过缓可用阿托品治疗,也可加用激素。对于莫氏Ⅱ型和三度房室传导阻滞,尤其有脑供血不足表现或有阿-斯综合征发作者,应及时安置人工心脏起搏器。

(八)心力衰竭和休克的防治

重症急性病毒性心肌炎可并发心力衰竭或休克。有心力衰竭者应给予低盐饮食、供氧,视病情缓急可选用口服或静脉注射洋地黄类制剂,但剂量应控制在常规负荷量的1/2~2/3,必要时可并用利尿剂、血管扩张剂和非洋地黄类正性肌力药物,同时注意水、电解质平衡。

(毕成龙)

第七节　肺动脉瓣疾病

肺动脉瓣疾病中,最常见的是肺动脉瓣狭窄,可合并心房、心室间隔缺损或主动脉骑跨;可继发或伴发右心室漏斗部狭窄。风湿病所致者多累及多瓣膜;其他少见的病因有感染性心内膜炎后粘连、类癌综合征、马方综合征等。

一、肺动脉瓣关闭不全

肺动脉瓣关闭不全,多由肺动脉高压引起的肺动脉总干部扩张所致,常见于二尖瓣狭窄,亦可见于心房间隔缺损。罕见的病因有风湿性单纯肺动脉瓣炎、马方综合征、先天性肺动脉瓣缺如或发育不良,感染性心内膜炎引起瓣膜毁损、瓣膜分离术后或右心导管术损伤致肺动脉瓣关闭不全。

二、肺动脉瓣狭窄

肺动脉瓣狭窄指肺动脉出口处狭窄,造成右心室排血受阻,包括肺动脉瓣狭窄,右心室漏斗部狭窄及肺动脉瓣上、肺动脉主干及分支狭窄,本病在先心病中较常见。

可分三型:①瓣膜型肺动脉口狭窄;②右心室漏斗部狭窄;③肺动脉狭窄。

(一)病因

肺动脉出口狭窄,使右心室排血受阻,右心室收缩期负荷增加,右心室压力增高,肺动脉压力正常或减低,狭窄前后有收缩期压力阶差,日久可引起右心室肥厚,以至右心衰竭。

(二)临床症状

轻度狭窄者,一般无症状,中度以上狭窄者,可有劳累后气喘,乏力,心悸及昏厥。晚期可有右心衰竭。若同时伴有心房间隔缺损或卵圆孔未闭时,出现右到左分流,也叫法乐氏三联症,有发绀杵状指(趾)。

(三)检查

可进行 X 线、心电图、超声心动图、心导管及心血管造影检查。

(四)治疗

(1)内科治疗:防治肺部感染,心力衰竭或感染性心内膜炎。瓣膜型肺动脉口狭窄,可用经皮穿刺导管球囊扩张成形术.

(2)外科治疗:可行瓣膜切开术或肥厚肌束切除术。

三、肺动脉瓣闭锁

肺动脉瓣闭锁是指肺动脉瓣相互融合,形成无缺口的现为膜或隔膜,是一种少见的先天性心脏病。

(一)分型

根据有无合并室间隔缺损,可分为室间隔完整型肺动脉瓣闭锁和室间隔缺损型肺动脉瓣闭锁两大类。

1.室间隔完整型肺动脉瓣闭锁

右室心肌肥厚,心腔容量小,但流入道始终存在,且室间隔完整。有心房间的沟通和未闭动脉导管存在,右心房的血液经房间隔缺损流入左心房、左心室和主动脉,部分又经未闭动脉导管进入肺动脉、肺循环,以提高动脉血氧饱和度。

2.室间隔缺损型肺动脉闭锁

表现为严重的法洛四联症,或称假性动脉干永存。

以上两种不同的病理类型在诊断和治疗上也存在着明显不同。

(二)诊断与鉴别诊断

1.室间隔完整型肺动脉闭锁

患儿出生时即出现发绀、呼吸窘迫和进行性代谢性酸中度者要高度怀疑本症,应紧急行二维心脏B超检查、左右心室测压及造影以明确诊断。

2.室间隔缺损型肺动脉瓣闭锁

患者的临床表现类似重症法洛四联症,呈青紫气促,活动受限。一般先用二维超声初步明确右室流出道是否存在,继用选择性升主动脉造影以明确体动脉支的来源、走向、数量分布及肺动脉各支分布。

(三)治疗措施

肺动脉瓣闭锁一经确诊,原则上应尽快手术。手术方式有闭锁的肺动脉瓣切开术、人造肺动脉瓣置换术及合并心脏畸形矫治术等。

1.室间隔完整型肺动脉瓣闭锁

原则上采用姑息疗法,使肺动脉血流有适应的供应及右室腔减压,改善缺氧,促使右室尽可能早发育,以待二期根治。

2.室间隔缺损型肺动脉瓣闭锁

手术治疗根据不同类型,首先采取增加肺血流的姑息手术,建立肺叶间、肺门直至中央总汇等姑息手术,最终为建立右心室与肺动脉的连续,关闭室间隔缺损,中止体动脉与肺动脉连接的根治手术。

疗效评价:肺动脉瓣闭锁的预后不良,大部分患儿死于生后 3～4 个月内。手术难度大,手术死亡率也较高。

（毕成龙）

第五章

呼吸内科疾病

第一节　流行性感冒

一、概述

流行性感冒（简称流感）是由流行性感冒病毒引起的急性呼吸道传染病，是人类面临的主要公共健康问题之一。1918 年，20 世纪第一次流感世界大流行死亡人数达 2 000 万，比第一次世界大战死亡人数还多，以后陆续在 1957 年（H_2N_2）、1968 年（H_1N_1）、1977 年（H_1N_1）均有大流行。而近年来禽流感病毒 H_5N_1 连续在亚洲多个国家造成人类感染，形成了对公共卫生的严重威胁，同时也一再提醒人们，一次新的流感大流行随时可能发生。

二、病原学与致病性

流感病毒呈多形性，其中球形直径为 80～120 nm，有囊膜。流感病毒属正黏病毒科，流感病毒属，基因组为分节段、单股、负链 RNA。根据病毒颗粒核蛋白（NP）和基质蛋白（M_1）抗原及其基因特性的不同，流感病毒分为甲、乙、丙 3 型。

甲型流感病毒基因组由 8 个节段的单链 RNA 组成，负责编码病毒所有结构蛋白和非结构蛋白。甲型流感病毒囊膜上有 3 种突起：H、N 和 M_2 蛋白，血凝素（H）和神经氨酸酶（N）为 2 种穿膜糖蛋白，它们突出于脂质包膜表面，分别与病毒吸附于敏感细胞和从受染细胞释放有关。第 3 种穿膜蛋白是 M_2 蛋白，这是一种离子通道蛋白，为病毒进入细胞后脱衣壳所必需。根据其表面 H 和 N 抗原的不同，甲型流感病毒又分成许多亚型。甲型流感病毒的血凝素共有 16 个亚型（$H_{1\sim16}$）。神经氨酸酶则有 9 个亚型（$N_{1\sim9}$）。所有 16 个亚型的血凝素和 9 个亚型的神经氨酸酶都在禽类中检测出，但只有 H_1、H_2、H_3、H_5、H_7、H_9、N_1、N_2、N_3、N_7，可能还有 N_8 亚型引起人类流感流行。

流感病毒表面抗原特别是 H 抗原具有高度易变性，以此逃脱机体免疫系统对它的记忆、识别和清除。流感病毒抗原性变异形式有两种：抗原性飘移和抗原性转变。抗原性飘移主要是由于编码 H 或 N 蛋白基因点突变导致 H 或 N 蛋白分子上抗原位点氨基酸的替换，并由于人群选择压力使得小变异逐步积累。抗原性转变只发生于甲型流感病毒，当 2 种不同的甲型流感病毒同时感染同一宿主细胞时，其基因组的各节段可能会重新分配或组合，导致新的血凝素和/或神经氨酸酶的出现,或者是 H、N 之间新的组合,从而产生一种新的甲型流感的亚型。

流感病毒在进入宿主细胞之后,其血凝素蛋白需先经宿主细胞的蛋白酶消化,成为 2 个由二硫键相连的多肽,这一过程病毒的致病性密切相关。在人类呼吸道和禽类胃肠道中有一种胰酶样的蛋白酶能够酶切流感病毒的血凝素,因此流感病毒往往引起人类呼吸道感染和禽类胃肠道感染。宿主细胞表面对病毒血凝素的受体在人和禽类之间是不同的,因此通常多数禽流感病毒不感染人类,但是已经有越来越多的证据表明,某些禽流感病毒可越过种属界限而感染人类。当两种分别来源于人和禽的流感同时感染同一例患者时,或另一种可能的中间宿主猪(因为猪对禽流感和人流感都敏感,而且与禽类和人都可能有密切接触),2 种病毒就有可能在复制自身的过程中发生基因成分的交换,产生新的“杂交”病毒。由于人类对其缺乏免疫力,因此患者往往病情严重,死亡率极高。

三、流行病学

流感传染源主要为流感患者和隐性感染者。人禽流感主要是患禽流感或携带禽流感病毒的鸡、鸭、鹅等家禽及其排泄物,特别是鸡传播。流感病毒主要是通过空气飞沫和直接接触传播。人禽流感是否还可通过消化道或伤口传播,至今尚缺乏证据。人对流感病毒普遍易感,新生儿对流感及其病毒的敏感性与成年人相同。青少年发病率高,儿童病情较重。流感流行具有一定的季节性。我国北方常发生于冬季,而南方多发生在冬夏两季,然而流感大流行可发生在任何季节。

根据发生特点不同流感发生可分为散发、暴发、流行和大流行。散发一般在非流行期间,病例在人群中呈散在零星分布,各病例在发病时间及地点上没有明显的联系。暴发是指一个集体或小地区在相当短时间内突然发生很多流感病例。流行是指在较大地区内流感发病率明显超出当地同期发病率水平,流感流行时发病率一般为 5%～20%。大流行的发生是由于新亚型毒株出现,由于人群普遍地缺乏免疫力,疾病传播迅速,流行范围超出国界和洲界,发病率可超过50%。世界性流感大流行间隔 10 年左右,常有2～3个波,通常第一波持续时间短,发病率高,第二波持续时间长,发病率低,有时还有第三波,第一波主要发生在城市和交通便利的地方,第二波主要发生在农村及交通闭塞地区。

四、临床表现

流感的潜伏期一般为 1～3 天。起病多急骤,症状变化较多,主要以全身中毒症状为主,呼吸道症状轻微或不明显。季节性流感多发于青少年,临床表现和轻重程度差异颇大,病死率通常不高,一般恢复快,不留后遗症,死者多为年迈体衰、年幼体弱或合并有慢性疾病的患者。最近在亚洲国家发生的人感染 H_5N_1 禽流感病毒有别于常见的季节性流感。感染后的临床症状往往比较严重,死亡率高达 50%,并且常常累及多种器官。流感根据临床表现可分为单纯型、肺炎型、中毒型、胃肠型。

(一)单纯型

本型最为常见,先有畏寒或寒战,发热,继之全身不适,腰背发酸、四肢疼痛,头昏、头痛。大部分患者有轻重不同的打喷嚏、鼻塞、流涕、咽痛、干咳或伴有少量黏液痰,有时有胸骨后烧灼感、紧压感或疼痛。发热可高达 39～40 ℃,一般持续 2～3 天渐降。部分患者可出现食欲缺乏、恶心、便秘等消化道症状。年老体弱的患者,症状消失后体力恢复慢,常感软弱无力、多汗,咳嗽可持续 1～2 周或更长。体格检查：患者可呈重病容,衰弱无力,面部潮红,皮肤上偶有类似麻疹、猩红热、荨麻疹样皮疹,软腭上有时有点状红斑,鼻咽部充血水肿。本型中较轻者病情似一般感冒,全身和呼吸道症状均不显著,病程仅 1～2 天,单从临床表现难以确诊。

(二)肺炎型

本型常发生在 2 岁以下的小儿,或原有慢性基础疾病,如二尖瓣狭窄、肺源性心脏病、免疫力低下者,以及孕妇、年老体弱者。其特点是在发病后 24 小时内可出现高热、烦躁、呼吸困难、咳血痰和明显发绀。全肺可有呼吸音减低、湿啰音或哮鸣音,但无肺实变体征。胸部 X 线可见双肺广泛小结节性浸润,近肺门较多,肺周围较少。上述症状可进行性加重,抗生素无效。病程 1 周至 2 月余,大部分患者可逐渐恢复,也可因呼吸循环衰竭在 5～10 天死亡。

(三)中毒型

本型较少见。肺部体征不明显,具有全身血管系统和神经系统损害,有时可有脑炎或脑膜炎表现。临床表现为高热不退,神志昏迷,成人常有谵妄,儿童可发生抽搐。少数患者由于血管神经系统紊乱或肾上腺出血,导致血压下降或休克。

(四)胃肠型

本型主要表现为恶心、呕吐和严重腹泻,病程 2～3 天,恢复迅速。

五、诊断

流感的诊断主要依据流行病学资料,并结合典型临床表现确定,但在流行初期,散发或轻型的病例诊断比较困难,确诊往往需要实验室检查。流感常用辅助检查。

(一)一般辅助检查

1.外周血常规

白细胞总数不高或偏低,淋巴细胞相对增加,重症患者多有白细胞总数及淋巴细胞下降。

2.胸部影像学检查

单纯型患者胸部 X 线检查可正常,但重症尤其肺炎型患者胸部 X 线检查可显示单侧或双侧肺炎,少数可伴有胸腔积液等。

(二)流感病毒病原学检测及分型

流感病毒病原学检测及分型对确诊流感及与其他疾病如严重急性呼吸综合征(SARS)等鉴别十分重要,常用病毒学检测方法主要有以下几种。

1.病毒培养分离

病毒培养分离是诊断流感最常用和最可靠的方法之一。目前分离流感病毒主要应用马达犬肾细胞(MDCK)为宿主系统。培养过程中观察细胞病变效应,并可应用血清学实验来进行鉴定和分型。传统的培养方法对于流感病毒的检测因需要时间较长(一般需要 4～5 天),不利于早期诊断和治疗。近年来新出现了一种快速流感病毒实验室培养技术——离心培养技术(SVC),在流感病毒的快速培养分离上发挥了很大作用。离心培养法是在标本接种后进行长时间的低速离心,使标本中含病毒的颗粒在外力作用下被挤压吸附于培养细胞上,从而大大缩短了培养时间。

2.血清学诊断

血清学诊断主要是检测患者血清中的抗体水平,即用已知的流感病毒抗原来检测血清中的抗体,此法简便易行、结果可信。血清标本应包括急性期和恢复期双份血清。急性期血样应在发病后 7 天内采集,恢复期血样应在发病后 2～4 周采集。双份血清进行抗体测定,恢复期抗体滴

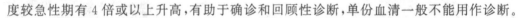

度较急性期有 4 倍或以上升高,有助于确诊和回顾性诊断,单份血清一般不能用作诊断。

3.病毒抗原检测

对于病毒抗原的检测的方法主要有两类:直接荧光抗体检测(DFA)和快速酶(光)免法。DFA 用抗流感病毒的单克隆抗体直接检测临床标本中的病毒抗原,应用亚型特异性的单抗能够快速和直接地检测标本中的病毒抗原,并且可以进一步进行病毒的分型,不仅可用于诊断,还可以用于流行病学的调查。目前快速酶免、光免法主要有 Directigen FluA、Directigen Flu A plus B、Binax Now Flu A and B、Biostar FLU OIA、Quidel Quick vue 和 Zstat Flu test 等。值得注意的是,上述几种检测方法对于乙型流感病毒的检测效果不如甲型。

4.病毒核酸检测

以聚合酶链反应(PCR)技术为基础发展出了各种各样的病毒核酸检测方法,在流感病毒鉴定和分型方面发挥着越来越大的作用,不仅可以快速诊断流感,并且可以根据所分离病毒核酸序列的不同对病毒进行准确分型。常用的方法有核酸杂交、逆转录-聚合酶链反应、多重逆转录-聚合酶链反应、酶联免疫 PCR、实时定量 PCR、依赖性核酸序列扩增、荧光 PCR 等方法。以上述各种检测方法为基础,很多生物制品公司开发出多种试剂盒供临床快速检测应用。近年来,应用基因芯片对流感病毒进行检测和分型是研究的一大热点,基因芯片灵敏度极高,并且可以同时检测多种病毒,尤其适用于流感多亚型、易变异的特点。目前多种基因芯片技术已应用到流感病毒的检测和分型中。

六、鉴别诊断

流行性感冒主要与除流感病毒的多种病毒、细菌等病原体引起的流感样疾病(ILI)相鉴别。确诊需依据实验室检查,如病原体分离、血清学检查和核酸检测。

(1)普通感冒:普通感冒可由多种呼吸道病毒感染引起。除注意收集流行病学资料以外,通常流感全身症状比普通感冒重,而普通感冒呼吸道局部症状更突出。

(2)严重急性呼吸综合征(SARS):SARS 是由 SARS 冠状病毒引起的一种具有明显传染性、可累及多个脏器、系统的特殊肺炎,临床上以发热、乏力、头痛、肌肉关节疼痛等全身症状和干咳、胸闷、呼吸困难等呼吸道症状为主要表现。临床表现类似肺炎型流感。根据流行病学史,临床症状和体征,一般实验室检查,胸部 X 线影像学变化,配合 SARS 病原学检测阳性,排除其他疾病,可做出 SARS 的诊断。

(3)肺炎支原体感染:发热、头痛、肌肉疼痛等全身症状较流感轻,呛咳症状较明显,或伴少量黏痰。胸部 X 线检查可见两肺纹理增深,并发肺炎时可见肺部斑片状阴影等间质肺炎表现。痰及咽拭子标本分离肺炎支原体可确诊。血清学检查对诊断有一定帮助,核酸探针或 PCR 有助于早期快速诊断。

(4)衣原体感染:发热、头痛、肌肉疼痛等全身症状较流感轻,可引起鼻窦炎、咽喉炎、中耳炎、气管-支气管炎和肺炎。实验室检查可帮助鉴别诊断,包括病原体分离、血清学检查和 PCR 检测。

(5)嗜肺军团菌感染:夏秋季发病较多,并常与空调系统及水源污染有关。起病较急,畏寒、发热、头痛等,全身症状较明显,呼吸道症状表现为咳嗽、黏痰、痰血、胸闷、气促,少数可发展为ARDS;呼吸道以外的症状也常见,如腹泻、精神症状及心功能和肾功能障碍,胸部 X 线检查示炎症浸润影。呼吸道分泌物、痰、血培养阳性可确定诊断,但检出率低。对呼吸道分泌物用直接荧光抗体法(DFA)检测抗原或用 PCR 检查核酸,对早期诊断有帮助。血清、尿间接免疫荧光抗体测定,也具诊断意义。

七、治疗

隔离患者,流行期间对公共场所加强通风和空气消毒,避免传染他人。

合理应用对症治疗药物,可对症应用解热药、缓解鼻黏膜充血药物、止咳祛痰药物等。具体内容参考"上呼吸道感染"和"急性支气管炎"。

尽早应用抗流感病毒药物治疗:抗流感病毒药物治疗只有早期(起病 1～2 天)使用,才能取得最佳疗效。我国目前上市的药物有神经氨酸酶抑制剂、血凝素抑制剂和 M_2 离子通道阻滞剂三种。

(一)神经氨酸酶抑制剂

神经氨酸酶抑制剂对甲型、乙型流感均有效,包括以下几种。

1.奥司他韦(胶囊/颗粒)

成人剂量每次 75.0 mg,每天 2 次。1 岁以下儿童推荐剂量:0～8 月龄,每次 3.0 mg/kg,每天 2 次;9～11 月龄,每次 3.5 mg/kg,每天 2 次。1 岁及以上年龄儿童推荐剂量:体重不足 15.0 kg者,每次 30.0 mg,每天 2 次;体重 15.0～23.0 kg 者,每次 45.0 mg,每天 2 次;体重 23.0～40.0 kg 者,每次 60.0 mg,每天 2 次;体重大于 40.0 kg 者,每次 75.0 mg,每天 2 次。疗程 5 天,重症患者疗程可适当延长。肾功能不全者要根据肾功能调整剂量。

2.扎那米韦(吸入喷雾剂)

适用于成人及 7 岁以上青少年,用法:每次 10.0 mg,每天 2 次(间隔 12 小时),疗程 5 天。慢性呼吸系统疾病患者用药后发生支气管痉挛的风险较高,应慎用。

3.帕拉米韦

成人用量为 300.0～600.0 mg,小于 30 天新生儿 6.0 mg/kg,31～90 天婴儿 8.0 mg/kg,91 天～17 岁儿童 10.0 mg/kg,静脉滴注,每天 1 次,1～5 天,重症患者疗程可适当延长。

(二)血凝素抑制剂

阿比多尔可用于成人甲型、乙型流感的治疗。用量为每次 200.0 mg,每天 3 次,疗程 5 天。我国临床应用数据有限,需密切观察疗效和不良反应。

(三)M_2离子通道阻滞剂

金刚烷胺和金刚乙胺针可治疗甲型流感病毒感染,但对目前流行的流感病毒株耐药,不建议使用。

八、预防

隔离患者,流行期间对公共场所加强通风和空气消毒,切断传染链,终止流感流行。流行期间减少大型集会及集体活动,接触者应戴口罩。

(一)疫苗接种

接种流感疫苗是预防流感最有效的手段,可降低接种者罹患流感和发生严重并发症的风险。推荐 60 岁及以上老年人、6 月龄至 5 岁儿童、孕妇、6 月龄以下儿童家庭成员和看护人员、慢性病患者和医务人员等重点人群,每年优先接种流感疫苗。

（二）药物预防

药物预防不能代替疫苗接种。建议对有重症流感高危因素的密切接触者（且未接种疫苗或接种疫苗后尚未获得免疫力者）进行暴露后药物预防，建议不要迟于暴露后 48 小时用药。可使用奥司他韦和扎那米韦等（剂量同治疗量/次，每天 1 次，使用 7 天）。

（三）一般预防措施

保持良好的个人卫生习惯是预防流感等呼吸道传染病的重要手段，主要措施包括：增强体质；勤洗手；保持环境清洁和通风；在流感流行季节尽量减少到人群密集场所活动，避免接触呼吸道感染患者；保持良好的呼吸道卫生习惯，咳嗽或打喷嚏时，用上臂或纸巾、毛巾等遮住口鼻，咳嗽或打喷嚏后洗手，尽量避免触摸眼睛、鼻或口；出现流感样症状应注意休息及自我隔离，前往公共场所或就医过程中需戴口罩。

（杨　丽）

第二节　急性上呼吸道感染

急性上呼吸道感染是指鼻腔、咽或喉部急性炎症的概称。患者不分年龄、性别、职业和地区。全年皆可发病，冬春季节多发，可通过含有病毒的飞沫或被污染的用具传播，多数为散发性，但常在气候突变时流行。由于病毒的类型较多，人体对各种病毒感染后产生的免疫力较弱且短暂，并且无交叉免疫，同时在健康人群中有病毒携带者，故一个人一年内可有多次发病。

急性上呼吸道感染 70%～80% 由病毒引起。主要有流感病毒（甲、乙、丙型）、副流感病毒、呼吸道合胞病毒、腺病毒、鼻病毒、埃可病毒、柯萨奇病毒、麻疹病毒、风疹病毒等。细菌感染可直接或继病毒感染之后发生，以溶血性链球菌为多见，其次为流感嗜血杆菌、肺炎链球菌和葡萄球菌等。偶见革兰阴性杆菌。其感染的主要表现为鼻炎、咽喉炎或扁桃体炎。

当有受凉、淋雨、过度疲劳等诱发因素，使全身或呼吸道局部防御功能降低时，原已存在于上呼吸道或从外界侵入的病毒或细菌可迅速繁殖，引起本病，尤其是老幼体弱或有慢性呼吸道疾病，如鼻旁窦炎、扁桃体炎、慢性阻塞性肺疾病患者更易罹患。

本病不仅具有较强的传染性，而且可引起严重并发症，应积极防治。

一、诊断标准

根据病史、流行情况、鼻咽部发生的症状和体征，结合周围血常规和胸部 X 线检查可作出临床诊断。进行细菌培养和病毒分离，或病毒血清学检查、免疫荧光法、酶联免疫吸附法、血凝抑制试验等，可能确定病因诊断。

（一）临床表现

根据病因不同，临床表现可有不同的类型。

1.普通感冒

普通感冒俗称"伤风"，又称急性鼻炎或上呼吸道卡他，以鼻咽部卡他症状为主要表现。成人多为鼻病毒引起，其次为副流感病毒、呼吸道合胞病毒、埃可病毒、柯萨奇病毒等。起病较急，初期有咽干、咽痒或烧灼感，发病同时或数小时后，可有喷嚏、鼻塞、流清水样鼻涕，2 天后变稠。可伴咽痛,有时由于耳咽管炎使听力减退,也可出现流泪、味觉迟钝、呼吸不畅、声嘶、轻微咳嗽等。一般无发热及全身症状,或仅有低热、不适、轻度畏寒和头痛。检查可见鼻腔黏膜充血、水肿、有分泌物,咽部轻度充血。如无并发症,一般5天后痊愈。

2.流感

流感是由流行性感冒病毒引起。潜伏期1~2天,最短数小时,最长3天。起病多急骤,症状变化很多,主要以全身中毒症状为主,呼吸道症状轻微或不明显。临床表现和轻重程度差异颇大。具体相关临床表现见本章第一节。

3.以咽炎为主要表现的感染

(1)病毒性咽炎和喉炎:由鼻病毒、腺病毒、流感病毒、副流感病毒,以及肠病毒、呼吸道合胞病毒等引起。临床特征为咽部发痒和灼热感,疼痛不持久,也不突出。当有吞咽疼痛时,常提示有链球菌感染,咳嗽少见。急性喉炎多为流感病毒、副流感病毒及腺病毒等引起,临床特征为声嘶、讲话困难、咳嗽时疼痛,常有发热、咽炎或咳嗽。体检可见喉部水肿、充血,局部淋巴结轻度肿大和触痛,可闻及喘鸣音。

(2)疱疹性咽峡炎:常由柯萨奇病毒A引起,表现为明显咽痛、发热,病程约为1周。检查可见咽充血,软腭、悬腭垂、咽及扁桃体表面有灰白色疱疹及浅表溃疡,周围有红晕。多于夏季发病,多见于儿童,偶见于成人。

(3)咽结膜热:主要由腺病毒、柯萨奇病毒等引起。临床表现有发热、咽痛、畏光、流泪、咽及结膜明显充血。病程4~6天,常发生于夏季,游泳中传播。儿童多见。

(4)细菌性咽-扁桃体炎:多由溶血性链球菌引起,次为流感嗜血杆菌、肺炎链球菌、葡萄球菌等引起。起病急,明显咽痛、畏寒、发热、体温可达39 ℃以上。检查可见咽部明显充血,扁桃体肿大、充血,表面有黄色点状渗出物,颌下淋巴结肿大、压痛,肺部无异常体征。

(二)实验室检查

1.血常规

病毒性感染,白细胞计数多为正常或偏低,淋巴细胞比例升高。细菌感染者白细胞计数和中性粒细胞增多及核左移。

2.病毒和病毒抗原的测定

视需要可用免疫荧光法、酶联免疫吸附法、血清学诊断和病毒分离鉴定,以判断病毒的类型,区别病毒和细菌感染。细菌培养可判断细菌类型和进行药物敏感试验。

3.血清PCT测定

有条件的单位可检测血清PCT,有助于鉴别病毒性和细菌性感染。

二、治疗原则

上呼吸道病毒感染目前尚无特殊抗病毒药物,通常以对症处理、休息、忌烟、多饮水、保持室内空气流通、防治继发细菌感染为主。

(一)对症治疗

对有急性咳嗽、鼻后滴漏和咽干的患者可给予伪麻黄碱治疗以减轻鼻部充血,亦可局部滴鼻应用,必要时加用解热镇痛类药物,包括对乙酰氨基酚、布洛芬等。小儿感冒忌用阿司匹林,或含阿司匹林药物及其他水杨酸制剂,因为此类药物与流感的肝脏和神经系统并发症(Reye综合征)相关,偶可致死。有哮喘病史者忌用阿司匹林。

(二)支持治疗

休息、多饮水、注意营养,饮食要易于消化,特别在儿童和老年患者更应重视。密切观察和监测并发症,抗生素仅在明确或有充分证据提示继发细菌感染时有应用指征。

(三)抗病毒药物治疗

由于目前药物滥用而造成流感病毒耐药现象,所以对于无发热、免疫功能正常、发病不超过2天的患者一般无须应用抗病毒药物。对于免疫缺陷患者,可早期常规使用。奥司他韦和利巴韦林有较广的抗病毒谱,对流感病毒、副流感病毒和呼吸道合胞病毒等有较强的抑制作用,可缩短病程。

(四)抗生素治疗

普通感冒无须使用抗生素。有白细胞计数升高、咽部脓苔、咳黄痰和流鼻涕等细菌感染证据,可根据当地流行病学史和经验选用口服青霉素类、第一代头孢菌素、大环内酯类药物或喹诺酮类药物。16岁以下禁用喹诺酮类抗生素。极少需要根据病原菌选用敏感的抗生素。

(五)中药治疗

可辨证给予患者清热解毒或辛温解表和有抗病毒作用的中药,有助于改善症状,缩短病程。

三、预防

重在预防,隔离传染源有助于避免传染。加强锻炼、增强体质、改善营养、饮食生活规律、避免受凉和过度劳累有助于降低易感性,是预防上呼吸道感染最好的方法。年老体弱易感者应注意防护,上呼吸道感染流行时应戴口罩,避免在人多的公共场合出入。

(杨　丽)

第三节　急性气管-支气管炎

急性气管-支气管炎是由生物、物理、化学刺激或过敏等因素引起的急性气管-支气管黏膜炎症。常发生于寒冷季节或气候突变时,也可由急性上呼吸道感染迁延不愈所致。

一、病因

(一)微生物
病原体与上呼吸道感染类似。

(二)物理、化学因素
冷空气、粉尘、刺激性气体或烟雾。

(三)变态反应
常见的吸入致敏源包括化粉、有机粉尘、真菌孢子、动物毛皮排泄物;或对细菌蛋白质的过敏,钩虫、蛔虫的幼虫在肺内的移行均可引起气管-支气管急性炎症反应。

二、诊断

(一)症状

咳嗽、咳痰,先为干咳或少量黏液性痰,随后转为黏液脓性,痰量增多,咳嗽加剧,偶有痰中带血。伴有支气管痉挛时可有气促、胸骨后发紧感。可有发热(38 ℃左右)与全身不适等症状,但有自限性,3 天后消退。

(二)体征

粗糙的干啰音,局限性或散在湿啰音,常于咳痰后发生变化。

(三)实验室检查

(1)血常规检查:一般白细胞计数正常,细菌性感染较重时白细胞总数升高或中性粒细胞计数增多。

(2)痰涂片或培养可发现致病菌。

(3)胸部 X 线检查大多正常或肺纹理增粗。

(四)鉴别诊断

(1)流行性感冒:流行性感冒可引起咳嗽,但全身症状重,发热、头痛和全身酸痛明显,血白细胞数量减少。根据流行病史,补体结合试验和病毒分离可鉴别。

(2)急性上呼吸道感染:鼻咽部症状明显,咳嗽轻微,一般无痰。肺部无异常体征。胸部X线正常。

(3)其他:如支气管肺炎、肺结核、肺癌、肺脓肿等可表现为类似的咳嗽咳痰的多种疾病表现,应详细检查,以资鉴别。

三、治疗

(一)对症治疗

干咳无痰者可选用喷托维林(咳必清),25 mg,每天 3 次,或美沙芬,15～30 mg,每天 3 次,或可待因,15～30 mg,每天 3 次,或用含中枢性镇咳药的合剂,如联邦止咳露、止咳糖浆,10 mL,每天 3 次。其他中成药如咳特灵、克咳胶囊等均可选用,痰多不易咳出者可选用祛痰药,如溴己新(必嗽平),16 mg,每天 3 次,或用盐酸氨溴索(沐舒坦),30 mg,每天 3 次,或桃金娘油提取物化痰,也可雾化帮助祛痰有支气管痉挛或气道反应性高的患者可选用茶碱类药物,如氨茶碱,100 mg,每天 3 次,或长效茶碱舒氟美 200 mg,每天 2 次,或多索茶碱 0.2 g,每天 2 次或雾化吸入异丙托品,或口服特布他林,1.25～2.5 mg,每天 3 次。头痛、发热时可加用解热镇痛药,如阿司匹林 0.3～0.6 g,每 6～8 小时 1 次。

(二)有细菌感染时选用合适的抗生素

痰培养阳性,按致病菌及药敏试验选用抗菌药。在未得到病原菌阳性结果之前,可选用大环内酯类,如罗红霉素成人每天 2 次,每次 150 mg,或 β-内酰胺类,如头孢拉定成人 1～4 g/d,分 4 次服,头孢克洛成人2～4 g/d,分 4 次口服。

四、疗效标准与预后

症状体征消失,化验结果正常为痊愈。

(杨　丽)

第四节 慢性支气管炎

慢性支气管炎是由于感染或非感染因素引起气管、支气管黏膜及其周围组织的慢性非特异性炎症。临床上以慢性咳嗽、咳痰或气喘为主要症状。疾病不断进展,可并发阻塞性肺气肿、肺源性心脏病,严重影响劳动和健康。

一、病因和发病机制

病因尚未完全清楚,一般认为是多种因素长期相互作用的结果,这些因素可分为外因和内因两个方面。

(一)吸烟

大量研究证明吸烟与慢性支气管炎的发生有密切关系。吸烟时间越长,量越多,患病率也越高。戒烟可使症状减轻或消失,病情缓解,甚至痊愈。

(二)理化因素

包括刺激性烟雾、粉尘、大气污染(如二氧化硫、二氧化氮、氯气、臭氧等)的慢性刺激。这些有害气体的接触者慢性支气管炎患病率远较不接触者为高。

(三)感染因素

感染是慢性支气管炎发生、发展的重要因素,病毒感染以鼻病毒、黏液病毒、腺病毒和呼吸道合胞病毒为多见。细菌感染常继发于病毒感染之后,如肺炎链球菌、流感嗜血杆菌等。这些感染因素造成气管、支气管黏膜的损伤和慢性炎症。感染虽与慢性支气管炎的发病有密切关系,但目前尚无足够证据说明为首发病因。只认为是慢性支气管炎的继发感染和加剧病变发展的重要因素。

(四)气候

慢性支气管炎发病及急性加重常见于冬天寒冷季节,尤其是在气候突然变化时。寒冷空气可以刺激腺体,增加黏液分泌,使纤毛运动减弱,黏膜血管收缩,有利于继发感染。

(五)过敏因素

主要与喘息性支气管炎的发生有关。在患者痰液中嗜酸性粒细胞数量与组胺含量都有增高倾向,说明部分患者与过敏因素有关。尘埃、尘螨、细菌、真菌、寄生虫、花粉及化学气体等,都可以成为过敏因素而致病。

(六)呼吸道局部免疫功能减低及自主神经功能失调

其为慢性支气管炎发病提供内在的条件。老年人常因呼吸道的免疫功能减退,免疫球蛋白的减少,呼吸道防御功能退化等导致患病率较高。副交感神经反应增高时,微弱刺激即可引起支气管收缩痉挛,分泌物增多,而产生咳嗽、咳痰、气喘等症状。

综上所述,当机体抵抗力减弱时,呼吸道在不同程度易感性的基础上,有一种或多种外因的存在,长期反复作用,可发展成为慢性支气管炎。如长期吸烟损害呼吸道黏膜,加上微生物的反复感染,可发生慢性支气管炎。

二、病理

由于炎症反复发作,引起上皮细胞变性、坏死和鳞状上皮化生,纤毛变短,参差不齐或稀疏脱落。黏液腺泡明显增多,腺管扩张,杯状细胞也明显增生。支气管壁有各种炎性细胞浸润、充血、水肿和纤维增生。支气管黏膜发生溃疡,肉芽组织增生,严重者支气管平滑肌和弹性纤维也遭破坏以致机化,引起管腔狭窄。

三、临床表现

(一)症状

起病缓慢,病程长,常反复急性发作而逐渐加重。主要表现为慢性咳嗽、咳痰、喘息。开始症状轻微,气候变冷或感冒时,则引起急性发作,这时患者咳嗽、咳痰、喘息等症状加重。

1.咳嗽

主要由支气管黏膜充血、水肿或分泌物积聚于支气管腔内而引起咳嗽。咳嗽严重程度视病情而定,一般晨间和晚间睡前咳嗽较重,有阵咳或排痰,白天则较轻。

2.咳痰

痰液一般为白色黏液或浆液泡沫性,偶可带血。起床后或体位变动可刺激排痰,因此,常以清晨排痰较多。急性发作伴有细菌感染时,则变为黏液脓性,咳嗽和痰量也随之增加。

3.喘息或气急

喘息性慢性支气管炎可有喘息,常伴有哮鸣音。早期无气急。反复发作数年,并发阻塞性肺气肿时,可伴有轻重程度不等的气急,严重时生活难以自理。

(二)体征

早期可无任何异常体征。急性发作期可有散在的干、湿性啰音,多在背部及肺底部,咳嗽后可减少或消失。喘息型可听到哮鸣音及呼气延长,而且不易完全消失。并发肺气肿时有肺气肿体征。

四、实验室和其他检查

(一)X线检查

早期可无异常。病变反复发作,可见两肺纹理增粗、紊乱,呈网状或条索状、斑点状阴影,以下肺野较明显。

(二)呼吸功能检查

早期常无异常。如有小呼吸道阻塞时,最大呼气流速-容积曲线在75%和50%肺容量时,流量明显降低,它比第1秒用力呼气容积更为敏感。发展到呼吸道狭窄或有阻塞时,常有阻塞性通气功能障碍的肺功能表现,如第1秒用力呼气量占用力肺活量的比值减少(<70%),最大通气量减少(低于预计值的80%);流速-容量曲线减低更为明显。

(三)血液检查

慢性支气管炎急性发作期或并发肺部感染时,可见白细胞及中性粒细胞计数增多。喘息型者嗜酸性粒细胞计数可增多。缓解期多无变化。

(四)痰液检查

涂片或培养可见致病菌。涂片中可见大量中性粒细胞,已破坏的杯状细胞,喘息型者常见较多的嗜酸性粒细胞。

五、诊断和鉴别诊断

(一)诊断标准

根据咳嗽、咳痰或伴喘息,每年发病持续 3 个月,连续 2 年或以上,并排除其他引起慢性咳嗽的心、肺疾病,可做出诊断。如每年发病持续不足 3 个月,而有明确的客观检查依据(如 X 线片、呼吸功能等)也可诊断。

(二)分型、分期

1.分型

可分为单纯型和喘息型两型。单纯型的主要表现为咳嗽、咳痰;喘息型者除有咳嗽、咳痰外尚有喘息,伴有哮鸣音,喘鸣在阵咳时加剧,睡眠时明显。

2.分期

按病情进展可分为 3 期。急性发作期是指"咳""痰""喘"等症状任何一项明显加剧,痰量明显增加并出现脓性或黏液脓性痰,或伴有发热等炎症表现 1 周之内。慢性迁延期是指有不同程度的"咳""痰""喘"症状迁延 1 个月以上者。临床缓解期是指经治疗或临床缓解,症状基本消失或偶有轻微咳嗽少量痰液,保持 2 个月以上者。

(三)鉴别诊断

慢性支气管炎需与下列疾病相鉴别。

1.支气管哮喘

支气管哮喘常于幼年或青年突然起病,一般无慢性咳嗽、咳痰史,以发作性、呼气性呼吸困难为特征。发作时两肺布满哮鸣音,缓解后可无症状。常有个人或家族过敏性疾病史。喘息型慢性支气管炎多见于中老年患者,一般以咳嗽、咳痰伴发喘息及哮鸣音为主要症状,感染控制后症状多可缓解,但肺部可听到哮鸣音。典型病例不难区别,但哮喘并发慢性支气管炎和/或肺气肿则难以区别。

2.咳嗽变异性哮喘

咳嗽变异性哮喘以刺激性咳嗽为特征,常由受到灰尘、油烟、冷空气等刺激而诱发,多有家族史或过敏史。抗生素治疗无效,支气管激发试验阳性。

3.支气管扩张

支气管扩张具有咳嗽、咳痰反复发作的特点,合并感染时有大量脓痰,或反复咯血。肺部以湿啰音为主,可有杵状指(趾)。X 线检查常见下肺纹理粗乱或呈卷发状。支气管造影或 CT 检查可以鉴别。

4.肺结核

肺结核多有发热、乏力、盗汗、消瘦等结核中毒症状,咳嗽、咯血等及局部症状。经 X 线检查和痰结核菌检查可以明确诊断。

5.肺癌

患者年龄常在 40 岁以上,特别是有多年吸烟史,发生刺激性咳嗽,常有反复发生或持续的血痰,或者慢性咳嗽性质发生改变。X 线检查可发现有块状阴影或结节状影或阻塞性肺炎。用抗生素治疗,未能完全消散,应考虑肺癌的可能,痰脱落细胞检查或经纤维支气管镜活检一般可明确诊断。

6.肺尘埃沉着病(尘肺)

有粉尘等职业接触史。X 线检查肺部可见硅结节,肺门阴影扩大及网状纹理增多,可做出诊断。

六、治疗

在急性发作期和慢性迁延期应以控制感染和祛痰、镇咳为主。伴发喘息时,应予解痉平喘治疗。对临床缓解期宜加强锻炼,增强体质,提高机体抵抗力,预防复发为主。

(一)急性发作期的治疗

1.控制感染

根据致病菌和感染严重程度或药敏试验选择抗生素。轻者可口服,较重患者用肌内注射或静脉滴注抗生素。常用的有喹诺酮类、头孢菌素类、大环内酯类、β内酰胺类或磺胺类口服,如左氧氟沙星 0.4 g,1 次/天;罗红霉素 0.3 g,2 次/天;阿莫西林 2~4 g/d,分 2~4 次口服;头孢呋辛 1.0 g/d,分 2 次口服;复方磺胺甲噁唑 2 片,2 次/天。能单独应用窄谱抗生素应尽量避免使用广谱抗生素,以免二重感染或产生耐药菌株。

2.祛痰、镇咳

可改善患者症状,迁延期仍应坚持用药。可选用氯化铵合剂 10 mL,每天 3 次;也可加用溴己新 8~16 mg,每天 3 次;盐酸氨溴索 30 mg,每天 3 次。干咳则可选用镇咳药,如右美沙芬、那可丁等。中成药镇咳也有一定效果。对年老体弱无力咳痰者或痰量较多者,更应以祛痰为主,协助排痰,畅通呼吸道。应避免应用强的镇咳药,如可卡因等,以免抑制中枢,加重呼吸道阻塞和炎症,导致病情恶化。

3.解痉、平喘

主要用于喘息明显的患者,常选用氨茶碱 0.1 g,每天 3 次,或用茶碱控释药;也可用特布他林、沙丁胺醇等 β₂ 激动药加糖皮质激素吸入。

4.气雾疗法

对于痰液黏稠不易咳出的患者,雾化吸入可稀释气管内的分泌物,有利排痰。目前主要用超声雾化吸入,吸入液中可加入抗生素及痰液稀释药。

(二)缓解期治疗

(1)加强锻炼,增强体质,提高免疫功能,加强个人卫生,注意预防呼吸道感染,如感冒流行季节避免到拥挤的公共场所,出门戴口罩等。

(2)避免各种诱发因素的接触和吸入,如戒烟、脱离接触有害气体的工作岗位等。

(3)反复呼吸道感染者可试用免疫调节药或中医中药治疗,如卡介苗、多糖核酸、胸腺素等。

(朱笑笑)

第五节 支气管扩张

支气管扩张是指由支气管及其周围肺组织的慢性炎症所导致的支气管壁肌肉和弹性组织破坏,管腔形成不可逆性扩张、变形。本病多数为获得性,患者多有童年麻疹、百日咳或支气管肺炎等病史。临床症状有慢性咳嗽、咳大量脓痰和反复咯血。过去本病常见,在呼吸系统疾病中发病率仅次于肺结核;随着人民生活的改善,麻疹、百日咳疫苗的预防接种,以及抗生素的应用等,本病已明显减少。

一、病因和发病机制

多种原因都可以引起支气管扩张。虽然我国近年来由支气管-肺感染所致的支气管扩张(感染后性支气管扩张)和由支气管-肺结核所致的支气管扩张(结核后性支气管扩张)病例数已明显减少,但仍然是各种原因中最多见的。由其他原因引起的支气管扩张也应受到重视。

支气管扩张发病机制中的关键环节为支气管感染和支气管阻塞,两者相互影响,形成恶性循环,最终导致支气管扩张。另外,支气管外部纤维的牵拉、先天性发育缺陷及遗传因素等也可引起支气管扩张。

(一)支气管-肺感染

婴幼儿时期严重的支气管-肺感染是引起支气管扩张的主要原因之一,如麻疹、百日咳、流行性感冒等,可并发细菌感染而引起细支气管炎和严重的支气管肺炎,从而造成支气管管壁的破坏和附近组织纤维收缩;这些病变使支气管引流不畅,分泌物潴留,导致阻塞;而阻塞又容易诱发感染。这一感染-阻塞-感染的过程反复进行,最终导致支气管扩张。支气管和肺部慢性感染,如慢性肺脓肿等,使支气管管壁的弹性纤维和平滑肌破坏、断裂,支气管变薄,弹性下降,易于扩张。肺结核在痊愈过程中常伴有支气管肺组织纤维组织增生,牵拉支气管,造成局部支气管扭曲、变形,分泌物不易被清除;随后继发的普通细菌感染使病变进入感染-阻塞-感染的恶性循环过程,最终形成支气管扩张。

(二)支气管器质性阻塞

支气管管腔内肿瘤、异物或管外肿大淋巴结可以造成支气管狭窄或部分阻塞,在支气管内形成活瓣作用,使得空气吸入容易而呼出难,阻塞部位以下的支气管内压逐渐增高,造成管腔扩张,同时部分阻塞使得引流不畅,易引起继发感染而破坏管壁,形成本病。

(三)支气管外部的牵拉作用

肺组织的慢性感染或结核病灶愈合后的纤维组织牵拉,也可形成支气管扩张。

(四)先天及遗传因素

纤毛细胞发育不全,使纤毛杆与各纤丝之间只有致密基质,而浮状物与纤丝间的联系和/或动力蛋白侧臂有所缺失,这将引起纤毛固定,纤毛-黏液排送系统的功能明显降低,故易发生支气管扩张、鼻窦炎、中耳炎、支气管炎和肺炎等。卡塔格内综合征包括右位心、鼻旁窦炎和支气管扩张三种病变。多认为纤毛功能异常是其发病的原因;胚胎发育早期,纤毛功能异常使内脏不能进行正常转位,从而形成右位心和其他内脏反位。纤毛功能异常也影响精子的运动,故男性患者常有不育症。

遗传因素参与支气管扩张形成,如囊性纤维化、先天性低丙种球蛋白血症、先天性肺血管发育畸形等。囊性纤维化在白种人较常见,但我国基本尚无病例报道。

二、病理

支气管弹力组织、肌层及软骨等陆续遭受破坏,由纤维组织代替,管腔逐渐扩张。按形态分为柱状和囊状两种,常合并存在。柱状扩张的管壁破坏较轻。随着病情发展,破坏严重,才出现囊状扩张。管壁黏膜的纤毛上皮细胞被破坏,反复出现慢性和急性炎症,黏膜有炎症细胞和溃疡形成,柱状上皮细胞常有鳞状化生。支气管动脉和肺动脉的终末支常有扩张与吻合,有的毛细血管扩张形成血管瘤,以致患者常有咯血。受累肺叶或肺段多见肺容积缩小甚至肺不张。周围肺组织常见反复感染的病理改变。

感染后性支气管扩张多见于下叶基底段支气管的分支。由于左下叶支气管较细长,且受心脏血管的压迫,引流不畅,容易招致继发感染,故左下叶支气管扩张多于右下叶。舌叶支气管开口接近下叶背段,易受下叶感染的影响,故左下叶与舌叶的支气管扩张常同时存在。结核后性支气管扩张多位于肺上叶,特别多见于上叶尖段与后段支气管及其分支。下叶背段的支气管扩张多数也是结核后性者。右中叶支气管较细长,周围有内、外、前三组淋巴结围绕,易引起肺不张及继发感染,反复发作也可发生支气管扩张。

三、临床表现

(一)症状

一部分患者支气管扩张的起病可追查到童年曾有麻疹、百日咳或支气管肺炎的病史,以后常有反复发作的呼吸道感染;但多数患者询问不出特殊病史。早期轻度支气管扩张可完全无症状,或仅有轻微咳嗽和少量咳痰症状;经过若干时间,由于支气管化脓性感染逐渐加重,病变范围逐渐扩大,乃出现咳嗽、咳大量脓痰和反复咯血等典型的支气管扩张症状。部分病例由于首先咯血而就诊,经X线胸片或肺高分辨率CT检查而发现本病;此类患者平时无慢性咳嗽、大量脓痰等症状,主要表现为反复咯血,故又称干性支气管扩张;其病变多位于上叶支气管,引流较好,故不易感染,常见于结核后性支气管扩张患者。

1.慢性咳嗽、咳大量脓痰

一般多为阵发性,每天痰量可达100～400 mL,咳痰多在体位改变时,如起床及就寝时最多,因为支气管扩张感染后,管壁黏膜被破坏,丧失了清除分泌物的功能,引起分泌物的积滞,当体位改变时,分泌物接触到正常黏膜,引起刺激,出现咳嗽及咳大量脓痰。痰液呈黄色脓样,若有厌氧菌混合感染则有臭味。收集全日痰液于玻璃瓶中,数小时后分层:上层为泡沫,下悬脓性成分,中层为浑浊黏液,下层为坏死组织沉淀物。

2.反复咯血

多数患者有反复咯血,血量不等,可为痰中带血或小量咯血,也可表现为大咯血。其原因是支气管表层肉芽组织创面上的小血管或管壁内扩张的小血管破裂出血所致。而所谓干性支气管扩张则以咯血为主要症状,平时有咳嗽,但咳痰不明显。

3.反复肺部感染

其特点是同一肺段反复发生肺炎并迁延不愈。常由上呼吸道感染向下蔓延,支气管感染加重、引流不畅时,炎症扩展至病变支气管周围的肺组织所致。感染重时,出现发热、咳嗽加剧、痰量增多、胸闷、胸痛等症状。因扩张的支气管发生扭曲、变形,引流更差,常于同一肺段反复发生肺炎。由于长期反复感染,反复使用抗生素,使耐药菌的出现概率明显增高,例如,耐药性铜绿假单孢菌就比较多见,给治疗带来困难。

4.慢性感染中毒症状

反复继发感染可引起全身中毒症状,如发热、盗汗、食欲下降、消瘦、贫血等,儿童可影响发育。

(二)体征

早期支气管扩张可无异常体征。病变严重或继发感染,使支气管内有渗出物时,病变部位可听到固定而持久的局限性湿啰音,痰咳出后湿啰音仅可暂时减少或消失。若合并有肺炎时,则可有叩诊浊音和呼吸音减弱等肺炎体征。随着并发症如支气管肺炎、肺纤维化、胸膜增厚与肺气肿等的发生,可出现相应的体征。病程较长的支气管扩张患者可有发绀、杵状指(趾)等体征,全身营养状况也较差。

四、实验室和辅助检查

(一)影像学检查

由于支气管扩张的本质特征是其不可逆性的解剖学改变,故影像学检查对于诊断具有决定性的价值。①后前位 X 线胸片检查:诊断支气管扩张的特异性好,但敏感性不高。早期轻症患者,一般后前位 X 线胸片检查常无特殊发现,或仅有患侧肺纹理增强。疾病后期,X 线胸片显示不规则环状透光阴影,或呈蜂窝状(所谓卷发影),甚至有液平面,可以确认囊性支气管扩张的存在。有时可见肺段或肺叶不张。对于已经确诊为支气管扩张的患者复诊或进行随访时,一般可以仅行后前位 X 线胸片检查。②胸部高分辨率 CT 检查:对于支气管扩张具有确诊价值,可明确支气管扩张累及的部位、范围和病变性质,初次诊断支气管扩张的患者,如条件许可,均应进行本项检查。柱状扩张管壁增厚,并延伸至肺的周边;囊状扩张表现为支气管显著扩张,成串或成簇囊样病变,可含气液面;常见肺不张或肺容积缩小的表现。以往支气管碘油或碘水造影结果是确诊支气管扩张的金标准。现在由于胸部 CT 技术不断发展,特别是多排 CT 检查技术应用于临床,其成像时间很短,扫描层厚很薄(最小层厚可<1 mm),影像的空间分辨率和密度分辨率都很高,对支气管扩张的诊断准确性很高;加之使用方便,没有支气管造影的不良反应,因此,已经取代了支气管造影检查。

(二)纤维支气管镜(纤支镜)检查

由于目前常规使用的纤支镜一般可以到达 3 级支气管,可以窥见 4 级支气管,而支气管扩张病变一般都发生于较远端的支气管,故经纤支镜直接窥见支气管扩张病变的概率不高。对部分患者可发现出血部位及支气管阻塞的原因,对支气管扩张的病因及定位诊断有一定帮助;经纤支镜取培养标本对于明确感染的病原菌有一定价值。

(三)肺功能检查

支气管扩张的肺功能改变与病变的范围及性质有密切关系。病变局限者,由于肺具有极大的贮备力,肺功能一般无明显改变。柱状扩张对肺功能影响较轻微。囊状扩张的支气管破坏较严重,可并发阻塞性肺气肿。肺功能的损害表现为阻塞性通气障碍,可见第一秒钟用力呼气量和最大通气量减低,残气容积占肺总量百分比增高。随着病情的进展,功能性损害加重,出现通气与血流比例失调及弥散功能的障碍等,可导致动脉血氧分压降低和动脉血氧饱和度下降。病变严重时,可并发肺源性心脏病,甚至右心衰竭。

(四)血常规检查

无感染时血白细胞计数多正常,继发感染时则可增高。

(五)痰微生物检查

痰涂片可发现革兰阴性及阳性细菌;培养可检出致病菌,药敏试验结果对于临床正确选用抗生素具有一定指导价值。

(六)其他

对于怀疑有免疫功能缺陷者应对体液免疫与细胞免疫功能进行检查,例如,进行血 IgG、

IgA、IgM 浓度测定。对于怀疑有纤毛功能障碍者可以取呼吸道黏膜活检标本行电镜检查。对于怀疑囊性纤维化者应测定汗液的钠浓度,还可以进行有关基因的检测。

五、诊断和鉴别诊断

(一)诊断

根据慢性咳嗽、大量脓痰、反复咯血及肺部感染等病史,肺部闻及固定而持久的局限性湿啰音,结合 X 线胸片检查发现符合支气管扩张的影像改变等,可做出诊断;对于临床怀疑支气管扩张,但后前位 X 线胸片无明显异常的患者,依据胸部 CT 尤其是高分辨率 CT 扫描结果可做出诊断。

对于明确诊断支气管扩张者还要注意了解其基础疾病,我国以感染后性支气管扩张和结核后性支气管扩张多见,但也应该注意其他较少见的病因,必要时应进行相应的实验室检查。

(二)鉴别诊断

1.慢性支气管炎

有时与支气管扩张不易鉴别,但多发生于 40 岁以上的患者,咳嗽、咳痰症状以冬、春季节为主,痰为白色泡沫样黏痰,感染急性发作时可呈脓性,痰量较少,且无反复咯血史。肺部的干、湿啰音散在分布。

2.肺脓肿

有大量咳脓痰史,但起病急骤,有寒战、高热等中毒症状,X 线检查可发现脓肿阴影或脓腔。需要注意的是,慢性肺脓肿常并发支气管扩张,支气管扩张患者也易发生肺脓肿。对此类患者,首先应行抗感染治疗,炎症控制后,应行 CT 检查,以明确诊断。

3.肺结核

可有慢性咳嗽、咳痰,但常有午后低热、盗汗、消瘦等全身结核中毒症状,且痰量少。病变多位于上叶,体征为肺尖或锁骨下区轻度浊音和细湿啰音。X 线检查可发现病灶,可有钙化。痰内可查见抗酸杆菌。

4.支气管肺癌

干性支气管扩张以咯血为主,有时易误诊为肺癌。但后者多发生于 40 岁以上的男性吸烟患者,行胸部 X 线检查、纤维支气管镜检查、痰细胞学检查等可作出鉴别。

5.先天性支气管囊肿

与支气管相通且合并感染时可有发热、咳嗽、咳痰及反复咯血。X 线检查和胸部 CT 检查可助诊断,可见边缘整齐光滑、圆形或卵圆形的阴影,多位于上肺野,或两肺弥漫性分布,有时可有液平,受累肺叶一般无明显的容积缩小或肺不张。

六、治疗

支气管扩张的内科治疗重点为控制感染和促进痰液引流;必要时应考虑外科手术切除。

(一)内科治疗

1.一般治疗

根据病情轻重,合理安排休息。合并感染及咯血时,应卧床休息。平时应避免受凉,劝导戒烟,预防呼吸道感染。反复长期感染、反复咯血而身体虚弱者应加强营养。

2.控制感染

有发热、咳脓痰等化脓性感染时,可根据病情、痰培养及药物敏感试验结果选用抗感染药物。病情较轻者可选用口服抗感染药物,病情较重者可静脉使用抗感染药物,如喹诺酮类、头孢菌素类等,怀疑有厌氧菌感染者可使用甲硝唑。疗程以控制感染为度,即全身中毒症状消失,痰量及脓性成分减少,肺部湿啰音减少或消失即可停药。不宜长期使用抗感染药物,以免发生真菌感染等不良反应。

3.祛除痰液

(1)体位引流:可促进脓痰排出,减轻中毒症状,有时较抗感染药物治疗更易见效。应根据病变部位采用相应体位。一般要求病变部位较气管和喉部为高的体位,使病肺处于高位,使引流支气管的开口向下。如病变在下叶时最适用的引流法是使患者俯卧,前胸靠近床沿,头向下,进行深呼吸和咳痰。病变在中叶取仰卧位,床脚垫高 30 cm 左右,取头低脚高位。病变在上叶则可取坐位或其他适当姿势,以利排痰。体位引流应持之以恒。

(2)祛痰剂:可使痰液稀薄便于咳出,如氯化铵 0.3 g,溴己新 16 mg,盐酸氨溴索片 30 mg,鲜竹沥 10 mL,日服 3 次。

(3)雾化吸入:可稀释分泌物,使其易于排出,促进引流,有利于控制感染。可选用生理盐水超声雾化吸入,每天 2~3 次。雾化吸入宜在体位引流痰液后实施。

4.咯血的处理

大量咯血可引起窒息死亡,必须积极治疗。

(二)外科治疗

随着抗感染药物的不断发展,外科手术已较少采用,但对那些病灶局限而内科治疗无效者仍应考虑手术治疗。手术适应证为:反复发作严重呼吸道急性感染或大量咯血,病变范围一般不超过两个肺叶,年龄一般在 10~40 岁,全身情况良好,心肺功能无严重障碍的患者。根据术后随访,10%~40%的患者咯血及感染等支气管扩张症状再发,可能是由于术前对一部分扩张支气管漏诊所致,但也有一部分病例是术后残存支气管因扭曲、移位导致引流不畅而新产生支气管扩张,因此手术应严格掌握适应证。大咯血患者有时需急诊手术治疗。病变广泛或伴有严重肺气肿、肺功能严重损害者,为手术禁忌。

七、预防

积极防治呼吸道感染,尤其是幼年时期的麻疹、百日咳、鼻窦炎、支气管肺炎、肺脓肿等,积极预防、治疗肺结核,对预防支气管扩张的发生具有重要意义。

(朱笑笑)

第六节 支气管哮喘

支气管哮喘是全球范围内最常见的慢性呼吸道疾病,它是由多种细胞(如嗜酸性粒细胞、肥大细胞、T 细胞、中性粒细胞、气道上皮细胞等)和细胞组分参与的气道慢性炎症性疾病。这种慢性炎症导致气道高反应性的产生,通常出现广泛多变的可逆性气流受限,并引起反复发作的喘息、气急、胸闷或咳嗽等症状,常在夜间和/或清晨发作、加剧,多数患者可自行缓解或经治疗缓解。哮喘的发病率在世界范围内呈上升趋势。据统计,全世界约有 3 亿人患有哮喘,全球患病率为 1%～18%。我国有 1 000 万～3 000 万哮喘患者。

一、病因

目前认为支气管哮喘是一种有明显家族聚集倾向的多基因遗传性疾病,它的发生既受遗传因素又受环境因素的影响。

(一)遗传

近年来随着分子生物学技术的发展,哮喘相关基因的研究也取得了一定的进展,第 5、6、11、12、13、14、17、19、21 号染色体可能与哮喘有关,但具体关系尚未搞清楚,哮喘的多基因遗传特征为:①外显不全;②遗传异质化;③多基因遗传;④协同作用。这就导致在一个群体中发现的遗传连锁有相关性,而在另一个不同群体中则不能发现这种相关。

国际哮喘遗传学协作研究组曾研究了 3 个种族共 140 个家系,采用 360 个常染色体上短小串联重复多态性遗传标记进行全基因扫描。将哮喘候选基因粗略定位于 5p15、5q23-31、6p21-23、11q13、12q14-24.2、13q21.3、14q11.2-13、17p11、1q11.2、19q13.4、21q21。这些哮喘遗传易感基因大致分 3 类:①决定变态反应性疾病易感的 HLA-Ⅱ类分子基因遗传多态性(如 6p21-23);②T 细胞受体(TCR)高度多样性与特异性IgE(如 14q11.2);③决定 IgE 调节及哮喘特征性气道炎症发生发展的细胞因子基因及药物相关基因(如 11q13、5q31-33)。而 5q31-33 区域内含有包括细胞因子簇 IL-3、IL-4、IL-9、IL-13、GM-CSF 和 β_2-肾上腺素能受体、淋巴细胞糖皮质激素受体、白三烯 C_4 合成酶等多个与哮喘发病相关的候选基因。这些基因对 IgE 调节及对哮喘的炎症发生发展很重要,因此 5q31-33 又被称为细胞因子基因簇。上述染色体区域的鉴定无一显示有与一个以上种族人群存在连锁的证据,表明特异性哮喘易感基因只有相对重要性,同时表明环境因素或调节基因在疾病表达方面,对于不同种族可能存在差异,也提示哮喘和特应症具有不同的分子基础。这些遗传学染色体区域很大,平均含＞20 Mb 的 DNA 和数千个基因,而且目前由于标本量的限制,许多结果不能被重复。因此,寻找并鉴定哮喘相关基因还有大量的工作要做。

(二)变应原

1.变应原

尘螨是最常见的变应原,是哮喘在世界范围内重要的发病因素。常见的有 4 种,即屋尘螨、粉尘螨、宇尘螨和多毛螨。屋尘螨是持续潮湿气候中最主要的螨虫。真菌也是存在于室内空气中的变应原之一,常见为青霉、曲霉、交链孢霉等。花粉与草粉是最常见的引起哮喘发作的室外变应原,木本植物(树花粉)常引起春季哮喘,而禾本植物的草类花粉常引起秋季哮喘。

2.职业性变应原

常见的变应原有谷物粉、面粉、动物皮毛、木材、丝、麻、木棉、饲料、蘑菇、松香、活性染料、乙二胺等。低分子量致敏物质的作用机制尚不明确,高分子量的致敏物质可能是通过与变应原相同的变态反应机制致敏患者并引起哮喘发作。

3.药物及食物添加剂

药物引起哮喘发作有特异性过敏和非特异性过敏两种,前者以生物制品过敏最常见,而后者发生于交感神经阻滞剂和增强副交感神经作用剂,如普萘洛尔、新斯的明。食物过敏大多属于Ⅰ型变态反应,如牛奶,鸡蛋,鱼、虾、蟹等海鲜及调味类食品等可作为变应原,常可诱发哮喘患者发作。

(三)促发因素

1.感染

哮喘的形成和发作与反复呼吸道感染有关,尤其是呼吸道病毒感染,最常见的是鼻病毒,其次是流感病毒、副流感病毒、呼吸道合胞病毒及冠状病毒等。病毒感染引起气道上皮细胞产生多种炎症介质,使随后吸入的变应原的炎症反应和气道收缩反应增强,也可诱导速激肽和组胺失活减少,提高迷走神经介导的反射性支气管收缩。细菌感染在急性哮喘中的作用还未确定。近年,衣原体和支原体感染报道有所增多,部分哮喘病例治疗衣原体感染可改善症状。

2.气候改变

当气温、湿度、气压和空气中离子等发生改变时可诱发哮喘,故在寒冷季节或秋冬气候转变时较多发病。

3.环境污染

环境污染与哮喘发病关系密切。诱发哮喘的有害刺激物中,最常见的是煤气(尤其是 SO_2)、油烟、被动吸烟、杀虫喷雾剂等。烟雾可刺激处于高反应状态的哮喘患者的气道,使支气管收缩,甚至痉挛,致哮喘发作。

4.精神因素

患者紧张不安、情绪激动等,也会促使哮喘发作,一般认为是通过大脑皮质和迷走神经反射或过度换气所致。

5.运动

有 70%~80% 的哮喘患者在剧烈运动后诱发哮喘发作,称为运动性哮喘。典型病例是运动6~10 分钟,在停止运动后 1~10 分钟出现支气管痉挛,临床表现为咳嗽、胸闷、喘鸣,听诊可闻及哮鸣音,多数患者在 30~60 分钟可自行缓解。运动后约有 1 小时的不应期,40%~50% 的患者在此期间再进行运动则不发生支气管痉挛。有些患者虽无哮喘症状,但是运动前后的肺功能测定能发现存在支气管痉挛,可能机制为剧烈运动后过度呼吸,使气道黏膜的水分和热量丢失,呼吸道上皮暂时出现渗透压过高,诱发支气管平滑肌痉挛。

6.药物

有些药物可引起哮喘发作,主要有包括阿司匹林在内的非甾体抗炎药(NSAID)和含碘造影剂,或交感神经阻滞剂等,如误服普萘洛尔等 β_2 受体阻滞剂可引发哮喘。2.3%~20% 的哮喘患者因服用阿司匹林等 NSAID 诱发哮喘,称为阿司匹林哮喘(aspirin induced asthma,ASA)。在ASA 中部分患者合并有鼻息肉,被称为阿司匹林过敏-哮喘-鼻息肉三联征,其临床特点为:①服用阿司匹林类解热镇痛药诱发剧烈哮喘,多在摄入后 30 分钟到 3 小时内发生;②儿童多在 2 岁之前发病,但大多为 30~40 岁的中年患者;③女性多于男性,男女之比约为 2∶3;④发病无明显季节性;⑤病情较重,大多对糖皮质激素有依赖性;⑥半数以上有鼻息肉,常伴有过敏性鼻炎和/或鼻窦炎,鼻息肉切除后有时哮喘症状加重或促发;⑦变应原皮试多呈阴性反应;⑧血清总IgE 多正常;⑨其家族中较少有过敏性疾病的患者。发病机制尚未完全明确,有人认为患者的支气管环氧化酶可能因一种传染性介质(可能是病毒)的影响,致使环氧化酶易受阿司匹林类药物的抑制,影响了花生四烯酸的代谢,抑制前列腺素的合成及生成不均衡,有气道扩张作用的前列腺素 E_2 和 I_2 明显减少,而有收缩支气管平滑肌作用的前列腺素 F2α 的合成较多,前列腺素 E_2、I_2/前列腺素 $F_2\alpha$ 失衡。环氧化酶被抑制后,花生四烯酸的代谢可能被转移到脂氧化酶途径,致使收缩支气管平滑肌的白三烯生成增多,导致支气管平滑肌强而持久的收缩。阿司匹林过敏的患者对其他抑制环氧化酶(COX)的 NSAID 存在交叉过敏(对乙酰氨基酚除外,主要原因考虑为 ASA 抑制COX-1,而对乙酰氨基酚通过抑制 COX-3 发挥作用)。

7.月经、妊娠等生理因素

不少女性哮喘患者在月经前 3～4 天有哮喘加重的现象,可能与经前期孕酮的突然下降有关。如果患者每月必发,且经量不多,适时地注射黄体酮,有时可阻止严重的经前期哮喘。妊娠对哮喘的影响并无规律性,大多病情未见明显变化,妊娠对哮喘的作用主要表现为机械性的影响及哮喘有关的激素变化,如果处理得当,则不会对妊娠和分娩产生不良后果。

8.围产期胎儿的环境

妊 9 周的胎儿胸腺已经可产生 T 细胞,且在整个妊娠期胎盘主要产生辅助性 II 型 T 细胞因子,因而在肺的微环境中,Th2 的反应是占优势的,若母亲已有特异性体质,又在妊娠期接触大量的变应原或受到呼吸道病毒特别是合胞病毒的反复感染,即可能加重其调控的变态反应,以致出生后存在变态反应和哮喘发病的可能性。

二、发病机制

哮喘是多种炎症细胞和炎症介质参与的气道慢性炎症,该炎症过程与气道高反应性和哮喘症状密切相关;气道结构细胞特别是气道上皮细胞和上皮下基质、免疫细胞的相互作用及气道神经调节的异常均加重气道高反应性,且直接或间接加重了气道炎症。

(一)变态反应性炎症

目前研究认为哮喘是由 Th2 细胞驱导的对变应原的一种高反应。由其产生的气道炎症可分为以下几类。

1.IgE 介导的、T 细胞依赖的炎症途径

可分为以下三个阶段:IgE 激活和 FcR 启动;炎症介质和细胞因子的释放;黏附分子表达促使白细胞跨膜移动。Th2 细胞分泌 IL-4 调控 B 细胞生成 IgE,后者结合到肥大细胞、嗜碱性粒细胞和嗜酸性粒细胞上的特异性受体,使之呈现致敏状态;当再次接触同种抗原时,抗原与特异性 IgE 交联结合,从而导致炎症介质链式释放。根据效应发生时间和持续时间,可分为早期相反应(引起速发性哮喘反应)和晚期相反应(引起迟发性哮喘反应),前者在接触变应原后数秒内发生,可持续数小时,与哮喘的急性发作有关;后者在变应原刺激后 6～12 小时发生,可持续数天,引起气道的慢性炎症。有多种炎症细胞包括肥大细胞、嗜酸性粒细胞、嗜碱性粒细胞、T 细胞、肺泡巨噬细胞、中性粒细胞和气道上皮细胞参与气道炎症的形成(表 5-1),其中肥大细胞是气道炎症的主要原发效应细胞。炎症细胞、炎症介质和细胞因子的相互作用是维持气道炎症反应的基础(表 5-2)。

表 5-1 参与气道慢性炎症的主要炎症细胞

炎症细胞	作用
肥大细胞	致敏原刺激或渗透压变化均可活化肥大细胞,释放收缩支气管的炎症介质(组胺、巯乙胺酰白三烯、前列腺素 D_2);气道内肥大细胞增多与气道高反应性相关
嗜酸性粒细胞	破坏气道上皮细胞;参与生长因子的释放和气道重建

炎症细胞	作用
T 细胞	释放细胞因子 IL-4、4L-5、IL-9 和 IL-13,这些因子参与嗜酸性粒细胞炎症,刺激 B 细胞产生 IgE;参与整个气道炎症反应
树突状细胞	诱导初始型 T 细胞对吸入抗原的初级免疫反应和变态反应;还可诱导免疫耐受的形成,并在调节免疫反应和免疫耐受中起决定作用
巨噬细胞	致敏原通过低亲和力 IgE 受体激活巨噬细胞,释放细胞因子和炎症介质发挥"放大效应"
中性粒细胞	在哮喘患者的气道内、痰液中数量增加,但其病理生理作用尚不明确,可能是类固醇激素应用所致

表 5-2 调控哮喘气道慢性炎症的主要介质

介质	作用
化学因子	主要表达于气道上皮细胞,趋化炎症细胞至气道;内皮素趋化嗜酸性粒细胞;胸腺活化调控因子(TARC)和巨噬细胞源性趋化因子(MDC)趋化 Th_2 细胞
白三烯	主要由肥大细胞、嗜酸性粒细胞分泌,是潜在的支气管收缩剂,其抑制剂可改善肺功能和哮喘症状
细胞因子	参与炎症反应,IL-1β、TNF-β 扩大炎症反应;GM-CSF 延长嗜酸性粒细胞存活时间;IL-5 有助于嗜酸性粒细胞分化;IL-4 有助于 Th_2 增殖发育;IL-13 有助于 IgE 合成
组胺	由肥大细胞分泌,收缩支气管,参与炎症反应
NO	由气道上皮细胞产生,是潜在的血管扩张剂,其与气道炎症密切相关,因此呼出气 NO 常被用来监测哮喘控制状况
PGD2	由肥大细胞分泌,是支气管扩张剂,趋化 Th_2 细胞至气道

2.非 IgE 介导、T 细胞依赖的炎症途径

Th_2 细胞还可通过释放的多种细胞因子(IL-4、IL-13、IL-3、IL-5 等)直接引起各种炎症细胞的聚集和激活,以这种方式直接促发炎症反应,主要是迟发型变态反应。如嗜酸性粒细胞聚集活化(IL-5 起主要作用)分泌的主要碱基蛋白、嗜酸性粒细胞阳离子蛋白、嗜酸性粒细胞衍生的神经毒素、过氧化物酶和胶原酶等均可引起气道损伤;中性粒细胞分泌的蛋白水解酶等可进一步加重炎症反应。此外,上述炎症及其炎症介质可促使气道固有细胞活化,如肺泡巨噬细胞可释放 TX、PG、PAF 等加重哮喘反应;气道上皮细胞和血管内皮细胞产生内皮素(ETs),是所知的最强的支气管平滑肌收缩剂,且还具有促进黏膜腺体分泌和促平滑肌及成纤维细胞增殖的效应,参与气道重构。

在慢性哮喘缓解期内,气道炎症主要由 Th_2 分泌的细胞因子如 IL-5 等趋化嗜酸性粒细胞浸润所致;而在急性发作期,气道内中性粒细胞趋化因子 IL-8 浓度增加,中性粒细胞浸润。因此,对于逐渐减少吸入激素用量而引起症状加重的可通过增加吸入激素用量来抑制嗜酸性粒细胞活性;对于突然停用吸入激素而引起的哮喘加重则需加用长效的受体激动剂减弱中性粒细胞的炎症反应。

有关哮喘免疫调节紊乱的机制,得到最广泛关注的"卫生学假说"认为童年时期胃肠道暴露于细菌或细菌产物能够促进免疫系统的成熟,预防哮喘的发生。其核心为 Th_1/Th_2 细胞因子平衡学说,认为诸如哮喘等变态反应性疾病是由 Th_2 细胞驱导的对无害抗原或变应原的一种高反应。Th_1 和 Th_2 细胞所产生的细胞因子有相互制约彼此表型分化及功能的特性。IFN 和 IL-4

分别为 Th$_1$ 和 Th$_2$ 特征性细胞因子。IFN-α、IL-12 可促使活化的 Th$_0$ 细胞向 Th$_1$ 方向发育,而 IL-4 则促使其向 Th$_2$ 方向发育。当 Th$_1$ 细胞占优势时,就会抑制 Th$_2$ 细胞的功能。如果婴幼儿时呼吸系统或消化系统受到感染,比如结核病、麻疹、寄生虫病甚至甲型肝炎病毒感染等,有可能通过巨噬细胞产生 IFN-α 和 IL-12,继而刺激 NK 细胞产生 IFN-γ,后者可增强 Th$_1$ 细胞的发育,同时抑制 Th$_2$ 细胞的活化,从而抑制变态反应性疾病的发生发展。

早年发现肠道寄生虫的感染虽然可以强有力地增加 Th$_2$ 反应,但是它却同样减少了变态反应性疾病的发生。哮喘患者血清、BALF 和体外 T 细胞培养的 IFN-γ 水平是升高的,并且与肺功能的下降呈明显正相关性。一些病毒、支原体和衣原体感染可致产生 IFN-γ 的 CD4$^+$ 和 CD8$^+$ T 细胞活化,通常使哮喘恶化。这些表明 IFN-γ 在哮喘免疫病理中促炎因子的作用可能比其下调 Th$_2$ 细胞因子的作用更明显。由此可见,基于 Th$_1$/Th$_2$ 相互制约的卫生学假说并不能完全解释哮喘发生的免疫失调机制,把哮喘的免疫病理核心看成是 Th$_1$ 和 Th$_2$ 的失衡,试图通过上调 Th$_1$ 纠正 Th$_2$ 的免疫偏倚以治疗变应性哮喘的思路可能是把问题过于简单化。

目前提出了一种基于调节性 T 细胞理论的新卫生学假说。该假说认为,大多数病原体表面存在病原相关性分子(PA MPs)。当以树突状细胞为主的抗原递呈细胞接触抗原时,除抗原吞噬递呈过程外,表面一些特殊的模式识别受体(PRRs)如 Toll-like receptors(TLRs)和凝集素受体与 PA MPs 结合,可能通过抑制性刺激分子或分泌 IL-10、TGF-β 等调节性因子促进 Th$_0$ 细胞向具有调节功能的 Treg 细胞分化,最具代表性地是表达 CD4$^+$CD25$^+$ 产生大量 IL-10 的 TR 亚群,还有 CD4$^+$CD25$^-$ 的抑制性 T 细胞如 Tr$_1$ 和 Th$_3$。这些具有抑制调节功能的 T 细胞亚群会同时抑制 Th$_1$ 和 Th$_2$ 介导的病理过程。由于优越的卫生条件,缺乏微生物暴露,减少了细菌脂多糖(LPS)和 Cp G 基团等 PA MPs 通过 PRRs 刺激免疫调节细胞的可能性,导致后天 Th$_1$ 或 Th$_2$ 反应发展过程中失去 Treg 的平衡调节作用。相比之下,儿童期接触的各种感染因素可激活 Treg,可能在日后抑制病原微生物诱导的过强 Th$_1$ 或 Th$_2$ 反应中发挥重要的功能。

(二)气道重塑

除了气道炎症反应外,哮喘患者气道发生重塑,可导致相对不可逆的气道狭窄。研究证实,非正常愈合的损伤上皮细胞可能主动参与了哮喘气道炎症的发生发展及气道重塑形成过程。Holgate 在上皮-间质营养单位(EMT U)学说中,提出哮喘气道上皮细胞正常修复机制受损,促纤维细胞生长因子-转化生长因子(TGF-β$_1$)与促上皮生长因子-EGF 分泌失衡,继而导致气道重塑,是难治性哮喘的重要发病机制。哮喘患者损伤的气道上皮呈现以持续高表达表皮生长因子受体(EG FR)为特征的修复延迟,可能通过内皮素-1(ET-1)和/或转化生长因子 β$_1$(TGF-β$_1$)介导早期丝裂原活化蛋白激酶(MAPK)家族(ERK1/2 和 p38 MAPK)信号网络通路而实现,诱导上皮下成纤维细胞表达 α-平滑肌肌动蛋白(α-SMA),实现成纤维细胞向肌纤维母细胞转化。上皮下成纤维细胞被活化使过量基质沉积,活化的上皮细胞与上皮下成纤维细胞还可生成释放大量的炎症介质,包括成纤维细胞生长因子(FGF-2)、胰岛素样生长因子(IGF-1)、血小板衍化生长因子(PDGF)、内皮素-1(ET-1)、转化生长因子 β$_1$(TGF-β$_1$)和 β$_2$(TGF-β$_2$),导致气道重建。由此推测,保护气道黏膜,恢复正常上皮细胞表型,可能在未来哮喘治疗中占有重要地位。

气道组织和结构细胞的重塑与 T 细胞依赖的炎症通过信号转导相互作用,屏蔽变应原诱导的机体正常的 T 细胞免疫耐受机制,可能是慢性哮喘持续发展,气道高反应性存在的根本原因。延迟愈合的重塑气道上皮高表达 ET-1 可能是诱导 Th$_2$ 细胞在气道聚集,引起哮喘特征性嗜酸性粒细胞气道炎症的一个重要原因。因此,气道上皮细胞"重塑"有可能激活特异性的炎症信号转导通路,加速 $CD4^+T$ 细胞亚群的活化,从而使变应原诱导的局部黏膜免疫炎症持续发展。

(三)气道高反应性

气道反应性是指气道对各种化学、物理或药物刺激的收缩反应。气道高反应性(AHR)是指气道对正常不引起或仅引起轻度应答反应的刺激物出现过度的气道收缩反应。气道高反应性是哮喘的重要特征之一。气道炎症是导致气道高反应性最重要的机制,当气道受到变应原或其他刺激后,由于多种炎症细胞、炎症介质和细胞因子的参与、气道上皮和上皮内神经的损害等而导致 AHR。有人认为,气道基质细胞内皮素(ET)的自分泌及旁分泌,以及细胞因子(尤其是肿瘤坏死因子 TNF-α)与内皮素相互作用在 AHR 的形成上有重要作用。此外,AHR 与 β 肾上腺素能受体功能低下、胆碱能神经兴奋性增强和非肾上腺素能非胆碱能(NANC)神经的抑制功能缺陷有关。在病毒性呼吸道感染、冷空气、SO_2、干燥空气、低渗和高渗溶液等理化因素刺激下均可使气道反应性增高。气道高反应性程度与气道炎症密切相关,但两者并非等同。气道高反应性目前已公认是支气管哮喘患者的共同病理生理特征,然而出现气道高反应者并非都是支气管哮喘,如长期吸烟、接触臭氧、病毒性上呼吸道感染、慢性阻塞性肺疾病、过敏性鼻炎、支气管扩张、热带肺嗜酸性粒细胞增多症和过敏性肺泡炎等患者也可出现,所以应该全面地理解 AHR 的临床意义。

(四)神经因素

支气管的自主神经支配很复杂,除以前所了解的胆碱能神经、肾上腺素能神经外,还存在非肾上腺素能非胆碱能(NANC)神经系统。支气管哮喘与 β-肾上腺素能受体功能低下和迷走神经张力亢进有关,并可能存在有 α-肾上腺素能神经的反应性增加。NANC 神经系统又分为抑制性 NANC 神经系统(i-NANC)和兴奋性 NANC 神经系统(e-NANC)。i-NANC 是产生气道平滑肌松弛的主要神经系统,其神经递质尚未完全阐明,可能是血管活性肠肽(VIP)和/或组胺酸甲硫胺。VIP 具有扩张支气管、扩张血管、调节支气管腺体分泌的作用,是最强烈的内源性支气管扩张物质,而气道平滑肌的收缩可能与该系统的功能受损有关。e-NANC 是一种无髓鞘感觉神经系统,其神经递质是 P 物质,而该物质存在于气道迷走神经化学敏感性的 C 纤维传入神经中。当气道上皮损伤后暴露出 C 纤维传入神经末梢,受炎症介质的刺激,引起局部轴突反射,沿传入神经侧索逆向传导,并释放感觉神经肽,如 P 物质、神经激肽、降钙素基因相关肽,结果引起支气管平滑肌收缩、血管通透性增强、黏液分泌增多等。近年研究证明,一氧化氮(NO)是人类 NANC 的主要神经递质,在正常情况下主要产生构建型 NO(eNO)。在哮喘发病过程中,细胞因子刺激气道上皮细胞产生的诱导型 NO(iNO)则可使血管扩张,加重炎症过程。

三、病理

支气管哮喘气道的基本病理改变为气道炎症和重塑。炎症包括肥大细胞、肺巨噬细胞、嗜酸性粒细胞、淋巴细胞与中性粒细胞浸润;气道黏膜下水肿,微血管通透性增加,支气管内分泌物潴留,支气管平滑肌痉挛,纤毛上皮剥离,基底膜漏出,杯状细胞增殖及支气管分泌物增加等病理改变,称为慢性剥脱性嗜酸性粒细胞性支气管炎。

早期表现为支气管黏膜肿胀、充血,分泌物增多,气道内炎症细胞浸润,气道平滑肌痉挛等可逆性的病理改变。上述的改变可随气道炎症的程度而变化。若哮喘长期反复发作,支气管呈现慢性炎症改变,表现为柱状上皮细胞纤毛倒伏、脱落,上皮细胞坏死,黏膜上皮层杯状细胞增多,黏液蛋白产生增多,支气管黏膜层大量炎症细胞浸润、黏液腺增生、基底膜增厚,支气管平滑肌增生,则进入气道重塑阶段,主要表现为上皮下肌纤维母细胞增多导致胶原的合成增加,形成增厚的上皮下基底膜层,可累及全部支气管树,主要发生在膜性和小的软管性气道,即中央气道,是哮喘气道重塑不同于 COPD 的特征性病理改变。具有收缩性的上皮下肌纤维母细胞增加,可能是哮喘气道高反应性形成的重要病理生理基础。

气道炎症和重塑并行,与 AHR 密切相关。后者如气道壁的厚度与气道开始收缩的阈值成反比关系,平滑肌增生使支气管对刺激的收缩反应更强烈,血管容量增加可使气道阻力增高,同时这些因素具有协同/累加效应。肉眼可见肺膨胀及肺气肿较为突出,支气管及细支气管内含有黏稠痰液及黏液栓。支气管壁增厚,黏膜充血肿胀形成皱襞,黏液栓塞局部可发生肺不张。

广泛的气道狭窄是产生哮喘临床症状的基础。气道狭窄的机制包括支气管平滑肌收缩、黏膜水肿、慢性黏液栓(含有大量的嗜酸性粒细胞和库施曼螺旋体)形成、气道重塑及肺实质弹性支持的丢失。

四、临床表现

典型的支气管哮喘出现反复发作的胸闷、气喘、呼吸困难、咳嗽等症状,在发作前常有鼻塞、打喷嚏、眼痒等先兆症状,发作严重者可短时内出现严重呼吸困难,低氧血症。有时咳嗽为唯一症状(咳嗽变异型哮喘)。在夜间或凌晨发作和加重是哮喘的特征之一。哮喘症状可在数分钟内发作,有些症状轻者可自行缓解,但大部分需积极处理。

发作时可出现两肺散在、弥漫分布的呼气相哮鸣音,呼气相延长,有时吸气、呼气相均有干啰音。严重发作时可出现呼吸音低下,哮鸣音消失,临床上称为"静止肺",预示着病情危重,随时会出现呼吸骤停。

哮喘患者在不发作时可无任何症状和体征。

五、诊断

(一)诊断标准

(1)反复发作喘息、气急、胸闷或咳嗽,多与接触变应原,冷空气,物理、化学性刺激及病毒性上呼吸道感染、运动等有关。

(2)发作时在双肺可闻及散在或弥漫性,以呼气相为主的哮鸣音,呼气相延长。

(3)上述症状和体征可经治疗缓解或自行缓解。

(4)除外其他疾病所引起的喘息、气急、胸闷和咳嗽。

(5)临床表现不典型者,应至少具备以下一项试验阳性:①支气管激发试验或运动激发试验阳性;②支气管舒张试验阳性[一秒钟用力呼气容积(FEV_1)增加≥12%,且 FEV_1 增加绝对值≥200 mL];③最大呼气流量(PEF)日内变异率≥20%。

符合(1)～(4)条或(4)、(5)条者,可以诊断为支气管哮喘。

(二)分期

根据临床表现可分为急性发作期、慢性持续期和临床缓解期。慢性持续期是指每周均不同频度和/或不同程度地出现症状(喘息、气急、胸闷、咳嗽等);临床缓解期系指经过治疗或未经治疗,症状、体征消失,肺功能恢复到急性发作前水平,并维持 3 个月以上。

(三)相关诊断试验

1.变应原检测

有体内的变应原皮肤点刺试验和体外的特异性 IgE 检测,可明确患者的过敏症状,指导患者尽量避免接触变应原及进行特异性免疫治疗。

2.肺功能测定

肺功能测定有助于确诊支气管哮喘,也是评估哮喘控制程度的重要依据之一。主要有通气功能检测、支气管舒张试验、支气管激发试验和峰流速(PEF)及其日变异率测定。哮喘发作时呈阻塞性通气改变,呼气流速指标显著下降。第1秒用力呼气量(FEV_1)、FEV_1占用力肺活量比值($EFV_1/FVC\%$)、最大呼气中期流速(MMEF)及最大呼气流速(PEF)均下降。肺容量指标见用力肺活量(FVC)减少、残气量增高、功能残气量和肺容量增高,残气占肺总量百分比增高。缓解期上述指标可正常。对于有气道阻塞的患者,可行支气管舒张试验,常用药物为吸入型支气管扩张药(沙丁胺醇、特布他林),如FEV_1较用药前增加$>12\%$,且绝对值增加>200 mL,为支气管舒张试验阳性,对诊断支气管哮喘有帮助。对于有哮喘症状但肺功能正常的患者,可行支气管激发试验,常用吸入激发剂为醋甲胆碱、组胺。吸入激发剂后其通气功能下降、气道阻力增加。在设定的激发剂量范围内,如FEV_1下降$>20\%$,为支气管激发试验阳性,使FEV_1下降20%的累积剂量(Pd_{20}-FEV_1)或累积浓度(Pc_{20}-FEV_1)可对气道反应性增高的程度作出定量判断。PEF及其日变异率可反映通气功能的变化,哮喘发作时PEF下降,并且,哮喘患者常有通气功能昼夜变化,夜间或凌晨通气功能下降,如果昼夜PEF变异率$\geq 20\%$有助于诊断为哮喘。

3.胸部X线检查

胸部X线摄片多无明显异常。但哮喘严重发作者应常规行胸部X线检查,注意有无肺部感染、肺不张、气胸、纵隔气肿等并发症的存在。

4.其他

痰液中嗜酸性粒细胞或中性粒细胞计数、呼出气NO(FeNO)可评估与哮喘相关的气道炎症。

六、鉴别诊断

(一)上气道肿瘤、喉水肿和声带功能障碍

这些疾病可出现气喘,但主要表现为吸气性呼吸困难,肺功能测定流速-容量曲线可见吸气相流速减低。纤维喉镜或支气管镜检查可明确诊断。

(二)各种原因所致的支气管内占位

支气管内良恶性肿瘤、支气管内膜结核等导致的固定的、局限性哮鸣音,需与哮喘鉴别。胸部CT检查、纤维支气管检查可明确诊断。

(三)急性左心衰竭

急性左心衰竭发作时症状与哮喘相似,阵发性咳嗽、气喘,两肺可闻及广泛的湿啰音和哮鸣音,需与哮喘鉴别。但急性左心衰竭患者常有高心病、风心病、冠心病等心脏疾病史,胸片可见心影增大、肺瘀血征,有助于鉴别。

(四)嗜酸性粒细胞

嗜酸性粒细胞性肺炎、变态反应肉芽肿性血管炎、结节性多动脉炎、变应性肉芽肿(Churg-strauss综合征)。

这类患者除有喘息外,胸部X线或CT检查提示肺内有浸润阴影,并可自行消失或复发。常有肺外的其他表现,血清免疫学检查可发现相应的异常。

(五)慢性阻塞性肺疾病(COPD)

COPD患者也出现呼吸困难,常与哮喘症状相似,大部分COPD患者对支气管扩张剂和抗炎药疗效不如哮喘,对气道阻塞的可逆性不如哮喘。但临床上有大约10%的COPD患者对激素和支气管扩张剂反应很好,这部分患者往往同时合并有哮喘。而支气管哮喘患者晚期出现气道重塑也可以合并COPD。

七、治疗和管理

(一)控制目标

近年来,随着对支气管哮喘病因和发病机制认识的不断深入,明确了气道的慢性炎症是哮喘的本质,针对气道炎症的抗感染治疗是哮喘的根本治疗。并且意识到哮喘的气道炎症持续存在于疾病的整个过程,故治疗哮喘应该与治疗糖尿病、高血压等其他慢性疾病一样,长期规范地应用药物治疗,从而预防哮喘急性发作,减少并发症的发生,改善肺功能,提高生活质量,以达到并维持哮喘的临床控制。2006年全球哮喘防治创议(GINA)明确指出,哮喘的治疗目标是达到并维持哮喘的临床控制,哮喘临床控制的定义包括以下6项:①无(或≤2次/周)白天症状;②无日常活动(包括运动)受限;③无夜间症状或因哮喘憋醒;④无(或≤2次/周)需接受缓解药物治疗;⑤肺功能正常或接近正常;⑥无哮喘急性加重。哮喘虽然不能被根治,但经过规范治疗,大多数哮喘患者都可以得到很好的控制。全球多中心GOAL研究结果表明,对于大多数哮喘患者(包括轻度、中度、重度),经过吸入糖皮质激素(ICS)加吸入长效β_2受体激动剂(LABA)(沙美特罗/氟替卡松)联合用药1年,有接近80%的患者可以达到指南所定义的临床控制。

(二)治疗药物

哮喘的治疗药物根据其作用机制可分为具有扩张支气管作用和抗炎作用两大类,某些药物兼有扩张支气管和抗炎作用。

1.扩张支气管药物

(1)β_2受体激动剂:通过对气道平滑肌和肥大细胞膜表面的β_2受体的兴奋,舒张气道平滑肌、减少肥大细胞和嗜碱性粒细胞脱颗粒和介质的释放、降低微血管的通透性、增加气道上皮纤毛的摆动等,从而缓解哮喘症状。此类药物较多,可分为短效(作用维持4~6小时)和长效(作用维持12小时)β_2受体激动剂。后者又可分为速效(数分钟起效)和缓慢起效(30分钟起效)两种。

短效β_2受体激动剂(简称SABA):常用的药物如沙丁胺醇和特布他林等。有吸入、口服、注射给药途径。①吸入:可供吸入的短效β_2受体激动剂有气雾剂、干粉剂和溶液。这类药物舒张气道平滑肌作用强,通常在数分钟内起效,疗效可维持数小时,是缓解轻中度急性哮喘症状的首选药物,也可用于运动性哮喘的预防。如沙丁胺醇每次吸入100~200 μg或特布他林250~500 μg,必要时每20分钟重复1次。这类药物应按需间歇使用,不宜长期、单一使用,也不宜过量应用,否则可引起骨骼肌震颤、低血钾、心律失常等不良反应。压力型定量手控气雾剂(pMDI)和干粉吸入装置吸入短效β_2受体激动剂不适用于重度哮喘发作,其溶液(如沙丁胺醇、特布他林)经雾化吸入适用于轻至重度哮喘发作。②口服:如沙丁胺醇、特布他林等,通常在服药后15~30分钟起效,疗效维持4~6小时。如沙丁胺醇2~4 mg,特布他林1.25~2.5 mg,每天3次。使用虽较方便,但心悸、骨骼肌震颤等不良反应比吸入给药时明显。缓释剂型和控释剂型的平喘作用维持时间可达8~12小时,适用于夜间哮喘患者的预防和治疗。长期、单一应用β_2受体激动剂可造成细胞膜β_2受体的下调,表现为临床耐药现象,应予以避免。③注射:虽然平喘作用较为迅速,但因全身不良反应的发生率较高,较少使用。

长效 β_2 受体激动剂(简称 LABA):这类 β_2 受体激动剂的分子结构中具有较长的侧链,舒张支气管平滑肌的作用可维持 12 小时以上。有吸入、口服和透皮给药等途径,目前在我国临床使用的吸入型 LABA 有以下两种。①沙美特罗:经气雾剂或碟剂装置给药,给药后 30 分钟起效,平喘作用维持 12 小时以上,推荐剂量 50 μg,每天 2 次吸入。②福莫特罗:经都保装置给药,给药后 3～5 分钟起效,平喘作用维持 8 小时以上。平喘作用具有一定的剂量依赖性,推荐剂量 4.5～9 μg,每天 2 次吸入。福莫特罗因起效迅速,可按需用于哮喘急性发作时的治疗。近年来推荐联合 ICS 和 LABA 治疗哮喘,这两者具有协同的抗炎和平喘作用,并可增加患者的依从性、减少大剂量 ICS 引起的不良反应,尤其适合于中重度持续哮喘患者的长期治疗。口服 LABA 有丙卡特罗、班布特罗,作用时间可维持 12～24 小时,适用于中重度哮喘的控制治疗,尤其适用于缓解夜间症状。透皮吸收剂型现有妥洛特罗贴剂,妥洛特罗本身为中效 β_2 受体激动剂,由于采用结晶储存系统来控制药物的释放,药物经过皮肤吸收,疗效可维持 24 小时,并减轻了全身不良反应,每天只需贴附 1 次,使用方法简单,对预防夜间症状有较好疗效。LABA 不推荐长期单独使用,应该在医师指导下与 ICS 联合使用。

(2)茶碱类:具有舒张支气管平滑肌作用,并具有强心、利尿、扩张冠状动脉、兴奋呼吸中枢和呼吸肌等作用,低浓度茶碱还具有抗炎和免疫调节作用。

口服给药:包括氨茶碱和控(缓)释型茶碱。短效氨茶碱用于轻中度哮喘急性发作的治疗,控(缓)释型茶碱用于慢性哮喘的长期控制治疗。一般剂量为每天 6～10 mg/kg。控(缓)释型茶碱口服后昼夜血药浓度平稳,平喘作用可维持 12～24 小时,尤适用于夜间哮喘症状的控制。茶碱与糖皮质激素和抗胆碱能药物联合应用具有协同作用。但本品与 β_2 受体激动剂联合应用时,易出现心率增快和心律失常,应慎用并适当减少剂量。

静脉给药:氨茶碱加入葡萄糖溶液中,缓慢静脉注射[注射速度不宜超过 0.25 mg/(kg·min)]或静脉滴注,适用于中重度哮喘的急性发作。负荷剂量为 4～6 mg/kg,维持剂量为 0.6～0.8 mg/(kg·h)。由于茶碱的"治疗窗"窄,茶碱代谢存在较大的个体差异,药物不良反应较多,可引起心律失常、血压下降,甚至死亡,在有条件的情况下应监测其血药浓度,及时调整浓度和滴速。对于以往长期口服茶碱的患者,更应注意其血药浓度,尽量避免静脉注射,防止茶碱中毒。茶碱的有效、安全的血药浓度范围为 6～15 mg/L。影响茶碱代谢的因素较多,如发热性疾病、妊娠、抗结核治疗可以降低茶碱的血药浓度;而肝脏疾病、充血性心力衰竭,以及合用西咪替丁或喹诺酮类、大环内酯类等药物均可影响茶碱代谢而使其排泄减慢,导致茶碱的毒性增加,应引起临床医师们的重视,并酌情调整剂量。多索茶碱的作用与氨茶碱相同,但不良反应较轻。二羟丙茶碱(喘定)的作用较茶碱弱,不良反应也较少。

抗胆碱能药物:吸入型抗胆碱能药物如溴化异丙托品和噻托溴铵可阻断节后迷走神经传出支,通过降低迷走神经张力而舒张支气管。本品吸入给药,有气雾剂、干粉剂和雾化溶液三种剂型。经 pMDI 吸入溴化异丙托品气雾剂,常用剂量为 40～80 μg,每天 3～4 次;经雾化泵吸入溴化异丙托品溶液的常用剂量为 50～125 μg,每天 3～4 次。噻托溴铵为新近上市的长效抗胆碱能药物,对 M_1 和 M_3 受体具有选择性抑制作用,每天 1 次吸入给药。本品与 β_2 受体激动剂联合应用具有协同、互补作用。

2.抗炎药物

(1)糖皮质激素:糖皮质激素是最有效的抗变态反应性炎症的药物,其药理作用机制有:①抑制各种炎症细胞包括巨噬细胞、嗜酸性粒细胞、T 细胞、肥大细胞、树突状细胞和气道上皮细胞等的生成、活化及其功能;②抑制 IL-2、IL-4、IL-5、IL-13、GM-CSF 等各种细胞因子的产生;③抑制磷脂酶 A2、一氧化氮合成酶、白三烯、血小板活化因子等炎症介质的产生和释放;④增加抗炎产物的合成;⑤抑制黏液分泌;⑥活化和提高气道平滑肌 β_2 受体的反应性,增加细胞膜上 β_2 受体的合成;⑦降低气道高反应性。糖皮质激素通过与细胞内糖皮质激素受体(GR)结合,形成GR-激素复合体转运至核内,从而调节基因的转录,抑制各种细胞因子和炎症介质的基因转录和合成,增加各种抗炎蛋白的合成,从而发挥其强大的抗炎作用。激素的给药途径有吸入、口服和静脉给药。

吸入给药:吸入给药是哮喘治疗的主要给药途径,药物直接作用于呼吸道,起效快,所需剂量小,不良反应少。吸入糖皮质激素(ICS)的局部抗炎作用强,通过吸气过程给药,药物直接作用于呼吸道,通过消化道和呼吸道进入血液的药物大部分被肝脏灭活,因此全身不良反应少。研究证明 ICS 可以有效改善哮喘症状,提高生活质量,改善肺功能,降低气道高反应性,控制气道炎症,减少哮喘发作的频率,减轻发作的严重程度,降低病死率。ICS 的局部不良反应包括声音嘶哑、咽部不适和念珠菌感染。吸药后及时漱口、选用干粉吸入剂或加用储雾器可减少上述不良反应。ICS 全身不良反应的大小与药物剂量、药物的生物利用度、肝脏首过代谢率及全身吸收药物的半衰期等因素有关。目前有证据表明,成人哮喘患者每天吸入低中剂量激素,不会出现明显的全身不良反应。长期高剂量吸入糖皮质激素可能出现的全身不良反应包括皮肤瘀斑、肾上腺功能的抑制和骨质疏松等。目前,ICS 主要有三类。①定量气雾剂(MDI)。②干粉吸入剂:主要有布地奈德都保、丙酸氟替卡松碟剂及含布地奈德、丙酸氟替卡松的联合制剂。干粉吸入装置比普通定量气雾剂使用方便,配合容易,吸入下呼吸道的药物量较多,局部不良反应较轻,是目前较好的剂型。③雾化溶液:目前仅有布地奈德溶液,经射流装置雾化吸入,对患者吸气的配合要求不高,起效较快,适用于哮喘急性发作时的治疗。

口服给药:适用于中度哮喘发作、慢性持续哮喘吸入大剂量 ICS 治疗无效的患者和作为静脉应用激素治疗后的序贯治疗。一般使用半衰期较短的糖皮质激素,如泼尼松、泼尼松龙或甲基泼尼松龙等。对于糖皮质激素依赖型哮喘,可采用每天或隔天清晨顿服给药的方式,以减少外源性激素对脑-垂体-肾上腺轴的抑制作用。泼尼松的维持剂量最好每天≤10 mg。长期口服糖皮质激素可能会引起骨质疏松症、高血压、糖尿病、下丘脑-垂体-肾上腺轴的抑制、肥胖症、白内障、青光眼、皮肤菲薄导致皮纹和瘀斑、肌无力等不良反应。对于伴有结核病、寄生虫感染、骨质疏松、青光眼、糖尿病、严重忧郁或消化性溃疡的哮喘患者,全身给予糖皮质激素治疗时应慎重,并应密切随访。全身使用激素对于中度以上的哮喘急性发作是必需的,可以预防哮喘的恶化、减少因哮喘而急诊或住院的机会、降低病死率。建议早期、足量、短程使用。推荐剂量:泼尼松龙40~50 mg/d,3~10 天。具体使用要根据病情的严重程度,当症状缓解时应及时停药或减量。

静脉给药:哮喘重度急性发作时,应及时静脉给予琥珀酸氢化可的松(400~1 000 mg/d)或甲基泼尼松龙(80~160 mg/d)。无糖皮质激素依赖倾向者,可在短期(3~5 天)内停药;有激素依赖倾向者应延长给药时间,控制哮喘症状后改为口服给药,并逐步减少激素用量。

(2)白三烯调节剂:包括半胱氨酰白三烯受体阻滞剂和 5-脂氧化酶抑制剂,半胱氨酰白三烯受体阻滞剂通过对气道平滑肌和其他细胞表面白三烯(CysLT1)受体的拮抗,抑制肥大细胞和嗜酸性粒细胞释放的半胱氨酰白三烯的致喘和致炎作用并具有较强的抗炎作用。本品可减轻哮喘症状、改善肺功能、减少哮喘的恶化。但其抗炎作用不如 ICS,不能取代 ICS。作为联合治疗中的一种药物,可减少中重度哮喘患者每天吸入 ICS 的剂量,并可提高吸入 ICS 的临床疗效,本品与 ICS 联用的疗效比吸入 LABA 与 ICS 联用的疗效稍差。但本品服用方便,尤适用于阿司匹林哮喘、运动性哮喘和伴有变应性鼻炎哮喘患者的治疗。口服给药,扎鲁司特 20 mg,每天 2 次;孟鲁司特 10 mg,每天 1 次。

(3)色甘酸钠和尼多酸钠:是一种非皮质激素类抗炎药,可抑制 IgE 介导的肥大细胞释放介质,并可选择性抑制巨噬细胞、嗜酸性粒细胞和单核细胞等炎症细胞介质的释放。能预防变应原引起的速发和迟发反应,以及运动和过度通气引起的气道收缩。吸入给药,不良反应较少。

(4)抗 IgE 单克隆抗体:抗 IgE 单克隆抗体可以阻断肥大细胞的脱颗粒,减少炎症介质的释放,可应用于血清 IgE 水平增高的哮喘的治疗。主要用于经过 ICS 和 LABA 联合治疗后症状仍未控制的严重变应性哮喘患者。该药临床使用的时间尚短,其远期疗效与安全性有待进一步观察。

(5)抗组胺药物:酮替芬和新一代组胺 H_1 受体阻滞剂氯雷他定、阿司咪唑、曲尼司特等具有抗变态反应作用,其在哮喘治疗中作用较弱,可用于伴有变应性鼻炎的哮喘患者的治疗。

(朱笑笑)

第七节 急性呼吸窘迫综合征

一、病因

临床上可将急性呼吸窘迫综合征(ARDS)相关危险因素分为 9 类,见表 5-3。其中部分诱因易持续存在或者很难控制,是引起治疗效果不好,甚至患者死亡的重要原因。严重感染、DIC、胰腺炎等是难治性 ARDS 的常见原因。

表 5-3 ARDS 的相关危险因素

1.感染	秋水仙碱
细菌(多为革兰阴性需氧菌和金黄色葡萄球菌)	三环类抗抑郁药
真菌和肺孢子菌	5.弥散性血管内凝血(DIC)
病毒	血栓性血小板减少性紫癜(TTP)
分枝杆菌	溶血性尿毒症综合征
立克次体	其他血管炎性综合征
2.误吸	热射病
胃酸	6.胰腺炎
溺水	7.吸入
碳氢化合物和腐蚀性液体	来自易燃物的烟雾
3.创伤(通常伴有休克或多次输血)	气体(NO$_2$、NH$_3$、Cl$_2$、镉、光气、氧气)
软组织撕裂	8.代谢性疾病
烧伤	酮症酸中毒

头部创伤	尿毒症
肺挫伤	9.其他
脂肪栓塞	羊水栓塞
4.药物和化学品	妊娠物滞留体内
鸦片制剂	子痫
水杨酸盐	蛛网膜或颅内出血
百草枯(除草剂)	白细胞凝集反应
三聚乙醛(副醛,催眠药)	反复输血
氯乙基戊烯炔醇(镇静药)	心肺分流

二、发病机制

(一)炎症细胞、炎症介质及其作用

1.中性粒细胞

中性粒细胞是 ARDS 发病过程中重要的效应细胞,其在肺泡内大量募集是发病早期的组织学特征。中性粒细胞可通过许多机制介导肺损伤,包括释放活性氮、活性氧、细胞因子、生长因子等放大炎症反应。此外中性粒细胞还能大量释放蛋白水解酶,尤其是弹性蛋白酶,损伤肺组织。其他升高的蛋白酶包括胶原酶和明胶酶 A、B,同时也可检测到高水平的内源性金属酶抑制剂,如 TIMP,说明蛋白酶/抗蛋白酶平衡在中性粒细胞诱发的蛋白溶解性损伤中具有重要作用。

2.细胞因子

ARDS 患者体液中有多种细胞因子的水平升高,并有研究发现细胞因子之间的平衡是炎症反应程度和持续时间的决定因素。患者体内的细胞因子反应相当复杂,包括促炎因子、抗炎因子及促炎因子内源性抑制剂等相互作用。在 ARDS 患者 BALF 中,炎症因子如 IL-Iβ、TNF-α 在肺损伤发生前后均有升高,但相关的内源性抑制剂如 IL-Iβ 受体拮抗剂及可溶性 TNF-α 受体升高更为显著,提示在 ARDS 发病早期既有显著的抗炎反应。

虽然一些临床研究提示,ARDS 患者 BALF 中细胞群 NF-κB 的活性升高,但是后者的活化水平似乎与 BALF 中性粒细胞数量、IL-8 水平及病死率等临床指标并无相关性。而另一项对 15 例败血症患者外周血单核细胞核提取物中 NF-κB 活性的研究表明,NF-κB 的结合活性与 APACHE-Ⅱ评分类似,可以作为评价 ARDS 预后的精确指标。虽然该试验结果提示总 NF-κB 活性水平可能是决定 ARDS 预后的指标,但仍需要大量的研究证实。

3.氧化/抗氧化平衡

ARDS 患者肺部的氧气和抗氧化反应严重失衡。正常情况下,活性氧、活性氮被复杂的抗氧化系统拮抗,如抗氧化酶(超氧化物歧化酶、过氧化氢酶)、低分子清除剂(维生素 E、维生素 C 和谷酰胺),清除或修复氧化损伤的分子(多种 DNA 的蛋白质分子)。研究发现 ARDS 患者体内氧化剂增加和抗氧化剂降低几乎同时发生。

内源性抗氧化剂水平改变会影响 ARDS 的患病风险,如慢性饮酒者在遭受刺激事件如严重创伤、胃内容物误吸后易诱发 ARDS。但易患 ARDS 风险增加的内在机制尚不明确。近来有研究报道,慢性饮酒者 BALF 中谷胱甘肽水平约比健康正常人低 7 倍而氧化谷酰胺比例增高,提

示体内抗氧化剂如谷胱甘肽水平发生改变的个体可能在特定临床条件下更易发生 ARDS。

4.凝血机制

ARDS 患者凝血因子异常导致凝血与抗凝失衡,最终造成肺泡内纤维蛋白沉积。ARDS 的高危人群及 ARDS 患者 BALF 中凝血活性增强,组织因子(外源性凝血途径中血栓形成的启动因子)水平显著升高。ARDS 发生 3 天后凝血活性达到高峰,之后开始下降,同时伴随抗凝活性下降。ARDS 患者 BALF 中促进纤维蛋白溶解的纤溶酶原抑制剂-1 水平降低。败血症患者中内源性抗凝剂如抗凝血酶Ⅲ和蛋白 C 含量降低,其低水平与较差的预后相关。

恢复凝血/抗凝平衡可能对 ARDS 有一定的治疗作用。给予严重败血症患者活化蛋白 C,其病死率从 30.8% 下降至 24.7%,其主要不良反应是出血。活化蛋白 C 还能使 ARDS 患者血浆 IL-6 水平降低,说明它除了抗凝效果外还具有抗炎效应。但活性蛋白 C 是否对各种原因引起的 ARDS 均有效尚待进一步研究。

(二)肺泡毛细血管膜损害

1.肺毛细血管内皮细胞

肺毛细血管内皮细胞损伤是 ARDS 发病过程中的一个重要环节,对其超微结构的变化特征也早有研究。同时测量肺泡渗出液及血浆中的蛋白含量能够反映毛细血管通透性增高的程度,早期 ARDS 中水肿液/血浆蛋白比>0.75,相反压力性肺水肿患者的水肿液/血浆蛋白比<0.65。ARDS 患者肺毛细血管的通透性较压力性肺水肿患者高,并且上皮细胞间形成了可逆的细胞间隙。

2.肺泡上皮细胞

肺泡上皮细胞损伤在 ARDS 的形成过程中发挥了重要作用。正常肺组织中,肺泡上皮细胞是防止肺水肿的屏障。ARDS 发病早期,由于上皮细胞自身的受损、坏死及由其损伤造成的肺间质压力增高可破坏该屏障。肺泡Ⅱ型上皮细胞可产生合成表面活性物质的蛋白和脂质成分。ARDS 患者表面活性物质减少、成分改变及其功能抑制将导致肺泡萎陷及低氧血症。肺泡Ⅱ型上皮细胞的损伤造成表面活性物质生成减少及细胞代谢障碍。此外,肺泡渗出液中存在的蛋白酶和血浆蛋白通过破坏肺泡腔中的表面活性物质使其失活。

肺泡上皮细胞在肺水肿时有主动转运肺泡腔中水、盐的作用。肺泡Ⅱ型上皮细胞通过 Na$^+$ 的主动运输来驱动液体的转运。大多数早期 ARDS 患者肺泡液体主动清除能力下降,且与预后呈负相关。在肺移植后肺再灌注损伤患者中也存在类似的现象。虽然 ARDS 患者肺泡液主动清除能力下降的确切机制尚不明了,但推测其可能与肺泡上皮细胞间紧密连接或肺泡Ⅱ型上皮细胞受损的程度有关。

三、诊断

1967 年 Ashbaugh 等首次报道 ARDS,1994 年北美呼吸病-欧洲危重病学会专家联席评审会议发表了 ARDS 的诊断标准(AECC 标准),但其可靠性和准确性备受争议。2012 年修订的 ARDS 诊断标准(柏林标准)将 ARDS 定义为:①7 天内起病,出现高危肺损伤、新发或加重的呼吸系统症状。②胸部 X 线片或 CT 示双肺透亮度下降且难以完全由胸腔积液、肺(叶)不张或结节解释。③肺水肿原因难以完全由心力衰竭或容量过负荷来解释,如果不存在危险因素,则需要进行客观评估(如超声心动图),以排除静水压增高型水肿。④依据至少 0.49 kPa 呼气末正压机械通气(positive end expiratory pressure,PEEP)下的氧合指数对 ARDS 进行分级,即轻度(氧合指数为200～300)、中度(氧合指数为100～200)和重度(氧合指数为≤100)。

中华医学会呼吸病分会也提出了类似的急性肺损伤/ARDS的诊断标准(草案)。①有发病的高危因素。②急性起病、呼吸频数和/或呼吸窘迫。③低氧血症,ALI时动脉血氧分压(PaO_2)/吸氧浓度(FiO_2)≤40.0 kPa(300 mmHg);ARDS时PaO_2/FiO_2≤26.7 kPa(200 mmHg)。④胸部X线检查两肺浸润阴影。⑤肺毛细血管楔压(PCWP)≤2.4 kPa(18 mmHg)或临床上能除外心源性肺水肿。

凡符合以上五项可以诊断为ALI或ARDS。

四、治疗的基本原则

ARDS治疗的关键在于控制原发病及其病因,如处理各种创伤,尽早找到感染灶,针对病原菌应用敏感的抗生素,制止严重反应进一步对肺的损伤;更紧迫的是要及时改善患者的严重缺氧,避免发生或加重多脏器功能损害。

五、治疗策略

(一)原发病治疗

全身性感染、创伤、休克、烧伤、急性重症胰腺炎等是导致ALI/ARDS的常见病因。严重感染患者有25％～50％发生ALI/ARDS,而且在感染、创伤等导致的多器官功能障碍综合征(MODS)中,肺往往也是最早发生衰竭的器官。目前认为,感染、创伤后的全身炎症反应是导致ARDS的根本原因。控制原发病,遏制其诱导的全身失控性炎症反应,是预防和治疗ALI/ARDS的必要措施。

推荐意见1:积极控制原发病是遏制ALI/ARDS发展的必要措施(推荐级别:E级)。

(二)呼吸支持治疗

1.氧疗

ALI/ARDS患者吸氧治疗的目的是改善低氧血症,使动脉血氧分压(PaO_2)达到8.0～10.7 kPa(60～80 mmHg)。可根据低氧血症改善的程度和治疗反应调整氧疗方式,首先使用鼻导管,当需要较高的吸氧浓度时,可采用可调节吸氧浓度的文丘里面罩或带贮氧袋的非重吸式氧气面罩。ARDS患者往往低氧血症严重,大多数患者一旦诊断明确,常规的氧疗常常难以奏效,机械通气仍然是最主要的呼吸支持手段。

推荐意见2:氧疗是纠正ALI/ARDS患者低氧血症的基本手段(推荐级别:E级)。

2.无创机械通气

无创机械通气(NIV)可以避免气管插管和气管切开引起的并发症,近年来得到了广泛的推广应用。尽管随机对照试验(RCT)证实NIV治疗COPD和心源性肺水肿导致的急性呼吸衰竭的疗效肯定,但是NIV在急性低氧性呼吸衰竭中的应用却存在很多争议。迄今为止,尚无足够的资料显示NIV可以作为ALI/ARDS导致的急性低氧性呼吸衰竭的常规治疗方法。

不同研究中NIV对急性低氧性呼吸衰竭的治疗效果差异较大,可能与导致低氧性呼吸衰竭的病因不同有关。一项荟萃分析显示,在不包括COPD和心源性肺水肿的急性低氧性呼吸衰竭患者中,与标准氧疗相比,NIV可明显降低气管插管率,并有降低ICU住院时间及住院病死率的趋势。但分层分析显示NIV对ALI/ARDS的疗效并不明确。最近NIV治疗54例ALI/ARDS患者的临床研究显示,70％的患者应用NIV治疗无效。逐步回归分析显示,休克、严重低氧血症和代谢性酸中毒是 ARDS 患者 NIV 治疗失败的预测指标。一项 RCT 研究显示,与标准氧疗比较,NIV 虽然在应用第 1 小时明显改善 ALI/ARDS 患者的氧合,但不能降低气管插管率,也不改善患者预后。可见,ALI/ARDS 患者应慎用 NIV。

推荐意见 3:预计病情能够短期缓解的早期 ALI/ARDS 患者可考虑应用无创机械通气(推荐级别:C 级)。

推荐意见 4:合并免疫功能低下的 ALI/ARDS 患者早期可首先试用无创机械通气(推荐级别:C 级)。

推荐意见 5:应用无创机械通气治疗 ALI/ARDS 应严密监测患者的生命体征及治疗反应。神志不清、休克、气道自洁能力障碍的 ALI/ARDS 患者不宜应用无创机械通气(推荐级别:C 级)。

3.有创机械通气

(1)机械通气的时机选择:ARDS 患者经高浓度吸氧仍不能改善低氧血症时,应气管插管进行有创机械通气。ARDS 患者呼吸功明显增加,表现为严重的呼吸困难,早期气管插管机械通气可降低呼吸功,改善呼吸困难。虽然目前缺乏 RCT 研究评估早期气管插管对 ARDS 的治疗意义,但一般认为,气管插管和有创机械通气能更有效地改善低氧血症,降低呼吸功,缓解呼吸窘迫,并能够更有效地改善全身缺氧,防止肺外器官功能损害。

推荐意见 6:ARDS 患者应积极进行机械通气治疗(推荐级别:E 级)。

(2)肺保护性通气:由于 ARDS 患者大量肺泡塌陷,肺容积明显减少,常规或大潮气量通气易导致肺泡过度膨胀和气道平台压过高,加重肺及肺外器官的损伤。

推荐意见 7:对 ARDS 患者实施机械通气时应采用肺保护性通气策略,气道平台压不应超过 $2.9\sim3.4$ kPa($30\sim35$ cmH_2O)(推荐级别:B 级)。

(3)肺复张:充分复张 ARDS 塌陷肺泡是纠正低氧血症和保证 PEEP 效应的重要手段。为限制气道平台压而被迫采取的小潮气量通气往往不利于 ARDS 塌陷肺泡的膨胀,而 PEEP 维持肺复张的效应依赖于吸气期肺泡的膨胀程度。目前临床常用的肺复张手法包括控制性肺膨胀、PEEP 递增法及压力控制法(PCV 法)。其中实施控制性肺膨胀采用恒压通气方式,推荐吸气压为 $2.9\sim4.4$ kPa($30\sim45$ cmH_2O),持续时间为 30~40 秒。

推荐意见 8:可采用肺复张手法促进 ARDS 患者的塌陷肺泡复张,改善氧合(推荐级别:E 级)。

(4)PEEP 的选择:ARDS 广泛肺泡塌陷不但可导致顽固的低氧血症,而且部分可复张的肺泡周期性塌陷开放而产生剪切力,会导致或加重呼吸机相关性肺损伤。充分复张塌陷肺泡后应用适当水平的 PEEP 防止呼气末肺泡塌陷,改善低氧血症,并避免剪切力,防治呼吸机相关性肺损伤。因此,ARDS 应采用能防止肺泡塌陷的最低 PEEP。

推荐意见 9:应使用能防止肺泡塌陷的最低 PEEP,有条件的情况下,应根据静态 P-V 曲线低位转折点压力$+0.2$ kPa($+2$ cmH_2O)来确定 PEEP(推荐级别:C 级)。

(5)自主呼吸:自主呼吸过程中膈肌主动收缩可增加 ARDS 患者肺重力依赖区的通气,改善通气血流比例失调,改善氧合。一项前瞻对照研究显示,与控制通气相比,保留自主呼吸的患者镇静剂使用量、机械通气时间和 ICU 住院时间均明显减少。因此,在循环功能稳定、人机协调性较好的情况下,ARDS 患者机械通气时有必要保留自主呼吸。

推荐意见 10:ARDS 患者机械通气时应尽量保留自主呼吸(推荐级别:C 级)。

（6）半卧位：ARDS患者合并VAP往往使肺损伤进一步恶化,预防VAP具有重要的临床意义。机械通气患者平卧位易发生VAP。研究表明,由于气管插管或气管切开导致声门的关闭功能丧失,机械通气患者胃肠内容物易反流误吸进入下呼吸道,导致VAP。<30°的平卧位是院内获得性肺炎的独立危险因素。

推荐意见11：若无禁忌证,机械通气的ARDS患者应采用30°~45°半卧位（推荐级别：B级）。

（7）俯卧位通气：俯卧位通气通过降低胸腔内压力梯度、促进分泌物引流和促进肺内液体移动,明显改善氧合。

推荐意见12：常规机械通气治疗无效的重度ARDS患者,若无禁忌证,可考虑采用俯卧位通气（推荐级别：D级）。

（8）镇静镇痛与肌松：机械通气患者应考虑使用镇静镇痛剂,以缓解焦虑、躁动、疼痛,减少过度的氧耗。合适的镇静状态、适当的镇痛是保证患者安全和舒适的基本环节。

推荐意见13：对机械通气的ARDS患者,应制订镇静方案（镇静目标和评估,推荐级别：B级）。

推荐意见14：对机械通气的ARDS患者,不推荐常规使用肌松剂（推荐级别：E级）。

4.液体通气

部分液体通气是在常规机械通气的基础上经气管插管向肺内注入相当于功能残气量的全氟碳化合物,以降低肺泡表面张力,促进肺重力依赖区塌陷肺泡复张。

5.体外膜氧合技术（ECMO）

建立体外循环后可减轻肺负担,有利于肺功能恢复。

（三）ALI/ARDS药物治疗

1.液体管理

高通透性肺水肿是ALI/ARDS的病理生理特征,肺水肿的程度与ALI/ARDS的预后呈正相关。因此,通过积极的液体管理,改善ALI/ARDS患者的肺水肿具有重要的临床意义。

研究显示,液体负平衡与感染性休克患者病死率的降低显著相关,且对于创伤导致的ALI/ARDS患者,液体正平衡使患者的病死率明显增加。应用利尿剂减轻肺水肿可能改善肺部病理情况,缩短机械通气时间,进而减少呼吸机相关性肺炎等并发症的发生。但是利尿减轻肺水肿的过程可能会导致心排血量下降,器官灌注不足。因此,ALI/ARDS患者的液体管理必须考虑两者的平衡,必须在保证脏器灌注的前提下进行。

推荐意见15：在保证组织器官灌注的前提下,应实施限制性的液体管理,有助于改善ALI/ARDS患者的氧合和肺损伤（推荐级别：B级）。

推荐意见16：存在低蛋白血症的ARDS患者,可通过补充清蛋白等胶体溶液和应用利尿剂,有助于实现液体负平衡,并改善氧合（推荐级别：C级）。

2.糖皮质激素

全身和局部的炎症反应是ALI/ARDS发生和发展的重要机制,研究显示血浆和肺泡灌洗液中的炎症因子浓度升高与ARDS的病死率呈正相关。长期以来,大量的研究试图应用糖皮质激素控制炎症反应,预防和治疗ARDS。早期的三项多中心RCT研究观察了大剂量糖皮质激素对ARDS的预防和早期治疗作用,结果糖皮质激素既不能预防ARDS的发生,对早期ARDS也没有治疗作用。但对于变应原因导致的ARDS患者,早期应用糖皮质激素经验性治疗可能有效。

此外感染性休克并发 ARDS 的患者,如合并有肾上腺皮质功能不全,可考虑应用替代剂量的糖皮质激素。

推荐意见 17:不推荐常规应用糖皮质激素预防和治疗 ARDS(推荐级别:B 级)。

3.一氧化氮(NO)吸入

NO 吸入可选择性地扩张肺血管,而且 NO 分布于肺内通气良好的区域,可扩张该区域的肺血管,显著降低肺动脉压,减少肺内分流,改善通气血流比例失调,并且可减少肺水肿形成。临床研究显示,NO 吸入可使约 60% 的 ARDS 患者氧合改善,同时肺动脉压、肺内分流明显下降,但对平均动脉压和心排血量无明显影响。但是氧合改善效果也仅限于开始 NO 吸入治疗的 24～48 小时。两个 RCT 研究证实 NO 吸入并不能改善 ARDS 的病死率。因此,吸入 NO 不宜作为 ARDS 的常规治疗手段,仅在一般治疗无效的严重低氧血症时可考虑应用。

推荐意见 18:不推荐吸入 NO 作为 ARDS 的常规治疗(推荐级别:A 级)。

4.肺泡表面活性物质

ARDS 患者存在肺泡表面活性物质减少或功能丧失,易引起肺泡塌陷。肺泡表面活性物质能降低肺泡表面张力,减轻肺炎症反应,阻止氧自由基对细胞膜的氧化损伤。目前肺泡表面活性物质的应用仍存在许多尚未解决的问题,如最佳用药剂量、具体给药时间、给药间隔和药物来源等。因此,尽管早期补充肺表面活性物质有助于改善氧合,还不能将其作为 ARDS 的常规治疗手段。有必要进一步研究,明确其对 ARDS 预后的影响。

5.前列腺素 E_1

前列腺素 E_1(PGE$_1$)不仅是血管活性药物,还具有免疫调节作用,可抑制巨噬细胞和中性粒细胞的活性,发挥抗炎作用。但是 PGE$_1$ 没有组织特异性,静脉注射 PGE$_1$ 会引起全身血管舒张,导致低血压。静脉注射 PGE$_1$ 用于治疗 ALI/ARDS 目前已经完成了多个 RCT 研究,但无论是持续静脉注射 PGE$_1$,还是间断静脉注射脂质体 PGE$_1$,与安慰剂组相比,PGE$_1$ 组在 28 天的病死率、机械通气时间和氧合等方面并无益处。有研究报道吸入型 PGE$_1$ 可以改善氧合,但这需要进一步的 RCT 来研究证实。因此,只有在 ALI/ARDS患者低氧血症难以纠正时,可以考虑吸入 PGE$_1$ 治疗。

6.N-乙酰半胱氨酸和丙半胱氨酸

抗氧化剂 N-乙酰半胱氨酸(NAC)和丙半胱氨酸通过提供合成谷胱甘肽(GSH)的前体物质半胱氨酸,提高细胞内 GSH 水平,依靠 GSH 氧化还原反应来清除体内氧自由基,从而减轻肺损伤。静脉注射 NAC 对 ALI 患者可以显著改善全身氧合和缩短机械通气时间。而近期在 ARDS 患者中进行的 II 临床试验证实,NAC 有缩短肺损伤病程和阻止肺外器官衰竭的趋势,不能减少机械通气时间和降低病死率。丙半胱氨酸的 II、III 期临床试验也证实不能改善 ARDS 患者预后。因此,尚无足够证据支持 NAC 等抗氧化剂用于治疗 ARDS。

7.环氧化酶抑制剂

布洛芬等环氧化酶抑制剂可抑制 ALI/ARDS 患者血栓素 A2 的合成,对炎症反应有强烈的抑制作用。小规模临床研究发现布洛芬可改善全身性感染患者的氧合与呼吸力学。对严重感染的临床研究也发现布洛芬可以降低体温、减慢心率和减轻酸中毒,但是亚组分析(ARDS 患者130 例)显示,布洛芬既不能降低危重 ARDS 患者的患病率,也不能改善 ARDS 患者的 30 天生存率。因此,布洛芬等环氧化酶抑制剂尚不能用于 ALI/ARDS 的常规治疗。

8.细胞因子单克隆抗体或拮抗剂

炎症性细胞因子在 ALI/ARDS 发病中具有重要作用。动物试验应用单克隆抗体或拮抗剂中和肿瘤坏死因子(TNF)、白细胞介素(IL)-1 和 IL-8 等细胞因子可明显减轻肺损伤,但多数临床试验获得阴性结果。细胞因子单克隆抗体或拮抗剂是否能够用于 ALI/ARDS 的治疗,目前尚缺乏临床研究证据。因此,不推荐抗细胞因子单克隆抗体或拮抗剂用于 ARDS 治疗。

9.己酮可可碱及其衍化物利索茶碱

己酮可可碱及其衍化物利索茶碱均可抑制中性粒细胞的趋化和激活,减少促炎因子TNFA、IL-1 和 IL-6 等释放,利索茶碱还可抑制氧自由基释放。但目前尚无 RCT 试验证实己酮可可碱对 ALI/ARDS 的疗效。因此,己酮可可碱或利索茶碱不推荐用于 ARDS 的治疗。

10.重组人活化蛋白 C

重组人活化蛋白 C(rhAPC)具有抗血栓、抗炎和纤溶特性,已被试用于治疗严重感染。Ⅲ期临床试验证实,持续静脉注射 rhAPC 24 $\mu g/(kg \cdot h) \times 96\ h$ 可以显著改善重度严重感染患者(APACHE Ⅱ>25)的预后。基于 ARDS 的本质是全身性炎症反应,且凝血功能障碍在 ARDS发生中具有重要地位,rhAPC 有可能成为 ARDS 的治疗手段。但目前尚无证据表明 rhAPC 可用于 ARDS 治疗,当然在严重感染导致的重度 ARDS 患者,如果没有禁忌证,可考虑应用rhAPC。rhAPC 高昂的治疗费用也限制了它的临床应用。

11.酮康唑

酮康唑是一种抗真菌药,但可抑制白三烯和血栓素 A_2 合成,同时还可抑制肺泡巨噬细胞释放促炎因子,有可能用于 ARDS 的治疗。但是目前没有证据支持酮康唑可用于 ARDS 的常规治疗,同时为避免耐药,对于酮康唑的预防性应用也应慎重。

12.鱼油

鱼油富含 ω-3 脂肪酸,如二十二碳六烯酸(DHA)、二十碳五烯酸(EPA)等,也具有免疫调节作用,可抑制二十烷花生酸样促炎因子释放,并促进 PGE_1 生成。研究显示,通过肠道为 ARDS患者补充 EPA、γ-亚油酸和抗氧化剂,可使患者肺泡灌洗液内中性粒细胞减少,IL-8 释放受到抑制,病死率降低。对机械通气的 ALI 患者的研究也显示,肠内补充 EPA 和 γ-亚油酸可以显著改善氧合和肺顺应性,明显缩短机械通气时间,但对生存率没有影响。

推荐意见 19:补充 EPA 和 γ-亚油酸有助于改善 ALI/ARDS 患者氧合,缩短机械通气时间(推荐级别:C 级)。

(朱笑笑)

第八节 病毒性肺炎

病毒性肺炎是由不同种类病毒侵犯肺脏引起的肺部炎症,通常是由于上呼吸道病毒感染向下呼吸道蔓延所致。临床主要表现为发热、头痛、全身酸痛、干咳等。本病一年四季均可发生,但冬春季更为多见。肺炎的发生除与病毒的毒力、感染途径及感染数量有关外,还与宿主年龄、呼吸道局部和全身免疫功能状态有关。通常小儿发病率高于成人,婴幼儿发病率高于年长儿。据报道在非细菌性肺炎中病毒性肺炎占 25%~50%,婴幼儿肺炎中约 60%为病毒性肺炎。

一、流行病学

罹患各种病毒感染的患者为主要传染源,通常以空气飞沫传播为主,患者和隐性感染者说话、咳嗽、打喷嚏时可将病毒播散到空气中,易感者吸入后即可被感染。其次通过被污染的食具、玩具及与患者直接接触也可引起传播。粪-口传播仅见于肠道病毒。此外也可以通过输血和器官移植途径传播,在新生儿和婴幼儿中母婴间的垂直传播也是一条重要途径。

病毒性肺炎以婴幼儿和老年人多见,流感病毒性肺炎则好发于原有心肺疾病和慢性消耗性疾病患者。某些免疫功能低下者,如艾滋病患者、器官移植者,肿瘤患者接受大剂量免疫抑制剂、细胞毒药物及放射治疗(简称放疗)时,病毒性肺炎的发生率明显升高。据报道骨髓移植患者中约50%可发生弥漫性间质性肺炎,其中约半数为巨细胞病毒(CMV)所致。肾移植患者中约30%发生CMV感染,其中40%为CMV肺炎。

病毒性肺炎一年四季均可发生,但以冬春季节为多,流行方式多表现为散发或暴发。一般认为在引起肺炎的病毒中以流感病毒最多见。根据近年来我国北京、上海、广州、河北、新疆等地区病原学监测,小儿下呼吸道感染中腺病毒和呼吸道合胞病毒引起者分别占第一、二位。北方地区发病率普遍高于南方,病情也比较严重。此外,近年来随着器官移植的广泛开展,CMV肺炎的发生率有明显增高趋势。

二、病因

(一)流感病毒

流感病毒属正黏液病毒科,系单股RNA类病毒,有甲、乙、丙三型,流感病毒性肺炎多由甲型流感病毒引起,由乙型和丙型引起者较少。甲型流感病毒抗原变异比较常见,主要是血凝素和神经氨酸酶的变异。当抗原转变产生新的亚型时可引起大流行。

(二)腺病毒

腺病毒为无包膜的双链DNA病毒,主要在细胞核内繁殖,耐湿、耐酸、耐脂溶剂能力较强。现已分离出41个与人类有关的血清型,其中容易引起肺炎的有3、4、7、11、14和21型。我国以3、7型最为多见。

(三)呼吸道合胞病毒(RSV)

RSV系具有包膜的单股RNA病毒,属副黏液病毒科肺病毒属,仅1个血清型。RSV极不稳定,室温中两天内效价下降100倍,为下呼吸道感染的重要病原体。

(四)副流感病毒

副流感病毒属副黏液病毒科,与流感病毒一样表面有血凝素和神经氨酸酶。与人类相关的副流感病毒分为1、2、3、4四型,其中4型又分为A、B两个亚型。在原代猴肾细胞或原代人胚肾细胞培养中可分离出本病毒。近年来在我国北京和南方一些地区调查结果表明引起婴幼儿病毒性肺炎的病原体排序中副流感病毒仅次于合胞病毒和腺病毒,居第3位。

(五)麻疹病毒

麻疹病毒属副黏液病毒科,仅有1个血清型。电镜下呈球形或多形性。外壳小突起中含血凝素,但无神经氨酸酶,故与其他副黏液病毒不同。该病毒在人胚和猴肾细胞中培养5天后可出现多核巨细胞和核内包涵体。本病毒经上呼吸道和眼结膜侵入人体引起麻疹。肺炎是麻疹最常见的并发症,也是引起麻疹患儿死亡的主要原因。

(六)水痘带状疱疹病毒(VZV)

VZV 为双链 DNA 病毒,属疱疹病毒科,仅对人有传染性。其在外界环境中生存力很弱,可被乙醚灭活。该病毒在被感染的细胞核内增殖,存在于患者疱疹的疱浆、血液及口腔分泌物中。接种人胚羊膜等组织内可产生特异性细胞病变,在细胞核内形成包涵体。成人水痘患者发生水痘肺炎的较多。

(七)鼻病毒

鼻病毒属微小核糖核酸病毒群,为无包膜单股 RNA 病毒,已发现 100 多个血清型。鼻病毒是人类普通感冒的主要病原,也可引起下呼吸道感染。

(八)巨细胞病毒(CMV)

CMV 属疱疹病毒科,为在宿主细胞核内复制的 DNA 病毒。CMV 具有很强的种族特异性。人的 CMV 只感染人。CMV 通常是条件致病源。除可引起肺炎外还可引起全身其他脏器感染。

此外,EB 病毒、冠状病毒及柯萨奇病毒、埃可病毒等也可引起肺炎,只是较少见。

三、发病机制与病理

病毒性肺炎通常是由于上呼吸道病毒感染向下蔓延累及肺脏的结果。正常人群感染病毒后并不一定发生肺炎,只有在呼吸道局部或全身免疫功能低下时才会发病。上呼吸道发生病毒感染时常损伤上呼吸道黏膜,屏障和防御功能下降,造成下呼吸道感染,甚至引起细菌性肺炎。

单纯病毒性肺炎的主要病理改变为细支气管及其周围炎和间质性肺炎。细支气管病变包括上皮破坏、黏膜下水肿,管壁和管周可见以淋巴细胞为主的炎性细胞浸润,在肺泡壁和肺泡间隔的结缔组织中有单核细胞浸润,肺泡水肿,被覆着含有蛋白和纤维蛋白的透明膜,使肺泡内气体弥散距离增大。严重时出现以细支气管为中心的肺泡组织片状坏死,在坏死组织周边可见包涵体。在由合胞病毒、麻疹病毒、CMV 引起的肺炎患者的肺泡腔内还可见到散在的多核巨细胞。腺病毒性肺炎患者常可出现肺实变,以左下叶最多见,实质以外的肺组织可有明显过度充气。

继发细菌性肺炎时肺泡腔可见大量的以中性粒细胞为主的炎性细胞浸润。严重者可形成小脓肿,或形成纤维条索性、化脓性胸膜炎及广泛性出血。

四、临床表现

病毒性肺炎通常起病缓慢,绝大部分患者开始时均有咽干、咽痛,其后打喷嚏、鼻塞、流涕、发热、头痛、食欲减退、全身酸痛等上呼吸道感染症状,病变进一步向下发展累及肺脏发生肺炎时则表现为咳嗽,多为阵发性干咳,并有气急、胸痛、持续高热。此时体征尚不明显,有时可在下肺区闻及细湿啰音。病程多为2周左右,病情较轻。婴幼儿及免疫缺陷者罹患病毒性肺炎时病情多比较严重,除肺炎的一般表现外,还多有持续高热、剧烈咳嗽、血痰、气促、呼吸困难,发绀,心悸等。体检可见三凹征和鼻翼翕动。在肺部可闻及广泛的干、湿啰音和哮鸣音,也可出现急性呼吸窘迫综合征(ARDS)、心力衰竭、急性肾衰竭、休克。胸部 X 线检查主要为间质性肺炎,两肺呈网状阴影,肺纹理增粗、模糊。严重者两肺中下野可见弥漫性结节性浸润,但大叶性实变少见。胸部 X 线改变多在 2 周后逐渐消退,有时可遗留散在的结节状钙化影。

流感病毒性肺炎多见于流感流行时,慢性心肺疾病患者及孕妇为易感人群。起病前流感症状明显,多有高热,呼吸道症状突出,病情多比较严重,病程达 3～4 周,病死率较高。腺病毒感染所致肺炎表现突然高热,体温达 39～40 ℃,呈稽留热,热程较长。约半数以上患者出现呕吐、腹胀、腹泻,可能与腺病毒在肠道内繁殖有关。合胞病毒性肺炎绝大部分为2岁以内儿童,多有一过性高热,喘憋症状明显。麻疹病毒性肺炎为麻疹并发症,起病初期多有上呼吸道感染症状,典型者表现为起病2天后,首先在口腔黏膜出现麻疹斑,1天后从耳后发际开始出皮疹,以后迅速扩展到颜面、颈部、躯干、四肢。麻疹肺炎可发生于麻疹的各个病期,但以出疹后一周内最多见。因此在患儿发疹期,尤其是疹后期发热持续不退,或退热后又发热,同时呼吸道症状加重,肺部出现干湿啰音,提示继发肺炎。水痘是由水痘带状疱疹病毒引起的一种以全身皮肤水疱疹为主要表现的急性传染病。成人水痘并发肺炎较为常见。原有慢性疾病和/或免疫功能低下者水痘并发肺炎的机会多。水痘肺炎多发生于水痘出疹后1～6天,高热、咳嗽、血痰,两肺可闻及湿啰音和哮鸣音,很少有肺实变。

五、实验室检查

(一)血液及痰液检查

病毒性肺炎患者白细胞总数一般多正常,也可降低,血沉往往正常。继发细菌感染时白细胞总数增多和中性粒细胞比例增高。痰涂片所见的白细胞以单核细胞为主,痰培养多无致病细菌生长。

(二)病原学检查

1.病毒分离

由于合胞病毒、流感病毒、单纯疱疹病毒等对外界温度特别敏感,故发病后应尽早用鼻咽拭子取材,或收集鼻咽部冲洗液、下呼吸道分泌物,取材后放置冰壶内尽快送到实验室。如有可能最好床边接种标本,通过鸡胚接种、人胚气管培养等方法分离病毒。上述方法可靠、重复性好、特异性强,但操作烦琐费时,对急性期诊断意义不大。但对流行病学具有重要作用。

2.血清学检查

血清学诊断技术包括补体结合试验、中和试验和血凝抑制试验等。比较急性期和恢复期双份血清抗体滴度,效价升高4倍或4倍以上即可确诊。本法主要为回顾性诊断,不适合早期诊断。采用急性期单份血清检测合胞病毒、副流感病毒的特异性IgM抗体,其敏感性和特异性比较高,可作为早期诊断指标。

3.特异性快速诊断

(1)电镜技术:用于合胞病毒、副流感病毒、单纯疱疹病毒及腺病毒之诊断。由于检查耗时、技术复杂、费用昂贵,难以推广使用。

(2)免疫荧光技术:其敏感性和特异性均与组织培养相近。其合胞病毒抗原检测的诊断准确率达70%～98.9%,具有快速、简便、敏感、特异性高等特点。

(3)酶联免疫吸附试验及酶标组化法:广泛用于检测呼吸道病毒抗原,既快速又简便。

4.包涵体检测

CMV感染时可在呼吸道分泌物,包括支气管肺泡灌洗液和经支气管肺活检标本中发现嗜酸粒细胞核内和胞质内含包涵体的巨细胞,可确诊。

六、诊断

病毒性肺炎的诊断主要依据是其临床表现及相关实验室检查。由于各型病毒性肺炎缺乏明显的特征,因而最后确诊往往需要借助于病原学检查结果。当然某些病毒原发感染的典型表现,如麻疹早期颊黏膜上的麻疹斑、水痘时典型皮疹均可为诊断提供重要依据。

七、鉴别诊断

主要需与细菌性肺炎进行鉴别。病毒性肺炎多见于小儿,常有流行,发病前多有上呼吸道感染和全身不适等前驱表现,外周血白细胞总数正常或偏低,分类中性粒细胞不高。而细菌性肺炎以成人多见,无流行性,白细胞总数及中性粒细胞明显增高。X线检查时病毒性肺炎以间质性肺炎为主,肺纹理增粗,而细菌性肺炎多以某一肺叶或肺段病变为主,显示密度均匀的片状阴影。中性粒细胞碱性磷酸酶试验、四唑氮盐还原试验、C反应蛋白水平测定及疫苗培养和病毒学检查均有助于两种肺炎的鉴别。需要注意的是呼吸道病毒感染基础上容易继发肺部细菌感染,其中以肺炎链球菌、金黄色葡萄球菌、流感嗜血杆菌及溶血性链球菌为多见,通常多发生于原有病毒感染热退4天后患者再度畏寒、发热,呼吸道症状加剧,咳嗽、咳黄痰、全身中毒症状明显。

此外病毒性肺炎尚需与病毒性上呼吸道感染、急性支气管炎、支原体肺炎、衣原体肺炎和某些传染病的早期进行鉴别。

八、治疗

目前缺少特效抗病毒药物,因而仍以对症治疗为主。

(一)一般治疗

退热、止咳、祛痰、维持呼吸道通畅、给氧,纠正水和电解质、酸碱失衡。

(二)抗病毒药物

金刚烷胺,成人0.1 g,每天2次;小儿酌减,连服3～5天。早期应用对防治甲型流感有一定效果。利巴韦林对合胞病毒、腺病毒及流感病毒性肺炎均有一定疗效,每天用量为10 mg/kg,口服或肌内注射。近年来提倡气道内给药。小于2岁者每次10 mg,2岁以上的每次20～30 mg,溶于30 mL蒸馏水内雾化吸入,每天2次,连续5～7天。由CMV、疱疹病毒引起的肺炎患者可用阿昔洛韦、阿糖腺苷等治疗。

(三)中草药

板蓝根、黄芪、金银花、大青叶、连翘、贯仲、菊花等可能有一定效果。

(四)生物制剂

有报道肌内注射γ-干扰素治疗小儿呼吸道病毒感染,退热快、体征恢复迅速、缩短疗程、无明显不良反应。雾化吸入从初乳中提取的SIgA治疗婴幼儿RSV感染也取得良好效果。此外还可试用胸腺素、转移因子等制剂。继发细菌性肺炎时应给予敏感的抗生素。

九、预后

大多数病毒性肺炎预后良好,无后遗症。但是如系流感后发生重症肺炎,或年老体弱、原有慢性病者感染病毒性肺炎后易继发细菌性肺炎,预后较差。另外CMV感染者治疗也颇为棘手。

十、预防

接种流感疫苗、水痘疫苗和麻疹疫苗对于预防相应病毒感染有一定效果,但免疫功能低下者禁用麻疹减毒活疫苗。口服3、4、7型腺病毒减毒活疫苗对预防腺病毒性肺炎有一定效果。早期较大剂量注射丙种球蛋白对于麻疹和水痘的发病有一定预防作用。应用含高滴度CMV抗体免疫球蛋白被动免疫对预防 CMV 肺炎也有一定作用。对于流感病毒性肺炎、CMV 肺炎、水痘疱疹病毒性肺炎患者应予隔离,减少交叉感染。

(朱笑笑)

第九节　细菌性肺炎

一、肺炎球菌肺炎

(一)定义

肺炎球菌肺炎是由肺炎链球菌感染引起的急性肺部炎症,为社区获得性肺炎中最常见的细菌性肺炎。起病急骤,临床以高热、寒战、咳嗽、血痰及胸痛为特征,病理为肺叶或肺段的急性表现。近年来因抗生素的广泛应用,典型临床和病理表现已不多见。

(二)病因

致病菌为肺炎球菌,革兰阳性,有荚膜,复合多聚糖荚膜共有 86 个血清型。成人致病菌多为 1 型、5 型。为口咽部定植菌,不产生毒素(除Ⅲ型),主要靠荚膜对组织的侵袭作用而引起组织的炎性反应,通常在机体免疫功能低下时致病。冬春季因带菌率较高(40%～70%)为本病多发季节。青壮年男性或老幼多见。长期卧床、心力衰竭、昏迷和手术后等易发生肺炎球菌性肺炎。常间诱因有病毒性上呼吸道感染史或受寒、酗酒、疲劳等。

(三)诊断

1.临床表现

因患者年龄、基础疾病及有无并发症,就诊是否使用过抗生素等影响因素,临床表现差别较大。

(1)起病:多急骤,短时寒战继之出现高热,呈稽留热型,肌肉酸痛及全身不适,部分患者体温低于正常。

(2)呼吸道症状:起病数小时即可出现,初起为干咳,继之咳嗽,咳黏性痰,典型者痰呈铁锈色,累及胸膜可有针刺样胸痛,下叶肺炎累及膈胸膜时疼痛可放射至上腹部。

(3)其他系统症状:食欲缺乏、恶心、呕吐及急腹症消化道状。老年人精神萎靡、头痛,意识朦胧等。部分严重感染的患者可发生周围循环衰竭,甚至早期出现休克。

(4)体检:急性病容,呼吸急促,体温达 39～40 ℃,口唇单纯疱疹,可有发绀及巩膜黄染,肺部听诊为实变体征或可听到啰音,累及胸膜时可有胸膜摩擦音甚至胸腔积液体征。

(5)并发症及肺外感染表现如下。①脓胸(5%～10%):治疗过程中又出现体温升高、白细胞计数增高时,要警惕并发脓胸和肺脓肿的可能。②脑膜炎:可出现神经症状或神志改变。③心肌炎或心内膜炎:心率快,出现各种心律失常或心脏杂音、脾大、心力衰竭。

(6)败血症或毒血症(15%～75%):可出现皮肤、黏膜出血点,巩膜黄染。

(7)感染性休克:表现为周围循环衰竭,如血压降低、四肢厥冷、心动过速等,个别患者起病既表现为休克而呼吸道症状并不明显。

(8)麻痹性肠梗阻。

（9）罕见 DIC、ARDS。

2.实验室检查

（1）血常规：白细胞计数为（10～30）×10^9/L,中型粒细胞计数增多 80% 以上,分类核左移并可见中毒颗粒。酒精中毒、免疫力低下及年老体弱者白细胞总数可正常或减少,提示预后较差。

（2）病原体检查：①痰涂片及荚膜染色镜检,可见革兰染色阳性双球菌,2～3 次痰检为同一细菌有意义。②痰培养加药敏可助确定菌属并指导有效抗生素的使用,干咳无痰者可做高渗盐水雾化吸入导痰。③血培养致病菌阳性者可做药敏试验。④脓胸者应做胸腔积液菌培养。⑤对重症或疑难病例,有条件时可采用下呼吸道直接采样法做病原学诊断。如防污染毛刷采样（PSB）、防污染支气管-肺泡灌洗（PBAL）、经胸壁穿刺肺吸引（LA）、环甲膜穿刺经气管吸引（TTA）。

3.胸部 X 线

（1）早期病变肺段纹理增粗、稍模糊。

（2）典型表现为大叶性、肺段或亚肺段分布的浸润、实变阴影,可见支气管气道征及肋膈角变钝。

（3）病变吸收较快时可出现浓淡不均假空洞征。

（4）吸收较慢时可出现机化性肺炎。

（5）老年人、婴儿多表现为支气管肺炎。

（四）鉴别诊断

1.干酪样肺炎

本病常有结核中毒症状,胸部 X 线表现肺实变、消散慢,病灶多在肺尖或锁骨下、下叶后段或下叶背段,新旧不一、有钙化点、易形成空洞并肺内播散。痰抗酸菌染色可发现结核菌,PPD试验常阳性,青霉素 G 治疗无效。

2.其他病原体所致肺炎

（1）多为院内感染,金黄色葡萄球菌肺炎和克雷伯杆菌肺炎的病情通常较重。

（2）多有基础疾病。

（3）痰或血的细菌培养阳性可鉴别。

3.急性肺脓肿

早期临床症状相似,病情进展可出现可大量脓臭痰,查痰菌多为金黄色葡萄球菌、克雷伯杆菌、革兰阴性杆菌、厌氧菌等。胸部 X 线可见空洞及液平。

4.肺癌伴阻塞性肺炎

本病常有长期吸烟史、刺激性干咳和痰中带血史,无明显急性感染中毒症状;痰脱落细胞可阳性;症状反复出现;可发现肺肿块、肺不张或肿大的肺门淋巴结;胸部 CT 及支气管镜检查可帮助鉴别。

5.其他

ARDS、肺梗死、放射性肺炎和胸膜炎等。

（五）治疗

1.抗菌药物治疗

首先应给予经验性抗生素治疗,然后根据细菌培养结果进行调整。经治疗不好转者,应再次复查病原学及药物敏感试验进一步调整治疗方案。

(1)轻症患者。①首选青霉素:青霉素 G 每天 240 万 U,分 3 次肌内注射。或普鲁卡因青霉素每天 120 万 U,分 2 次肌内注射,疗程 5～7 天。②青霉素过敏者:可选用大环内酯类,如红霉素每天 2 g,分 4 次口服,或红霉素每天 1.5 g 分次静脉滴注;或罗红霉素每天 0.3 g,分 2 次口服或林可霉素每天 2 g,肌内注射或静脉滴注;或克林霉素每天 0.6～1.8 g,分 2 次肌内注射,或克林霉素每天 1.8～2.4 g 分次静脉滴注。

(2)较重症患者:青霉素 G 每天 120 万 U,分 2 次肌内注射,加用丁胺卡那每天 0.4 g 分次肌内注射;或红霉素每天 1.0～2.0 g,分 2～3 次静脉滴注;或克林霉素每天 0.6～1.8 g,分 3～4 次静脉滴注;或头孢噻吩钠(先锋霉素Ⅰ)每天 2～4 g,分 3 次静脉注射。

疗程 2 周或体温下降 3 天后改口服。老人、有基础疾病者可适当延长。8%～15% 青霉素过敏者对头孢菌素类有交叉过敏应慎用。如为青霉素速发性变态反应则禁用头孢菌素。如青霉素皮试阳性而头孢菌素皮试阴性者可用。

(3)重症或有并发症患者(如胸膜炎):青霉素 G 每天 1 000 万～3 000 万 U,分 4 次静脉滴注;头孢唑啉钠(先锋霉素Ⅴ),每天 2～4 g,2 次静脉滴注。

(4)极重症者如并发脑膜炎:头孢曲松每天 1～2 g 分次静脉滴注;碳青霉素烯类如亚胺培南-西司他丁(泰能)每天 2 g,分次静脉滴注;或万古霉素每天 1～2 g,分次静脉滴注并加用第三代头孢菌素;或亚胺培南加第三代头孢菌素。

(5)耐青霉素肺炎链球菌感染者:近年来,耐青霉素肺炎链球菌感染不断增多,通常 MIC ≥1.0 mg/L 为中度耐药,MIC≥2.0 mg/L 为高度耐药。临床上可选用以下抗生素:克林霉素每天 0.6～1.8 g 分次静脉滴注;或万古霉素每天 1～2 g 分次静脉滴注;或头孢曲松每天 1～2 g 分次静脉滴注;或头孢噻肟每天 2～6 g 分次静脉滴注;或氨苄西林/舒巴坦、替卡西林/棒酸、阿莫西林/棒酸。

2.支持疗法

支持疗法包括卧床休息、维持液体和电解质平衡等。应根据病情及检查结果决定补液种类。给予足够热量及蛋白和维生素。

3.对症治疗

胸痛者止痛;刺激性咳嗽可给予可待因,止咳祛痰可用氯化铵或棕色合剂,痰多者禁用止咳剂;发热物理降温,不用解热药;呼吸困难者鼻导管吸氧。烦躁、谵妄者服用地西泮 5 mg 或水合氯醛 1～1.5 g 灌肠,慎用巴比妥类。鼓肠者给予缸管排气,胃扩张给予胃肠减压。

4.并发症的处理

(1)呼吸衰竭:机械通气、支持治疗(面罩、气管插管、气管切开)。

(2)脓胸:穿刺抽液必要时肋间引流。

5.感染性休克的治疗

(1)补充血容量:右旋糖酐-40 和平衡盐液静脉滴注,以维持收缩压 12.0～13.3 kPa(90～100 mmHg)。脉压大于 4.0 kPa(30 mmHg),尿量大于 30 mL/h,中心静脉压 0.6～1.0 kPa(4.4～7.4 mmHg)。

(2)血管活性药物的应用:输液中加入血管活性药物以维持收缩压 12.0～13.3 kPa(90～100 mmHg)以上。为升高血压的同时保证和调节组织血流灌注,近年来主张血管活性药物为主,配合收缩性药物,常用的有多巴胺、间羟胺、去甲肾上腺素和山莨菪碱等。

(3)控制感染:及时、有效地控制感染是治疗中的关键。要及时选择足量、有效的抗生素静脉并联合给药。

（4）糖皮质激素的应用：病情或中毒症状重及上述治疗血压不恢复者，在使用足量抗生素的基础上可给予氢化可的松 100～200 mg 或地塞米松 5～10 mg 静脉滴注，病情好转立即停药。

（5）纠正水、电解质和酸碱平衡紊乱：严密监测血压、心率、中心静脉压、血气、水、电解质变化，及时纠正。

（6）纠正心力衰竭：严密监测血压、心率、中心静脉压、意识及末梢循环状态，及时给予利尿及强心药物，并改善冠状动脉供血。

二、葡萄球菌肺炎

葡萄球菌肺炎是由葡萄球菌引起的急性肺部化脓性炎症。常发生于老年人等免疫功能缺陷者及有基础疾病者，病情较重，若治疗不及时或治疗不当，病死率较高。

（一）病因和发病机制

葡萄球菌为革兰阳性球菌，可以分为金黄色葡萄球菌（简称金葡菌）和表皮葡萄球菌 2 类。前者为致病菌，可引起全身多发性化脓性病变。葡萄球菌肺炎多发生于免疫功能原已受损的患者，如糖尿病、血液病、艾滋病、肝病、营养不良及原已患有慢性支气管-肺病的患者。皮肤感染灶（疖、痈等）中的葡萄球菌可经血液循环到达肺部，引起肺炎。葡萄球菌释放的凝固酶可使细菌周围产生纤维蛋白，保护细菌不被吞噬，其释放的毒素均有溶血、坏死、杀白细胞及血管痉挛等作用。肺内多处浸润、化脓和组织破坏，形成单个或多发性肺脓肿。炎症吸收时，空气经引流支气管进入脓腔，形成气囊肿。

（二）临床表现

起病多急骤，战栗、高热、胸痛、咳痰（痰量大、呈脓性、带血丝或呈粉红色乳状）。毒血症状显著，可全身衰竭或周围循环衰竭。院内感染患者起病稍缓慢，但也有高热及脓痰等。老年人可不发热或低热，肺炎症状可不典型。

早期体征不明显，与严重的毒血症状和呼吸道症状不相称。有大片支气管肺炎或肺脓肿形成后，可闻及湿啰音，很少有肺实变体征，常有胸腔积液体征。

（三）实验室和其他检查

血白细胞计数常在（15～25）×10^9/L，可高达 $50×10^9$/L，中性粒细胞比例增加，核左移，有中毒颗粒。痰液和血培养有凝固酶阳性的金黄色葡萄球菌。X 线片显示肺段或肺叶实变，或小叶样浸润，其中有单个或多个液气囊肿。

（四）诊断

根据全身毒血症症状、咳嗽、脓血痰，白细胞计数增多、中性粒细胞核左移，X 线检查表现片状阴影伴有空洞及液平等，可做出初步诊断。细菌学检查是确诊的依据，可行痰、胸腔积液、血和肺穿刺物培养。

（五）治疗

一般治疗同肺炎球菌肺炎，强调及早清除、引流原发病灶，同时选用敏感抗菌药物。首选耐酶的 β 内酰胺类抗生素，如苯唑西林、氯唑西林、奈夫西林等；也可应用第 2、第 3 代头孢菌素如头孢唑啉、头孢呋辛钠等；对甲氧西林耐药的菌株可用万古霉素、替考拉宁、利福平、喹诺酮类及磺胺类等药物。临床选择抗菌药物时应参考细菌培养的药物敏感试验。

（六）预后

多数患者经早期诊断、有效治疗预后好，但病情严重者、老年人、患有慢性疾病及出现严重并发症者预后差。

三、克雷伯杆菌肺炎

（一）概述

肺炎克雷伯杆菌肺炎（旧称肺炎杆菌肺炎），是最早被认识的 G⁻杆菌肺炎，并且仍居当今社区获得性 G⁻杆菌肺炎的首位，医院获得性 G⁻杆菌肺炎的第二或第三位。肺炎克雷伯杆菌是克雷伯菌属最常见菌种，约占临床分离株的 95％。肺炎克雷伯杆菌又分肺炎、臭鼻和鼻硬结 3 个亚种，其中又以肺炎克雷伯杆菌肺炎亚种最常见。根据荚膜抗原成分的不同，肺炎克雷伯杆菌分78 个血清型，引起肺炎者以 1～6 型为多。由于抗生素的广泛应用，20 世纪 80 年代以来肺炎克雷伯杆菌耐药率明显增加，特别是它产生超广谱 β-内酰胺酶（ESBLs），能水解所有第 3 代头孢菌素和单酰胺类抗生素。目前不少报道肺炎克雷伯杆菌中产 ESBLs 比率高达 30％～40％，并可引起医院感染暴发流行，正受到密切关注。该病好发于原有慢性肺部疾病、糖尿病、手术后和酒精中毒者，以中老年为多见。

（二）诊断

1.临床表现

多数患者起病突然，部分患者可有上呼吸道感染的前驱症状。主要症状为寒战、高热、咳嗽、咳痰、胸痛、呼吸困难和全身衰弱。痰色如砖红色，被认为是该病的特征性表现，可惜临床上甚为少见；有的患者咳痰呈铁锈色，或痰带血丝，或伴明显咯血。体检患者呈急性病容，常有呼吸困难和发绀，严重者有全身衰竭、休克和黄疸。肺叶实变期可发生相应实变体征，并常闻及湿啰音。

2.辅助检查

（1）一般实验室检查：周围血白细胞总数和中性粒细胞比例增加，核型左移。若白细胞不高或反见减少，提示预后不良。

（2）细菌学检查：经筛选的合格痰标本（鳞状上皮细胞<10 个/低倍视野或白细胞>25 个/低倍视野），或下呼吸道防污染标本培养分离到肺炎克雷伯杆菌，且达到规定浓度（痰培养菌量≥10⁶ cfu/mL、防污染样本毛刷标本菌是≥10³ cfu/mL），可以确诊。据报道 20％～60％病例血培养阳性，更具有诊断价值。

（3）影像学检查：X 线征象，包括大叶实变、小叶浸润和脓肿形成。右上叶实变时重而黏稠的炎性渗出物，使叶间裂呈弧形下坠是肺炎克雷伯肺炎具有诊断价值的征象，但是并不常见。在慢性肺部疾病和免疫功能受损患者，患该病时大多表现为支气管肺炎。

（三）鉴别诊断

该病应与各类肺炎包括肺结核相鉴别，主要依据病原体检查，并结合临床作出判别。

（四）治疗

1.一般治疗

一般治疗与其他细菌性肺炎治疗相同。

2.抗菌治疗

轻、中症患者最初经验性抗菌治疗，应选用 β-内酰胺类联合氨基糖苷类抗生素，然后根据药敏试验结果进行调整。若属产 ESBL 菌株，或既往常应用第 3 代头孢菌素治疗，或在 ESBL 流行率高的病区(包括 ICU),或临床重症患者最初经验性治疗应选择碳青霉烯类抗生素(亚胺培南或美罗培南),因为目前仅有该类抗生素对 ESBLs 保持高度稳定,没有耐药。哌拉西林/三唑巴坦、头孢吡肟对部分 ESBLs 菌株体外有效,还有待积累更多经验。

四、流感嗜血杆菌肺炎

过去认为流感嗜血杆菌(流感杆菌)为儿童易感细菌,近年来发现成人发生流感嗜血杆菌肺炎也逐渐增多,成为院外获得性肺炎的重要致病菌,可能与介入性诊断与细菌学技术提高有关。伴菌血症者病死率高达 57%。它不仅可使慢性患者致病,也可引起健康成年人的肺炎。5 岁以下儿童的口咽部菌落可高达 90%。

(一)病因与发病机制

流感杆菌是婴幼儿和儿童急性化脓性感染及儿童和成人肺部感染的病原菌,为革兰阴性杆菌,可分为荚膜型和非荚膜型两类。

荚膜成分为多糖类,有型特异性,分为 6 型,其中以 b 型对人类致病力最强,为一磷酸核糖多糖体多糖抗原,它与某些型别的肺炎球菌、大肠埃希菌及革兰阳性菌的细胞壁有共同抗原,血清学相互有交叉反应。非荚膜型也有一定致病毒力。流感杆菌产生内毒素(有纤毛制动作用)在致病过程中起重要作用。侵袭性感染中均是有荚膜的细菌 b 型流感杆菌,能够选择性黏附于呼吸道上皮细胞,避免局部的黏液纤毛清除作用,从而保证细菌的定植与增生。

(二)临床表现

流感杆菌肺炎仍以儿童多见,主要由 b 型所致大叶实变为主,少数为支气管肺炎,75% 可能出现胸腔积液,肺脓肿少见。成人肺炎多见于原有肺部基础疾病、免疫功能低下者或病毒感染后,但健康成人发病也可占 12%~30%。除一般肺炎症状外,X 线表现无特异性,往往呈支气管肺炎伴少量胸腔积液,两下叶易犯,也有多叶受累。成人菌血症性肺炎在未用特效治疗时死亡率可达 57%。有时也表现为球形肺炎,应与肿瘤区别。伴有急性呼吸窘迫综合征者肺部可出现弥散性间质浸润。

(三)诊断

由于上呼吸道流感杆菌定植率可达 42%,单纯痰液培养结果应结合其他现象进行评价。标本取自经气管抽吸或纤维支气管镜双套管防污染标本毛刷刷取。胸液或血培养可以确认。流感杆菌培养需特殊条件培养基如巧克力琼脂培养基,应含有 X 因子及 V 因子。目前认为该菌有或无荚膜均具致病毒力,甚至发生菌血症。

(四)治疗

20 世纪 80 年代以来,发现流感杆菌部分菌株产生 β-内酰胺酶。有文献报道其产酶率达到 50%,因此对氨苄西林耐药现象日趋普遍,目前已不主张将氨苄西林作为一线经验用药,主张用第 2 代或第 3 代头孢菌素治疗较为适当。如能早期诊断和治疗,本病预后较好。

五、铜绿假单胞菌肺炎

铜绿假单胞菌肺炎是由条件致病菌铜绿假单胞菌引起的肺部炎症,是医院获得性肺炎最常见的致病菌之一。近年来其发病率有上升趋势,常见于机体免疫功能低下或有慢性呼吸道疾病病史的患者。铜绿假单胞菌极易产生获得性耐药,不易被呼吸道防御机制杀灭,所以铜绿假单胞菌肺炎的治疗仍很困难,死亡率高,预后不良。

（一）病因与发病机制

铜绿假单胞菌属假单胞菌属,在琼脂平板上能产生蓝绿色绿脓素。本菌为无荚膜、无芽孢、能运动的革兰阴性菌,为专性需氧菌,本菌生长对营养要求不高,对外界环境抵抗力较强,在潮湿处能长期生存,对紫外线不敏感,加热 55 ℃ 1 小时才被杀灭。铜绿假单胞菌为条件致病菌,原发性铜绿假单胞菌肺炎少见,常继发于宿主免疫功能受损后如粒细胞缺乏、低蛋白血症、肿瘤、应用激素或抗生素等的患者,尤其易发于原有肺部慢性病变基础上,如慢性支气管炎、支气管扩张、肺间质纤维化、气管切开、应用人工呼吸机或雾化器后。

（二）临床表现

（1）多见于老年人,有免疫功能障碍者。

（2）偶尔可见院外感染,几乎都发生在有较严重的基础疾病的院内感染患者。

（3）起病急缓不一,可有寒战、中等度发热或高热,晨起比下午明显。

（4）相对缓脉、嗜睡、神志模糊。

（5）咳嗽、咳大量黄脓痰,典型者咳翠绿色脓性痰。

（6）重症易出现呼吸衰竭、周围循环衰竭,并在较短时间内死亡。

（7）体检肺部有弥漫细湿啰音及喘鸣音。

（三）实验室检查

1.血常规

外周血白细胞计数轻度增高,中性粒细胞增高不明显,可有核左移或胞质内出现中毒颗粒。

2.细菌学检查

痰涂片可见成对或短链状排列的革兰阴性杆菌,痰或血液细菌培养对于诊断及治疗具有重要意义。

3.X 线检查

X 线检查多为弥漫性双侧支气管肺炎。病变呈结节状浸润,后期融合成直径 2 cm 或更大的模糊片状实变阴影,有多发性小脓肿,下叶多见。部分患者可有胸腔积液征象。

（四）诊断

（1）原有肺部疾病,长期使用抗生素、激素、抗癌药物及免疫功能低下,或有应用呼吸机、雾化器治疗的病史。

（2）寒战、高热等明显中毒症状,伴相对缓脉、咳嗽,咳大量黄脓痰,肺部可闻及湿啰音。

（3）白细胞计数轻度增高,中性粒细胞增高不明显。

（4）X 线显示双侧多发性散在斑片影或结节影,可迅速融合并扩展为较大片状模糊阴影。

（5）痰培养连续 3 次铜绿假单胞菌阳性或细菌计数＞10×10^9/L 可助诊断。

（五）治疗

1.一般治疗

加强营养和治疗基础疾病对本病十分重要。必要时酌情给予新鲜血浆或清蛋白,以提高人体的免疫功能。

2.抗菌药物治疗

早期选用敏感的抗菌药物是治疗本病成败的关键,常用的药物有以下几类。

（1）β-内酰胺类:对抗铜绿假单胞菌活性较高的有头孢他啶 2 g,2 次/天静脉滴注;哌拉西林 4 g,2 次/天静脉滴注;亚胺培南（泰能）0.5 g,1 次/8 小时静脉滴注;头孢哌酮 2 g,2 次/天静脉滴注;另外 β-内酰胺类加酶抑制剂,如阿莫西林加克拉维酸 1.2 g,3～4 次/天静脉滴注;替卡西林加克拉维酸 3.2 g,3～4 次/天静脉滴注;头孢哌酮加舒巴坦(舒普深)2 g,2 次/天静脉滴注也有一定的效果。

(2)氨基糖苷类:氨基糖苷类抗生素,如阿米卡星 0.4 g,1 次/天静脉滴注,或妥布霉素按体重一次 1～1.7 mg/kg,1 次/8 小时静脉滴注,特别是与 β-内酰胺类抗生素联合对铜绿假单胞菌有较好疗效。但此类抗生素具有肾毒性及耳毒性,而铜绿假单胞菌肺炎又多见于老年人或有严重基础疾病患者,因而在很大程度上限制了它们的使用。

(3)氟喹诺酮类:氟喹诺酮类中环丙沙星 0.2 g,2 次/天静脉滴注,左氧氟沙星 0.2 g,2 次/天静脉滴注,对铜绿假单胞菌有一定抗菌活性。

(六)预防

应加强院内消毒隔离,特别是要注意人工呼吸器械、雾化及湿化装置、吸痰器、给氧面罩及导管的定期消毒,昏迷患者应注意口腔护理,减少和防止分泌物吸入。还应注意合理使用广谱抗生素,严格掌握皮质激素及免疫抑制剂的应用指征。

(朱笑笑)

第十节 肺 性 脑 病

肺性脑病是由慢性胸肺疾病伴有呼吸衰竭,出现缺氧与二氧化碳(CO_2)潴留而引起以精神及神经系统综合征为主要表现的一种综合征。突出表现为严重呼吸性酸中毒、自主呼吸减弱及中枢神经系统功能障碍的精神神经症状。

肺性脑病是我国独特应用的疾病诊断名词,相当于国际文献所称的"二氧化碳麻醉",主要病因是由于严重的 CO_2 潴留。其发病机制尚未完全阐明,但目前认为低氧血症、CO_2 潴留和酸中毒 3 个因素共同损伤脑血管和脑细胞是最根本的发病机制。

一、诊断要点

(一)病因与诱因

慢性肺心病为肺性脑病的主要基础病因。常见诱因有:①急性呼吸道与肺部感染,严重支气管痉挛,气道内痰液阻塞,使原已受损的肺通气功能进一步下降致体内 CO_2 潴留。②医源性因素,如镇静剂应用不当,高浓度吸氧,导致呼吸抑制而加重 CO_2 麻醉状态;不适当应用脱水剂及利尿剂,致痰液黏稠而加重气道阻塞。③COPD 伴有右心衰竭时,由于脑血流量减少,加重脑缺氧及脑代谢功能紊乱。

(二)临床表现特点

包括:①基础疾病的表现,有慢性胸肺疾病伴有呼吸衰竭的表现。②CO_2 潴留的神经系统表现,症状与 $PaCO_2$ 上升的速度及 pH 下降程度密切相关。早期轻症患者有头痛、头胀、烦躁、恶心呕吐,视力、记忆力和判断力减退;睡眠规律改变(白天嗜睡不醒,夜间失眠、惊醒);继之有神志恍惚、谵语、幻觉、精神错乱、抓空摸床、无意识动作和抽搐、扑翼样震颤;逐渐出现昏迷,眼底视神经盘水肿,眼球突出,球结膜充血水肿,出现锥体束征,对各种刺激无反应,脑疝形成等。③缺氧

151

的神经系统表现,可引起注意力不集中、定向力减退、头痛、兴奋,继而烦躁、谵妄、肌肉抽搐,神经肌腱反射亢进;中枢神经系统受抑制,伴有神志恍惚、昏迷。④血气分析,示 $PCO_2 > 9.3$ kPa(70 mmHg),pH 常 < 7.25。

(三)临床分型与分级

1.临床分型

根据其神经精神症状,可将肺性脑病分为三型:①抑制型,以神志淡漠、嗜睡、昏迷等中枢神经抑制状态为主;②兴奋型,以烦躁不安、谵妄、多语等神经兴奋症状为主;③不定型,抑制与兴奋症状交替出现。

2.临床分级

包括:①轻型,神志恍惚、淡漠、嗜睡、精神异常或兴奋、多语而无神经系统异常体征者。②中型,浅昏迷、谵妄、躁动,肌肉轻度抽动或语无伦次,对各种刺激反应迟钝、瞳孔对光反应迟钝而无上消化道出血或弥散性血管内凝血等并发症。③重型,昏迷或出现癫痫样抽搐,对各种刺激无反应、反射消失或出现病理性神经体征;可合并上消化道出血、弥散性血管内凝血或休克。

(四)诊断注意事项

对慢性胸肺疾病,临床病程中出现神经精神症状时,首先应考虑肺性脑病。但出现精神障碍的神经症状者并不全是肺性脑病,临床极易混淆,故应注意与感染中毒性脑病、严重电解质紊乱、脑出血、弥散性血管内凝血、脑动脉硬化、单纯性碱中毒等相鉴别。一律或盲目按肺性脑病处理,必然会造成严重后果。

二、治疗要点

(一)正确氧疗

氧疗目标是使 SaO_2 上升至 90%以上或 $PaO_2 > 8.0$ kPa(60 mmHg),同时不使 $PaCO_2$ 上升 > 1.3 kPa(10 mmHg)或 pH < 7.25。若氧疗方法和给氧浓度掌握不当,会导致病情加重,甚至危及生命。肺性脑病因呼吸性酸中毒,有严重高碳酸血症,呼吸中枢对 CO_2 刺激不敏感,此时靠低氧刺激颈动脉窦及主动脉弓的化学感受器以兴奋呼吸。若突然吸入高浓度氧,则可使上述化学感受器不敏感,反而致使呼吸抑制,通气量减少,CO_2 潴留更多,加重呼吸衰竭和肺性脑病病情。因此,对未行机械通气的患者给氧原则仍以持续性、低浓度、低流量为准。一般吸氧浓度为28%～30%,氧流量为 1～2 L/min。

(二)保持呼吸道通畅、增加通气量、改善 CO_2 潴留

积极改善通气,纠正缺 O_2 和 CO_2 潴留是抢救肺性脑病的关键性措施。

1.清除痰液

包括:①痰液黏稠者,可用祛痰剂如溴己新(必嗽平)8 mg,每天 3 次;氨溴索 30 mg,每天3 次鲜竹沥液 10～20 mL,每天 3 次;10%氯化铵 10 mL,每天 3 次;棕色合剂 10 mL,每天 3 次。氨溴索静脉、肌内及皮下注射,成人每次 15 mg,每天 2 次;也可加入液体中静脉滴注。②无效或积痰干结者,可用药物雾化吸入或超声热蒸气雾化吸入治疗。③咳痰无力者,可采用翻身、拍背、体位引流等措施帮助排痰。必要时可在给氧情况下,通过纤维支气管镜吸引气管、支气管内的分泌物。

2.解除支气管痉挛

以茶碱类、皮质激素和 β_2 受体兴奋剂最常用。①氨茶碱:0.1～0.2 g 每天 3 次口服;或用

0.125～0.25 g 加入 25％葡萄糖液 20 mL 中缓慢静脉注射。注射速度≤0.25 mg/(kg·min)，静脉滴注维持量为 0.6～0.8 mg/(kg·h)，日注射量一般≤1.0 g。②皮质激素可用甲泼尼龙 80～160 mg 或氢化可的松 300～500 mg 加入液体中静脉滴注。③β_2 受体兴奋剂：常用的有沙丁胺醇（舒喘灵）、特布他林（喘康速）、福莫特罗等，可酌情选用。

3.呼吸兴奋剂的应用

呼吸兴奋剂可刺激呼吸中枢或主动脉弓、颈动脉窦化学感受器，在气道通畅的前提下提高通气量，从而纠正缺氧和促进 CO_2 的排出，减轻 CO_2 潴留，尚能使患者暂时清醒，有利于咳痰、排痰。其应用原则是：①必须保持气道通畅，否则会促发呼吸肌疲劳，加重 CO_2 潴留；②脑缺氧或脑水肿未纠正而出现频繁抽搐者慎用；③患者的呼吸肌功能基本正常；④若停用呼吸兴奋剂最好逐渐减量或延长给药间隔，使患者呼吸中枢兴奋性逐步恢复，不可突然停药；⑤应严格掌握呼吸兴奋剂的适应证，它常用于慢性阻塞性肺病伴有呼吸中枢敏感性降低，或应用镇静催眠药、氧疗使低氧刺激消失后引起的呼吸抑制，或肺性脑病氧疗过程中及机械呼吸撤离前后配合应用；对以肺换气功能障碍为主所导致的呼吸衰竭患者不宜使用。既往常用尼可刹米、洛贝林，用量过大可引起不良反应，现已基本不用。取而代之的有多沙普仑，常用 20～50 mg 加入液体中静脉滴注，该药对镇静催眠药过量引起的呼吸抑制和 COPD 并发急性呼吸衰竭有显著的呼吸兴奋效果。

纳洛酮是阿片受体阻滞剂，有兴奋呼吸中枢作用，可行肌内或静脉注射，每次 0.4～0.8 mg，静脉滴注 1.2～2.8 mg 加入 5％葡萄糖液 250 mL 中静脉滴注。

（三）控制感染

控制感染是缓解肺性脑病病情发展和降低病死率的重要环节。

（四）其他治疗

1.脑水肿的治疗

对重症者可以采取轻度或中度脱水，并以缓慢的或中等速度利尿为宜，再辅以冰帽、降温等物理措施。常用制剂为 20％甘露醇 1～2 g/kg，快速静脉滴注，每天 1～2 次。也可使用 β 七叶皂苷钠 5～10 mg 静脉注射，每天 1～2 次，或 20 mg/d 加入液体中静脉滴注。肾上腺皮质激素对缺氧所致的脑水肿也有良好的作用。

2.镇静剂的应用

对肺性脑病患者的谵妄、狂躁不安和精神症状，在排除代谢性碱中毒后，应着重改善肺泡通气，避免用能加重呼吸抑制的镇静剂，如吗啡、哌替啶、巴比妥类药物、氯丙嗪等。必要时可用东莨菪碱 0.3～0.6 mg 肌内注射，或地西泮 10 mg 肌内注射。也可用中成药醒脑静脉注射射液（安宫牛黄注射液）2～4 mL 肌内注射。

3.脑细胞代谢与保护剂的应用

如细胞色素 C、辅酶 A、ATP、胞磷胆碱、脑活素、纳洛酮等。

4.防治并发症

包括酸碱平衡失调与电解质紊乱、心力衰竭、休克、上消化道出血、弥散性血管内凝血等。

（朱笑笑）

第十一节 肺 脓 肿

肺脓肿是由化脓性病原体引起肺组织坏死和化脓,导致肺实质局部区域破坏的化脓性感染。通常早期呈肺实质炎症。后期出现坏死和化脓。如病变区和支气管交通则有空洞形成(通常直径>2 cm),内含由微生物感染引致的坏死碎片或液体,其外周环绕炎症肺组织。和一般肺炎相比,其特点是引致的微生物负荷量多(如急性吸入),局部清除微生物能力下降(如气道阻塞),以及受肺部邻近器官感染的侵及。如肺内形成多发的较小脓肿(直径<2 cm)则称为坏死性肺炎。肺脓肿和坏死性肺炎病理机制相同,其分界是人为的。

肺脓肿通常由厌氧、需氧和兼性厌氧菌引起,也可由非细菌性病原体,如真菌、寄生虫等所致。应注意类似的影像学表现也可由其他病理改变产生,如肺肿瘤坏死后空洞形成或肺囊肿内感染等。

在抗生素出现前,肺脓肿自然病程常表现为进行性恶化,病死率曾达50%,患者存活后也往往遗留明显的临床症状,需要手术治疗,预后不理想。自有效抗生素应用后,肺脓肿的疾病过程得到显著改善。但近年来随着肾上腺皮质激素、免疫抑制剂及化疗药物的应用增加,造成口咽部内环境的改变,条件致病的肺脓肿发病率又有增多的趋势。

一、病因和发病机制

化脓性病原体进入肺内可有几种途径,最主要的途径是口咽部内容物的误吸。

(一)呼吸道误吸

口腔、鼻腔、口咽和鼻咽部隐匿着复杂的菌群,形成口咽微生态环境。健康人唾液中的细菌含量约10^8/mL,半数为厌氧菌。在患有牙病或牙周病的人群中厌氧菌可增加1 000倍,易感个体中还可有多种需氧菌株定植。采用放射活性物质技术显示,45%健康人睡眠时可有少量唾液吸入气道。在各种因素引起的不同程度神智改变的人群中,约75%在睡眠时会有唾液吸入。

临床上特别易于吸入口咽分泌物的因素有全身麻醉、过度饮酒或使用镇静药物、头部损伤、脑血管意外、癫痫、咽部神经功能障碍、糖尿病昏迷或其他重症疾病,包括使用机械通气者。呼吸机治疗时,虽然人工气道上有气囊保护,但在气囊上方的积液库内容物常有机会吸入到下呼吸道。当患者神智状态进一步受到影响时,胃内容物也可吸入,酸性液体可引起化学性肺炎,促进细菌性感染。

牙周脓肿和牙龈炎时,因有高浓度的厌氧菌进入唾液可增加吸入性肺炎和肺脓肿的发病。相反,仅10%～15%厌氧菌肺脓肿可无明显的牙周疾病或其他促使吸入的因素。没有吸入因素者常需排除肺部肿瘤的可能性。

误吸后肺脓肿形成的可能性取决于吸入量、细菌数量、吸入物的pH和患者的防御机制。院内吸入将涉及G菌,特别是在医院获得的抗生素耐药菌株。

(二)血液循环途径

通常由在体内其他部位的感染灶,经血液循环播散到肺内,如腹腔或盆腔及牙周脓肿的厌氧菌感染可通过血液循环播散到肺。

感染栓子也可起自于下肢和盆腔的深静脉的血栓性静脉炎或表皮蜂窝织炎,或感染的静脉内导管,吸毒者静脉用药也可引起。感染性栓子可含金黄色葡萄球菌、化脓性链球菌或厌氧菌。

(三)其他途径

比较少见。

(1)慢性肺部疾病者,可在下呼吸道有化脓性病原菌定植,如支气管扩张、囊性纤维化,而并发症肺脓肿。

(2)在肺内原有空洞基础上(肿胀或陈旧性结核空洞)合并感染,不需要有组织的坏死,空洞壁可由再生上皮覆盖。局部阻塞可在周围肺组织产生支扩或肺脓肿。

(3)邻近器官播散,如胃肠道。

(4)污染的呼吸道装置,如雾化器有可能携带化脓性病原体进入易感染着肺内。

(5)先天性肺异常的继发感染,如肺隔离症、支气管囊肿。

二、病原学

肺脓肿可由多种病原菌引起,多为混合感染,厌氧菌和需氧菌混合感染占90%。社区获得性感染和院内获得性感染的细菌出现频率不同。社区获得性感染中,厌氧菌为70%,而在院内获得性感染中,厌氧菌和铜绿假单胞菌起重要作用。

(一)厌氧菌

厌氧菌是正常菌群的主要组成部分,但可引起身体任何器官和组织感染。近年来由于厌氧菌培养技术的改进,可及时得到分离和鉴定。在肺脓肿感染时,厌氧菌是常见的病原体。

引起肺脓肿感染的致病性厌氧菌主要指专性厌氧菌。专性厌氧菌只能在无氧或低于正常大气氧分压条件下才能生存或生长。厌氧菌分为G$^+$厌氧球菌、G$^-$厌氧球菌、G$^+$厌氧杆菌、G$^-$厌氧杆菌。其中G$^-$厌氧杆菌包括类杆菌属和梭杆菌属,类杆菌属是最主要的病原菌,以脆弱类杆菌和产黑素类杆菌最常见。G$^+$厌氧球菌主要为消化球菌属和消化链球菌属。G$^-$厌氧球菌主要为产碱韦荣球菌。G$^+$厌氧杆菌中产芽孢的有梭状芽孢杆菌属和产气荚膜杆菌;不产芽孢的为放线菌属、真杆菌属、丙酸杆菌属、乳酸杆菌属和双歧杆菌属。外源性厌氧菌肺炎较少见。

(二)需氧菌

需氧菌常形成坏死性肺炎,部分区域发展成肺脓肿,因而其在影像学上比典型的厌氧菌引起的肺脓肿病变分布弥散。

金黄色葡萄球菌是引起肺脓肿的主要G$^+$需氧菌,是社区获得的呼吸道病原菌之一。通常健康人在流感后可引起严重的金黄色葡萄球菌肺炎,导致肺脓肿形成,并伴薄壁囊性气腔和肺大疱,后者多见于儿童。金黄色葡萄球菌是儿童肺脓肿的主要原因,也是老年人在基础疾病上并发院内获得性感染的主要病原菌。金黄色葡萄球菌也可由体内其他部位的感染灶经血液循环播散,在肺内引起多个病灶,形成血源性肺脓肿,有时很像是肿瘤转移。其他可引起肺脓肿的G$^+$菌是化脓性链球菌(甲型链球菌,乙型B溶血性链球菌)。

最常引起坏死性肺炎伴肺脓肿的G$^-$需氧菌为肺炎克雷伯杆菌,这种肺炎形成一到多个脓肿者占25%,同时常伴菌血症。但需注意有时痰培养结果可能是口咽定植菌,该病病死率高,多见于老年人和化疗患者,肾上腺皮质激素应用者,糖尿病患者也多见。铜绿假单胞菌也影响类似的人群,如免疫功能低下患者、有严重并发症者。铜绿假单胞菌在坏死性过程中形成多发小脓肿。

其他由流感嗜血杆菌、大肠埃希菌、鲍曼不动杆菌、变形杆菌、军团菌等所致坏死性肺炎引起脓肿则少见。

三、病理

肺脓肿时,细支气管受感染物阻塞,病原菌在相应区域形成肺组织化脓性炎症,局部小血管炎性血栓形成、血供障碍,在实变肺中出现小区域散在坏死,中心逐渐液化,坏死的白细胞及死亡细菌积聚,形成脓液,并融合形成 1 个或多个脓肿。当液化坏死物质通过支气管排出,形成空洞、形成有液平的脓腔,空洞壁表面残留坏死组织。当脓肿腔直径达到 2 cm,则称为肺脓肿。炎症累及胸膜可发生局限性胸膜炎。如果在早期及时给予适当抗生素治疗,空洞可完全愈合,胸 X 线检查可不留下破坏残余或纤维条索影。但如治疗不恰当,引流不畅,炎症进展,则进入慢性阶段。脓肿腔有肉芽组织和纤维组织形成,空洞壁可有血管瘤。脓肿外周细支气管变形和扩张。

四、分类

肺脓肿可按病程分为急性和慢性,或按发生途径分为原发性和继发性。急性肺脓肿通常少于 4～6 周,病程迁延 3 个月以上则为慢性肺脓肿。大多数肺脓肿是原发性,通常有促使误吸的因素,或由正常宿主肺炎感染后在肺实质炎症的坏死过程演变而来。而继发性肺脓肿则为原有局部病灶基础上出现的并发症,如支气管内肿瘤、异物或全身性疾病引起免疫功能低下所致。细菌性栓子通过血液循环引致的肺脓肿也为继发性。膈下感染经横膈直接通过淋巴管或膈缺陷进入胸腔或肺实质,也可引起肺脓肿。

五、临床表现

肺脓肿患者的临床表现差异较大。由需氧菌(金黄色葡萄球菌或肺炎克雷伯杆菌)所致的坏死性肺炎形成的肺脓肿病情急骤、严重,患者有寒战、高热、咳嗽、胸痛等症状。儿童在金黄色葡萄球菌肺炎后发生的肺脓肿也多呈急性过程。一般原发性肺脓肿患者首先表现吸入性肺炎症状,有间歇发热、畏寒、咳嗽、咳痰、胸痛、体重减轻、全身乏力、夜间盗汗等,和一般细菌性肺炎相似,但病程相对慢性化,症状较轻,可能和其吸入物质所含病原体致病力较弱有关。甚至有的起病隐匿,到病程后期多发性肺坏死、脓肿形成,与支气管相交通,则可出现大量脓性痰,如为厌氧菌感染则伴有臭味。但痰无臭味并不能完全排除厌氧菌感染的可能性,因为有些厌氧菌并不产生导致臭味的代谢终端产物,也可能是病灶尚未和气管支气管交通。咯血常见,偶尔可为致死性的。

继发性肺脓肿先有肺外感染症状(如菌血症、心内膜炎、感染性血栓静脉炎、膈下感染),然后出现肺部症状。在原有慢性气道疾病和支气管扩张的患者则可见痰量显著改变。

体格检查无特异性,阳性体征出现与脓肿大小和部位有关。如脓肿较大或接近肺的表面,则可有叩诊浊音,呼吸音降低等实变体征,如涉及胸膜则可闻胸膜摩擦音或胸腔积液体征。

六、诊断

肺脓肿诊断的确立有赖于特征性临床表现及影像学和细菌学检查结果。

(一)病史

原发性肺脓肿有促使误吸因素或口咽部炎症和鼻窦炎的相关病史。继发性肺脓肿则有肺内原发病变或其他部位感染病史。

(二)症状与体征

由需氧菌等引起的原发性肺脓肿呈急性起病,如以厌氧菌感染为主者则呈亚急性或慢性化过程,脓肿破溃与支气管相交通后则痰量增多,出现脓痰或脓性痰,可有臭味,此时临床诊断可成立。体征则无特异性。

(三)实验室检查

1.血常规检查

血白细胞和中性粒细胞计数升高,慢性肺脓肿可有血红蛋白和红细胞计数减少。

2.胸部影像学检查

影像学异常开始表现为肺大片密度增深、边界模糊的浸润影,随后产生1个或多个比较均匀低密度阴影的圆形区。当与支气管交通时,出现空腔,并有气液交界面(液平),形成典型的肺脓肿。有时仅在肺炎症渗出区出现多个小的低密度区,表现为坏死性肺炎。需氧菌引起的肺脓肿周围常有较多的浓密炎性浸润影,而以厌氧菌为主的肺脓肿外周肺组织则较少见浸润影。

病变多位于肺的低垂部位和发病时的体位有关,侧位胸X线片可帮助定位。在平卧位时吸入者75%病变见于下中位背段及后基底段,侧卧位时则位于上叶后外段(由上叶前段和后段分支形成,又称腋段)。右肺多于左肺,这是受重力影响吸入物最易进入的部位。在涉及的肺叶中,病变多分布于近肺胸膜处,室间隔鼓出常是肺炎克雷伯杆菌感染的特征。病变也可引起胸膜反应、脓胸或气胸。

当肺脓肿愈合时,肺炎性渗出影开始吸收,同时脓腔壁变薄,脓腔逐渐缩小,最后消失。在71例肺脓肿系列观察中,经适当抗生素治疗,13%脓腔在2周消失,44%为4周,59%为6周,3个月内脓腔消失可达70%,当有广泛纤维化发生时,可遗留纤维条索影。慢性肺脓肿脓腔周围有纤维组织增生,脓腔壁增厚,周围细支气管受累,继发变形或扩张。

血源性肺脓肿则见两肺多发炎性阴影,边缘较清晰,有时类似转移性肿瘤,其中可见透亮区和空洞形成。

胸部CT检查对病变定位,坏死性肺炎时肺实质的坏死、液化的判断,特别是对引起继发性肺脓肿的病因诊断均有很大的帮助。

3.微生物学监测

微生物学监测的标本包括痰液、气管吸引物、经皮肺穿刺吸引物和血液等。

(1)痰液及气管分泌物培养:在肺脓肿感染中,需氧菌所占比例正在逐渐增加,特别是在院内感染中。虽然有口咽菌污染的机会,但重复培养对确认致病菌还是有意义的。由于口咽部厌氧菌内环境,痰液培养厌氧菌无意义,但脓肿性痰标本培养阳性,而革兰染色却见到大量细菌,且形态较一致,则可能提示厌氧菌感染。

(2)应用防污染技术对下呼吸道分泌物标本采集:是推荐的方法,必要时可采用。厌氧菌培养标本不能接触空气,接种后应放入厌氧培养装置和仪器以维持厌氧环境。气相色谱法检查厌氧菌的挥发脂肪酸,迅速简便,可用于临床用药选择的初步参考。

(3)血液标本培养:因为在血源性肺脓肿时常可有阳性结果,需要进行血培养,但厌氧菌血培养阳性率仅5%。

4.其他

(1)CT引导下经胸壁脓肿穿刺吸引物厌氧菌及需氧菌培养,以及其他无菌体腔标本采集及培养。

(2)纤维支气管镜检查,除通过支气管镜进行下呼吸道标本采集外,也可用于鉴别诊断,排除支气管肺癌、异物等。

七、鉴别诊断

(一)细菌性肺炎

肺脓肿早期表现和细菌性肺炎相似,但除由一些需氧菌所致的肺脓肿外,症状相对较轻,病程相对慢性化。后期脓肿破溃与支气管相交通后则痰量增多,出现脓痰或脓性痰,可有臭味,此时临床诊断则可成立。胸部影像学检查,特别是 CT 检查,容易发现在肺炎症渗出区出现多个小的低密度区。当与支气管交通时,出现空腔,肝有气液交界面(液平),形成典型的肺脓肿。

(二)支气管肺癌

在 50 岁以上男性出现肺空洞性病变时,肺癌(通常为鳞癌)和肺脓肿的鉴别常需考虑。由支气管肺癌引起的空洞性病变(癌性空洞),无吸入病史,其病灶也不一定发生在肺的低垂部位。而肺脓肿则常伴有发热、全身不适、脓性痰、血白细胞和中性粒细胞计数升高,对抗生素治疗反应好。影像学上显示偏心空洞,空洞壁厚,内壁不规则,则常提示恶性病变。痰液或支气管吸引物的细胞学检查及微生物学涂片和培养对鉴别诊断也有帮助。如对于病灶的诊断持续存在疑问,情况允许时,也可考虑手术切除病灶及相应肺叶。其他肺内恶性病变.包括转移性肺癌和淋巴瘤也可形成空洞病变。

需注意的是肺癌和肺脓肿可能共存,特别在老年人中。因为支气管肿瘤可使其远端引流不畅,分泌物潴留。引起阻塞性肺炎和肺脓肿。一般病程较长,有反复感染史,脓痰量较少。纤维支气管镜检查对确定诊断很有帮助。

(三)肺结核

空洞继发感染肺结核常伴空洞形成,胸部 X 线检查空洞壁较厚,病灶周围有密度不等的散在结节病灶。合并感染时空洞内可有少量液平,临床出现黄痰,但整个病程长,起病缓慢,常有午后低热、乏力、盗汗、慢性咳嗽、食欲缺乏等慢性症状,经治疗后痰中常可找到结核杆菌。

(四)局限性脓胸

局限性脓胸常伴支气管胸膜漏和肺脓肿有时在影像学上不易区别。典型的脓胸在侧位胸片呈"D"字阴影,从后胸壁向前方鼓出。CT 对疑难病例有帮助,可显示脓肿壁有不同厚度,内壁边缘和外表面不规则;而脓胸腔壁则非常光滑,液性密度将增厚的壁层胸膜和受压肺组织下的脏层胸膜分开。

(五)大疱内感染

患者全身症状较胸 X 线片显示状态要轻。在平片和 CT 上常可见细而光滑的大疱边缘,和肺脓肿相比其周围肺组织清晰。以往胸片将有助于诊断。大疱内感染后有时可引起大疱消失,但很少见。

(六)先天性肺病变继发感染

支气管脓肿及其他先天性肺囊肿可能无法和肺脓肿鉴别,除非有以往胸 X 线片进行比较。支气管囊肿未感染时,也不和气管支气管交通,但囊肿最后会出现感染,形成和气管支气管的交通,气体进入囊肿,形成含气囊肿,可呈单发或多发含气空腔,壁薄而均一;合并感染时,其中可见气液平面。如果患者一开始就表现为感染性支气管囊肿,通常清晰的边界就会被周围肺实质炎症和实变所遮掩。囊肿的真正本质只有在周围炎症或渗血消散吸收后才能显示出来。

先天性肺隔离症感染也会同样出现鉴别诊断困难，可通过其所在部位（多位于下叶）及胸部CT扫描和MRI及造影剂增强扫描帮助诊断，并可确定异常血管供应来源，对手术治疗有帮助。

（七）肺挫伤血肿和肺撕裂

胸部刺伤或挤压伤后，影像学可出现空洞样改变，临床无典型肺脓肿表现，有类似的创伤病史常提示此诊断。

（八）膈疝

通常在后前位胸X线片可显示"双重心影"，在侧位上在心影后可见典型的胃泡，并常有液平。如有疑问可进行钡剂及胃镜检查。

（九）包囊肿和其他肺寄生虫病

包囊肿可穿破，引起复合感染，曾在羊群牧羊分布的区域居住者需考虑此诊断。乳胶凝聚试验，补体结合和酶联免疫吸附试验，也可检测血清抗体，帮助诊断。寄生虫中如肺吸虫也可有类似症状。

（十）真菌和放线菌感染

肺脓肿并不全由厌氧菌和需氧菌所致，真菌、放线菌也可引起肺脓肿。临床鉴别诊断时也需考虑。

（十一）其他

易和肺脓肿混淆的还有空洞型肺栓塞、Wegener 肉芽肿、结节病等，偶尔也会形成空洞。

八、治疗

肺脓肿的治疗应根据感染的微生物种类及促使产生感染的有关基础或伴随疾病而确定。

（一）抗感染治疗

抗生素应用已有半个世纪，肺脓肿在有效抗生素合理应用下，加上脓液通过和支气管交通向体外排出，因而大多数对抗感染治疗有效。

近年来，某些厌氧菌已产生 β-内酰胺酶，在体外或临床上对青霉素耐药，故应结合细菌培养及药敏结果，及时合理选择药物。但由于肺脓肿患者很难及时得到微生物学的阳性结果，故可根据临床表现，感染部位和涂片染色结果分析可能性最大的致病菌种类，进行经验治疗。由于大多数和误吸相关，厌氧菌感染起重要作用，因而青霉素仍是主要治疗药物，但近年来情况已有改变，特别是院内获得感染的肺脓肿。常为多种病原菌的混合感染，故应联合应用对需氧菌有效的药物。

1.青霉素 G

该药为首选药物，对厌氧菌和 G^+ 球菌等需氧菌有效。

用法：240 万 U/d 肌内注射或静脉滴注；严重病例可加量至 1 000 万 U/d 静脉滴注，分次使用。

2.克林霉素

克林霉素是林可霉素的半合成衍生物，但优于林可霉素，对大多数厌氧菌有效，如消化球菌、消化链球菌、类杆菌梭形杆菌、放线菌等。目前有 10%～20% 脆弱类杆菌及某些梭形杆菌对克林霉素耐药。主要不良反应是假膜性肠炎。

用法：0.6～1.8 g/d，分 2～3 次静脉滴注，然后序贯改口服。

3.甲硝唑（灭滴灵）

该药是杀菌药，对 G 厌氧菌，如脆弱类杆菌有作用。多为联合应用，不单独使用。通常和青霉素、克林霉素联合用于厌氧菌感染。对微需氧菌及部分链球菌如密勒链球菌效果不佳。

用法：根据病情，一般 6～12 g/d，可加量到 24 g/d。

4.β-内酰胺类抗生素

某些厌氧菌如脆弱类杆菌可产生 β-内酰胺酶，故青霉素、羧苄西林、三代头孢中的头孢噻肟、头孢哌酮效果不佳。对其活性强的药物有碳青霉烯类，替卡西林克拉维酸、头孢西丁等，加酶联合制剂作用也强，如阿莫西林克拉维酸或联合舒巴坦等。

院内获得性感染形成的肺脓肿，多数为需氧菌，并行耐药菌株出现，故需选用 β-内酰胺抗生素的第二代、第三代头孢菌素，必要时联合氨基糖苷类。

血源性肺脓肿致病菌多为金黄色葡萄球菌，且多数对青霉素耐药，应选用耐青霉素酶的半合成青霉素的药物，对耐甲氧西林的金黄色葡萄球菌（MRSA），则应选用糖肽类及利奈唑胺等。

给药途径及疗程尚未有大规模的循证医学证据，但一般先以静脉途径给药。

和非化脓性肺炎相比，其发热呈逐渐下降，7 天达到正常。如果 1 周未能控制体温，则需再新评估。影像学改变时间长，有时达数周，并有残余纤维化改变。

治疗成功率与治疗开始时症状、存在的时间及空洞大小有关。对治疗反应不好者，还需注意有无恶性病变存在。总的疗程要 4～6 周，可能需要 3 个月，以防止反复。

（二）引流

（1）痰液引流对于治疗肺脓肿非常重要，体位，引流有助于痰液排出。纤维支气管镜除作为诊断手段，确定继发性脓肿原因外，还可用来经气道内吸引及冲洗，促进引流，利于愈合。有时脓肿大、脓液量多时，需要硬质支气管镜进行引流，以便于保证气道通畅。

（2）合并脓胸时，除全身使用抗生素外，应局部胸腔抽脓或肋间置入导管水封并引流。

（三）外科手术处理

内科治疗无效，或疑及有肿瘤者为外科手术适应证。包括治疗 4 周后脓肿不关闭、大出血、合并气胸、支气管胸膜瘘。在免疫功能低下、脓肿进行性扩大时也需考虑手术处理。有效抗生素应用后，目前需外科处理病例已减少（<15%），手术时要防止脓液进入对侧，麻醉时要置入双腔导管，否则可引起对侧肺脓肿和 ARDS。

九、预后

取决于基础病变或继发的病理改变，治疗及时、恰当者，预后良好。厌氧菌和 G 杆菌引起的坏死性肺炎，多表现为脓腔大（直径＞6 cm），多发性脓肿，临床多发于有免疫功能缺陷，年龄大的患者。并发症主要为脓胸、脑脓肿、大咯血等。

十、预防

应注意加强个人卫生，保持口咽内环境稳定，预防各种促使误吸的因素。

（朱笑笑）

第十二节 肺 水 肿

肺内正常的解剖和生理机制保持肺间质水分恒定和肺泡处于理想的湿润状态,以利于完成肺的各种功能。如果某些原因引起肺血管外液体量过度增多甚至渗入肺泡,引起生理功能紊乱,则称为肺水肿。临床表现主要为呼吸困难、发绀、咳嗽、咳白色或血性泡沫痰,两肺散在湿啰音,影像学呈现为以肺门为中心的蝶状或片状模糊阴影。理解肺液体和溶质转运的基本原理是合理有效治疗肺水肿的基础。

一、肺内液体交换的形态学基础

肺泡表面为上皮细胞,肺泡表面约有 90% 被扁平 I 型肺泡细胞覆盖,其余为 II 型肺泡细胞(图 5-1)。细胞间连接紧密,正常情况下液体不能透过。II 型肺泡细胞含有丰富的磷脂类物质,主要成分是二软脂酰卵磷脂,其分泌物进入肺泡,在肺泡表面形成一薄层减低肺泡表面张力的肺泡表面活性物质,维持肺泡开放,并有防止肺泡周围间质液向肺泡腔渗漏的功能。II 型肺泡细胞除了分泌表面活性物质外,还参与钠运输。钠先通过肺泡腔侧的阿米洛利敏感性钠通道进入细胞内,再由位于基膜侧的 Na,K-ATP 酶将钠泵入肺间质。肺毛细血管内衬着薄而扁平的内皮细胞,内皮细胞间的连接较为疏松,允许少量液体和某些蛋白质颗粒通过。近年来的研究还发现,支气管肺泡上皮还表达 4 种特异性水转运蛋白或称为水通道蛋白(AQP)1、3、4、5,可加速水的转运,参与肺泡液体的交换。

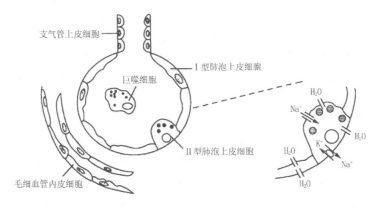

图 5-1 肺泡液体交换形态学基础

电镜观察可见肺泡的上皮与血管的基膜之间不是完全融合,与毛细血管相关的肺泡壁存在一侧较薄和一侧较厚的边(图 5-2)。薄侧上皮与内皮的基膜相融合,即由肺泡上皮、基膜和毛细血管内皮三层所组成,有利于血与肺的气体交换。厚侧由肺毛细血管内皮层、基膜、胶原纤维和弹力纤维交织网、肺泡上皮、极薄的液体层和表面活性物质层组成。上皮与内皮基膜之间被间隙(肺间质)分离,该间隙与支气管血管束周围间隙、小叶间隔和脏层胸膜下的间隙相连通,以利液体交换。进入肺间质的液体主要通过淋巴系统回收。在厚侧肺泡隔中,电镜下可看到神经和点状胶原物质组成的感受器。当间质水分增加,胶原纤维肿胀刺激"J"感受器,传至中枢,反射性使呼吸加深加快,引起胸腔负压增加,淋巴管液体引流量增多。

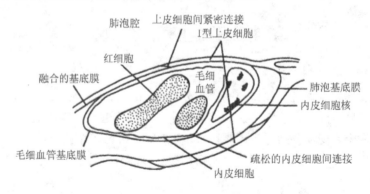

图 5-2　肺泡毛细血管结构

二、发病机制

无肺泡液体清除时,控制水分通过生物半透膜的各种因素可用 Starling 公式概括,若同时考虑到滤过面积和回收液体至血管内的机制,可改写为下面公式:

$$EVLW = \{(SA \times Lp)[(P_{mv} - P_{pmv}) - \sigma(\pi_{mv} - \pi_{pmv})]\} - Flymph$$

式中 EVLW 为肺血管外液体含量;SA 为滤过面积;Lp 为水流体静力传导率;P_{mv} 和 P_{pmv} 分别为微血管内和微血管周围静水压;σ 为蛋白反射系数;π_{mv} 和 π_{pmv}. 分别为微血管内和微血管周围胶体渗透压;Flymph 为淋巴流量,概括了所有将液体回收到血管内的机制。

这里之所以使用微血管而不是毛细血管这一术语,是因为液体滤出还可发生在小动脉和小静脉处。此外,$SA \times Lp = K_f$,是水过系数。虽然很难测定 SA 和 Lp,但其中强调了 SA 对肺内液体全面平衡的重要性。反射系数表示血管对蛋白的通透性。如果半透膜完全阻止可产生渗透压的蛋白通过,σ 值为 1.0,相反,如其对蛋白的滤过没有阻力,σ 值为 0。因此,σ 值可反映血管通透性变化影响渗透压梯度,进而涉及肺血管内外液体流动的作用。肺血管内皮的 σ 值为 0.9,肺泡上皮的 σ 值为 1.0。因此,在某种程度上内皮较肺泡上皮容易滤出液体,导致肺间质水肿发生在肺泡水肿前。

从公式可看出,如果 SA、Lp、P_{mv} 和 π_{pmv} 部分或全部增加,其他因素不变,EVLW 即增多。P_{pmv}、σ、π_{mv} 和 Flymph 的减少也产生同样效应。由于重力和肺机械特性的影响,肺内各部位的 P_{mv} 和 P_{pmv} 并不是均匀一致的。在低于右心房水平的肺区域中,虽然 P_{mv} 和 P_{pmv} 均可升高,但前者的升高程度大于后者,这有助于解释为什么肺水肿易首先发生在重力影响最明显的部位。

正常时,尽管肺微血管和间质静水压力受姿势、重力、肺容量乃至循环液体量变化的影响,但肺间质和肺泡均能保持理想的湿润状态。这是由于淋巴系统、肺间质蛋白和顺应性的特征有助于对抗液体潴留并连续不断地清除肺内多余的水分。肺血管静水压力和通透性增加时,淋巴流量可增加 10 倍以上对抗肺水肿的产生。起次要作用的是肺间质内蛋白的稀释效应,它由微血管内静水压力升高后致使液体滤过增多引起,效应是降低 π_{pmv},反过来减少净滤过量,但对血管通透性增加引起的肺水肿不起作用。预防肺水肿的另一因素是顺应性变化效应。肺间质中紧密连接的凝胶结构不易变形,顺应性差,肺间质轻度积液后压力即迅速升高,阻止进一步滤过。但同时由于间质腔扩张范围小,当移除肺间质内水分的速度赶不上微血管滤出的速度时,易发生肺泡水肿。

近年来的研究又发现,肺水肿的形成还受肺泡上皮液体清除功能的影响。肺泡Ⅱ型细胞在儿茶酚胺依赖性和非依赖性机制的调节下,可主动清除肺泡内的水分,改善肺水肿。据此,可以推论,肺水肿的发病机制除了 Starling 公式中概括的因素外,还受肺泡上皮主动液体转运功能的左右。只有液体漏出的作用强于回收的作用,并超过了肺泡液体的主动转运能力后才发生肺水肿。而且,肺泡液体转运功能完整也有利于肺水肿的消散。

三、分类

为便于指导临床诊断和治疗,可将肺水肿分为微血管压升高性(高压性肺水肿)、微血管压正常性(常压性肺水肿)和高微血管压合并高肺毛细血管膜通透性肺水肿(混合性肺水肿)3 类(表 5-4)。

表 5-4　肺水肿分类

类型	影响因素
高压性肺水肿	心源性:左心衰竭、二尖瓣病、左房黏液瘤
	肺静脉受累:原发性静脉闭塞性疾病、纵隔纤维化或肉芽肿病变
	神经源性:颅脑外伤、颅内压升高、癫痫发作后
常压性肺水肿	吸入有毒烟雾和可溶性气溶胶:二氧化氮、二氧化硫、一氧化碳、高浓度氧、臭氧、烟雾烧伤、氨气、氯气、光气、有机磷酸酯
	吸入有毒液体:液体性胃内容物、淹溺、高张性造影剂、乙醇
混合性肺水肿	吸毒或注射毒品过量
	急性呼吸窘迫综合征(ARDS)

四、病理和病理生理

肺表面苍白,含水量增多,切面有大量液体渗出。显微镜下观察,可将其分为间质期、肺泡壁期和肺泡期。

间质期是肺水肿的最早表现,液体局限在肺泡外血管和传导气道周围的疏松结缔组织中,支气管、血管周围腔隙和叶间隔增宽,淋巴管扩张。液体进一步潴留时,进入肺泡壁期。液体蓄积在厚的肺泡毛细血管膜一侧,肺泡壁进行性增厚。发展到肺泡期时,充满液体的肺泡壁会丧失其环形结构,出现褶皱。无论是微血管内压力增高还是通透性增加引起的肺水肿,肺泡腔内液体中蛋白与肺间质内相同时,提示表面活性物质破坏,而且上皮丧失了滤网能力。

肺水肿可影响肺顺应性、弥散功能、通气/血流比值和呼吸类型。其程度与病理改变有关,间质期最轻,肺泡期最重。肺含水量增加和肺表面活性物质破坏,可降低肺顺应性,增加呼吸功。间质和肺泡壁液体潴留可加宽弥散距离。肺泡内部分或全部充满液体可引起弥散面积减少和通气/血流比值降低,产生肺泡动脉血氧分压差增加和低氧血症。区域性肺顺应性差异易使吸入气体进入顺应性好的肺泡,加重通气/血流比值失调。同时由于肺间质积液刺激 J 感受器,呼吸浅速,进一步增加每分钟无效腔通气量,减少呼吸效率、增加呼吸功耗。当呼吸肌疲劳不能代偿性增加通气和保证肺泡通气量后,即出现 CO_2 潴留和呼吸性酸中毒。

此外,肺水肿间质期即可表现出对血流动力学的影响。间质静水压升高可压迫附近微血管,增加肺循环阻力,升高肺动脉压力。低氧和酸中毒还可直接收缩肺血管,进一步恶化血流动力学,加重右心负荷,引起心功能不全。

五、临床表现

高压性肺水肿体检时可发现心脏病体征,临床表现依病程而变化。在肺水肿间质期,患者可主诉咳嗽、胸闷、呼吸困难,但因为增加的水肿液体大多局限在间质腔内,只表现轻度呼吸浅速,听不到啰音。因弥散功能受影响或通气/血流比值失调而出现动脉血氧分压降低。待肺水肿液体渗入到肺泡后,患者可主诉咳白色或血性泡沫痰,出现严重的呼吸困难和端坐呼吸,体检时可听到两肺满布湿啰音。血气分析指示低氧血症加重,甚至出现 CO_2 潴留和混合性酸中毒。

常压性和混合性肺水肿的临床表现可因病因而异,而且同一病因引起肺水肿的临床表现也可依不同的患者而变化。吸入有毒气体后患者可表现为咳嗽、胸闷、气急,听诊可发现肺内干啰音或哮鸣音。吸入胃内容物后主要表现为气短、咳嗽。通常为干咳,如果经抢救患者得以存活,度过急性肺水肿期,可咳出脓性黏痰,痰培养可鉴定出不同种类的需氧菌和厌氧菌。淹溺后,由于肺泡内的水分吸收需要一定时间,可表现咳嗽、肺内湿啰音,血气分析提示严重的持续性低氧血症,部分病例表现为代谢性酸中毒,呼吸性酸中毒少见。高原肺水肿的症状发生在到达高原的 12 小时至 3 天,主要为咳嗽、呼吸困难、乏力和咯血,常合并胸骨后不适。体检可发现发绀和心动过速,吸氧或回到海平面后迅速改善。对于吸毒或注射毒品患者来讲,最严重的并发症之一即是肺水肿。过量应用海洛因后,肺水肿的发生率为 48%～75%,也有报道应用美沙酮、右丙氧芬、氯氮草和乙氯维诺可诱发肺水肿。患者送到医院时通常已昏迷,鼻腔和口腔喷出粉红色泡沫状水肿液,发生严重的低氧血症、高碳酸血症、呼吸性合并代谢性酸中毒、ARDS。

六、影像学改变

典型间质期肺水肿的 X 线表现主要为肺血管纹理模糊、增多,肺门阴影不清,肺透光度降低,肺小叶间隔增宽。两下肺肋膈角区可见 Kerley B 线,偶见 Kerley A 线。肺泡水肿主要为腺泡状致密阴影,弥漫分布或局限于一侧或一叶的不规则相互融合的模糊阴影,或呈肺门向外扩展逐渐变淡的蝴蝶状阴影。有时可伴少量胸腔积液。但肺含量增加 30% 以上才可出现上述表现。CT 和磁共振成像术可定量甚至区分肺充血和肺间质水肿,尤其是体位变化前后的对比检查更有意义。

七、诊断和鉴别诊断

根据病史、症状、体检和 X 线表现常可对肺水肿做出明确诊断,但需要肺含水量增多超过 30% 时才可出现明显的 X 线变化,必要时可应用 CT 和磁共振成像术帮助早期诊断和鉴别诊断。热传导稀释法和血浆胶体渗透压-肺毛细血管楔压梯度测定可计算肺血管外含水量及判断有无肺水肿,但均需留置肺动脉导管,为创伤性检查。用 [99m]Tc-人血球蛋白微囊或 [113]In-运铁蛋白进行肺灌注扫描时,如果通透性增加可聚集在肺间质中,通透性增加性肺水肿尤其明显。此外,高压性肺水肿与常压性肺水肿在处理上有所不同,两者应加以鉴别(表 5-5)。

表 5-5 高压性肺水肿与常压性肺水肿鉴别

项目	高血压肺水肿	常压性肺水肿
病史	有心脏病史	无心脏病史,但有其他基础疾病病史
体征	有心脏病体征	无心脏异常体征
发热和白细胞计数升高	较少	相对较多
X 线表现	自肺门向周围蝴蝶状浸润,肺上野血管影增深	肺门不大,两肺周围弥漫性小斑片阴影
水肿液性质	蛋白含量低	蛋白含量高
水肿液胶体渗透压/血浆胶体渗透压	<0.6	>0.7
肺毛细血管楔压	出现充血性心力衰竭静脉注射时 PCWP>2.4 kPa	$\leqslant 1.6$ kPa
肺动脉舒张压-肺毛细血管楔压差	<0.6 kPa	>0.6 kPa
利尿剂治疗效果	心影迅速缩小	心影无变化,且肺部阴影不能在 1～2 天内消散

八、高压性肺水肿治疗

(一)病因治疗

输液速度过快者应立即停止或减慢速度。尿毒症患者可用透析治疗。感染诱发者应立即应用恰当抗生素。毒气吸入者应立即脱离现场,给予解毒剂。麻醉剂过量摄入者应立即洗胃及给予对抗药。

(二)氧疗

肺水肿患者通常需要吸入较高浓度氧气才能改善低氧血症,最好用面罩给氧。湿化器内置 75％～95％乙醇或 10％硅酮有助于消除泡沫。

(三)吗啡

每剂 5～10 mg 皮下或静脉注射可减轻焦虑,并通过中枢性交感神经抑制作用降低周围血管阻力,使血液从肺循环转移到体循环,并可舒张呼吸道平滑肌,改善通气。对心源性肺水肿效果最好,但禁用于休克、呼吸抑制和慢性阻塞性肺疾病合并肺水肿者。

(四)利尿

静脉注射呋塞米(速尿)40～100 mg 或布美他尼(丁尿胺)1 mg,可迅速利尿、减少循环血量和升高血浆胶体渗透压,减少微血管滤过液体量。此外静脉注射呋塞米还可扩张静脉,减少静脉回流,在利尿作用发挥前即可产生减轻肺水肿的作用。但不宜用于血容量不足者。

(五)血管舒张剂

血管舒张剂是治疗急性高压性肺水肿的有效药物,通过扩张静脉,促进血液向外周再分配,进而降低肺内促进液体滤出的驱动压。此外,还可扩张动脉、降低系统阻力(心脏后负荷),增加心排血量,其效果可在几分钟内出现。对肺水肿有效的血管舒张剂分别是静脉舒张剂、动脉舒张剂和混合性舒张剂。静脉舒张剂代表为硝酸甘油,以 10～15 μg/min 的速度静脉给药,每 3～

5 分钟增加 5～10 μg 的剂量直到平均动脉压下降(通常＞2.7 kPa)、肺血管压力达到一定的标准、头痛难以忍受或心绞痛减轻。混合性舒张剂代表为硝普钠,通常以 10 μg/min 的速度静脉给药,每 3～5 分钟增加 5～10 μg 的剂量直到达到理想效果。动脉舒张压不应＜8.0 kPa (60 mmHg),收缩压峰值应该高于 12.0 kPa(90 mmHg),多数患者在 50～100 μg/min 剂量时可以获得理想的效果。

(六)强心剂

强心剂主要适用于快速心房纤颤或扑动诱发的肺水肿。2 周内未用过洋地黄类药物者,可用毒毛花苷 K 0.25 mg 或毛花苷 C 0.4～0.8 mg 溶于葡萄糖内缓慢静脉注射,也可选用氨力农静脉滴注。

(七)β_2 受体激动剂

已有研究表明雾化吸入长效、短效 β_2 受体激动剂,如特布他林或沙美特罗可能有助于预防肺水肿或加速肺水肿的吸收和消散,但其疗效还有待于进一步验证。

(八)肾上腺糖皮质激素

对肺水肿的治疗价值存在分歧。一些研究表明,它能减轻炎症反应和微血管通透性,促进表面活性物质合成,增强心肌收缩力,降低外周血管阻力和稳定溶酶体膜。可应用于高原肺水肿、中毒性肺水肿和心肌炎合并肺水肿。通常用地塞米松 20～40 mg/d 或氢化可的松 400～800 mg/d 静脉注射,连续 2～3 天,但不适合长期应用。

(九)减少肺循环血量

患者坐位,双腿下垂或四肢轮流扎缚静脉止血带,每 20 分钟轮番放松一肢体 5 分钟,可减少静脉回心血量。适用于输液超负荷或心源性肺水肿,禁用于休克和贫血患者。

(十)机械通气

出现低氧血症和/或 CO_2 潴留时,可经面罩或人工气道机械通气,辅以 0.3～1.0 kPa(3～10 cmH_2O)呼气末正压。可迅速改善气体交换和通气功能,但无法用于低血压和休克患者。

(朱笑笑)

第六章

消化内科疾病

第一节　胃食管反流病

胃食管反流病(gastroesophageal reflux disease,GERD)是指胃内容物反流入食管,引起不适和并发症的一种疾病。GERD 可分为非糜烂性反流病、糜烂性食管炎和巴雷特食管(Barrett 食管)3 种类型,以非糜烂性反流病最为常见,约占 70%;糜烂性食管炎可合并食管狭窄、溃疡和消化道出血;Barrett 食管有可能发展为食管腺癌。

一、流行病学

GERD 的流行率有明显的地理差异。在西方较为常见,但亚洲的流行率也在逐年上升。西方国家人群中 7%～15%有胃食管反流症状。

二、病因和发病机制

(一)下食管括约肌抗反流的屏障功能减弱

下食管括约肌是食管-胃连接处抗反流的第一道屏障。GERD 患者的下食管括约肌静息压明显低于正常。下食管括约肌的舒缩受神经、体液控制,也受胃肠激素的影响。胆碱能和 β-肾上腺素能拟似药、α-肾上腺素能拮抗剂、多巴胺、地西泮、钙通道阻滞剂、吗啡等药物,脂肪、咖啡等食物,抽烟、酗酒等不良嗜好和不良精神刺激均可引起下食管括约肌的压力异常。正常人腹内压增加时能通过迷走反射引起下食管括约肌收缩。当举重或弯腰致腹压升高时,若下食管括约肌的压力不能同步升高,易引起胃食管反流。

(二)食管对胃反流物的廓清能力障碍

胃酸和胃蛋白酶是食管黏膜的主要损害因子。此外,反流物中还常混有含胆汁、胰酶及溶血卵磷脂的十二指肠液。胃酸和胆汁酸在食管黏膜的损害中具有协同作用,胆汁也可单独引起食管炎症。正常食管对反流物的廓清能力包括食管排空与唾液中和两部分。此外,唾液对食管的冲刷作用、唾液内的碳酸氢盐(pH 6～7)对反流物中酸的中和作用、坐立位时反流物的重力影响,都参与胃反流物的清除。当某些疾病如黏膜炎症、硬皮病等导致食管肌肉或神经受损时,则可因蠕动障碍而引起食管廓清能力下降。

(三)食管黏膜屏障功能的损害

食管黏膜屏障由前上皮屏障、上皮屏障和后上皮屏障三部分组成。

(1)前上皮屏障主要包括食管黏膜表面黏液层、不动水层、表面 HCO_3^- 复合物和黏膜表面活性物质。

(2)上皮屏障包括结构屏障和功能屏障。结构屏障由角质层上皮细胞的管腔侧细胞膜、上皮细胞间连接复合物和上皮细胞扭曲复杂的间隙组成。结构屏障具有很高的电阻,可维持对 H^+ 等的低通透性;功能屏障包括细胞内和细胞间缓冲系统、细胞膜上的离子转运系统。

(3)后上皮屏障主要包括食管血供、食管上皮损伤后的修复机制。当上述屏障功能受损时,即使在生理反流情况下,也可引起食管炎症。

(四)GERD 发病的其他因素

1.裂孔疝和 GERD

不少 GERD 患者伴有裂孔疝。裂孔疝合并 GERD 的机制可能是下食管括约肌张力低下和/或出现频繁的下食管括约肌自发松弛有关。裂孔疝可能影响下食管括约肌关闭或增强感觉刺激以致发生下食管括约肌松弛。此外,卧位时疝囊有存液作用,吞咽时下食管括约肌松弛,容易促使反流发生。

2.食管胃角

食管胃角也称 His 角、His 瓣,是指食管腹内段与胃底所形成的夹角,正常情况下为一锐角。进食后胃底容受性舒张可使食管胃角贴向食管壁,阻止胃内容物返向食管,起到抗反流作用。如果食管胃角变钝或胃底容受性舒张障碍会影响食管胃角的作用,容易发生反流。

3.心理-社会因素

心理-社会因素可以通过精神内分泌途径影响食管和胃的动力。有资料提示催眠疗法、行为认知疗法、抗抑郁或抗焦虑治疗可能对反流性食管炎的治疗有益。

三、病理生理改变

GERD 涉及的病理生理因素包括滑动型食管裂孔疝、下食管括约肌压力下降、一过性食管下括约肌松弛、酸度、肥胖、胃食管连接处扩张性增高、食管酸廓清时间延长、胃排空延迟等。影响 GERD 症状感觉的因素包括反流液的酸度、反流位置、反流物中存在气体、胃十二指肠反流、纵行肌收缩、黏膜完整性、外周及中枢致敏机制等。

糜烂性食管炎可据不同的发展阶段分为 3 期,即早期、中期和晚期。其中早期病变最具特性,而中、晚期则与其他类型的食管炎难以鉴别。很多学者以早期反流性食管炎为病理诊断标准:①基底细胞增生,其厚度超过黏膜上皮厚度的 15%(正常厚度约 10%);②固有膜乳头深度增加,其深度大于上皮厚度的 66%(正常厚度小于 66%)。仅凭上述改变,甚至在没有其他组织学异常表现的情况下,也可确定糜烂性食管炎的诊断。国际上对 Barrett 食管的诊断存在两种见解:一种认为只要食管远端鳞状上皮被柱状上皮取代,即可诊断为 Barrett 食管;另一种认为只有食管远端柱状上皮化生并存在肠上皮化生时才能诊断。鉴于我国对 Barrett 食管的研究还不够深入,因此以食管远端存在柱状上皮化生作为诊断标准较为稳妥,但必须详细注明组织学类型及是否存在肠上皮化生。内镜与病理诊断相结合有助于 Barrett 食管深入研究。

尽管非糜烂性反流病在胃镜下表现阴性,也无统一的非糜烂性反流病病理学诊断标准,但非糜烂性反流病可有一定的病理改变,如表层细胞肿胀,灶状基底细胞增生,炎症细胞浸润,上皮乳头内血管扩张、充血等表现。

四、临床表现

反流性食管炎的临床表现可分为典型症状、非典型症状和消化道外症状。典型症状有胃灼热、反流；非典型症状为胸痛、腹上区疼痛和恶心、反胃等；消化道外症状包括口腔、咽喉部、肺及其他部位（如脑、心）的一些症状。

（一）胸骨后烧灼痛

胸骨后烧灼痛又称胃灼热，症状多在进食后 1 小时左右发生，半卧位、躯体前屈或剧烈运动可诱发，而过热、过酸食物则可使之加重。烧灼感的严重程度不一定与病变的轻重一致。严重食管炎尤其在瘢痕形成者可无或仅有轻微烧灼感。

（二）胃-食管反流

患者每于餐后、躯体前屈或卧床时有酸性液体或食物从胃、食管反流至咽部或口腔。此症状多在胸骨后烧灼痛发生前出现。

（三）咽下困难

患者初期常可因食管炎引起继发性食管痉挛而出现间歇性咽下困难。后期由于食管瘢痕形成狭窄，烧灼痛反而减轻而为永久性咽下困难所替代，进食固体食物时可在剑突处引起堵塞感或疼痛。

（四）消化道外症状

反流液可侵蚀咽部、声带和气管而引起慢性咽炎、慢性声带炎和气管炎。胃液反流及胃内容物吸入呼吸道尚可致吸入性肺炎。近年来的研究已表明 GERD 与部分反复发作的哮喘、咳嗽、声音嘶哑、夜间睡眠障碍、咽炎、耳痛、龈炎、癔球症、牙釉质腐蚀等有关。婴儿下食管括约肌尚未发育，易发生 GERD 并引起呼吸系统疾病甚至营养、发育不良。目前对 GERD 的研究已从胃肠专业涉及呼吸、心血管、耳鼻喉科及儿科等多领域。

五、辅助检查

（一）X 线检查

传统的食管钡餐检查将胃食管影像学和动力学结合起来，可显示有无黏膜病变、狭窄、裂孔疝等，并显示有无钡剂的胃食管反流，因而对诊断有互补作用，但敏感性较低。

（二）内镜检查

鉴于我国是胃癌、食管癌高发国家，因此对拟诊患者一般先行内镜排查，特别是症状发生频繁、程度严重、伴有报警征象或有肿瘤家族史的患者。上消化道内镜检查有助于确诊糜烂性食管炎及有无合并症和并发症，如裂孔疝、食管炎性狭窄、食管癌等，同时有助于诊断及评估本病的严重度。目前 GERD 的内镜下分级标准沿用洛杉矶标准，即 A～D 4 级。

（三）食管高分辨率测压

根据食管高分辨率测压的导管和测压原理，分为 21～36 通道的水灌注食管高分辨率测压和测压通道高达 33～36 通道的固态食管高分辨率测压。此后又发展出了 3D 食管高分辨率测压技术。食管高分辨率测压除帮助食管 pH 电极定位、术前评估食管功能和预测手术外，还能预测抗反流治疗的疗效和是否需长期维持治疗。因此，食管测压能帮助评估食管功能，尤其是对治疗困难者。GERD 行食管测压的主要阳性表现包括：①下食管括约肌压力下降、一过性食管下括约肌松弛发生频繁、合并裂孔疝；②食管体部动力障碍等。

(四)24 小时食管 pH 监测

24 小时食管 pH 监测即将一微探头经鼻插入食管下食管括约肌上方 5 cm 处,记录 24 小时中所有反流活动。24 小时食管 pH 监测能详细显示酸反流、昼夜酸反流规律、酸反流与症状的关联及患者对治疗的反应,使治疗个体化,推荐在内镜检查和质子泵抑制剂(proton pump inhibitors, PPI)试验后仍不能确定反流时应用。检测指标包括以下几方面。①总酸暴露时间:24 小时总的、立位、卧位 pH<4 的总时间百分率;②酸暴露频率:pH<4 的次数;③酸暴露的持续时间:反流持续时间≥5 分钟的次数和最长反流持续时间。根据 pH 监测的有关参数由计算机测算酸反流积分。无线 pH 监测技术可以分析 48～72 小时的食管 pH 变化,提高患者检测时的舒适度及依从性,有助于更好地了解酸反流与临床症状之间的相关性。

(五)多导腔内电阻抗

多导腔内电阻抗可以不借助胃酸来确认食管内食物团块的存在,它可以同时监测酸、弱酸或非酸反流。多导腔内电阻抗通常与测压或 pH 监测相结合。当结合测压时,多导腔内阻抗测压法能提供食管收缩及食物团块输送的信息。当结合 pH 监测时,24 小时 pH-多导腔内阻抗监测法可以检测到不依赖 pH 改变的胃食管反流信息(包括酸和非酸反流)。通过 pH-多导腔内阻抗监测法检测,可以明确反流的分布及清除;依据 pH 的变化可简单区分酸与非酸反流;根据多导腔内电阻抗检测可区分反流物为液体、气体、或混合反流。pH-多导腔内阻抗监测法已成为诊治 GERD 的金标准,可以指导药物选择、手术治疗、内镜下抗反流治疗。

六、诊断和鉴别诊断

完整而准确的病史是 GERD 诊断的基础。对于伴有典型反流症状群又缺乏报警症状的患者,可行 PPI 诊断性治疗:服用标准剂量 PPI 每天 2 次,疗程 1～2 周。服药后若症状明显改善则为 PPI 试验阳性,支持 GERD 的诊断;若症状改善不明显则为 PPI 试验阴性,不支持该诊断。PPI 试验已被证实是 GERD 诊断简便、无创、敏感的方法,缺点是特异性较低。PPI 试验阴性有以下几种可能:①抑酸不充分;②存在酸以外的诱发因素;③症状非反流引起。

对于 PPI 治疗无效或具有报警症状(吞咽困难、吞咽痛、出血、体重减轻或贫血)的患者应行进一步检查。若内镜发现食管下段有明显黏膜破损及病理支持的炎症表现,则糜烂性食管炎诊断明确。非糜烂性反流病主要依赖症状进行诊断,患者以反流、胃灼热为主诉时,如能排除可能引起胃灼热症状的其他疾病,且内镜检查未见食管黏膜破损及其他器质性疾病,即可作出非糜烂性反流病的诊断。根据 24 小时食管 pH 测定结果,非糜烂性反流病可分为下列 3 个亚型:①食管有异常酸暴露;②食管测酸在正常范围,但超过 50% 的胃灼热症状发作与"生理性"酸反流相关,推测食管对酸敏感;③胃灼热症状与酸反流无关,这被认为是功能性胃灼热,主要与内脏敏感性增高有关。

七、治疗

(1)治疗目的:①愈合食管炎症,消除症状;②防治并发症;提高生活质量,预防复发。治疗包括调整生活方式、内科、外科和内镜治疗。

(2)具体措施:抑酸以提高胃内 pH;增加食管对酸、碱反流物的清除;促进胃排空;增加下食管括约肌张力。

(一)调整生活方式

正确的体位是减少反流的有效方法,如餐后保持直立,避免过度负重,不穿紧身衣,抬高床头等。肥胖者应减肥。睡前 3 小时勿进食以减少夜间的胃酸分泌。饮食宜少量、高蛋白、低脂肪和高纤维素,戒烟、限制咖啡因、酒精、巧克力及酸辣食品。许多药物能降低下食管括约肌的压力,如黄体酮、茶碱、前列腺素 E_1、地诺前列酮和前列腺素 A_2、抗胆碱药、β 受体兴奋剂、α 受体阻滞剂、多巴胺、地西泮和钙通道阻滞剂等,在应用时应加以注意。

(二)内科药物治疗

药物治疗的目的在于加强抗反流屏障功能,提高食管清除能力,改善胃排空与幽门括约肌功能以防止胃、十二指肠内容物反流,保护食管黏膜。

1.抑酸剂

抑酸剂包括 PPI 和 H_2 受体拮抗剂。PPI 能持久抑制基础与刺激后胃酸分泌,是治疗 GERD 最有效的药物。PPI 常规或双倍剂量治疗 8 周后,多数患者症状完全缓解,糜烂性食管炎得到愈合。但由于患者下食管括约肌张力未能得到根本改善,故停药后约 80% 会在 6 个月内复发。所以推荐在愈合治疗后继续维持治疗 1 个月。若停药后仍有复发,建议在再次取得缓解后按需维持治疗,在 PPI 中任选一种,当有症状时及时用药。为防止夜间酸突破的发生,对部分须严格控制胃酸分泌的患者,可以在 PPI 早晨 1 次的基础上,临睡前加用 H_2 受体拮抗剂 1 次,二者有协同作用。此外,洛杉矶分级 LA~C、LA~D,合并裂孔疝的 GERD 患者需要加倍剂量的 PPI。

2.制酸剂和黏膜保护剂

制酸剂沿用已久,如氢氧化铝、碳酸钙、铝碳酸镁等。铝碳酸镁对黏膜也有保护作用,同时能可逆性吸附胆酸等碱性物质,使黏膜免受损伤,尤其适用于非酸反流相关的 GERD 患者。黏膜保护剂种类繁多,能在受损黏膜表面形成保护膜以隔绝有害物质的侵蚀,有利于受损黏膜的愈合。

3.促动力药

促动力药如多潘立酮、莫沙必利、伊托必利等。多潘立酮为选择性多巴胺受体拮抗剂,对食管和胃平滑肌有显著促动力作用;莫沙必利是 5-羟色胺受体 4 激动剂,对全胃肠平滑肌均有促动力作用;伊托必利具有独特的双重作用机制,既可阻断多巴胺 D_2 受体,也可抑制乙酰胆碱酯酶活性,同时还能提高下食管括约肌的张力,对心脏无不良影响。

4.联合用药

抑酸与促动力药物的联合应用是目前治疗 GERD 最常用的方法,与单用 PPI 相比,联用促动力药物通过抑制反流和改善食管廓清及胃排空能力起到协同作用。巴氯芬是一种 γ-氨基丁酸 b 型受体激动剂,巴氯芬 20 mg,每天 3 次,可以明显抑制一过性食管下括约肌松弛的发生;pH-多导腔内阻抗监测法阻抗监测显示巴氯芬可以明显减少非酸反流,但对食管酸暴露没有影响。巴氯芬停药前要逐渐减量,以防症状反跳。

5.个体化用药

可根据临床分级个体化用药。轻度可单独选用 PPI、促动力药或 H_2 受体拮抗剂;中度宜采用 PPI 或 H_2 受体拮抗剂和促动力药联用;重度宜加大 PPI 口服剂量,或 PPI 与促动力药联用。对久治不愈或反复发作伴有明显焦虑或抑郁者,应加用抗抑郁或抗焦虑治疗(如 5-羟色胺再摄取抑制剂或 5-羟色胺及去甲肾上腺素再摄取抑制剂)。

(三)GERD 的内镜下治疗

内镜手术适应证包括：①中、重度反流性食管炎，经内科治疗无效；②经久不愈的食溃疡及出血；③合并食管裂孔疝；④年轻人需长期大量药物治疗；⑤反复发作的食管狭窄；⑥反复并发肺炎等。

Barrett 食管见于 10%～15% 的 GERD 患者。内镜检查时如发现上皮呈微红色，自胃延伸至食管腔，即可疑及此症。当长度>3 cm 时，称为长段 Barrett 食管，<3 cm 时为短段 Barrett 食管。Barrett 食管一般预后良好，但考虑到 Barrett 食管发生食管腺癌的风险比一般人群高 30 倍以上，故应定期内镜随访。Barrett 食管的内镜下治疗包括氩离子激光凝固术、消融术、内镜下黏膜剥离术等。

(四)GERD 的手术治疗

GERD 的手术治疗主要适应证：①年龄较轻，手术条件好的患者，可作为药物维持疗法的另一选项；②控制反流及其诱发的吸入性肺炎。药物治疗失败不是手术治疗的指征，这往往表明症状不是反流引起，而与内脏敏感性增高或焦虑、抑郁有关。手术治疗的首选方法是腹腔镜下 Nissen 胃底折叠术。手术成功率为 85%～90%；死亡率约为 0.2%；复发率为 2%～8%。术后并发症可有咽下困难和气胀综合征(不能嗳气呕吐)。但是手术不能使症状根本治愈(50% 以上患者仍需再次接受药物治疗)，也不能预防食管癌的发生。对无法停药且手术条件好的患者，手术治疗比终生服药更为可取，控制反流症状比药物疗法好。

(五)难治性 GERD 的诊疗

双倍剂量的 PPI 治疗 8 周后胃灼热和/或反流等症状无明显改善者称为难治性 GERD。首先需检查患者的依从性，并优化 PPI 使用。在药物的选择方面，抑酸强度高、个体间代谢速率差异小的 PPI(如埃索美拉唑)是优选。难治性 GERD 患者需进行食管阻抗-pH 监测及内镜检查等评估。若反流监测提示存在症状相关酸反流，可增加 PPI 剂量和/或换一种 PPI，或在权衡利弊后行抗反流手术治疗。GERD 伴食管外症状的患者 PPI 治疗无效时需进一步评估，寻找相关原因。

(郝相奎)

第二节　贲门失弛缓症

贲门失弛缓症是一种食管运动障碍性疾病，以食管缺乏蠕动和食管下括约肌(lower esophageal sphincter，LES)松弛不良为特征。临床上贲门失弛缓症表现为患者对液体和固体食物均有吞咽困难、体重减轻、餐后反食、夜间呛咳及胸骨后不适或疼痛。本病曾称为贲门痉挛。

一、流行病学

贲门失弛缓症是一种少见疾病。欧美国家较多，发病率每年为 0.5～8/10 万，男女发病率接近，约为 1:1.15。本病多见于 30～40 岁的成年人，其他年龄亦可发病。

二、病因和发病机制

病因可能与基因遗传、病毒感染、自身免疫及心理社会因素有关。贲门失弛缓症的发病机制有先天性、肌源性和神经源性学说。先天性学说认为本病是常染色体隐性遗传;肌源性学说认为贲门失弛缓症 LES 压力升高是由 LES 本身病变引起,但最近的研究表明,贲门失弛缓症患者的病理改变主要在神经而不在肌肉,目前人们广泛接受的是神经源性学说。

三、临床表现

患者主要症状为吞咽困难、反食、胸痛,也可有呼吸道感染、贫血、体重减轻等表现。

(一)吞咽困难

几乎所有的患者均有程度不同的吞咽困难。起病多较缓慢,病初吞咽困难时有时无,时轻时重,后期则转为持续性。吞咽困难多呈间歇性发作,常因与人共餐、情绪波动、发怒、忧虑、惊骇或进食过冷和辛辣等刺激性食物而诱发。大多数患者吞咽固体和液体食物同样困难,少部分患者吞咽液体食物较固体食物更困难,故以此征象与其他食管器质性狭窄所产生的吞咽困难相鉴别。

(二)反食

多数患者合并反食症状。随着咽下困难的加重,食管的进一步扩张,相当量的内容物可潴留在食管内达数小时或数天之久,而在体位改变时反流出来。尤其是在夜间平卧位更易发生。从食管反流出来的内容物因未进入过胃腔,故无胃内呕吐物酸臭的特点,但可混有大量黏液和唾液。

(三)胸痛

胸痛是发病早期的主要症状之一,发生率为 $40\% \sim 90\%$,性质不一,可为闷痛、灼痛或针刺痛。疼痛部位多在胸骨后及中上腹,疼痛发作有时酷似心绞痛,甚至舌下含化硝酸甘油片后可获缓解。疼痛发生的原因可能是食管平滑肌强烈收缩,或食物滞留性食管炎所致。随着吞咽困难的逐渐加剧,梗阻以上食管的进一步扩张,疼痛反而逐渐减轻。

(四)体重减轻

此症与吞咽困难的程度相关。严重吞咽困难可有明显的体重下降,但很少有恶病质样变。

(五)呼吸道症状

由于食物反流,尤其是夜间反流,误入呼吸道引起吸入性感染。出现刺激性咳嗽、咳痰、气喘等症状。

(六)出血和贫血

患者可有贫血表现。偶有出血,多为食管炎所致。

(七)其他

在后期病例,极度扩张的食管可压迫胸腔内器官而产生干咳、气急、发绀和声音嘶哑等。患者很少发生呃逆,为本病的重要特征。

(八)并发症

本病可继发食管炎、食管溃疡、巨食管症、自发性食管破裂、食管癌等。贲门失弛缓症患者患食管癌的风险为正常人的 $14 \sim 140$ 倍。有研究报道,贲门失弛缓症治疗 30 年后,19% 的患者死于食管癌。因其合并食管癌时,临床症状可无任何变化,临床诊断比较困难,容易漏诊。

四、实验室及其他检查

(一)X 线检查

X 线检查是诊断本病的首选方法。

1.胸部平片检查

本病初期,胸片可无异常。随着食管扩张,可在后前位胸片见到纵隔右上边缘膨出。在食管高度扩张、伸延与弯曲时,可见纵隔增宽而超过心脏右缘,有时可被误诊为纵隔肿瘤。当食管内潴留大量食物和气体时,食管内可见液平面。大部分病例可见胃泡消失。

2.食管钡餐检查

动态造影可见食管的收缩具有紊乱和非蠕动性质,吞咽时 LES 不松弛,钡餐常难以通过贲门部而潴留于食管下端,并显示远端食管扩张、黏膜光滑,末端变细呈鸟嘴形或漏斗形。

(二)内镜检查

内镜下可见食管体部扩张呈憩室样膨出,无张力,蠕动差。食管内见大量食物和液体潴留,贲门口紧闭,内镜通过有阻力,但均能通过。若不能通过则要考虑有无其他器质性原因所致狭窄。

(三)食管测压

本病最重要的特点是吞咽后 LES 松弛障碍,食管体部无蠕动收缩,LES 压力升高[>4.0 kPa(30 mmHg)],不能松弛、松弛不完全或短暂松弛(<6 秒),食管内压高于胃内压。

(四)放射性核素检查

用^{99m}Tc 标记液体后吞服,显示食管通过时间和节段性食管通过时间,同时也显示食管影像。立位时,食管通过时间平均为 7 秒,最长不超过 15 秒。卧位时比立位时要慢。

五、诊断

根据病史有典型的吞咽困难、反食、胸痛等临床表现,结合典型的食管钡餐影像及食管测压结果即可确诊本病。

六、鉴别诊断

(一)反流性食管炎伴食管狭窄

本病反流物有酸臭味,或混有胆汁,胃灼热症状明显,应用质子泵抑制剂治疗有效。食管钡餐检查无典型的"鸟嘴样"改变,LES 压力降低,且低于胃内压力。

(二)恶性肿瘤

恶性肿瘤细胞侵犯肌间神经丛,或肿瘤环绕食管远端压迫食管,可见与贲门失弛缓症相似的临床表现,包括食管钡餐影像。常见的肿瘤有食管癌、贲门胃底癌等,内镜下活检具有重要的鉴别作用。如果内镜不能达到病变处则应行扩张后取活检,或行 CT 检查以明确诊断。

(三)弥漫性食管痉挛

本病亦为食管动力障碍性疾病,与贲门失弛缓症有相同的症状。但食管钡餐显示为强烈的不协调的非推进型收缩,呈现串珠样或螺旋状改变。食管测压显示为吞咽时食管各段同期收缩,重复收缩,LES 压力大部分是正常的。

(四)继发性贲门失弛缓症

锥虫病、淀粉样变性、特发性假性肠梗阻、迷走神经切断术后等也可以引起类似贲门失弛缓症的表现,食管测压无法区别病变是原发性或继发性。但这些疾病均累及食管以外的消化道或其他器官,借此与本病鉴别。

七、治疗

目前尚无有效的方法恢复受损的肌间神经丛功能,主要是针对 LES,不同程度解除 LES 的松弛障碍,降低 LES 压力,预防并发症。主要治疗手段有药物治疗、内镜下治疗和手术治疗。

(一)药物治疗

目前可用的药物有硝酸甘油类和钙通道阻滞剂,如硝酸甘油 0.6 mg,每天 3 次,餐前 15 分钟舌下含化,或硝酸异山梨酯 10 mg,每天 3 次,或硝苯地平 10 mg,每天 3 次。由于药物治疗的效果并不完全,且作用时间较短,一般仅用于贲门失弛缓症的早期、老年高危患者或拒绝其他治疗的患者。

(二)内镜治疗

1.内镜下 LES 内注射肉毒毒素

肉毒毒素是肉毒梭状杆菌产生的外毒素,是一种神经肌肉胆碱能阻断剂。它能与神经肌肉接头处突触前胆碱能末梢快速而强烈地结合,阻断神经冲动的传导而使骨骼肌麻痹,还可抑制平滑肌的活动,抑制胃肠道平滑肌的收缩。内镜下注射肉毒毒素是一种简单、安全且有效的治疗手段,但由于肉毒毒素在几天后降解,其对神经肌肉接头处突触前胆碱能末梢的作用减弱或消失,因此,若要维持疗效,需要反复注射。

2.食管扩张

球囊扩张术是目前治疗贲门失弛缓症最为有效的非手术疗法,它的近期及远期疗效明显优于其他非手术治疗,但并发症发生率较高,尤以穿孔最为严重,发生率为 1%～5%。球囊扩张的原理主要是通过强力作用,使 LES 发生部分撕裂,解除食管远端梗阻,缓解临床症状。

3.手术治疗

Heller 肌切开术是迄今治疗贲门失弛缓症的标准手术,其目的是降低 LES 压力,缓解吞咽困难。同时保持一定的 LES 压力,防止食管反流的发生。手术方式分为开放性手术和微创性手术两种,开放性手术术后症状缓解率可达 80%～90%,但 10%～46% 的患者可能发生食管反流。因此大多数学者主张加做防反流手术。尽管开放性手术的远期效果是肯定的,但是由于其创伤大、术后恢复时间长、费用昂贵,一般不作为贲门失弛缓症的一线治疗手段,仅在其他治疗方法失败,且患者适合手术时才选用开放性手术。

(郝相奎)

第三节　急性胃炎

急性胃炎是由多种不同的病因引起的急性胃黏膜炎症,包括急性单纯性胃炎、急性糜烂出血性胃炎和吞服腐蚀物引起的急性腐蚀性胃炎与胃壁细菌感染所致的急性化脓性胃炎。其中,临床意义最大和发病率最高的是以胃黏膜糜烂、出血为主要表现的急性糜烂出血性胃炎。

一、流行病学

迄今为止,目前国内外尚缺乏有关急性胃炎的流行病学调查。

二、病因

急性胃炎的病因众多,大致有外源性和内源性两大类,包括急性应激、化学性损伤(如药物、酒精、胆汁、胰液)和急性细菌感染等。

(一)外源性因素

1.药物

各种非甾体抗炎药(NSAIDs),包括阿司匹林、吲哚美辛、吡罗昔康和多种含有该类成分复方药物。另外,糖皮质激素和某些抗生素及氯化钾等均可导致胃黏膜损伤。

2.酒精

主要是大量酗酒可致急性胃黏膜胃糜烂甚至出血。

3.生物性因素

沙门菌、嗜盐菌和葡萄球菌等细菌或其毒素可使胃黏膜充血水肿和糜烂。Hp感染可引起急、慢性胃炎,发病机制类似,将在慢性胃炎节中叙述。

4.其他

某些机械性损伤(包括胃内异物或胃柿石等)可损伤胃黏膜。放射疗法可致胃黏膜受损。偶可见因吞服腐蚀性化学物质(强酸或强碱或甲酚及氯化汞、砷、磷等)引起的腐蚀性胃炎。

(二)内源性因素

1.应激因素

多种严重疾病如严重创伤、烧伤或大手术及颅脑病变和重要脏器功能衰竭等可导致胃黏膜缺血、缺氧而损伤。通常称为应激性胃炎,如果系脑血管病变、头颅部外伤和脑手术后引起的胃十二指肠急性溃疡称为Cushing溃疡,而大面积烧灼伤所致溃疡称为Curling溃疡。

2.局部血供缺乏

局部血供缺乏主要是腹腔动脉栓塞治疗后或少数因动脉硬化致胃动脉的血栓形成或栓塞引起供血不足。另外,还可见于肝硬化门静脉高压并发上消化道出血者。

3.急性蜂窝织炎或化脓性胃炎

此两者甚少见。

三、病理生理学和病理组织学

(一)病理生理学

胃黏膜防御机制包括黏膜屏障、黏液屏障、黏膜上皮修复、黏膜和黏膜下层丰富的血流、前列腺素和肽类物质(表皮生长因子等)和自由基清除系统。上述结果破坏或保护因素减少,使胃腔中的H^+逆弥散至胃壁,肥大细胞释放组胺,则血管充血甚或出血、黏膜水肿及间质液渗出,同时可刺激壁细胞分泌盐酸、主细胞分泌胃蛋白酶原。若致病因子损及腺颈部细胞,则胃黏膜修复延迟、更新受阻而出现糜烂。

严重创伤、大手术、大面积烧伤、脑血管意外和严重脏器功能衰竭及休克或者败血症等所致的急性应激的发生机制为:急性应激→皮质-垂体前叶-肾上腺皮质轴活动亢进、交感-副交感神经系统失衡→机体的代偿功能不足→不能维持胃黏膜微循环的正常运行→黏膜缺血、缺氧→黏液和碳酸氢盐分泌减少及内源性前列腺素合成不足→黏膜屏障破坏和氢离子反弥散→降低黏膜内pH→进一步损伤血管与黏膜→糜烂和出血。

NSAIDs 所引起者则为抑制环加氧酶(COX)致使前列腺素产生减少,黏膜缺血缺氧。氯化钾和某些抗生素或抗肿瘤药等则可直接刺激胃黏膜引起浅表损伤。

乙醇可致上皮细胞损伤和破坏,黏膜水肿、糜烂和出血。另外,幽门关闭不全、胃切除(主要是 Billroth Ⅱ 式)术后可引起十二指肠-胃反流,则此时由胆汁和胰液等组成的碱性肠液中的胆盐、溶血磷脂酰胆碱、磷脂酶 A 和其他胰酶可破坏胃黏膜屏障,引起急性炎症。

门静脉高压可致胃黏膜毛细血管和小静脉扩张及黏膜水肿,组织学表现为只有轻度或无炎症细胞浸润,可有显性或非显性出血。

(二)病理学改变

急性胃炎主要病理和组织学表现以胃黏膜充血、水肿,表面有片状渗出物或黏液覆盖为主。黏膜皱襞上可见局限性或弥漫性陈旧性或新鲜出血与糜烂,糜烂加深可累及胃腺体。

显微镜下则可见黏膜固有层多少不等的中性粒细胞、淋巴细胞、浆细胞和少量嗜酸性粒细胞浸润,可有水肿。表面的单层柱状上皮细胞和固有腺体细胞出现变性与坏死。重者黏膜下层亦有水肿和充血。

对于腐蚀性胃炎若接触了高浓度的腐蚀物质且长时间,则胃黏膜出现凝固性坏死、糜烂和溃疡,重者穿孔或出血甚至腹膜炎。

另外少见的化脓性胃炎可表现为整个胃壁(主要是黏膜下层)炎性增厚,大量中性粒细胞浸润,黏膜坏死。可有胃壁脓性蜂窝织炎或胃壁脓肿。

四、临床表现

(一)症状

部分患者可有上腹痛、腹胀、恶心、呕吐和嗳气及食欲缺乏等。如伴胃黏膜糜烂出血,则有呕血和/或黑便,大量出血可引起出血性休克。有时上腹胀气明显。细菌感染导致者可出现腹泻等。并有疼痛、吞咽困难和呼吸困难(由于喉头水肿)。腐蚀性胃炎可吐出血性黏液,严重者可发生食管或胃穿孔,引起胸膜炎或弥漫性腹膜炎。化脓性胃炎起病常较急,有上腹剧痛、恶心和呕吐、寒战和高热,血压可下降,出现中毒性休克。

(二)体征

上腹部压痛是常见体征,尤其多见于严重疾病引起的急性胃炎出血者。腐蚀性胃炎因口腔黏膜、食管黏膜和胃黏膜都有损害,口腔、咽喉黏膜充血、水肿和糜烂。化脓性胃炎有时体征酷似急腹症。

五、辅助检查

急性糜烂出血性胃炎的确诊有赖于急诊胃镜检查,一般应在出血后 24～48 小时进行,可见到以多发性糜烂、浅表溃疡和出血灶为特征的急性胃黏膜病损。黏液糊或者可有新鲜或陈旧血液。一般急性应激所致的胃黏膜病损以胃体、胃底部为主,而 NSAIDs 或酒精所致的则以胃窦部为主。注意 X 线钡剂检查并无诊断价值。出血者做呕吐物或大便隐血试验,红细胞计数和血红蛋白测定。感染因素引起者,做白细胞计数和分类检查、大便常规检查和培养。

六、诊断和鉴别诊断

主要由病史和症状做出拟诊,经胃镜检查可得以确诊。但吞服腐蚀物质者禁忌胃镜检查。有长期服用 NSAIDs、酗酒及临床重危患者,均应想到急性胃炎的可能。对于鉴别诊断,腹痛为主者,应通过反复询问病史与急性胰腺炎、胆囊炎和急性阑尾炎等急腹症甚至急性心肌梗死相鉴别。

七、治疗

(一)基础治疗

基础治疗包括给予镇静、禁食、补液、解痉、止吐等对症支持治疗。此后给予流质或半流质饮食。

(二)针对病因治疗

针对病因治疗包括根除 Hp、去除 NSAIDs 或乙醇等诱因。

(三)对症处理

表现为反酸、上腹隐痛、烧灼感和嘈杂者,给予 H_2 受体拮抗药或质子泵抑制剂。以恶心、呕吐或上腹胀闷为主者可选用甲氧氯普胺、多潘立酮或莫沙必利等促动力药。以痉挛性疼痛为主者,可给予莨菪碱等药物进行对症处理。

有胃黏膜糜烂、出血者,可用抑制胃酸分泌的 H_2 受体阻滞剂或质子泵抑制剂外,还可同时应用胃黏膜保护药如硫糖铝或铝碳酸镁等。

对于较大量的出血则应采取综合措施进行抢救。当并发大量出血时,可以冰水洗胃或在冰水中加去甲肾上腺素(每 200 mL 冰水中加 8 mL),或同管内滴注碳酸氢钠,浓度为 1 000 mmol/L,24 小时滴 1 L,使胃内 pH 保持在 5 以上。凝血酶是有效的局部止血药,并有促进创面愈合作用,大剂量时止血作用显著。常规的止血药,如卡巴克络、抗血栓溶芳酸和酚磺乙胺等可静脉应用,但效果一般。内镜下止血往往可收到较好效果。

其他具体的药物请参照"慢性胃炎"和"消化性溃疡"的部分章节。

八、并发症的诊断、预防和治疗

急性胃炎的并发症包括穿孔、腹膜炎、水、电解质紊乱和酸碱失衡等。为预防细菌感染者选用抗生素治疗,因过度呕吐致脱水者及时补充水和电解质,并适时检测血气分析,必要时纠正酸碱平衡紊乱。对于穿孔或腹膜炎者,则必要时行外科治疗。

九、预后

病因去除后,急性胃炎多在短期内恢复正常。相反病因长期持续存在,则可转为慢性胃炎。由于绝大多数慢性胃炎的发生与 Hp 感染有关,而 Hp 自发清除少见,故慢性胃炎可持续存在,但多数患者无症状。流行病学研究显示,部分 Hp 相关性胃窦炎(<20%)可发生十二指肠溃疡。

(郝相奎)

第四节 慢 性 胃 炎

慢性胃炎是由各种病因引起的胃黏膜慢性炎症。根据新悉尼胃炎系统和我国颁布的《中国慢性胃炎共识意见》标准,由内镜及病理组织学变化,将慢性胃炎分为非萎缩性(浅表性)胃炎及萎缩性胃炎两大基本类型和一些特殊类型胃炎。

一、流行病学

幽门螺杆菌(Hp)感染为慢性非萎缩性胃炎的主要病因。大致上说来,慢性非萎缩性胃炎发病率与 Hp 感染情况相平行,慢性非萎缩性胃炎流行情况因不同国家、不同地区 Hp 感染情况而异。一般 Hp 感染率发展中国家高于发达国家,感染率随年龄增加而升高。我国属 Hp 高感染率国家,估计人群中 Hp 感染率为 40%～70%。慢性萎缩性胃炎是原因不明的慢性胃炎,在我国是一种常见病、多发病,在慢性胃炎中占 10%～20%。

二、病因

(一)慢性非萎缩性胃炎的常见病因

1.Hp 感染

Hp 感染是慢性非萎缩性胃炎最主要的病因,两者的关系符合 Koch 提出的确定病原体为感染性疾病病因的 4 项基本要求,即该病原体存在于该病的患者中,病原体的分布与体内病变分布一致,清除病原体后疾病可好转,在动物模型中该病原体可诱发与人相似的疾病。

研究表明,80%～95%的慢性活动性胃炎患者胃黏膜中有 Hp 感染,5%～20%的 Hp 阴性率反映了慢性胃炎病因的多样性;Hp 相关胃炎者,Hp 胃内分布与炎症分布一致;根除 Hp 可使胃黏膜炎症消退,一般中性粒细胞消退较快,但淋巴细胞、浆细胞消退需要较长时间;志愿者和动物模型中已证实 Hp 感染可引起胃炎。

Hp 感染引起的慢性非萎缩性胃炎中胃窦为主全胃炎患者胃酸分泌可增加,十二指肠溃疡发生的危险度较高;而胃体为主全胃炎患者胃溃疡和胃癌发生的危险性增加。

2.胆汁和其他碱性肠液反流

幽门括约肌功能不全时含胆汁和胰液的十二指肠液反流入胃,可削弱胃黏膜屏障功能,使胃黏膜遭到消化液的刺激作用,产生炎症、糜烂、出血和上皮化生等病变。

3.其他外源性因素

酗酒、服用 NSAIDs 等药物、某些刺激性食物等均可反复损伤胃黏膜。这类因素均可各自或与 Hp 感染协同作用而引起或加重胃黏膜慢性炎症。

(二)慢性萎缩性胃炎的主要病因

Strickland 将慢性萎缩性胃炎分为 A、B 两型,A 型是胃体弥漫性萎缩,导致胃酸分泌下降,影响维生素 B_{12} 及内因子的吸收,因此常合并恶性贫血,与自身免疫有关;B 型在胃窦部,少数人可发展成胃癌,与幽门螺杆菌、化学损伤(胆汁反流、非皮质激素消炎药、吸烟、酗酒等)有关,在我国,80%以上的属于第二类。

胃内攻击因子与防御修复因子失衡是慢性萎缩性胃炎发生的根本原因。具体病因与慢性非萎缩性胃炎相似。包括 Hp 感染；长期饮浓茶、烈酒、咖啡，食用过热、过冷、过于粗糙的食物，可导致胃黏膜的反复损伤；长期大量服用非甾体抗炎药如阿司匹林、吲哚美辛等可抑制胃黏膜前列腺素的合成，破坏黏膜屏障；烟草中的尼古丁不仅影响胃黏膜的血液循环，还可导致幽门括约肌功能紊乱，造成胆汁反流；各种原因的胆汁反流均可破坏黏膜屏障造成胃黏膜慢性炎症改变。比较特殊的是壁细胞抗原和抗体结合形成免疫复合体在补体参与下，破坏壁细胞；胃黏膜营养因子（如胃泌素、表皮生长因子等）缺乏；心力衰竭、动脉粥样硬化、肝硬化合并门脉高压、糖尿病、甲状腺病、慢性肾上腺皮质功能减退、尿毒症、干燥综合征、胃血流量不足及精神因素等均可导致胃黏膜萎缩。

三、病理生理学和病理学

(一)病理生理学

1.Hp 感染

Hp 感染途径为粪-口或口-口途径，其外壁靠黏附素而紧贴胃上皮细胞。

Hp 感染的持续存在，致使腺体破坏，最终发展成为萎缩性胃炎。而感染 Hp 后胃炎的严重程度则除了与细菌本身有关外，还决定与患者机体情况和外界环境。如带有空泡毒素（VacA）和细胞毒相关基因（CagA）者，胃黏膜损伤明显较重。患者的免疫应答反应强弱、其胃酸的分泌情况、血型、民族和年龄差异等也影响胃黏膜炎症程度。此外，患者饮食情况也有一定作用。

2.自身免疫机制

研究早已证明，以胃体萎缩为主的 A 型萎缩性胃炎患者血清中，存在壁细胞抗体（PCA）和内因子抗体（IFA）。前者的抗原是壁细胞分泌小管微绒毛膜上的质子泵 H^+/K^+-ATP 酶，它破坏壁细胞而使胃酸分泌减少。而 IFA 则对抗内因子（壁细胞分泌的一种糖蛋白），使食物中的维生素 B_{12} 无法与后者结合被末端回肠吸收，最后引起维生素 B_{12} 吸收不良，甚至导致恶性贫血。IFA 具有特异性，几乎仅见于胃萎缩伴恶性贫血者。

造成胃酸和内因子分泌减少或丧失，恶性贫血是 A 型萎缩性胃炎的终末阶段，是自身免疫性胃炎最严重的标志。当泌酸腺完全萎缩时称为胃萎缩。

另外，近年发现 Hp 感染者中也存在着自身免疫反应，其血清抗体能与宿主胃黏膜上皮及黏液起交叉反应，如菌体 LewisX 和 LewisY 抗原。

3.外源性损伤因素破坏胃黏膜屏障

碱性十二指肠液反流等，可减弱胃黏膜屏障功能。致使胃腔内 H^+ 通过损害的屏障，反弥散入胃黏膜内，使炎症不易消散。长期慢性炎症，又加重屏障功能的减退，如此恶性循环使慢性胃炎久治不愈。

4.生理因素和胃黏膜营养因子缺乏

萎缩性变化和肠化生等皆与衰老相关，而炎症细胞浸润程度与年龄关系不大。这主要是老龄者的退行性变-胃黏膜小血管扭曲，小动脉壁玻璃样变性，管腔狭窄导致黏膜营养不良、分泌功能下降引起的。

新近研究证明，某些胃黏膜营养因子（胃泌素、表皮生长因子等）缺乏或胃黏膜感觉神经终器对这些因子不敏感可引起胃黏膜萎缩。如手术后残胃炎原因之一是 G 细胞数量减少，而引起胃泌素营养作用减弱。

5.遗传因素

萎缩性胃炎、维生素 B_{12} 吸收不良的患病率和 PCA、IFA 的阳性率很高,提示可能有遗传因素的影响。

(二)病理学

慢性胃炎病理变化是由胃黏膜损伤和修复过程所引起。病理组织学的描述包括活动性慢性炎症、萎缩和化生及异型增生等。此外,在慢性炎症过程中,胃黏膜也有反应性增生变化,如胃小凹上皮过形成、黏膜肌增厚、淋巴滤泡形成、纤维组织和腺管增生等。

近几年对于慢性胃炎尤其是慢性萎缩性胃炎的病理组织学,有不少新的进展。以下结合中华医学会消化病学分会的"全国第二届慢性胃炎共识会议"中制订的慢性胃炎诊治的共识意见,论述以下关键进展问题。

1.萎缩的定义

1996 年,新悉尼系统把萎缩定义为"腺体的丧失",这是模糊而易产生歧义的定义,反映了当时肠化是否属于萎缩,病理学家有不同认识。其后国际上一个病理学家的自由组织——萎缩联谊会(Atrophy Club 2000)进行了 3 次研讨会,并在 2002 年发表了对萎缩的新分类,12 位学者中有 8 位也曾是悉尼系统的执笔者,故此意见可认为是悉尼系统的补充和发展,有很高的权威性。

萎缩联谊会把萎缩新定义为"萎缩是胃固有腺体的丧失",将萎缩分为 3 种情况:无萎缩、未确定萎缩和萎缩,进而将萎缩分两个类型:非化生性萎缩和化生性萎缩。前者特点是腺体丧失伴有黏膜固有层中的纤维化或纤维肌增生;后者是胃黏膜腺体被化生的腺体所替换。这两类萎缩的程度分级仍用最初悉尼系统标准和新悉尼系统的模拟评分图,分为 4 级,即无、轻度、中度和重度萎缩。国际的萎缩新定义对我国来说不是新的,我国学者早年就认为"肠化或假幽门腺化生不是胃固有腺体,因此尽管胃腺体数量未减少,但也属萎缩",并在"全国第一届慢性胃炎共识会议"中做了说明。

对于上述第 2 个问题,答案显然是肯定的。这是因为多灶性萎缩性胃炎的胃黏膜萎缩呈灶状分布,即使活检块数少,只要病理活检发现有萎缩,就可诊断为萎缩性胃炎。在此次全国慢性胃炎共识意见中强调,需注意取材于糜烂或溃疡边缘的组织易存在萎缩,但不能简单地视为萎缩性胃炎。此外,活检组织太浅、组织包埋方向不当等因素均可影响萎缩的判断。

"未确定萎缩"是国际新提出的观点,认为黏膜层炎症很明显时,单核细胞密集浸润造成腺体被取代、移置或隐匿,以致难以判断这些"看来似乎丧失"的腺体是否真正丧失,此时暂先诊断为"未确定萎缩",最后诊断延期到炎症明显消退(大部分在 Hp 根除治疗 6 个月后),再取活检时做出。对萎缩的诊断采取了比较谨慎的态度。

目前,我国共识意见并未采用此概念。因为:①炎症明显时腺体被破坏、数量减少,在这个时点上,病理按照萎缩的定义可以诊断为萎缩,非病理不能。②一般临床希望活检后有病理结论,病理如不做诊断,会出现临床难做出诊断、对治疗效果无法评价的情况。尤其是在临床研究上,设立此诊断项会使治疗前或后失去相当一部分统计资料。慢性胃炎是个动态过程,炎症可以有两个结局:完全修复和不完全修复(纤维化和肠化),炎症明显期病理无责任预言今后趋向哪个结局。可以预料对萎缩采用的诊断标准不一,治疗有效率也不一,采用"未确定萎缩"的研究课题,因为事先去除了一部分可逆的萎缩,萎缩的可逆性就低。

2.肠化分型的临床意义与价值

用 AB-PAS 和 HID-AB 黏液染色能区分肠化亚型,然而,肠化分型的意义并未明了。传统观念认为,肠化亚型中的小肠型和完全型肠化无明显癌前病变意义,而大肠型肠化的胃癌发生危险性增高,从而引起临床的重视。支持肠化分型有意义的学者认为化生是细胞表型的一种非肿瘤性改变,通常在长期不利环境作用下出现。这种表型改变可以是干细胞内出现体细胞突变的结果,或是表现遗传修饰的变化导致后代细胞向不同方向分化的结果。胃内肠化生部位发现很多遗传改变,这些改变甚至可出现在异型增生前。他们认为肠化生中不完全型结肠型者,具有大多数遗传学改变,有发生胃癌的危险性。但近年,越来越多的临床资料显示其预测胃癌价值有限而更强调重视肠化范围,肠化分布范围越广,其发生胃癌的危险性越高。10多年来罕有从大肠型肠化随访发展成癌的报道。另一方面,从病理检测的实际情况看,肠化以混合型多见,大肠型肠化的检出率与活检块数有密切关系,即活检块数越多,大肠型肠化检出率越高。客观地讲,该型肠化生的遗传学改变和胃不典型增生(上皮内瘤)的改变相似。因此,对肠化分型的临床意义和价值的争论仍未有定论。

3.关于异型增生

异型增生(上皮内瘤变)是重要的胃癌癌前病变,分为轻度和重度(或低级别和高级别)两级。异型增生和上皮内瘤变是同义词,后者是 WHO 国际癌症研究协会推荐使用的术语。

4.萎缩和肠化发生过程是否存在不可逆转点

胃黏膜萎缩的产生主要有两种途径:一是干细胞区室和/或腺体被破坏;二是选择性破坏特定的上皮细胞而保留干细胞。这两种途径在慢性 Hp 感染中均可发生。

萎缩与肠化的逆转报道已经不在少数,但是否所有病患均有逆转可能,是否在萎缩的发生与发展过程中存在某一不可逆转点。这一转折点是否可能为肠化生,已明确 Hp 感染可诱发慢性胃炎,经历慢性炎症→萎缩→肠化→异型增生等多个步骤最终发展至胃癌(Correa 模式)。可否通过根除 Hp 来降低胃癌发生危险性始终是近年来关注的热点。多数研究表明,根除 Hp 可防止胃黏膜萎缩和肠化的进一步发展,但萎缩、肠化是否能得到逆转尚待更多研究证实。

Mera 和 Correa 等报道了一项长达 12 年的大型前瞻性随机对照研究,纳入 795 例具有胃癌前病变的成人患者,随机给予他们抗 Hp 治疗和/或抗氧化治疗。他们观察到萎缩黏膜在 Hp 根除后持续保持阴性 12 年后可以完全消退,而肠化黏膜也有逐渐消退的趋向,但可能需要随访更长时间。他们认为通过抗 Hp 治疗来进行胃癌的化学预防是可行的策略。

但是,部分学者认为在考虑萎缩的可逆性时,需区分缺失腺体的恢复和腺体内特定细胞的再生。在后一种情况下,干细胞区室被保留,去除有害因素可使壁细胞和主细胞再生,并完全恢复腺体功能。当腺体及干细胞被完全破坏后,腺体的恢复只能由周围未被破坏的腺窝单元来完成。

当萎缩伴有肠化生时,逆转机会进一步减小。如果肠化生是对不利因素的适应性反应,而且不利因素可以被确定和去除,此时肠化生有可能逆转。但是,肠化生还有很多其他原因,如胆汁反流、高盐饮食、乙醇。这意味着即使在 Hp 感染个体,感染以外的其他因素亦可以引发或加速化生的发生。如果肠化生是稳定的干细胞内体细胞突变的结果,则改变黏膜的环境也许不能使肠化生逆转。

在曾经研究过的 34 篇文献里,根治 Hp 后萎缩可逆和无好转的基本各占一半,主要由于萎缩诊断标准、随访时间和间隔长短、活检取材部位和数量不统一所造成。建议今后制订统一随访方案,联合各医疗单位合作研究,使能得到大宗病例的统计资料。根治 Hp 可以产生某些有益效应,如消除炎症,消除活性氧所致的 DNA 损伤,缩短细胞更新周期,提高低胃酸者的泌酸量,并逐步恢复胃液维生素 C 的分泌。在预防胃癌方面,这些已被证实的结果可能比希望萎缩和肠化生逆转重要得多。

实际上,国际著名学者对有否此不可逆转点也有争论。如美国的 Correa 教授并不认同它的存在,而英国 Aberdeen 大学的 Emad Munir El-Omar 教授则强烈认为在异型增生发展至胃癌的过程中有某个节点,越过此则基本处于不可逆转阶段,但至今为止尚未明确此点的确切位置。

四、临床表现

流行病学研究表明,多数慢性非萎缩性胃炎患者无任何症状。少数患者可有上腹痛或不适、上腹胀、早饱、嗳气、恶心等非特异性消化不良症状。某些慢性萎缩性胃炎患者可有上腹部灼痛、胀痛、钝痛或胀闷且以餐后为著,食欲缺乏、恶心、嗳气、便秘或腹泻等症状。内镜检查和胃黏膜组织学检查结果与慢性胃炎患者症状的相关分析表明,患者的症状缺乏特异性,且症状之有无及严重程度与内镜所见及组织学分级并无肯定的相关性。

伴有胃黏膜糜烂者,可有少量或大量上消化道出血,长期少量出血可引起缺铁性贫血。胃体萎缩性胃炎可出现恶性贫血,常有全身衰弱、疲软、神情淡漠、隐性黄疸,消化道症状一般较少。

体征多不明显,有时上腹轻压痛,胃体胃炎严重时可有舌炎和贫血。

慢性萎缩性胃炎的临床表现不仅缺乏特异性,而且与病变程度并不完全一致。

五、辅助检查

(一)胃镜及活组织检查

1.胃镜检查

随着内镜器械的长足发展,内镜观察更加清晰。内镜下慢性非萎缩性胃炎可见红斑(点状、片状、条状),黏膜粗糙不平,出血点(斑),黏膜水肿及渗出等基本表现,尚可见糜烂及胆汁反流。萎缩性胃炎则主要表现为黏膜色泽白,不同程度的皱襞变平或消失。在不过度充气状态下,可透见血管纹,轻度萎缩时见到模糊的血管,重度时看到明显血管分支。内镜下肠化黏膜呈灰白色颗粒状小隆起,重者贴近观察有绒毛状变化。肠化也可以呈平坦或凹陷外观的。如果喷撒亚甲蓝色素,肠化区可能出现被染上蓝色,非肠化黏膜不着色。

胃黏膜血管脆性增加可致黏膜下出血,谓之壁内出血,表现为水肿或充血胃黏膜上见点状、斑状或线状出血,可多发、新鲜和陈旧性出血相混杂。如观察到黑色附着物常提示糜烂等致出血。

值得注意的是,少数 Hp 感染性胃炎可有胃体部皱襞肥厚,甚至宽度达到 5 mm 以上,且在适当充气后皱襞不能展平,用活检钳将黏膜提起时,可见帐篷征,这是和恶性浸润性病变鉴别点之一。

2.病理组织学检查

萎缩的确诊依赖于病理组织学检查。萎缩的肉眼与病理之符合率仅为 38%～78%,这与萎缩或肠化甚至 Hp 的分布都是非均匀的,或者说多灶性萎缩性胃炎的胃黏膜萎缩呈灶状分布有关。当然,只要病理活检发现有萎缩,就可诊断为萎缩性胃炎。但如果未能发现萎缩,却不能轻易排除之。如果不取足够多的标本或者内镜医师并未在病变最重部位(这也需要内镜医师的经验)活检,则势必可能遗漏病灶。反之,当在糜烂或溃疡边缘的组织活检时,即使病理发现了萎缩,却不能简单地视为萎缩性胃炎,这是因为活检组织太浅、组织包埋方向不当等因素均可影响萎缩的判断。还有,根除 Hp 可使胃黏膜活动性炎症消退,慢性炎症程度减轻。一些因素可影响结果的判断,如:①活检部位的差异。②Hp 感染时胃黏膜大量炎症细胞浸润,形如萎缩;但根除 Hp 后胃黏膜炎症细胞消退,黏膜萎缩、肠化可望恢复。然而在胃镜活检取材多少问题上,病理学家的要求与内镜医师出现了矛盾。从病理组织学观点来看,5 块或更多则有利于组织学的准确判断,然而,就内镜医师而言,考虑到患者的医疗费用,主张 2～3 块即可。

(二)Hp 检测

活组织病理学检查时可同时检测 Hp,并可在内镜检查时多取 1 块组织做快呋塞米素酶检查以增加诊断的可靠性。其他检查 Hp 的方法包括:①胃黏膜直接涂片或组织切片,然后以 Gram 或 Giemsa 或 Warthin-Starry 染色(经典方法),甚至 HE 染色,免疫组化染色则有助于检测球形 Hp。②细菌培养:为金标准;需特殊培养基和微需氧环境,培养时间 3～7 天,阳性率可能不高但特异性高,且可做药物敏感试验。③血清 Hp 抗体测定:多在流行病学调查时用。④尿素呼吸试验:是一种非侵入性诊断法,口服^{13}C 或^{14}C 标记的尿素后,检测患者呼气中的$^{13}CO_2$ 或$^{14}CO_2$ 量,结果准确。⑤聚合酶联反应法(PCR 法):能特异地检出不同来源标本中的 Hp。

根除 Hp 治疗后,可在胃镜复查时重复上述检查,亦可采用非侵入性检查手段,如^{13}C 或^{14}C 尿素呼气试验、粪便 Hp 抗原检测及血清学检查。应注意,近期使用抗生素、质子泵抑制剂、铋剂等药物,因有暂时抑制 Hp 作用,会使上述检查(血清学检查除外)呈假阴性。

(三)X 线钡剂检查

X 线钡剂检查主要是很好地显示胃黏膜相的气钡双重造影。对于萎缩性胃炎,常常可见胃皱襞相对平坦和减少。但依靠 X 线诊断慢性胃炎价值不如胃镜和病理组织学。

(四)实验室检查

1.胃酸分泌功能测定

非萎缩性胃炎胃酸分泌常正常,有时可以增高。萎缩性胃炎病变局限于胃窦时,胃酸可正常或低酸,低酸是由于泌酸细胞数量减少和 H^+ 向胃壁反弥散所致。测定基础胃液分泌量(BAO)及注射组胺或五肽胃泌素后测定最大泌酸量(MAO)和高峰泌酸量(PAO)以判断胃泌酸功能,有助于萎缩性胃炎的诊断及指导临床治疗。A 型慢性萎缩性胃炎患者多无酸或低酸,B 型慢性萎缩性胃炎患者可正常或低酸,往往在给予酸分泌刺激药后,亦不见胃液和胃酸分泌。

2.胃蛋白酶原(PG)测定

胃体黏膜萎缩时血清 PG I 水平及 PG I / II 比例下降,严重者可伴餐后血清 G-17 水平升高;胃窦黏膜萎缩时餐后血清 G-17 水平下降,严重者可伴 PG I 水平及 PG I / II 比例下降。然而,这主要是一种统计学上的差异。

日本学者发现无症状胃癌患者,本法 85％阳性,PG I 或比值降低者,推荐进一步胃镜检查,以检出伴有萎缩性胃炎的胃癌。该试剂盒用于诊断萎缩性胃炎和判断胃癌倾向在欧洲国家应用要多于我国。

3.血清胃泌素测定

如果以放射免疫法检测血清胃泌素,则正常值应低于 100 pg/mL。慢性萎缩性胃炎胃体为主者,因壁细胞分泌胃酸缺乏、反馈性地 G 细胞分泌胃泌素增多,致胃泌素中度升高。特别是当伴有恶性贫血时,该值可达 1 000 pg/mL 或更高。注意此时要与胃泌素瘤相鉴别,后者是高胃酸分泌。慢性萎缩性胃炎以胃窦为主时,空腹血清胃泌素正常或降低。

4.自身抗体

血清 PCA 和 IFA 阳性对诊断慢性胃体萎缩性胃炎有帮助,尽管血清 IFA 阳性率较低,但胃液中 IFA 的阳性,则十分有助于恶性贫血的诊断。

5.血清维生素 B_{12} 浓度和维生素 B_{12} 吸收试验

慢性胃体萎缩性胃炎时,维生素 B_{12} 缺乏,常低于 200 ng/L。维生素 B_{12} 吸收试验(Schilling 试验)能检测维生素 B_{12} 在末端回肠吸收情况且可与回盲部疾病和严重肾功能障碍相鉴别。同时服用 ^{58}Co 和 ^{57}Co(加有内因子)标记的氰钴素胶囊。此后收集 24 小时尿液。如两者排出率均 $>10\%$ 则正常,若尿中 ^{58}Co 排出率低于 10%,而 ^{57}Co 的排出率正常则常提示恶性贫血;而两者均降低的常常是回盲部疾病或者肾衰竭者。

六、诊断和鉴别诊断

(一)诊断

鉴于多数慢性胃炎患者无任何症状,或即使有症状也缺乏特异性体征,因此根据症状和体征难以做出慢性胃炎的正确诊断。慢性胃炎的确诊主要依赖于内镜检查和胃黏膜活检组织学检查,尤其是后者的诊断价值更大。

按照悉尼胃炎标准要求,完整的诊断应包括病因、部位和形态学三方面。例如,诊断为"胃窦为主慢性活动性 Hp 胃炎"和"NSAIDs 相关性胃炎"。当胃窦和胃体炎症程度相差 2 级或以上时,加上"为主"修饰词,如"慢性(活动性)胃炎,胃窦显著"。当然这些诊断结论最好是在病理报告后给出,实际的临床工作中,胃镜医师可根据胃镜下表现给予初步诊断。病理诊断则主要依据新悉尼胃炎系统,如图 6-1 所示。

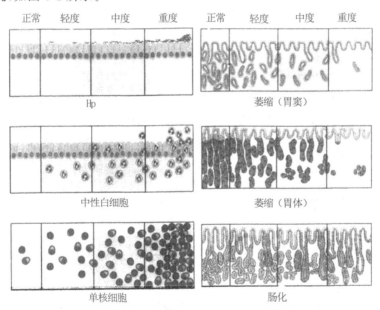

图 6-1 新悉尼胃炎系统

对于自身免疫性胃炎诊断,要予以足够的重视。因为胃体活检者甚少,或者很少开展 PCA 和 IFA 的检测,诊断该病者很少。为此,如果遇到以全身衰弱和贫血为主要表现,而上消化道症状往往不明显者,应做血清胃泌素测定和/或胃液分析,异常者进一步做维生素 B_{12} 吸收试验,血清维生素 B_{12} 浓度测定可获确诊。注意不能仅仅凭活检组织学诊断本病,特别标本数少时,这是因为 Hp 感染性胃炎后期,胃窦肠化,Hp 上移,胃体炎症变得显著,可与自身免疫性胃炎表现相重叠,但后者胃窦黏膜的变化很轻微。另外,淋巴细胞性胃炎也可出现类似情况,而其并无泌酸腺萎缩。

A 型、B 型萎缩性胃炎特点见表 6-1。

表 6-1　A 型和 B 型慢性萎缩性胃炎的鉴别

项　目		A 型慢性萎缩性胃炎	B 型慢性萎缩性胃炎
部位　胃窦		正常	萎缩
胃体		弥漫性萎缩	多然性
血清胃泌素		明显升高	不定,可以降低或不变
胃酸分泌		降低	降低或正常
自身免疫抗体(内因子抗体和壁细胞抗体)阳性率		90%	10%
恶性贫血发生率		90%	10%
可能的病因		自身免疫,遗传因素	幽门螺杆菌、化学损伤

(二)鉴别诊断

1.功能性消化不良

《中国慢性胃炎共识意见》将消化不良症状与慢性胃炎做了对比:一方面慢性胃炎患者可有消化不良的各种症状;另一方面,一部分有消化不良症状者如果胃镜和病理检查无明显阳性发现,可能仅仅为功能性消化不良。当然,少数功能性消化不良患者可同时伴有慢性胃炎。这样在慢性胃炎与消化不良症状功能性消化不良之间形成较为错综复杂的关系。但一般说来,消化不良症状的有无和严重程度与慢性胃炎的内镜所见或组织学分级并无明显相关性。

2.早期胃癌和胃溃疡

几种疾病的症状有重叠或类似,但胃镜及病理检查可鉴别。重要的是,如遇到黏膜糜烂,尤其是隆起性糜烂,要多取活检和及时复查,以排除早期胃癌。这是因为即使是病理组织学诊断,也有一定局限性。原因主要是:①胃黏膜组织学变化易受胃镜检查前夜的食物(如某些刺激性食物加重黏膜充血)性质、被检查者近日是否吸烟、胃镜操作者手法的熟练程度、患者恶心反应等诸种因素影响。②活检是点的调查,而慢性胃炎病变程度在整个黏膜面上并非一致,要多点活检才能做出全面估计,判断治疗效果时,尽量在黏膜病变较重的区域或部位活检,如系治疗前后比较,则应在相同或相近部位活检。③病理诊断易受病理医师主观经验的影响。

3.慢性胆囊炎与胆石症

其与慢性胃炎症状十分相似,同时并存者也较多。对于中年女性诊断慢性胃炎时,要仔细询问病史,必要时行胆囊 B 超检查,以了解胆囊情况。

4.其他

慢性肝炎和慢性胰腺疾病等,也可出现与慢性胃炎类似症状,在详询病史后,行必要的影像学检查和特异的实验室检查。

七、预后

慢性萎缩性胃炎常合并肠上皮化生。慢性萎缩性胃炎绝大多数预后良好,少数可癌变,其癌变率为 1%～3%。目前认为慢性萎缩性胃炎若早期发现,及时积极治疗,病变部位萎缩的腺体是可以恢复的,其可转化为非萎缩性胃炎或被治愈,改变了以往人们对慢性萎缩性胃炎不可逆转的认识。根据萎缩性胃炎每年的癌变率为 $0.5\% \sim 1\%$，那么，胃镜和病理检查的随访间期定位多长才既提高早期胃癌的诊断率，又方便患者和符合医药经济学要求。这也一直是不同地区和不同学者分歧较大的问题。在我国，城市和乡村由不同胃癌发生率和医疗条件差异。如果纯粹从疾病进展和预防角度考虑，一般认为，不伴有肠化和异型增生的萎缩性胃炎可 $1 \sim 2$ 年做内镜和病理随访 1 次；活检有中重度萎缩伴有肠化的萎缩性胃炎 1 年左右随访 1 次。伴有轻度异型增生并剔除取于癌旁者，根据内镜和临床情况缩短至 $6 \sim 12$ 个月随访 1 次；而重度异型增生者需立即复查胃镜和病理，必要时手术治疗或内镜下局部治疗。

八、治疗

慢性非萎缩性胃炎的治疗目的是缓解消化不良症状和改善胃黏膜炎症。治疗应尽可能针对病因，遵循个体化原则。消化不良症状的处理与功能性消化不良相同。无症状、Hp 阴性的非萎缩性胃炎无须特殊治疗。

(一)一般治疗

慢性萎缩性胃炎患者，不论其病因如何，均应戒烟、忌酒，避免使用损害胃黏膜的药物如 NSAIDs 等，及避免对胃黏膜有刺激性的食物和饮品，如过于酸、甜、咸、辛辣和过热、过冷食物，浓茶、咖啡等，饮食宜规律，少吃油炸、烟熏、腌制食物，不食腐烂变质的食物，多吃新鲜蔬菜和水果，所食食品要新鲜并富于营养，保证有足够的蛋白质、维生素(如维生素 C 和叶酸等)及铁质摄入，精神上乐观，生活要规律。

(二)针对病因或发病机制的治疗

1.根除 Hp

慢性非萎缩性胃炎的主要症状为消化不良，其症状应归属于功能性消化不良范畴。目前，国内外均推荐对 Hp 阳性的功能性消化不良行根除治疗。因此，有消化不良症状的 Hp 阳性慢性非萎缩性胃炎患者均应根除 Hp。另外，如果伴有胃黏膜糜烂，也该根除 Hp。大量研究结果表明，根除 Hp 可使胃黏膜组织学得到改善；对预防消化性溃疡和胃癌等有重要意义；对改善或消除消化不良症状具有费用-疗效比优势。

2.保护胃黏膜

关于胃黏膜屏障功能的研究由来已久。1964 年，美国密歇根大学 Horace Willard Davenport 博士首次提出"胃黏膜具有阻止 H^+ 自胃腔向黏膜内扩散的屏障作用"。1975 年，美国密歇根州 Upjohn 公司的 A.Robert 博士发现前列腺素可明显防止或减轻 NSAIDs 和应激等对胃黏膜的损伤，其效果呈剂量依赖性。从而提出细胞保护的概念。1996 年，加拿大的 Wallace 教授较全面阐述胃黏膜屏障，根据解剖和功能将胃黏膜的防御修复分为 5 个层次——黏液-HCO_3^- 屏障、单层柱状上皮屏障、胃黏膜血流量、免疫细胞-炎症反应和修复重建因子作用等。至关重要的上皮屏障主要包括胃上皮细胞顶膜能抵御高浓度酸、胃上皮细胞之间紧密连接、胃上皮抗原呈递，免疫探及并限制潜在有害物质，并且它们大约每 72 小时完全更新一次。这说明它起着关键作用。

近年来，有关前列腺素和胃黏膜血流量等成为胃黏膜保护领域的研究热点。这与 NSAIDs 药物的广泛应用带来的不良反应日益引起学者的重视有关。美国加州大学戴维斯分校的 Tarnawski 教授的研究显示，前列腺素保护胃黏膜抵抗致溃疡及致坏死因素损害的机制不仅是抑制胃酸分泌。当然表皮生长因子(EGF)、成纤维生长因子(bFGF)和血管内皮生长因子(VEGF)及热休克蛋白等都是重要的黏膜保护因子，在抵御黏膜损害中起重要作用。

然而，当机体遇到有害因素强烈攻击时，仅依靠自身的防御修复能力是不够的，强化黏膜防卫能力，促进黏膜的修复是治疗胃黏膜损伤的重要环节之一。具有保护和增强胃黏膜防御功能或者防止胃黏膜屏障受到损害的一类药物统称为胃黏膜保护药。包括铝碳酸镁、硫糖铝、胶体铋剂、地诺前列酮、替普瑞酮、吉法酯、谷氨酰胺类、瑞巴派特等药物。另外，吉法酯能增加胃黏膜更新，提高细胞再生能力，增强胃黏膜对胃酸的抵抗能力，达到保护胃黏膜作用。

3.抑制胆汁反流

促动力药如多潘立酮可防止或减少胆汁反流；胃黏膜保护药，特别是有结合胆酸作用的铝碳酸镁制剂，可增强胃黏膜屏障、结合胆酸，从而减轻或消除胆汁反流所致的胃黏膜损害。考来烯胺可络合反流至胃内的胆盐，防止胆汁酸破坏胃黏膜屏障，方法为每次 3～4 g，每天 3～4 次。

（三）对症处理

消化不良症状的治疗由于临床症状与慢性非萎缩性胃炎之间并不存在明确关系，因此症状治疗事实上属于功能性消化不良的经验性治疗。慢性胃炎伴胆汁反流者可应用促动力药（如多潘立酮）和/或有结合胆酸作用的胃黏膜保护药（如铝碳酸镁制剂）。

（1）有胃黏膜糜烂和/或以反酸、上腹痛等症状为主者，可根据病情或症状严重程度选用抗酸药、H_2 受体拮抗药或质子泵抑制剂（PPI）。

（2）促动力药如多潘立酮、马来酸曲美布汀、莫沙必利、盐酸伊托必利主要用于上腹饱胀、恶心或呕吐等为主要症状者。

（3）胃黏膜保护药如硫糖铝、瑞巴派特、替普瑞酮、吉法酯、依卡倍特适用于有胆汁反流、胃黏膜损害和/或症状明显者。

（4）抗抑郁药或抗焦虑治疗：可用于有明显精神因素的慢性胃炎伴消化不良症状患者，同时应予耐心解释或心理治疗。

（5）助消化治疗：对于伴有腹胀、食欲缺乏等消化不良症状而无明显上述胃灼热、反酸、上腹饥饿痛症状者，可选用含有胃酶、胰酶和肠酶等复合酶制剂治疗。

（6）其他对症治疗：包括解痉止痛、止吐、改善贫血等。

（7）对于贫血，若为缺铁，应补充铁剂。大细胞贫血者根据维生素 B_{12} 或叶酸缺乏分别给予补充。

（杨　丽）

第五节　消化性溃疡

消化性溃疡主要指发生在胃和十二指肠的慢性溃疡，即胃溃疡（GU）和十二指肠溃疡（DU），因溃疡形成与胃酸/胃蛋白酶的消化作用有关而得名。溃疡的黏膜缺损超过黏膜肌层，不同于糜烂。

一、流行病学

消化性溃疡是全球性常见病。西方国家资料显示，自 20 世纪 50 年代以后，消化性溃疡发病率呈下降趋势。我国临床统计资料提示，消化性溃疡患病率在近十多年来亦开始呈下降趋势。

本病可发生于任何年龄,但中年最为常见,DU 多见于青壮年,而 GU 多见于中老年,后者发病高峰比前者约迟 10 年。男性患病比女性较多。临床上,DU 比 GU 为多见,两者之比为(2~3):1,但有地区差异,在胃癌高发区 GU 所占的比例有所增加。

二、病因和发病机制

在正常生理情况下,胃十二指肠黏膜经常接触有强侵蚀力的胃酸和在酸性环境下被激活、能水解蛋白质的胃蛋白酶。此外,还经常受摄入的各种有害物质的侵袭,但却能抵御这些侵袭因素的损害,维持黏膜的完整性,这是因为胃十二指肠黏膜具有一系列防御和修复机制。目前认为,胃十二指肠黏膜的这一完善而有效的防御和修复机制,足以抵抗胃酸/胃蛋白酶的侵蚀。一般而言,只有当某些因素损害了这一机制才可能发生胃酸/胃蛋白酶侵蚀黏膜而导致溃疡形成。近年的研究已经明确,幽门螺杆菌和非甾体抗炎药是损害胃十二指肠黏膜屏障从而导致消化性溃疡发病的最常见病因。少见的特殊情况,当过度胃酸分泌远远超过黏膜的防御和修复作用也可能导致消化性溃疡发生。现将这些病因及其导致溃疡发生的机制分述如下。

(一)幽门螺杆菌

确认幽门螺杆菌为消化性溃疡的重要病因主要基于两方面的证据:①消化性溃疡患者的幽门螺杆菌检出率显著高于对照组的普通人群,在 DU 的检出率约为 90%、GU 为 70%~80%(幽门螺杆菌阴性的消化性溃疡患者往往能找到 NSAIDs 服用史等其他原因);②大量临床研究肯定,成功根除幽门螺杆菌后溃疡复发率明显下降,用常规抑酸治疗后愈合的溃疡年复发率为 50%~70%,而根除幽门螺杆菌可使溃疡复发率降至 5% 以下,这就表明去除病因后消化性溃疡可获治愈。至于何以在感染幽门螺杆菌的人群中仅有少部分人(约 15%)发生消化性溃疡,一般认为,这是幽门螺杆菌、宿主和环境因素三者相互作用的不同结果。

幽门螺杆菌感染导致消化性溃疡发病的确切机制尚未阐明。目前比较普遍接受的一种假说试图将幽门螺杆菌、宿主和环境 3 个因素在 DU 发病中的作用统一起来。该假说认为,胆酸对幽门螺杆菌生长具有强烈的抑制作用,因此正常情况下幽门螺杆菌无法在十二指肠生存,十二指肠球部酸负荷增加是 DU 发病的重要环节,因为酸可使结合胆酸沉淀,从而有利于幽门螺杆菌在十二指肠球部生长。幽门螺杆菌只能在胃上皮组织定植,因此在十二指肠球部存活的幽门螺杆菌只有当十二指肠球部发生胃上皮化生才能定植下来,而据认为十二指肠球部的胃上皮化生是十二指肠对酸负荷的一种代偿反应。十二指肠球部酸负荷增加的原因,一方面与幽门螺杆菌感染引起慢性胃窦炎有关,幽门螺杆菌感染直接或间接作用于胃窦 D、G 细胞,削弱了胃酸分泌的负反馈调节,从而导致餐后胃酸分泌增加;另一方面,吸烟、应激和遗传等因素均与胃酸分泌增加有关。定植在十二指肠球部的幽门螺杆菌引起十二指肠炎症,炎症削弱了十二指肠黏膜的防御和修复功能,在胃酸/胃蛋白酶的侵蚀下最终导致 DU 发生。十二指肠炎症同时导致十二指肠黏膜分泌碳酸氢盐减少,间接增加十二指肠的酸负荷,进一步促进 DU 的发生和发展过程。

对幽门螺杆菌引起 GU 的发病机制研究较少,一般认为是幽门螺杆菌感染引起的胃黏膜炎症削弱了胃黏膜的屏障功能,胃溃疡好发于非泌酸区与泌酸区交界处的非泌酸区侧,反映了胃酸对屏障受损的胃黏膜的侵蚀作用。

(二)非甾体抗炎药(NSAIDs)

NSAIDs 是引起消化性溃疡的另一个常见病因。大量研究资料显示,服用 NSAIDs 患者发生消化性溃疡及其并发症的危险性显著高于普通人群。临床研究报道,在长期服用 NSAIDs 患者中 10%～25% 可发现胃或十二指肠溃疡,有 1%～4% 的患者发生出血、穿孔等溃疡并发症。NSAIDs 引起的溃疡以 GU 较 DU 多见。溃疡形成及其并发症发生的危险性除与服用 NSAIDs 种类、剂量、疗程有关外,尚与高龄、同时服用抗凝血药、糖皮质激素等因素有关。

NSAIDs 通过削弱黏膜的防御和修复功能而导致消化性溃疡发病,损害作用包括局部作用和系统作用两方面,系统作用是主要致溃疡机制,主要是通过抑制环加氧酶(COX)而起作用。COX 是花生四烯酸合成前列腺素的关键限速酶,COX 有两种异构体,即结构型 COX-1 和诱生型 COX-2。COX-1 在组织细胞中恒量表达,催化生理性前列腺素合成而参与机体生理功能调节;COX-2 主要在病理情况下由炎症刺激诱导产生,促进炎症部位前列腺素的合成。传统的 NSAIDs 如阿司匹林、吲哚美辛等旨在抑制 COX-2 而减轻炎症反应,但特异性差,同时抑制了 COX-1,导致胃肠黏膜生理性前列腺素 E 合成不足。后者通过增加黏液和碳酸氢盐分泌、促进黏膜血流增加、细胞保护等作用在维持黏膜防御和修复功能中起重要作用。

NSAIDs 和幽门螺杆菌是引起消化性溃疡发病的两个独立因素,至于两者是否有协同作用则尚无定论。

(三)胃酸/胃蛋白酶

消化性溃疡的最终形成是由于胃酸/胃蛋白酶对黏膜自身消化所致。因胃蛋白酶活性是 pH 依赖性的,在 pH>4 时便失去活性,因此,在探讨消化性溃疡发病机制和治疗措施时主要考虑胃酸。无酸情况下罕有溃疡发生及抑制胃酸分泌药物能促进溃疡愈合的事实均确证胃酸在溃疡形成过程中的决定性作用,是溃疡形成的直接原因。胃酸的这一损害作用一般只有在正常黏膜防御和修复功能遭受破坏时才能发生。

DU 患者中约有 1/3 存在五肽胃泌素刺激的最大酸排量(MAO)增高,其余患者 MAO 多在正常高值,DU 患者胃酸分泌增高的可能因素及其在 DU 发病中的间接及直接作用已如前述。GU 患者基础酸排量(BAO)及 MAO 多属正常或偏低。对此,可能解释为 GU 患者多伴多灶萎缩性胃炎,因而胃体壁细胞泌酸功能已受影响,而 DU 患者多为慢性胃窦炎,胃体黏膜未受损或受损轻微因而仍能保持旺盛的泌酸能力。少见的特殊情况如胃泌素瘤患者,极度增加的胃酸分泌的攻击作用远远超过黏膜的防御作用,而成为溃疡形成的起始因素。近年来,非幽门螺杆菌、非 NSAIDs(也非胃泌素瘤)相关的消化性溃疡报道有所增加,这类患者病因未明,是否与高酸分泌有关尚有待研究。

(四)其他因素

下列因素与消化性溃疡发病有不同程度的关系。

(1)吸烟:吸烟者消化性溃疡发生率比不吸烟者高,吸烟影响溃疡愈合和促进溃疡复发。吸烟影响溃疡形成和愈合的确切机制未明,可能与吸烟增加胃酸分泌、减少十二指肠及胰腺碳酸氢盐分泌、影响胃十二指肠协调运动、黏膜损害性氧自由基增加等因素有关。

(2)遗传:遗传因素曾一度被认为是消化性溃疡发病的重要因素,但随着幽门螺杆菌在消化性溃疡发病中的重要作用得到认识,遗传因素的重要性受到挑战。例如,消化性溃疡的家族史可能是幽门螺杆菌感染的"家庭聚集"现象;O 型血胃上皮细胞表面表达更多黏附受体而有利于幽门螺杆菌定植。因此,遗传因素的作用尚有待进一步研究。

(3)急性应激可引起应激性溃疡已是共识。但在慢性溃疡患者,情绪应激和心理障碍的致病作用却无定论。临床观察发现长期精神紧张、过劳,确实易使溃疡发作或加重,但这多在慢性溃疡已经存在时发生,因此情绪应激可能主要起诱因作用,可能通过神经内分泌途径影响胃十二指肠分泌、运动和黏膜血流的调节。

（4）胃十二指肠运动异常：研究发现部分 DU 患者胃排空增快，这可使十二指肠球部酸负荷增大；部分 GU 患者有胃排空延迟，这可增加十二指肠液反流入胃，加重胃黏膜屏障损害。但目前认为，胃肠运动障碍不大可能是原发病因，但可加重幽门螺杆菌或 NSAIDs 对黏膜的损害。

概言之，消化性溃疡是一种多因素疾病，其中幽门螺杆菌感染和服用 NSAIDs 是已知的主要病因，溃疡发生是黏膜侵袭因素和防御因素失平衡的结果，胃酸在溃疡形成中起关键作用。

三、病理

DU 发生在球部，前壁比较常见；GU 多在胃角和胃窦小弯。组织学上，GU 大多发生在幽门腺区（胃窦）与泌酸腺区（胃体）交界处的幽门腺区一侧。幽门腺区黏膜可随年龄增长而扩大［假幽门腺化生和/或肠化生］，使其与泌酸腺区之交界线上移，故老年患者 GU 的部位多较高。溃疡一般为单个，也可多个，呈圆形或椭圆形。DU 直径多＜10 mm，GU 要比 DU 稍大。亦可见到直径＞2 cm 的巨大溃疡。溃疡边缘光整、底部洁净，由肉芽组织构成，上面覆盖有灰白色或灰黄色纤维渗出物。活动性溃疡周围黏膜常有炎症水肿。溃疡浅者累及黏膜肌层，深者达肌层甚至浆膜层，溃破血管时引起出血，穿破浆膜层时引起穿孔。溃疡愈合时周围黏膜炎症、水肿消退，边缘上皮细胞增生覆盖溃疡面，其下的肉芽组织纤维转化，变为瘢痕，瘢痕收缩使周围黏膜皱襞向其集中。

四、临床表现

上腹痛是消化性溃疡的主要症状，但部分患者可无症状或症状较轻以致不为患者所注意，而以出血、穿孔等并发症为首发症状。典型的消化性溃疡有如下临床特点：①慢性过程，病史可达数年至数十年；②周期性发作，发作与自发缓解相交替，发作期可为数周或数月，缓解期亦长短不一，短者数周、长者数年；发作常有季节性，多在秋冬或冬春之交发病，可因精神情绪不良或过劳而诱发；③发作时上腹痛呈节律性，表现为空腹痛即餐后 2～4 小时和/或午夜痛，腹痛多为进食或服用抗酸药所缓解，典型节律性表现在 DU 多见。

（一）症状

上腹痛为主要症状，性质多为灼痛，亦可为钝痛、胀痛、剧痛或饥饿样不适感。多位于中上腹，可偏右或偏左。一般为轻至中度持续性痛。疼痛常有典型的节律性如上述。腹痛多在进食或服用抗酸药后缓解。

部分患者无上述典型表现的疼痛，而仅表现为无规律性的上腹隐痛或不适。具或不具典型疼痛者均可伴有反酸、嗳气、上腹胀等症状。

（二）体征

溃疡活动时上腹部可有局限性轻压痛，缓解期无明显体征。

五、特殊类型的消化性溃疡

（一）复合溃疡

复合溃疡指胃和十二指肠同时发生的溃疡。DU 往往先于 GU 出现。幽门梗阻发生率较高。

(二)幽门管溃疡

幽门管位于胃远端,与十二指肠交界,长约 2 cm。幽门管溃疡与 DU 相似,胃酸分泌一般较高。幽门管溃疡上腹痛的节律性不明显,对药物治疗反应较差,呕吐较多见,较易发生幽门梗阻、出血和穿孔等并发症。

(三)球后溃疡

DU 大多发生在十二指肠球部,发生在球部远段十二指肠的溃疡称球后溃疡。多发生在十二指肠乳头的近端。具 DU 的临床特点,但午夜痛及背部放射痛多见,对药物治疗反应较差,较易并发出血。

(四)巨大溃疡

巨大溃疡指直径>2 cm 的溃疡。对药物治疗反应较差、愈合时间较慢,易发生慢性穿透或穿孔。胃的巨大溃疡注意与恶性溃疡鉴别。

(五)老年人消化性溃疡

近年,老年人发生消化性溃疡的报道增多。临床表现多不典型,GU 多位于胃体上部甚至胃底部,溃疡常较大,易误诊为胃癌。

(六)无症状性溃疡

约 15%消化性溃疡患者可无症状,而以出血、穿孔等并发症为首发症状。可见于任何年龄,以老年人较多见;NSAIDs 引起的溃疡近半数无症状。

六、实验室和其他检查

(一)胃镜检查

胃镜检查是确诊消化性溃疡首选的检查方法。胃镜检查不仅可对胃十二指肠黏膜直接观察、摄像,还可在直视下取活组织作病理学检查及幽门螺杆菌检测,因此胃镜检查对消化性溃疡的诊断及胃良、恶性溃疡鉴别诊断的准确性高于 X 线钡餐检查。例如,在溃疡较小或较浅时钡餐检查有可能漏诊;钡餐检查发现十二指肠球部畸形可有多种解释;活动性上消化道出血是钡餐检查的禁忌证;胃的良、恶性溃疡鉴别必须由活组织检查来确定。

内镜下消化性溃疡多呈圆形或椭圆形,也有呈线形,边缘光整,底部覆有灰黄色或灰白色渗出物,周围黏膜可有充血、水肿,可见皱襞向溃疡集中。内镜下溃疡可分为活动期(A)、愈合期(H)和瘢痕期(S)3 个病期,其中每个病期又可分为 1 和 2 两个阶段。

(二)X 线钡餐检查

X 线钡餐检查适用于对胃镜检查有禁忌或不愿接受胃镜检查者。溃疡的 X 线征象有直接和间接两种:龛影是直接征象,对溃疡有确诊价值;局部压痛、十二指肠球部激惹和球部畸形、胃大弯侧痉挛性切迹均为间接征象,仅提示可能有溃疡。

(三)幽门螺杆菌检测

幽门螺杆菌检测应列为消化性溃疡诊断的常规检查项目,因为有无幽门螺杆菌感染决定治疗方案的选择。检测方法分为侵入性和非侵入性两大类。前者需通过胃镜检查取胃黏膜活组织进行检测,主要包括快呋塞米素酶试验、组织学检查和幽门螺杆菌培养;后者主要有^{13}C或^{14}C尿素呼气试验、粪便幽门螺杆菌抗原检测及血清学检查(定性检测血清抗幽门螺杆菌 IgG 抗体)。

快呋塞米素酶试验是侵入性检查的首选方法,操作简便、费用低。组织学检查可直接观察幽门螺杆菌,与快呋塞米素酶试验结合,可提高诊断准确率。幽门螺杆菌培养技术要求高,主要用于科研。^{13}C或^{14}C尿素呼气试验检测幽门螺杆菌敏感性及特异性高而无须胃镜检查,可作为根除治疗后复查的首选方法。

应注意,近期应用抗生素、质子泵抑制剂、铋剂等药物,因有暂时抑制幽门螺杆菌作用,会使上述检查(血清学检查除外)呈假阴性。

(四)胃液分析和血清胃泌素测定

胃液分析和血清胃泌素测定一般仅在疑有胃泌素瘤时做鉴别诊断之用。

七、诊断和鉴别诊断

慢性病程、周期性发作的节律性上腹疼痛,且上腹痛可为进食或抗酸药所缓解的临床表现是诊断消化性溃疡的重要临床线索。但应注意,一方面有典型溃疡样上腹痛症状者不一定是消化性溃疡,另一方面部分消化性溃疡患者症状可不典型甚至无症状。因此,单纯依靠病史难以做出可靠诊断。确诊有赖胃镜检查。X线钡餐检查发现龛影亦有确诊价值。

鉴别诊断本病主要临床表现为慢性上腹痛,当仅有病史和体检资料时,需与其他有上腹痛症状的疾病如肝、胆、胰、肠疾病和胃的其他疾病相鉴别。功能性消化不良临床常见且临床表现与消化性溃疡相似,应注意鉴别。如做胃镜检查,可确定有无胃十二指肠溃疡存在。

胃镜检查如见胃十二指肠溃疡,应注意与引起胃十二指肠溃疡的少见特殊病因或以溃疡为主要表现的胃十二指肠肿瘤鉴别。其中,与胃癌、胃泌素瘤的鉴别要点如下。

(一)胃癌

内镜或X线检查见到胃的溃疡,必须进行良性溃疡(胃溃疡)与恶性溃疡(胃癌)的鉴别。Ⅲ型(溃疡型)早期胃癌单凭内镜所见与良性溃疡鉴别有困难,放大内镜和染色内镜对鉴别有帮助,但最终必须依靠直视下取活组织检查鉴别。恶性溃疡的内镜特点为:①溃疡形状不规则,一般较大;②底凹凸不平、苔污秽;③边缘呈结节状隆起;④周围皱襞中断;⑤胃壁僵硬、蠕动减弱(X线钡餐检查亦可见上述相应的X线征)。活组织检查可以确诊,但必须强调,对于怀疑胃癌而一次活检阴性者,必须在短期内复查胃镜进行再次活检;即使内镜下诊断为良性溃疡且活检阴性,仍有漏诊胃癌的可能,因此对初诊为胃溃疡者,必须在完成正规治疗的疗程后进行胃镜复查,胃镜复查溃疡缩小或愈合不是鉴别良、恶性溃疡的最终依据,必须重复活检加以证实。

(二)胃泌素瘤

胃泌素瘤亦称 Zollinger-Ellison 综合征,是胰腺非 β 细胞瘤分泌大量胃泌素所致。肿瘤往往很小(直径<1 cm),生长缓慢,半数为恶性。大量胃泌素可刺激壁细胞增生,分泌大量胃酸,使上消化道经常处于高酸环境,导致胃十二指肠球部和不典型部位(十二指肠降段、横段、甚或空肠近端)发生多发性溃疡。胃泌素瘤与普通消化性溃疡的鉴别要点是该病溃疡发生于不典型部位,具难治性特点,有过高胃酸分泌(BAO 和 MAO 均明显升高,且 BAO/MAO>60%)及高空腹血清胃泌素(>200 pg/mL,常>500 pg/mL)。

八、并发症

(一)出血

溃疡侵蚀周围血管可引起出血。出血是消化性溃疡最常见的并发症,也是上消化道大出血最常见的病因(约占所有病因的 50%)。

(二)穿孔

溃疡病灶向深部发展穿透浆膜层则并发穿孔。溃疡穿孔临床上可分为急性、亚急性和慢性3种类型,以第一种常见。急性穿孔的溃疡常位于十二指肠前壁或胃前壁,发生穿孔后胃肠的内容物漏入腹腔而引起急性腹膜炎。十二指肠或胃后壁的溃疡深至浆膜层时已与邻近的组织或器官发生粘连,穿孔时胃肠内容物不流入腹腔,称为慢性穿孔,又称为穿透性溃疡。这种穿透性溃疡改变了腹痛规律,变得顽固而持续,疼痛常放射至背部。邻近后壁的穿孔或游离穿孔较小,只引起局限性腹膜炎时称亚急性穿孔,症状较急性穿孔轻而体征较局限,且易漏诊。

(三)幽门梗阻

幽门梗阻主要是由 DU 或幽门管溃疡引起。溃疡急性发作时可因炎症水肿和幽门部痉挛而引起暂时性梗阻,可随炎症的好转而缓解;慢性梗阻主要由于瘢痕收缩而呈持久性。幽门梗阻临床表现为餐后上腹饱胀、上腹疼痛加重,伴有恶心、呕吐,大量呕吐后症状可以改善,呕吐物含发酵酸性宿食。严重呕吐可致失水和低氯低钾性碱中毒。可发生营养不良和体重减轻。体检可见胃型和胃蠕动波,清晨空腹时检查胃内有振水声。进一步做胃镜或 X 线钡剂检查可确诊。

(四)癌变

少数 GU 可发生癌变,DU 则否。GU 癌变发生于溃疡边缘,据报道癌变率在 1% 左右。长期慢性GU 病史、年龄在 45 岁以上、溃疡顽固不愈者应提高警惕。对可疑癌变者,在胃镜下取多点活检做病理检查;在积极治疗后复查胃镜,直到溃疡完全愈合;必要时定期随访复查。

九、治疗

治疗的目的是消除病因、缓解症状、愈合溃疡、防止复发和防治并发症。针对病因的治疗如根除幽门螺杆菌,有可能彻底治愈溃疡病,是近年消化性溃疡治疗的一大进展。

(一)一般治疗

生活要有规律,避免过度劳累和精神紧张。注意饮食规律,戒烟、酒。服用 NSAIDs 者尽可能停用,即使未用亦要告诫患者今后慎用。

(二)治疗消化性溃疡的药物及其应用

治疗消化性溃疡的药物可分为抑制胃酸分泌的药物和保护胃黏膜的药物两大类,主要起缓解症状和促进溃疡愈合的作用,常与根除幽门螺杆菌治疗配合使用。现就这些药物的作用机制及临床应用分别简述如下。

1.抑制胃酸药物

溃疡的愈合与抑酸治疗的强度和时间成正比。抗酸药具中和胃酸作用,可迅速缓解疼痛症状,但一般剂量难以促进溃疡愈合,故目前多作为加强止痛的辅助治疗。H_2 受体阻滞剂(H_2RA)可抑制基础及刺激的胃酸分泌,以前一作用为主,而后一作用不如 PPI 充分。使用推荐剂量各种 H_2RA 溃疡愈合率相近,不良反应发生率均低。西咪替丁可通过血-脑屏障,偶有精神异常不良反应;与雄激素受体结合而影响性功能;经肝细胞色素 P450 代谢而延长华法林、苯妥英钠、茶碱等药物的肝内代谢。雷尼替丁、法莫替丁和尼扎替丁上述不良反应较少。已证明 H_2RA 全天剂量于睡前顿服的疗效与 1 天 2 次分服相仿。由于该类药物价格较 PPI 便宜,临床上特别适用于根除幽门螺杆菌疗程完成后的后续治疗,及某些情况下预防溃疡复发的长程维持治疗。质子泵抑制剂(PPI)作用于壁细胞胃酸分泌终末步骤中的关键酶 H^+/K^+-ATP酶,使其不可逆失活,因此抑酸作用比 H_2RA 更强且作用持久。与 H_2RA 相比,PPI 促进溃疡愈合的速度较快、溃疡愈合率较高,因此特别适用于难治性溃疡或 NSAIDs 溃疡患者不能停用 NSAIDs 时的治疗。对根除幽门螺杆菌治疗,PPI 与抗生素的协同作用较 H_2RA 好,因此是根除幽门螺杆菌治疗方案中最常用的基础药物。使用推荐剂量的各种 PPI,对消化性溃疡的疗效相仿,不良反应均少。

2.保护胃黏膜药物

硫糖铝和胶体铋目前已少用作治疗消化性溃疡的一线药物。枸橼酸铋钾(胶体次枸橼酸铋)因兼有较强抑制幽门螺杆菌作用,可作为根除幽门螺杆菌联合治疗方案的组分,但要注意此药不能长期服用,因会过量蓄积而引起神经毒性。米索前列醇具有抑制胃酸分泌、增加胃十二指肠黏膜的黏液及碳酸氢盐分泌和增加黏膜血流等作用,主要用于 NSAIDs 溃疡的预防,腹泻是常见不良反应,因会引起子宫收缩,故孕妇忌服。

(三)根除幽门螺杆菌治疗

对幽门螺杆菌感染引起的消化性溃疡,根除幽门螺杆菌不但可促进溃疡愈合,而且可预防溃疡复发,从而彻底治愈溃疡。因此,凡有幽门螺杆菌感染的消化性溃疡,无论初发或复发、活动或静止、有无并发症,均应予以根除幽门螺杆菌治疗。

1.根除幽门螺杆菌的治疗方案

已证明在体内具有杀灭幽门螺杆菌作用的抗生素有克拉霉素、阿莫西林、甲硝唑(或替硝唑)、四环素、呋喃唑酮、某些喹诺酮类如左氧氟沙星等。PPI 及胶体铋体内能抑制幽门螺杆菌,与上述抗生素有协同杀菌作用。目前尚无单一药物可有效根除幽门螺杆菌,因此必须联合用药。应选择幽门螺杆菌根除率高的治疗方案力求一次根除成功。研究证明以 PPI 或胶体铋为基础加上两种抗生素的三联治疗方案有较高根除率。这些方案中,以 PPI 为基础的方案所含 PPI 能通过抑制胃酸分泌提高口服抗生素的抗菌活性从而提高根除率,再者 PPI 本身具有快速缓解症状和促进溃疡愈合作用,因此是临床中最常用的方案。而其中,又以 PPI 加克拉霉素再加阿莫西林或甲硝唑的方案根除率最高。幽门螺杆菌根除失败的主要原因是患者的服药依从性问题和幽门螺杆菌对治疗方案中抗生素的耐药性。因此,在选择治疗方案时要了解所在地区的耐药情况,近年世界不少国家和我国一些地区幽门螺杆菌对甲硝唑和克拉霉素的耐药率在增加,应引起注意。呋喃唑酮(200 mg/d,分 2 次)耐药性少见、价廉,国内报道用呋喃唑酮代替克拉霉素或甲硝唑的三联疗法亦可取得较高的根除率,但要注意呋喃唑酮引起的周围神经炎和溶血性贫血等不良反应。治疗失败后地再治疗比较困难,可换用另外两种抗生素(阿莫西林原发和继发耐药均极少见,可以不换)如 PPI 加左氧氟沙星(500 mg/d,每天1 次)和阿莫西林,或采用 PPI 和胶体铋合用再加四环素(1 500 mg/d,每天 2 次)和甲硝唑的四联疗法。

2.根除幽门螺杆菌治疗结束后的抗溃疡治疗

在根除幽门螺杆菌疗程结束后,继续给予一个常规疗程的抗溃疡治疗(如 DU 患者予 PPI 常规剂量,每天 1 次,总疗程2~4周,或 H_2RA 常规剂量、疗程 4~6周;GU 患者 PPI 常规剂量、每天1 次、总疗程4~6周,或 H_2RA 常规剂量、疗程 6~8 周)是最理想的。这在有并发症或溃疡面积大的患者尤为必要,但对无并发症且根除治疗结束时症状已得到完全缓解者,也可考虑停药以节省药物费用。

3.根除幽门螺杆菌治疗后复查

治疗后应常规复查幽门螺杆菌是否已被根除,复查应在根除幽门螺杆菌治疗结束至少 4 周后进行,且在检查前停用 PPI 或铋剂 2 周,否则会出现假阴性。可采用非侵入性的[13]C或[14]C尿素呼气试验,也可通过胃镜在检查溃疡是否愈合的同时取活检做尿素酶和/或组织学检查。对未排除胃恶性溃疡或有并发症的消化性溃疡应常规进行胃镜复查。

(四)NSAIDs溃疡的治疗、复发预防及初始预防

对服用 NSAIDs 后出现的溃疡,如情况允许应立即停用 NSAIDs,如病情不允许可换用对黏膜损伤少的 NSAIDs 如特异性 COX-2 抑制剂(如塞来昔布)。对停用 NSAIDs 者,可予常规剂量常规疗程的 H_2RA 或 PPI 治疗;对不能停用 NSAIDs 者,应选用 PPI 治疗(H_2RA 疗效差)。因幽门螺杆菌和 NSAIDs 是引起溃疡的两个独立因素,因此应同时检测幽门螺杆菌,如有幽门螺杆菌感染应同时根除幽门螺杆菌。溃疡愈合后,如不能停用 NSAIDs,无论幽门螺杆菌阳性还是阴性都必须继续 PPI 或米索前列醇长程维持治疗以预防溃疡复发。对初始使用 NSAIDs 的患者是否应常规给药预防溃疡的发生仍有争论。已明确的是,对于发生 NSAIDs 溃疡并发症的高危患者,如既往有溃疡病史、高龄、同时应用抗凝血药(包括低剂量的阿司匹林)或糖皮质激素者,应常规予抗溃疡药物预防,目前认为 PPI 或米索前列醇预防效果较好。

(五)溃疡复发的预防

有效根除幽门螺杆菌及彻底停服 NSAIDs,可消除消化性溃疡的两大常见病因,因而能大大减少溃疡复发。对溃疡复发同时伴有幽门螺杆菌感染复发(再感染或复燃)者,可予根除幽门螺杆菌再治疗。下列情况则需用长程维持治疗来预防溃疡复发:①不能停用 NSAIDs 的溃疡患者,无论幽门螺杆菌阳性还是阴性(如前述);②幽门螺杆菌相关溃疡,幽门螺杆菌感染未能被根除;③幽门螺杆菌阴性的溃疡(非幽门螺杆菌、非 NSAIDs 溃疡);④幽门螺杆菌相关溃疡,幽门螺杆菌虽已被根除,但曾有严重并发症的高龄或有严重伴随病患者。长程维持治疗一般以 H_2RA 或 PPI 常规剂量的半量维持,而 NSAIDs 溃疡复发的预防多用 PPI 或米索前列醇,已如前述。

(六)外科手术指征

由于内科治疗的进展,目前外科手术主要限于少数有并发症者,包括:①大量出血经内科治疗无效;②急性穿孔;③瘢痕性幽门梗阻;④胃溃疡癌变;⑤严格内科治疗无效的顽固性溃疡。

十、预后

由于内科有效治疗的发展,预后远较过去为佳,病死率显著下降。死亡主要见于高龄患者,死亡的主要原因是并发症,特别是大出血和急性穿孔。

(杨　丽)

第六节　溃疡性结肠炎

一、病因和发病机制

(一)病因

溃疡性结肠炎的病因尚不十分明确,可能与基因因素、心理因素、自身免疫因素、感染因素等有关。

（二）发病机制

肠道菌群失调后，一些肠道有害菌或致病菌分泌的毒素、脂多糖等激活了肠黏膜免疫和肠道产酪酸菌减少，引起易感患者肠免疫功能紊乱造成的肠黏膜损伤。

二、临床表现

（一）临床症状

本病多发病缓慢，偶有急性发作者，病程多呈迁延发作与缓解期交替发作。

1.消化系统表现

腹泻、腹痛和便血为最常见症状。初期症状较轻，粪便表面有黏液，以后大便次数增多，粪中常混有脓血和黏液，可呈糊状软便。重者腹胀、食欲缺乏、恶心、呕吐，体检可发现左下腹压痛，可有腹肌紧张、反跳痛等。

2.全身表现

全身表现可有发热、贫血、消瘦和低蛋白血症、精神焦虑等。急性暴发型重症患者，出现发热、水、电解质失衡，维生素和蛋白质从肠道丢失，贫血，体重下降等。

3.肠外表现

肠外表现可有关节炎、结节性红斑、口腔黏膜复发性溃疡、巩膜外层炎、前葡萄膜炎等。这些肠外表现在结肠炎控制或结肠切除后可以缓解和恢复；强直性脊柱炎、原发性硬化性胆管炎及少见的淀粉样变性等可与溃疡性结肠炎共存，但与溃疡性结肠炎本身的病情变化无关。

（二）体征

轻型患者除左下腹有轻压痛外，无其他阳性体征。重症和暴发型患者，可有明显鼓肠、腹肌紧张、腹部压痛和反跳痛。有些患者可触及痉挛或肠壁增厚的乙状结肠和降结肠，肠鸣音亢进，肝脏可因脂肪浸润或并发慢性肝炎而肿大。直肠指检常有触痛，肛门括约肌常痉挛，但在急性中毒症状较重的患者可松弛，指套染血。

（三）并发症

并发症主要包括中毒性巨结肠、大出血、穿孔、癌变等。

三、诊断要点

（一）症状

有持续或反复发作的腹痛、腹泻，排黏液血便，伴里急后重，重者伴有恶心、呕吐等症状，病程多在4周以上。可有关节、皮肤、眼、口及肝胆等肠外表现。需再根据全身表现来综合判断。

（二）体征

轻型患者常有左下腹或全腹压痛伴肠鸣音亢进。重型和暴发型患者可有腹肌紧张、反跳痛，或可触及痉挛或肠壁增厚的乙状结肠和降结肠。直肠指检常有压痛。

（三）实验室检查

血常规示小细胞性贫血，中性粒细胞增高。血沉增快。血清清蛋白降低，球蛋白升高。严重者可出现电解质紊乱，低血钾。大便外观有黏液脓血，镜下见红细胞、白细胞及脓细胞。

（四）放射学钡剂检查

急性期一般不宜做钡剂检查。特别注意的是重度溃疡性结肠炎在做钡灌肠时，有诱发肠扩张与穿孔的可能性。钡灌肠对本病的诊断和鉴别诊断有重要价值。尤其是对克罗恩病、结肠恶变有意义。临床静止期可做钡灌肠检查,以判断近端结肠病变,排除克罗恩病者宜再做全消化道钡餐检查。钡剂灌肠检查可见黏膜粗糙水肿、多发性细小充盈缺损、肠管短缩、袋囊变浅或消失呈铅管状等。

(五)内镜检查

临床上多数病变在直肠和乙状结肠,采用乙状结肠镜检查很有价值,对于慢性或疑为全结肠患者,宜行纤维结肠镜检查。内镜检查有确诊价值,通过直视下反复观察结肠的肉眼变化及组织学改变,既能了解炎症的性质和动态变化,又可早期发现恶变前病变,能在镜下准确地采集病变组织和分泌物以利排除特异性肠道感染性疾病。检查可见病变,病变多从直肠开始呈连续性、弥漫性分布,黏膜血管纹理模糊、紊乱或消失、充血、水肿、质脆、出血、脓性分泌物附着,亦常见黏膜粗糙,呈细颗粒状等炎症表现。病变明显处可见弥漫性、多发性糜烂或溃疡。重者有多发性糜烂或溃疡,缓解期患者结肠袋囊变浅或消失,可有假息肉或桥形黏膜等。肠镜图片见图6-2、图6-3。

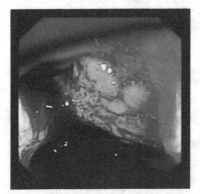

图6-2 溃疡性结肠炎肠镜所见(一)

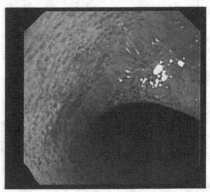

图6-3 溃疡性结肠炎肠镜所见(二)

(六)黏膜活检和手术取标本

1.黏膜组织学检查

本病活动期和缓解期有不同表现。

(1)活动期表现:①固有膜内有弥漫性慢性炎性细胞、中性粒细胞、嗜酸性粒细胞浸润。②隐窝有急性炎性细胞浸润,尤其是上皮细胞间有中性粒细胞浸润及隐窝炎,甚至形成隐窝脓肿,脓肿可溃入固有膜。③隐窝上皮增生,杯状细胞减少。④可见黏膜表层糜烂、溃疡形成和肉芽组织增生。

(2)缓解期表现:①中性粒细胞消失,慢性炎性细胞减少。②隐窝大小、形态不规则,排列紊乱。③腺上皮与黏膜肌层间隙增宽。④潘氏细胞化生。

2.手术切除标本病理检查

手术切除标本病理检查可根据黏膜组织学特点进行。

(七)诊断方法

在排除细菌性痢疾、阿米巴痢疾、慢性血吸虫病、肠结核等感染性结肠炎及结肠CD、缺血性结肠炎、放射性结肠炎等疾病基础上,具体诊断方法如下。

(1)具有临床表现、肠镜检查及放射学钡剂检查三者之一者可拟诊。

(2)如果加上黏膜活检或手术取标本做病理者可确诊。

(3)初发病例、临床表现和结肠镜改变均不典型者,暂不诊断为UC,但须随访3~6个月,观察发作情况。

（4）结肠镜检查发现的轻度慢性直、乙状结肠炎不能与 UC 等同，应观察病情变化，认真寻找病因。

四、治疗原则

UC 的治疗应掌握好分级、分期、分段治疗的原则。分级指按疾病的严重度，采用不同药物和不同治疗方法；分期指疾病分为活动期和缓解期，活动期以控制炎症及缓解症状为主要目标，缓解期应继续维持缓解，预防复发；分段治疗指确定病变范围以选择不同给药方法，远段结肠炎可采用局部治疗，广泛性结肠炎或有肠外症状者则以系统性治疗为主。溃疡性直肠炎治疗原则和方法与远段结肠炎相同，局部治疗更为重要，优于口服用药。

（一）一般治疗

休息，进柔软、易消化、富含营养的食物，补充多种维生素。贫血严重者可输血，腹泻严重者应补液，纠正电解质紊乱。

（二）药物治疗

1.活动期的治疗

（1）轻度 UC：可选用柳氮磺吡啶（SASP）制剂，每天 3～4 g，分次口服；或用相当剂量的 5-氨基水杨酸（5-ASA）制剂。病变分布于远端结肠者可酌用 SASP 栓剂 0.5～1.0 g，2 次/天。氢化可的松琥珀酸钠盐100～200 mg保留灌肠，每晚 1 次。亦可用中药保留灌肠治疗。

（2）中度 UC：可用上述剂量水杨酸类制剂治疗，疗效不佳者，适当加量或改口服类固醇皮质激素，常用泼尼松 30～40 mg/d，分次口服。

（3）重度 UC：①如患者尚未用过口服类固醇激素，可用口服泼尼松龙 40～60 mg/d，观察7～10 天。亦可直接静脉给药。已使用者应静脉滴注氢化可的松 300 mg/d 或甲泼尼龙 48 mg/d。②肠外应用广谱抗生素控制肠道继发感染，如氨苄西林、硝基咪唑及喹诺酮类制剂。③应嘱患者卧床休息，适当补液、补充电解质，防止电解质紊乱。便血量大者应考虑输血。营养不良病情较重者进要素饮食，必要时可给予肠外营养。④静脉类固醇激素使用 7 天后无效者可考虑应用环孢素静脉滴注，每天 2～4 mg/kg。应注意监测血药浓度。⑤慎用解痉剂及止泻剂，避免诱发中毒性巨结肠。如上述药物治疗效果不佳时，应及时予内外科会诊，确定结肠切除手术的时机与方式。

综上，对于各类型 UC 的药物治疗方案可以总结见表 6-2。

表 6-2 各类型溃疡性结肠炎药物治疗方案

类型	药物治疗方案
轻度 UC	柳氮磺吡啶片 1.0 g，口服，1 次/天或相当 5-美沙拉泰（5-ASA）
中度 UC	柳氮磺吡啶片 1.0 g，口服，1 次/天或相当 5-ASA 醋酸泼尼松片 10 mg，口服，2 次/天
重度 UC	甲泼尼龙 48 mg/d（或者氢化可的松 300 mg/d）静脉滴注广谱抗生素（喹诺酮或头孢类＋硝基咪唑类）

2.缓解期的治疗

症状缓解后，维持治疗的时间至少 1 年，一般认为类固醇类无维持治疗效果，在症状缓解后逐渐减量，应尽可能过渡到用 SASP 维持治疗。维持治疗剂量一般为口服每天 1.0～3.0 g，亦可用相当剂量的 5-氨基水杨酸类药物。6-巯基嘌呤(6-MP)或巯唑嘌呤等用于对上述药物不能维持或对类固醇激素依赖者。

3.手术治疗

大出血、穿孔、明确的或高度怀疑癌变者;重度 UC 伴中毒性巨结肠,静脉用药无效者;内科治疗症状顽固、体能下降、对类固醇类药物耐药或依赖者应考虑手术治疗。

(郑　鹏)

第七节　药物性肝病

药物性肝病是指药物和/或其代谢产物引起的不同程度和类型的肝损害,又称为 DILI,是引起肝损伤的常见病因。目前已发现有上千种药物有潜在肝毒性,包括了医学处方药物及人们因治疗、营养等目的使用的非处方药物、中草药、保健品、膳食补充剂。不同药物可导致相同类型肝损伤,同种药物也可导致不同类型的肝损伤。DILI 占所有药物不良反应的 6%,急性肝炎的5%,非病毒性慢性肝炎的 20%～50%,是引起暴发性肝衰竭的重要病因之一(50%以上)。

DILI 中只有少部分由剂量依赖的毒性药物引起,而绝大多数是在推荐剂量下发生的个体对药物或其代谢产物的特异质性反应,难以预测,无特异性诊断标志物,发病与遗传易感因素、药物的理化和毒理性质,以及环境因素有关。

一、发病机制

肝是药物清除、生物转化和分泌的主要场所。肝常能通过多种机制适应低水平的肝毒性,然而当药物代谢过程中毒反应性产物的产生超过他们能安全排泄的速率时就会引起肝损伤。DILI 的机制还包括药物本身的毒性、免疫过敏机制、代谢过程中由肝实质摄取、经胆盐及有机阴离子的转运和排出异常等方面。

(一)非免疫机制

某些药物(如对乙酰氨基酚)在肝内 P450 酶作用下可转化为毒性代谢产物,产生亲电子基和氧自由基,引起肝内谷胱甘肽耗竭,并与蛋白质、核酸和脂质等大分子物质共价结合,引起脂质过氧化,破坏线粒体、细胞骨架、微管、内质网及细胞核功能,结果导致肝细胞变性、坏死、凋亡和对炎症介质的敏感性增高。如果药物及其代谢产物引起肝窦底侧膜的摄取障碍、肝细胞分泌胆汁功能破坏和毛细胆管膜上的转运器的功能障碍,则可导致药物性胆汁淤积。

(二)免疫过敏机制

药物反应性代谢产物可通过改变肝细胞的蛋白质形成新抗原、以半抗原复合物形式获得抗原性、诱导自身抗体的产生等启动细胞免疫和/或体液免疫反应,引起免疫介导的肝损伤。

(三)易感因素

许多获得和遗传性因素与 DILI 的发生危险性有关:①年龄(老龄);②性别(女性);③慢性酒精摄入;④药物的化学性质、剂量、疗程及药物间协同作用;⑤基础疾病(肝脏疾病和代谢紊乱)等。对于老年人、新生儿、营养不良者和已患有肝、肾疾病的患者应适当调整用药剂量;⑥宿主遗传因素:一些与药物生物转化、解毒及免疫反应过程相关基因(如细胞色素 P450、跨膜转运蛋白、溶质转运蛋白、解毒酶、免疫因子、组织相容性复合体Ⅱ抗原等)的单核苷酸多态性与特异质性DILI 相关。

二、病理学

DILI 可引起所有类型的肝损伤病理变化,包括坏死性肝炎、胆汁淤积、脂肪变、血管损伤和肝肿瘤。而肝内所有细胞均会受到药物的影响,有些药物甚至可能出现多种损伤表现。临床较多见的是类似急性黄疸型肝炎和胆汁淤积性肝病的症状和实验室检查异常。

三、临床表现和实验室检查

(一)临床表现

DILI 可因肝损伤药物的种类及机制不同而出现所有急、慢性肝胆疾病的类似表现。而最多见的是急性肝炎型和胆汁淤积型。

急性肝炎表现为主者常有全身症状如发热、乏力、食欲缺乏、黄疸和血清氨基转移酶增高达正常上限 2～30 倍,ALT/碱性磷酸酶≥5,高胆红素血症和凝血因子Ⅱ时间延长与肝损伤严重度相关。病情较轻者,停药后短期能恢复(数周至数月)。重者发生暴发性肝衰竭,出现进行性黄疸、血液凝固异常和肝性脑病,常发生死亡。DILI 是引起急性肝衰竭(acute liver failure,ALF)的最常见原因之一。

以胆汁淤积为主的 DILI 其临床与实验室表现主要为黄疸和瘙痒,可伴有发热、上腹痛、右上腹压痛及肝大,伴血清氨基转移酶轻度增高而碱性磷酸酶明显增高达正常上限 2～10 倍,ALT/碱性磷酸酶≤2,结合胆红素明显升高(34～500 μmol/L),胆盐、脂蛋白 X、血清 γ-谷氨酰转肽酶及胆固醇升高,而抗线粒体抗体阴性。一般于停药后 3 个月到 3 年恢复,少数可进展为胆汁淤积性肝硬化。混合型 ALT≥3 正常上限,碱性磷酸酶≥2 正常上限,2＜ALT/碱性磷酸酶＜5。

以变态反应为主的急性 DILI,常有发热、皮疹、黄疸、淋巴结肿大,伴血清氨基转移酶、胆红素和碱性磷酸酶中度增高,药物接触史常较短(4 周以内)。疾病严重程度与药物剂量之间无肯定联系;再次给药时,不仅疾病严重度增加,潜伏期也缩短,患者血清中存在自身抗体为其特点。

慢性 DILI 在临床上可表现为慢性肝炎、肝纤维化、代偿性和失代偿性肝硬化、自身免疫性肝炎样 DILI、慢性肝内胆汁淤积和胆管消失综合征等,还可出现肝窦阻塞综合征/肝小静脉闭塞病及肝脏肿瘤。肝窦阻塞综合征/肝小静脉闭塞病也可呈急性,并有腹水、黄疸、肝大等表现。

(二)严重程度分级

根据严重程度可分为 0～5 级。

1.0 级

无肝损伤,患者对暴露药物可耐受,无肝毒性反应。

2.1 级

轻度肝损伤,血清 ALT 和/或碱性磷酸酶呈可恢复性升高,总胆红素＜2.5 倍正常值上限,且国际标准化比值(international normalized,INR)＜1.5。多数患者可适应。可有或无乏力、虚弱、恶心、厌食、右上腹痛、黄疸、瘙痒、皮疹或体重减轻等症状。

3.2 级

中度肝损伤,血清 ALT 和/或碱性磷酸酶升高,总胆红素≥2.5×正常上限,或虽无总胆红素升高但 INR≥1.5。上述症状可有加重。

4.3 级

重度肝损伤,血清 ALT 和/或碱性磷酸酶升高,总胆红素≥5×正常上限,伴或不伴INR≥1.5。患者症状进一步加重,需要住院治疗,或住院时间延长。

5.4 级

ALF、血清 ALT 和/或碱性磷酸酶水平升高,总胆红素≥10×正常上限(171 μmol/L)或每天上升≥17.1 μmol/L,INR≥2.0 或凝血因子 Ⅱ 活动度<40%,可同时出现:①腹水或肝性脑病;或②与 DILI 相关的其他器官功能衰竭。

6.5 级

致死性,因 DILI 死亡,或需接受肝移植才能存活。

(三)临床分型

1.发病机制分型

(1)固有型:可预测,与药物剂量密切相关,个体差异不显著。

(2)特异质型:临床上较为常见和多样化,不可预测,个体差异显著。又分免疫特异质性和遗传特异质性。前者有免疫反应特征,通常起病较快。

2.病程分型

病程可分为以下 2 种。①急性:占绝大多数;②慢性:定义为发生 6 个月后血清 ALT、AST、碱性磷酸酶及总胆红素仍持续异常,或存在门静脉高压或慢性肝损伤的影像学和组织学证据。

3.受损靶细胞类型分类

由国际医学组织理事会初步建立后经修订,通过计算 R 值进行临床分型和观测演变。R=(ALT 实测值/ALT 正常上限)/(碱性磷酸酶实测值/碱性磷酸酶正常上限)。可分为以下 4 种。①肝细胞损伤型:ALT≥3×正常上限,且 R≥5;②胆汁淤积型:ALT≥2×正常上限,且 R≤2;③混合型:ALT≥3×正常上限,碱性磷酸酶≥2×正常上限,且 2<R<5;④肝血管损伤型:相对少见,靶细胞可为肝窦、肝小静脉和肝静脉主干及门静脉等的内皮细胞。表现为肝窦阻塞综合征/肝小静脉闭塞病,紫癜性肝病、巴德-吉亚利综合征、可引起特发性门静脉高压症的肝汇管区硬化和门静脉栓塞、肝脏结节性再生性增生等。

四、诊断和鉴别诊断

DILI 的诊断主要根据服药史、发病过程与服药的时间有相关性的特点并排除其他肝损伤因素作出综合诊断。完整的诊断应包括诊断名、临床类型、病程、Roussel Uclaf 因果关系评估方法评分结果、严重程度分级。

(一)用药史和危险因素

1.用药史

需了解患者发病前 3 个月内服过的药物,包括剂量、用药途径、持续时间及同时使用的其他药物。更应详细询问非处方药、中草药及保健品应用情况,此外还应了解患者的职业和工作环境。

中草药引起的肝损伤需引起警示。其毒理学基础包括:①药物及制剂的固有成分、污染物、掺杂物、微生物及重金属等均可能成为引起肝损伤的原因;②用药时间过长造成药物积累,或用量过大造成中毒;③中药材误用或炮制煎煮不当;④中药材滥用、劣药等人为因素;⑤中西药不合理的联合使用等。

临床支持 DILI 的诊断依据:使用已知有肝毒性的药物(如化疗、抗结核、某些抗生素类药物);血液药物分析阳性(如对乙酰氨基酚-蛋白加合物,吡咯-蛋白加合物、维生素 A);肝活检有药物沉积(如维生素 A 自发荧光)及小囊泡性脂肪肝、嗜伊红细胞、小叶中央坏死、胆管损伤等肝损伤证据。

2.危险因素

危险因素包括以下几方面。①肝病史:原来有无病毒性肝炎和其他肝病的证据;②原发病:是否有可能累及肝;③年龄＞50 岁;④使用多种药物。

3.时序特点

时序特点包括以下几个方面:①可疑药物的给药到出现肝损伤的时间间隔多在 1～12 周。但既往已有对该种药物的暴露史或致敏史的患者可能在较短的时间内发病(1～2 天)。1 年以前服用的药物基本排除是急性肝炎的诱因。②停药后肝功能异常和肝损伤好转,常常数周内完全恢复。如果停药后临床表现在几天内消失而氨基转移酶在 1 周内下降超过 50％,则对诊断非常有意义。③偶然再次给予损伤药物引起肝功能再次异常。但不可故意重新给予可疑损伤药物,以免引起严重肝损伤的危险,特别是免疫致敏性肝炎,重新给药有时会引起急性重型肝炎。

（二）药物过敏或过敏性疾病表现

任何相关的变态反应如皮疹和嗜酸性粒细胞增多对诊断 DILI 十分重要。药物变态反应具以下特点:①服药开始后 5～90 天及距最后 1 次用药 15 天之内出现肝功能障碍。②首发症状主要为发热、皮疹、皮肤瘙痒和黄疸等。③发病初期外周血嗜酸性粒细胞上升(达 6％以上)或白细胞计数增加。④药物敏感试验(淋巴细胞培养试验、皮肤试验)为阳性,血清中有自身抗体。⑤偶然再次用药时可再引起肝病。对于药物变态反应所致的肝病具①④或①⑤者可以确诊;具①②或①③者可以拟诊。

（三）排除其他能够解释肝损伤的病因

排除标准根据肝损伤的类型而有差别:①急性肝炎患者要询问有无肝胆疾病史、酒精滥用史和流行病学上与病毒感染相符合的情况(吸毒、输血、最近外科手术、流行病地区旅行);②对主要的肝炎病毒应进行血清学分析(A、B、C、D、E 型肝炎病毒);某些情况下还包括巨细胞病毒、EB 病毒和疱疹病毒);③需排除与心功能不全有关的潜在的肝缺血,特别是老年患者;④需通过超声或其他适当的检查手段排除胆道阻塞;⑤还应排除自身免疫性肝炎或胆管炎、一些酷似急性肝炎过程的细菌感染(如弯曲菌属、沙门菌属、李斯特菌属);⑥人类免疫缺陷病毒和获得性免疫缺陷综合征的并发症。年轻患者应排除肝豆状核变性。

诊断 DILI 的难点在于某些临床表现不典型的病例,如:①药物用于治疗的疾病本身会导致肝异常(如细菌感染);②既往已有慢性肝病;③同时摄入几种肝毒性药物(如联合抗结核治疗);④药物处方难以分析的病例:如自服被认为是安全的药物(中草药)、隐瞒信息(非法药物)、遗忘信息(老年),急性重型肝炎或亚急性重型肝炎。

多数情况下诊断 DILI 不需要肝活检,然而在需要排除其他肝损伤病因和定义至今未知肝毒性药物的损伤等情况下可进行肝活检检查。在疾病早期进行肝活检有助于鉴别病变类型和了解肝损伤程度。

五、治疗

（一）预防

药物性肝损害重在预防,应严格掌握药物的适应证,不可滥用。应避免同时使用多种药物,特别是应谨慎使用那些在代谢中有相互作用的药物；尽可能了解将服用的药物与肝损伤的可能关系，避免不必要的服药；避免服药时饮酒(酒精与多种药物合用)。

(二)停用和防止重新给予引起肝损伤的药物

引起肝损伤的药物包括属于同一生化家族的药物，以防止有相关化学结构的药物之间的交叉毒性反应。

(三)早期清除和排泄体内药物

服药6小时内可通过洗胃、导泻(硫酸镁)、吸附(活性炭)等清除胃肠残留的药物。还可采用血液透析(血浆药物浓度高，分布容积低的情况下)、血液超滤(摄取过量在14～24小时的患者)、渗透性利尿(血浆药物浓度低，分布容积高，采用血液超滤无效的情况下)促进药物的排泄。

(四)药物治疗

(1)药物包括抗氧化剂(促进反应性代谢产物的清除)、保护性物质的前体、阻止损伤发生的干预剂或膜损伤的修复剂。常用药物有以下几种。①N-乙酰半胱氨酸：对于对乙酰氨基酚过量的患者有特殊疗效，可作为谷胱甘肽的前体或通过增加硫酸盐结合解毒已形成的反应性代谢物，此外还有促进肝内微循环的作用。治疗应尽早，10小时内给药可获最大保护效果。用法为初次口服(或灌胃)140 mg/kg，以后每4小时口服70 mg/kg，共72小时；或首次静脉滴注150 mg/kg(加入5%葡萄糖液200 mL内静脉滴注15分钟)，以后静脉滴注50 mg/kg(500 mL/4 h)，最后100 mg/kg(1 000 mL/16 h)；②还原型谷胱甘肽：补充肝内巯基团，有利于药物的生物转化；③S-腺苷-L-蛋氨酸：通过转甲基作用，增加膜磷脂的生物合成，增加膜流动性并增加Na^+-K^+-ATP酶活性，加快胆酸的转运。通过转硫基作用，增加生成细胞内主要解毒剂谷胱甘肽和半胱氨酸，生成的牛磺酸可与胆酸结合，增加其可溶性，对肝内胆汁淤积有一定的防治作用。用药方法为每天1～2 g静脉滴注；④多烯磷脂酰胆碱：具有保护和修复肝细胞膜作用；⑤熊去氧胆酸：有稳定细胞膜、免疫调节及线粒体保护作用，能促进胆酸运输和结合胆红素的分泌，可用于DILI特别是药物性淤胆的治疗。用法为0.25 g每天3次，口服；⑥甘草酸制剂；⑦皮质激素：可诱导MRP2，从而加速胆红素排泄，可用于胆汁淤积和有免疫高敏感性证据的患者，可采用甲基泼尼松龙30～40 mg/d，有效后减量。

(2)对发生DILI的患者应加强支持治疗。卧床休息，密切检测肝功能等指标，特别是监测ALF和进展为慢性肝衰竭的征象。酌情补充血浆、清蛋白、支链氨基酸，给予口服新霉素和乳糖，给予预防应激性溃疡的药物。无肝性脑病时给予高热量高蛋白饮食，补充维生素，注意维持水、电解质和酸碱平衡。

(3)胆汁淤积引起的瘙痒、骨病、脂溶性维生素缺乏等的治疗类似于其他胆汁淤积性肝病。

(4)药物引起ALF的治疗原则基本同急性重型肝炎。

(五)支持治疗

重症DILI可选择人工肝支持治疗。

(六)肝移植

重症DILI导致肝衰竭、重度胆汁淤积和慢性肝损伤进展到肝硬化时，可考虑肝移植治疗。

（刘　莹）

第八节 酒精性肝病

酒精性肝病是由于长期大量饮酒导致的中毒性肝损伤,初期表现为肝细胞脂肪变性,进而发展为酒精性肝炎、最终导致肝纤维化、酒精性肝硬化。短期严重酗酒时也可诱发广泛肝细胞损害甚或肝衰竭。本病在欧美国家多见,近年来我国发病率也在上升。目前居肝硬化病因的第 2 位。

一、病因和发病机制

饮酒后乙醇主要在小肠上段吸收,90％以上在肝内代谢。乙醇进入肝细胞后,80％～85％经过乙醇脱氢酶代谢为乙醛,再通过乙醛脱氢酶代谢为乙酸,后者在外周组织中降解为水和 CO_2。多余的乙醇可通过肝微粒体乙醇氧化酶、过氧化氢酶降解。肝微粒体乙醇氧化酶中细胞色素 P450CYP2E1 是代谢限速酶,可由酒精诱导而加速乙醇降解。乙醇代谢为乙醛、乙酸过程中,氧化型辅酶Ⅰ转变为还原型辅酶Ⅰ明显增加,肝内氧化还原状态异常。

乙醇导致肝脏脂肪变可能与以下原因有关:①外周脂肪组织动员、肠道乳糜微粒吸收增多,脂肪酸转运入肝脏增多;②肝脏合成内源性脂肪酸增多。肝内氧化还原状态异常。脂肪酸 β 氧化减少,转化为甘油三酯增多;③极低密度脂蛋白合成或分泌减少,甘油三酯转运出肝细胞减少;④乙醇诱导单磷酸腺苷活化蛋白激酶活性,抑制过氧化物酶体增殖体激活受体,诱导激素调节元件结合蛋白 1c 促进脂肪合成增加,降解减少。最终导致肝脏内甘油三酯积聚,加剧细胞氧化应激反应。

酒精性脂肪肝肝炎与以下机制有关:①乙醇的中间代谢物乙醛是高度反应活性分子,结合细胞内蛋白质和 DNA 形成复合物,作为新抗原诱发机体自身免疫损伤;并造成线粒体损伤、谷胱甘肽功能抑制,促进氧化应激反应。②长期摄入酒精诱导肝微粒体乙醇氧化酶通路的 P450CYP2E1,加剧细胞氧化应激和脂质过氧化反应。③内毒素和细胞因子:酒精性肝病患者肠菌易位,肠道通透性增加,单核-吞噬细胞系统清除减弱,产生内毒素血症;肝脏的库普弗细胞通过 Toll 受体诱发 CD14 的表达,促使其与内毒素成分脂多糖结合活化,诱导炎症信号通路活化,激活肝星状细胞,促进肝纤维化发生。

二、病理学

酒精性肝病病理学改变主要为大泡性或大泡性为主伴小泡性混合性肝细胞脂肪变性。酒精性肝病诊疗指南依据病变肝组织是否伴有炎症反应和纤维化,可分为单纯性脂肪肝、酒精性肝炎肝纤维化和肝硬化。各型酒精性肝病病理型特点见表 6-3。

(一)单纯性脂肪肝

依据肝细胞脂肪变性占组织标本量的范围分 4 度:$F_{0\sim4}$。

(二)酒精性肝炎肝纤维化

酒精性肝炎的脂肪肝程度与单纯性脂肪肝一致,分为 4 度($F_{0\sim4}$)。依据炎症程度,分为4级($G_{0\sim4}$);依据纤维化范围和形态,肝纤维化分为 4 期($S_{0\sim4}$)。

表 6-3　酒精性肝病病理分级

分级	脂肪变(F)	炎症(G)	分期	纤维化(S)
0	<5%	无炎症	0	无纤维化
1	5%～30%	腺泡 3 带呈现少数气球样肝细胞,腺泡内散在个别点灶状坏死和中央静脉周围炎	1	腺泡 3 带局灶性或广泛的窦周/细胞周纤维化和中央静脉周围纤维化
2	31%～50%	腺泡 3 带明显气球样肝细胞,腺泡内点灶状坏死增多,出现 Mallory 小体,门管区轻至中度炎症	2	纤维化扩展至门管区。中央静脉周围硬化性玻璃样坏死,局灶性或广泛门管区星芒状纤维化
3	51%～75%	腺泡 3 带广泛气球样肝细胞,腺泡内点灶状坏死明显。出现 Mallory 小体和凋亡小体。门管区中度炎症和/或管汇区周围炎症	3	腺泡内广泛纤维化,局灶性或广泛桥接纤维化
4	>75%	融合性坏死和/或桥接坏死	4	肝硬化

(三)酒精性肝硬化

肝小叶结构完全损毁,代之以假小叶和广泛纤维化,典型的是小结节性肝硬化。根据纤维间隔是否有界面性肝炎,分为活动性和静止性。

三、诊断和鉴别诊断

酒精性肝病的诊断包括病因诊断、病理诊断、鉴别诊断。

(一)病因诊断

1.病史

(1)饮酒史:长期大量饮酒是诊断酒精性肝病的必备条件。包括酒的种类、每天的摄入量和持续时间等。目前酒精摄入的安全量尚有争议,我国标准:长期饮酒史,一般超过 5 年,折合乙醇量男性≥40 g/d,女性≥20 g/d,或 2 周内有大量饮酒史(>80 g/d)。但应注意性别、遗传易感性等因素的影响。乙醇量换算公式:乙醇量(g)=饮酒量(mL)×酒精含量(%)×0.8(酒精比重)。

(2)饮酒方式:不同酒精饮料所致肝损伤也有差异。狂饮模式,空腹饮酒造成的肝损伤更严重。

(3)慢性肝炎病毒感染史:酒精性肝病和慢性病毒性肝炎有明显协同作用。酒精性肝损害可增加患者对乙型肝炎病毒、丙型肝炎病毒的易感性;反之,慢性肝炎患者对酒精敏感性增高,容易促进肝硬化和肝癌的发生发展。

(4)其他:女性对酒精介导肝毒性的敏感性是男性 2 倍,酒精性肝硬化发生于非白色人种者较多。存在蛋白质热量营养不良和严重程度对决定酒精性肝病患者的预后,病死率与营养不良程度成正比。遗传因素、基因多态性也影响酒精代谢,此外尚需排除代谢异常和药物因素引起的肝脏损伤。

2.症状和体征

(1)轻症酒精性肝病:肝脏生化、影像学和组织病理学检查基本正常或轻微异常。

(2)酒精性脂肪肝:一般情况良好,常仅有肝大,影像学诊断符合脂肪肝标准,血清 ALT、AST 或血清 γ-谷氨酰转肽酶可轻微异常。

(3)酒精性肝炎:临床表现差异大,与组织学损害程度相关。常发生在近期大量饮酒后,出现全身不适、食欲减退、恶心、呕吐、乏力、腹泻、肝区疼痛等症状。可有低热、黄疸、肝大并有触痛。严重者可并发 ALF。

(4)酒精性肝硬化:常有明显酒精性容貌,肝掌、蜘蛛痣、面部毛细血管扩张。可以门脉高压为主要表现,但脾大不如肝炎肝硬化常见。此外还可出现肝外器官酒精中毒损害,如酒精性心肌病、胰腺炎,巨幼红细胞贫血,骨骼肌萎缩、生育障碍。可伴神经系统表现为谵妄、Wernicke 脑病、周围神经病等。

(5)评价酒精性肝病严重程度的指标:有几种方法可用于评估酒精性肝炎的严重程度和近期存活率。Maddrey 判别函数,即 4.6×(凝血因子Ⅱ时间－对照值)＋血清总胆红素(mg/dL),当判别函数>32,提示患者近期病死率高。终末期肝病模型评分>18,Glasgow 评分>8,提示预后不良。其他如 Lille 评分也有预测价值。

3.实验室检查

(1)血常规:多有白细胞计数升高、营养不良性贫血。脾功能亢进时可有白细胞、血小板计数减少。

(2)生化检查:①血清 AST、ALT 轻中度升高,以 AST 为著,AST/ALT 比值可超过 2 倍。线粒体 AST/总 AST 明显增高。禁酒后 4 周血清 AST、ALT 基本恢复正常(低于 2 倍正常上限值),但酒精性肝炎 AST>500 U/L,ALT>200 U/L 较少,需考虑其他病因;②血清 γ-谷氨酰转肽酶升高 2 倍以上,禁酒 4 周后明显下降(降到正常值的 1/3 或比戒酒前下降 40％以上);③糖缺陷转铁蛋白增高:过量乙醇抑制糖蛋白糖基转移酶活性,影响转铁蛋白糖基化过程,是反映慢性乙醇中毒的指标,但敏感性特异性有限;④其他:平均红细胞容积增高。

4.影像学检查

(1)B 超检查:可见肝脏体积增大,近场回声弥漫性增强,远场回声逐渐衰退;肝内管道结构显示不清,但肝内血管走向正常,对诊断脂肪肝帮助较大。肝硬化为小结节性肝硬化,肝表面波纹状,可有门脉高压。

(2)CT 检查:可见弥漫性肝脏密度降低,肝/脾 CT 比值≤1。0.7<肝/脾 CT 比值≤1.0 为轻度;0.5<肝/脾 CT 比值≤0.7 为中度;肝/脾 CT 比值≤0.5 者为重度。

(3)MRI 检查:对鉴别脂肪肝或肝炎和肝硬化及肝癌等可能更好。

(二)病理学检查

肝活组织检查是确定酒精性肝病及分期分级的可靠方法,是判断其严重程度和预后的重要依据。但很难与其他病因引起的肝脏损害鉴别。

(三)鉴别诊断

首先应排除其他原因所引起的脂肪肝。排除非酒精性脂肪肝、嗜肝病毒感染、药物、中毒性肝损伤和自身免疫性肝病等。对于酒精性肝病与病毒性肝炎所致的肝硬化应审慎鉴别。肝性脑病要和酒精性谵妄、Wernicke 脑病等相鉴别。

四、治疗

酒精性肝病的治疗原则是戒酒、营养支持、清除肝脂肪浸润、治疗酒精性肝炎、防治肝硬化及并发症。

(一)戒酒

戒酒是治疗酒精性肝病的关键。戒酒 4 周可使酒精性脂肪肝恢复正常,也可使酒精性肝炎的临床症状、肝功能、病理学改变逐渐减轻,在彻底戒酒后甚至可完全恢复。虽然戒酒难以逆转肝硬化的病理改变,但可以提高肝硬化患者的存活率。可以用心理疗法或用纳曲酮、阿坎酸等药物辅助戒酒。若出现酒精戒断症状时可减量应用地西泮类等药物。

(二)营养支持

长期酗酒者,酒精代替了食物提供身体所需热量,故而蛋白质营养不良和维生素缺乏症常见。在戒酒的基础上,对酒精性肝病患者应给予高热量(35~40 kcal/kg)、高蛋白(1.5 g/kg)、低脂饮食,如有肝性脑病的表现或先兆,应限制蛋白质饮食。此外,乙醇代谢过程中对维生素的利用、转化、贮存均发生障碍,尤其是 B 族维生素缺乏普遍,应注意及时补充维生素 A、B 族维生素、维生素 E、叶酸和微量元素。对严重酒精性肝病患者,积极给予肠内营养支持。

(三)药物治疗

单纯戒酒可使酒精性脂肪肝恢复正常,戒酒配合积极的药物治疗也可使酒精性肝炎恢复,肝纤维化得到改善,并降低肝衰竭的病死率。

1.糖皮质激素

虽然多年来对其疗效尚存在争议,但到目前为止多数临床研究表明糖皮质激素对重型酒精性肝炎有效,可降低其病死率。主要机制是通过抑制核因子 κB 转录活性进而抑制以肿瘤坏死因子 α 为主的多种炎症因子的转录,抑制肝细胞的炎症反应。泼尼松龙每天 40 mg,7 天后如果 Lille 评分<0.45,可继续激素治疗 3 周,2 周内逐步撤药;如果 7 天后 Lille 评分>0.45,提示预后不良,合适的患者应尽早考虑肝移植。感染和消化道出血是激素应用的禁忌证。

2.己酮可可碱

己酮可可碱可抑制肿瘤坏死因子 α 基因的转录,相应降低肿瘤坏死因子 α 下游效应分子水平。主要用于酒精性肝炎,尤其适宜合并感染或肝肾综合征的严重酒精性肝炎患者,用法:400 mg每天 3 次,连续 28 天。

3.抗氧化剂

补充外源性谷胱甘肽及其前体药物 N-乙酰半胱氨酸、S-腺苷蛋氨酸可增加肝细胞内谷胱甘肽含量,改善肝细胞的抗氧化能力,促进肝细胞修复。N-乙酰半胱氨酸与糖皮质激素有协同作用。

4.抗肿瘤坏死因子 α 抗体

抗肿瘤坏死因子 α 抗体可阻断肿瘤坏死因子 α 活性,减轻肿瘤坏死因子 α 介导的病理损伤。但疗效和安全性尚存争议。

(四)肝移植

Child-Pugh C 级和终末期肝病模型评分>15 的酒精性肝硬化患者在经过仔细的医疗和心理评估后可考虑肝移植,但要求患者肝移植前戒酒 3~6 个月,并且无其他脏器的严重酒精性损害。移植后主要问题是患者再次酗酒,则会很快进展为包括肝纤维化在内的肝脏损害。

五、预后

酒精性脂肪肝一般预后良好,戒酒后可完全恢复。酒精性肝炎如能及时戒酒和治疗,大多可恢复,主要死亡原因为肝衰竭。若不戒酒,酒精性脂肪肝可进展为酒精性肝硬化,部分酒精性肝硬化可并发肝癌。

(刘　莹)

第九节 非酒精性脂肪性肝病

非酒精性脂肪性肝病(nonalcoholic fatty liver disease,NAFLD)是一种无过量饮酒和其他明确的肝损害因素所致,以肝实质细胞脂肪变性为特征的临床病理综合征。组织学上,NAFLD分为非酒精性脂肪肝(NAFL)和非酒精性脂肪性肝炎(NASH)两种类型。NAFL指存在大泡为主脂肪变,无肝细胞损伤,多为良性、非进展性。NASH指肝脏脂肪变性,合并炎症和肝细胞损伤,伴或不伴纤维化,可进展为肝硬化、肝衰竭和肝癌。

一、流行病学

不同种族、不同年龄组男女均可发病。欧美等发达国家普通成人中 NAFLD 患病率高达20%～40%,亚洲国家为 12%～30%。肥胖症患者 NAFLD 患病率为 60%～90%,NASH 为20%～25%。2 型糖尿病和高脂血症患者 NAFLD 患病率分别为 28%～55%和 27%～92%。近年来中国患病率不断上升,呈低龄化趋势,发达城区成人 NAFLD 患病率在 15%左右。绝大多数 NAFLD 患者与代谢危险因素有关。

二、病因与发病机制

NAFLD 主要分为原发性和继发性两大类,通常所指的 NAFLD 是原发性的,与胰岛素抵抗和遗传易感性相关;而继发性 NAFLD 包括了由药物(胺碘酮、他莫西芬等的使用)、广泛小肠切除、内分泌疾病等病因所致的脂肪肝。此外,NAFLD 与一些少见的脂质代谢病和存在严重胰岛素抵抗的罕见综合征有关。

本病病因复杂。发病机制中,"二次打击"或"多重打击"学说已被广泛接受。初次打击主要指胰岛素抵抗引起的肝细胞内脂质,特别是甘油三酯异常沉积,引起线粒体形态异常和功能障碍。第二次打击主要为反应性氧化代谢产物增多,形成脂质过氧化产物,导致损伤肝细胞内磷脂膜氧化,溶酶体自噬异常,凋亡信号通路活化;内质网应激,炎症因子通路活化,促进脂肪变性。"多重打击"学说即遗传因素(家族聚集、种族等)、环境因素(胰岛素抵抗、肠道菌群紊乱、脂肪细胞因子失调、氧化应激等)共同导致 NAFLD 的发生和进展。

三、病理

推荐 NAFLD 的病理学诊断和临床疗效评估参照美国国立卫生研究院 NASH 临床研究网病理工作组指南,常规进行 NAFLD 活动度积分(NAFLD activity score,NAS)和肝纤维化分期。

(一)NAS 评分

NAS(0～8 分)评分如下。①肝细胞脂肪变:0 分(<5%);1 分(5%～33%);2 分(34%～66%);3 分(>66%)。②小叶内炎症(20 倍镜计数坏死灶):0 分,无;1 分(<2 个);2 分(2～4 个);3 分(>4 个)。③肝细胞气球样变:0 分,无;1 分,少见;2 分,多见。NAS 为半定量评分系统,NAS<3 分可排除 NASH,NAS>4 分则可诊断 NASH,介于两者之间者为 NASH 可能。规定不伴有小叶内炎症、气球样变和纤维化,但肝脂肪变>33%者为 NAFL,脂肪变达不到此程度者仅称为肝细胞脂肪变。

(二)肝纤维化分期

肝纤维化分期(0~4)如下。①0期:无纤维化;②1期:肝腺泡3区轻~中度窦周纤维化或仅有门脉周围纤维化;③2期:腺泡3区窦周纤维化合并门脉周围纤维化;④3期:桥接纤维化;⑤4期:高度可疑或确诊肝硬化,包括NASH合并肝硬化、脂肪性肝硬化以及隐源性肝硬化(因为肝脂肪变和炎症随着肝纤维化进展而减轻)。

四、临床表现

非酒精性脂肪性肝病起病隐匿,发病缓慢,常无症状。少数患者可有乏力、肝区隐痛或上腹胀痛等非特异症状。严重脂肪性肝炎可出现黄疸、食欲减退、恶心、呕吐等症状。部分患者可有肝脏肿大。失代偿期的肝硬化患者临床表现与其他原因所致的肝硬化相似。

查体可见30%~100%的患者存在肥胖,50%患者有肝大,表面光滑,边缘圆钝,质地正常,无明显压痛。进展至肝硬化时,患者可出现黄疸、水肿、肝掌、蜘蛛痣等慢性肝病体征及门脉高压体征。

五、实验室检查

血清转氨酶(ALT/AST)上升2~5倍常见于NASH患者,但不是反映NAFLD严重程度。30%NAFLD患者碱性磷酸酶(ALP)、γ-谷氨酰转肽酶(GGT)可升高2~3倍。肝硬化和肝衰竭时,可出现血清清蛋白和凝血酶原时间异常,常早于血清胆红素的升高。30%~50%的NASH患者存在血糖增高或糖耐量异常。20%~80%的患者存在高脂血症。近来,细胞角蛋白片段作为诊断NASH的新型标志物被广泛研究。

六、辅助检查

(一)超声检查

当肝脂肪沉积超过30%时,可检出脂肪肝,肝脂肪含量达50%以上时,超声诊断敏感性可达90%。弥漫性脂肪肝表现为肝脏近场回声弥漫性增强,强于肾脏回声,远场回声逐渐衰减,肝内管道结构显示不清。

(二)CT检查

弥漫性脂肪肝表现为肝的密度(CT值)普遍降低,严重脂肪肝CT值可变为负值。增强后肝内血管显示非常清楚,其形态走向均无异常。0.7<肝/脾CT比值≤1.0为轻度;肝/脾比值0.5<CT比值≤0.7为中度;肝/脾CT比值≤0.5者为重度脂肪肝。CT诊断脂肪肝的特异性优于B超。

(三)MRI检查

MRI检查主要用于鉴别超声与CT上难以区分的局灶性脂肪肝、弥漫性脂肪肝伴正常肝岛与肝脏肿瘤。MRI波谱分析、二维磁共振成像是目前无创性诊断研究的热点。

(四)肝活组织检查

肝活组织检查指征:①经常规检查和诊断性治疗仍未能确诊的患者;②存在脂肪性肝炎和进展期肝纤维化风险,但临床或影像学缺乏肝硬化证据者;③鉴别局灶性脂肪性肝病与肝肿瘤、某些少见疾病如血色病、胆固醇酯贮积病和糖原贮积病;④血清铁蛋白和铁饱和度持续增高者推荐进行肝活检,尤其是存在血色沉着病$C\,282Y$基因纯合子或杂合子突变的患者。

七、诊断

明确 NAFLD 的诊断必须符合以下 3 项条件:①无饮酒史或饮酒折合乙醇量每周<140 g(女性每周<70 g);②除外病毒性肝炎、药物性肝病、Wilson 病、全胃肠外营养、自身免疫性肝病等可导致脂肪肝的特定疾病;③肝脏组织学表现符合脂肪性肝病的病理学诊断标准。

鉴于肝组织学诊断有时难以获得,NAFLD 工作组定义为:①肝脏影像学表现符合弥漫性脂肪肝的诊断标准并无其他原因可供解释;和/或②有代谢综合征相关组分如肥胖、2 型糖尿病、高脂血症的患者出现不明原因 ALT/AST/GGT 持续增高半年以上,减肥或改善胰岛素抵抗后,异常酶谱和影像学脂肪肝改善甚至恢复正常者可明确 NAFLD 的诊断。

八、鉴别诊断

(一)酒精性肝病

酒精性肝病和 NAFLD 在组织学特征、临床特点和实验室检查存在一定的重叠。故而应重视病史、体检信息的采集。NAFLD 常为肥胖和/或糖尿病,高血脂患者,AST/ALT 比值<1,而酒精性肝病则一般病情较重,血清胆红素水平较高,AST/ALT 比值>2;酒精性肝病常见组织学表现如 Mallory 小体、胆管增生、巨大线粒体等在 NAFLD 中常不明显;酒精性肝病一般发生于每天摄入乙醇量超过 40 g(女性 20 g)的长期酗酒者,无饮酒史或每周摄入乙醇量<140 g 基本可以排除酒精性肝病。但是每周摄入乙醇介于少量(男性每周<140 g,女性每周<70 g)和过量(男性每周>280 g,女性每周>140 g)之间的患者,其血清酶学异常和脂肪肝原因常难以界定,需考虑酒精滥用和代谢因素共存可能。

(二)NASH

NASH 需与慢性病毒性肝炎(特别是丙型肝炎)、自身免疫性肝炎、早期 Wilson 病等可导致脂肪肝的肝病相鉴别。NASH 肝细胞损害、炎症和纤维化主要位于肝小叶内,且病变以肝腺泡3 区为重;其他疾病的肝组织学改变主要位于门脉周围等特征,病史资料、肝炎病毒标志、自身抗体和铜蓝蛋白等检测有助于相关疾病的明确诊断。NASH 如存在血清铁及铁饱和持续性增高,需与血色病相鉴别。

(三)其他原因导致的脂肪肝

还需除外药物、全胃肠外营养、炎症性肠病、甲状腺功能减退、库欣综合征、β 脂蛋白缺乏血症以及一些与胰岛素抵抗有关的综合征导致脂肪肝的特殊情况。

九、治疗

治疗的首要目标是改善胰岛素抵抗,防治代谢综合征和终末期靶器官病变;次要目标是减少肝脏脂肪沉积,避免"多重打击"导致 NASH 和肝功能失代偿。治疗包括病因治疗、饮食控制、运动疗法和药物治疗。

(一)病因治疗

针对原发病和危险因素予以治疗,如减肥、合理控制血糖和血脂、纠正营养失衡等。

(二)控制饮食和适量运动

控制饮食和适量运动是治疗关键。建议低热量低脂平衡饮食,肥胖成人每天热量摄入需减少 500～1 000 kcal。中等量有氧运动(每周至少 150 分钟)。体重至少下降 3％～5％才能改善肝脂肪变,达到 10％可改善肝脏炎症坏死程度。

(三)药物治疗

(1)改善胰岛素抵抗,纠正糖脂代谢紊乱:噻唑烷二酮类,可改善胰岛素抵抗,可用来治疗肝活检证实 NASH 的脂肪性肝炎。二甲双胍并不能改善 NAFLD 患者肝组织学损害,不推荐用于 NASH 的治疗。

如无明显肝功能异常、失代偿期肝硬化,NAFLD 患者可安全使用血管紧张素Ⅱ受体阻断药降血压,他汀类、依折麦布调脂治疗。Omega-3 可作为 NAFLD 患者高甘油三酯一线治疗药物。

(2)抗氧化剂:维生素 E 800 U/d 可作为无糖尿病的 NASH 成人的一线治疗药物。但尚未推荐用于合并糖尿病和肝硬化的 HASH 患者。

(3)护肝抗炎药:无足够证据推荐 NAFLD/NASH 患者常规使用护肝药物。可以根据疾病的活动度、病期、药物的效能选择以下药物:如必需磷脂、还原型谷胱甘肽、水飞蓟宾。

(4)中医药治疗:常用中药有丹参、泻泽、决明子、山楂、柴胡等。

(四)外科手术

(1)BMI＞40 kg/m², 或＞35 kg/m² 伴有并发症如难以控制的 2 型糖尿病可以考虑减肥手术。

(2)肝衰竭晚期 NASH 患者推荐进行肝移植。然而部分患者肝移植后容易复发,并迅速进展至 NASH 和肝硬化,可能与遗传以及术后持续性高脂血症、糖尿病和皮质激素治疗等有关。BMI＞40 kg/m² 不宜做肝移植。

(杨　丽)

第七章

内分泌科疾病

第一节　甲状腺功能亢进症

甲状腺功能亢进症(简称甲亢)是指由于甲状腺本身或甲状腺以外的多种原因引起的甲状腺激素增多,进入循环血中,作用于全身的组织和器官,造成机体的神经、循环、消化等各系统的兴奋性增高和代谢亢进为主要表现的疾病的总称。甲亢是内分泌系统的常见病和多发病。本病可发生于任何年龄,从新生儿到老年人均可能患甲亢,但最多见于中青年女性。

甲亢的病因较复杂,其中以 Graves 病(GD)最多见,又称毒性弥漫性甲状腺肿,是一种伴甲状腺激素分泌增多的器官特异性自身免疫性疾病,约占所有甲亢患者的 85%;其次为亚急性甲状腺炎伴甲亢和结节性甲状腺肿伴甲亢;其他少见的病因有垂体性甲亢、碘甲亢等。本节主要讨论 Graves 病。

一、病因及发病机制

GD 的发病机制和病因未明,一般认为它是以遗传易患性为背景,在精神创伤、感染等应激因素作用下,诱发体内的免疫系统功能紊乱,"禁忌株"细胞失控,Ts 细胞减弱了对 Th 细胞的抑制,特异 B 细胞在特异 Th 细胞辅助下产生异质性免疫球蛋白(自身抗体)而致病。可作为这些自身抗体的组织抗原或抗原成分很多,主要有 TSH、TSH 受体、Tg、甲状腺 TPO 等。

二、病理

(一)甲状腺

甲状腺多呈不同程度的弥漫性、对称性肿大,或伴峡部肿大。质软至韧,包膜表面光滑、透亮,也可不平或呈分叶状。甲状腺内血管增生、充血,使其外观呈鲜牛肉色或猪肝色。滤泡增生明显,呈立方形或高柱状,并可形成乳头状皱褶突入滤泡腔内,腔内胶质常减少或消失。细胞核位于底部,可有分裂象。高尔基器肥大,内质网发育良好,有较多核糖体,线粒体常增多。凡此均提示滤泡上皮功能活跃,处于 TH 合成和分泌功能亢进状态。

(二)眼

浸润性突眼者的球后组织中常有脂肪浸润,纤维组织增生,黏多糖和糖胺聚糖沉积,透明质酸增多,淋巴细胞及浆细胞浸润。眼肌纤维增粗、纹理模糊,肌纤维透明变性、断裂及破坏,肌细胞内黏多糖也增多。

(三)双下肢对称性胫前黏液性水肿

双下肢对称性胫前黏液性水肿少见。病变皮肤切片在光镜下可见黏蛋白样透明质酸沉积,伴多数带颗粒的肥大细胞、吞噬细胞和内质网粗大的成纤维细胞浸润;电镜下可见大量微纤维伴糖蛋白及酸性糖胺聚糖沉积。

(四)其他

骨骼肌、心肌有类似上述眼肌的改变,但较轻。久病者或重度甲亢患者肝内可有脂肪浸润、灶状或弥漫性坏死、萎缩,门静脉周围纤维化乃至肝硬化。颈部、支气管及纵隔淋巴结增大较常见,脾也可增大。少数病例可有骨质疏松。

三、临床表现

女性多见,男女之比为 1:(4~6),各年龄组均可发病,以 20~40 岁为多。临床表现不一,老年和儿童患者的临床表现常不典型,典型病例表现三联症。

(一)甲状腺激素分泌过多综合征

1.高代谢综合征

由于 T_3、T_4 分泌过多和交感神经兴奋性增高,促进物质代谢,氧化加速使产热、散热明显增多,患者常有疲乏无力、怕热多汗,皮肤温暖潮湿、体重锐减、低热(危象时可有高热)等。

2.心血管系统

患者可有心悸、胸闷、气短、心动过速,严重者可导致甲亢性心脏病。查体时可见:①心动过速,常为窦性,休息及熟睡时心率仍快。②心尖区第一心音亢进,常有收缩期杂音,偶在心尖部可听到舒张期杂音。③心律失常以期前收缩、房颤多见,房扑及房室传导阻滞少见。④可有心脏肥大、扩大及心力衰竭。⑤由于收缩压上升、舒张压下降,脉压增大,有时出现水冲脉、毛细血管搏动等周围血管征。

3.精神、神经系统

患者易激动、烦躁、失眠、多言多动、记忆力减退。有时出现幻觉,甚而表现为亚躁狂症或精神分裂症。偶尔表现为寡言、抑郁者,以老年人多见。可有双手及舌平伸细震颤,腱反射亢进。

4.消化系统

患者常有食欲亢进、多食消瘦、大便频繁。老年患者可有食欲缺乏、厌食。重者可有肝大及肝功能异常,偶有黄疸。

5.肌肉骨骼系统

部分患者可有甲亢性肌病、肌无力及肌萎缩,多见于肩胛与骨盆带肌群。周期性瘫痪多见于青年男性患者,原因不明。

6.内分泌系统

早期血 ACTH、皮质醇及 24 小时尿 17-羟皮质类固醇(17-羟)升高,继而受过多 T_3、T_4 抑制而下降,皮质醇半衰期缩短。

7.生殖系统

女性常有月经减少或闭经,男性有阳痿,偶有乳腺发育。

8.血液和造血系统

周围血液中,淋巴细胞绝对值和百分比及单核细胞增多,但白细胞总数偏低。血小板寿命缩短。有时可出现皮肤紫癜或贫血。

(二)甲状腺肿

绝大多数患者有程度不等的弥漫性、对称性甲状腺肿大,随吞咽动作上下运动;质软、无压痛、久病者较韧;肿大程度与甲亢轻重无明显关系;左、右叶上下极可扪及细震颤,可闻及收缩期吹风样或连续性收缩期增强的血管杂音,为诊断本病的重要体征。极少数无甲状腺肿大或甲状腺位于胸骨后纵隔内。甲状腺肿大压迫气管、食管及喉返神经时,出现气短、进食哽噎及声音嘶哑。

(三)眼征

GD 患者中,有 $25\%\sim50\%$ 伴有眼征,其中突眼为重要而较特异的体征之一。突眼多与甲亢同时发生,但也可在甲亢症状出现前或甲亢经药物治疗后出现,少数仅有突眼而缺少其他临床表现。按病变程度可分为单纯性(干性、良性、非浸润性)和浸润性(水肿性、恶性)突眼两类。

1.非浸润性突眼

非浸润性突眼占大多数,无症状,主要因交感神经兴奋和 TH 的 β 肾上腺素能样作用致眼外肌群和提上睑肌张力增高有关,球后及眶内软组织改变不大,突眼度$<18\ mm$,经治疗常可恢复,预后良好。眼征有以下几种。①Dalrymple 征:眼裂增大。②Stellwag 征:瞬目减少。③Mobius 征:双眼聚合能力欠佳。④Von Graefe 征:眼向下看时巩膜外露。⑤Joffroy 征:眼向上看时前额皮肤不能皱起。

2.非浸润性突眼

非浸润性突眼较少见,症状明显,多发生于成年患者,由于眼球后软组织水肿和浸润所致,预后较差。除上述眼征更明显外,往往伴有眼睑肿胀肥厚,结膜充血水肿。患者畏光、复视、视力减退、阅读时易疲劳、异物感、眼胀痛或刺痛、流泪,眼球肌麻痹而视野缩小、斜视、眼球活动度减少甚至固定。突眼度一般$>19\ mm$,左右突眼度常不等。由于突眼明显,不能闭合,结膜及角膜经常暴露,尤其是睡眠时易受外界刺激而引起充血、水肿,继而感染。

四、实验室检查

(一)血清甲状腺激素测定

1.血清总三碘甲状腺原氨酸(TT_3)

TT_3 浓度常与 TT_4 的改变平行,但在甲亢初期与复发早期,TT_3 上升往往很快,约 4 倍于正常;而 TT_4 上升较缓,仅为正常的 2.5 倍,故测定 TT_3 为早期 GD、治疗中疗效观察及停药后复发的敏感指标,也是诊断 T_3 型甲亢的特异指标。但应注意老年淡漠型甲亢或久病者 TT_3 可不高。

2.血总甲状腺素(TT_4)

TT_4 是判定甲状腺功能最基本的筛选指标,在估计患者甲状腺激素结合球蛋白 TBG 正常情况下,TT_4 的增高提示甲亢。甲亢患者 TT_4 升高受 TBG 影响,而 TBG 又受雌激素、妊娠、病毒性肝炎等影响而升高,受雄激素、低蛋白血症(严重肝病、肾病综合征)、泼尼松等的影响而下降,分析时必须注意。

3.血清游离甲状腺素(FT_4)及游离 T_3(FT_3)

不受血 TBG 影响,能直接反映甲状腺功能。其敏感性和特异性均明显高于 TT_4 和 TT_3,含量极微,正常值因检查机构而有不同。

4.血清反 T_3(rT_3)

rT_3 无生物活性,是 T_4 在外周组织的降解产物,其血浓度的变化与 T_3、T_4 维持一定比例,

尤其是与 T_4 的变化一致,可作为了解甲状腺功能的指标。

(二)促甲状腺激素(TSH)

甲状腺功能改变时,TSH 的波动较 T_3、T_4 更迅速而显著,故血中 TSH 是反映下丘脑-垂体-甲状腺轴功能的敏感指标。尤其是对亚临床型甲亢和亚临床型甲减的诊断有重要意义。垂体性甲亢升高,甲状腺性甲亢正常或降低。

(三)甲状腺摄^{131}I率

本法诊断甲亢的符合率达 90%。正常值为:3 小时,5%~25%;24 小时,20%~45%,高峰出现在 24 小时。甲亢患者摄^{131}I率增强,3 小时>25%,24 小时>45%,且高峰前移。缺碘性甲状腺肿摄^{131}I率也可增高,但一般无高峰前移,可做 T_3 抑制试验鉴别。影响摄^{131}I率的因素如下。①使摄^{131}I率升高的因素:长期服用女性避孕药。②使摄^{131}I率降低的因素:多种食物及含碘药物(包括中药)、抗甲状腺药物、溴剂、利舍平(利血平)、保泰松、对氨基水杨酸、甲苯磺丁脲等。做本测定前应停用上述药物、食物 1 个月以上。孕妇和哺乳期妇女禁用。

(四)促甲状腺激素释放激素(TRH)兴奋试验

GD 时血 T_3、T_4 增高,反馈抑制 TSH,故 TSH 细胞不被 TRH 兴奋。如静脉注射 TRH 200 μg 后 TSH 有升高反应,可排除甲亢;如 TSH 不增高(无反应)则支持甲亢的诊断。本试验因在体外进行测定 TSH,无须将核素引入人体,故不良反应少,对年老有冠心病或甲亢性心脏病者较 T_3 抑制试验安全。

(五)T_3 抑制试验

T_3 抑制试验主要用于鉴别甲状腺肿伴摄^{131}I率增高系由甲亢或是单纯性甲状腺肿所致;也曾用于长期抗甲状腺药物治疗后,预测停药后复发可能性的参考。方法:先测定基础摄^{131}I率后,口服 $T_3$20 μg,每天 3 次,连续 6 天(或甲状腺片 60 mg,每天 3 次,连服 8 天),然后再测摄^{131}I率。对比两次结果,正常人及单纯性甲状腺肿患者摄^{131}I率下降 50% 以上;甲亢患者不被抑制,故摄^{131}I的下降<50%。伴有冠心病、甲亢性心脏病或严重甲亢者禁用本项试验,以免诱发心律失常、心绞痛或甲状腺危象。

(六)甲状腺自身抗体测定

未经治疗的 GD 患者血 TSAb 阳性检出率可达 80%~100%,有早期诊断意义,对判断病情活动、是否复发也有价值;还可以作为治疗后停药的重要指标。50%~90% 的 GD 患者血中可检出 TGAb 和/或 TPOAb,但滴度较低。如长期持续阳性且滴度较高,提示患者有进展为自身免疫性甲减的可能。

(七)影像学检查

超声、放射性核素扫描、CT、MRI 等可根据需要选用。

五、诊断及鉴别诊断

(一)诊断

根据临床表现三联征及实验室检查,诊断并不困难。但早期轻型、老年人、小儿表现不典型,尤其是淡漠型甲亢应特别注意。

(二)鉴别诊断

1.单纯性甲状腺肿

无甲亢症状。摄^{131}I率虽也增高但高峰不前移。T_3 抑制试验可被抑制。T_3 正常或偏高,T_4

正常或偏低,TSH 正常或偏高。TRH 兴奋试验正常。血 TSAb、TGAb 和 TPOAb 阴性。

2.神经症

神经、精神症状相似,但无高代谢症状群、突眼及甲状腺肿,甲状腺功能正常。

3.其他疾病

以消瘦、低热为主要表现者,应与结核、恶性肿瘤鉴别;腹泻者应与慢性结肠炎鉴别;心律失常应与冠心病、风湿性心脏病鉴别;淡漠型甲亢应与恶性肿瘤、消耗病鉴别;突眼应与眶内肿瘤、慢性肺心病等相鉴别。

六、治疗

一般治疗是解除精神紧张和负担、避免情绪波动。确诊后应适当卧床休息并给予对症、支持疗法。忌碘饮食,补充足够热量和营养如蛋白、糖类及各种维生素。有交感神经兴奋、心动过速者可用普萘洛尔(心得安)、利舍平等;如失眠可给地西泮(安定)、氯氮䓬(利眠宁)。甲亢的治疗,常用方法如下。

(一)控制甲亢的基本方法

(1)抗甲状腺药物治疗。

(2)放射性碘治疗。

(3)手术治疗。

(二)抗甲状腺药物治疗

疗效较肯定;一般不引起永久性甲减;方便、安全、应用最广。

1.常用药物

(1)硫脲类:甲硫氧嘧啶和丙硫氧嘧啶(PTU)。

(2)咪唑类:甲巯咪唑(他巴唑,MMI)和卡比马唑(甲亢平)。

2.作用机制

通过抑制过氧化物酶活性,使无机碘氧化为活性碘而作用于碘化酪氨酸减少,阻止甲状腺激素合成,丙硫氧嘧啶还可以抑制 T_4 在周围组织中转化为 T_3,故首选用于严重病例或甲状腺危象。

3.适应证

病情轻、甲状腺呈轻至中度肿大者;年龄在 20 岁以下,或孕妇、年迈体弱或合并严重心、肝、肾疾病等而不宜手术者;术前准备;作为放射性[131]I治疗前后的辅助治疗;甲状腺次全切除后复发而不宜用[131]I治疗者。

4.剂量用法与疗程

长程治疗分为初治期、减量期及维持期,按病情轻重决定剂量。

(1)初治期:丙硫氧嘧啶或甲硫氧嘧啶:300～450 mg/d,甲巯咪唑或卡比马唑:30～40 mg/d,分2～3 次口服。至症状缓解或 T_3、T_4 恢复正常时即可减量。

(2)减量期:每 2～4 周减量 1 次,丙硫氧嘧啶或甲硫氧嘧啶每次减 50～100 mg/d,甲巯咪唑或卡比马唑每次减 5～10 mg/d,待症状完全消除,体征明显好转后再减至最小维持量。

(3)维持期:丙硫氧嘧啶或甲硫氧嘧啶 50～100 mg/d,甲巯咪唑或卡比马唑 5～10 mg/d,维持1.5～2 年,必要时还可以在停药前将维持量减半。疗程中除非有较严重的反应,一般不宜中断,并定期随访疗效。

5.治疗中注意事项

(1)如经治疗症状缓解但甲状腺肿大及突眼却加重时,抗甲状腺药物应酌情减量,并加用甲状腺片,每天 30～60 mg。可能由于抗甲状腺药物过量,T_3、T_4 减少后对 TSH 反馈抑制减弱,故 TSH 分泌增多促使甲状腺增生、肥大。

(2)注意抗甲状腺药物不良反应:粒细胞减少与药疹甲巯咪唑较丙硫氧嘧啶常见,初治时每周化验白细胞总数、白细胞分类,以后每 2～4 周 1 次。常见于开始服药 2～3 个月。当白细胞计数低于 $4×10^9$/L 时应注意观察,试用升白细胞药物如维生素 B_4、利血生、鲨肝醇、脱氧核糖核酸,必要时可采用泼尼松。如出现突发的粒细胞缺乏症(对药物的变态反应),常表现咽痛、发热、乏力、关节酸痛等时,应紧急处理并停药。有些患者用抗甲状腺药物后单有药疹,一般不必停药,可给抗组胺药物,必要时可更换抗甲状腺药物种类,目前临床用药中丙硫氧嘧啶出现药疹者较少,但应该特别警惕出现剥脱性皮炎、中毒性肝炎等,一旦出现应停药抢救。

(3)停药问题:近年认为完成疗程后尚须观察,TRAb 或 TSI 免疫抗体明显下降者方可停药以免复发。

(三)放射性碘治疗

1.放射性碘治疗甲亢作用机制

利用甲状腺高度摄取和浓集碘的能力及 ^{131}I 释放出 β 射线对甲状腺的毁损效应(β 射线在组织内的射程约 2 mm,电离辐射仅限于甲状腺局部而不累及毗邻组织),破坏滤泡上皮而减少 TH 分泌。另外,也抑制甲状腺内淋巴细胞的抗体生成,加强了治疗效果。

2.适应证

(1)中度甲亢、年龄在 25 岁以上者。

(2)对抗甲状腺药有过敏等反应而不能继用,或长期治疗无效,或治疗后复发者。

(3)合并心、肝、肾等疾病不宜手术,或术后复发,或不愿手术者。

(4)非自身免疫性家族性毒性甲状腺肿者。

(5)某些高功能结节者。

3.禁忌证

(1)妊娠、哺乳期妇女(^{131}I 可透过胎盘和进入乳汁)。

(2)年龄在 25 岁以下者。

(3)严重心、肝、肾衰竭或活动性肺结核者。

(4)外周血白细胞计数在 $3×10^9$/L 以下或中性粒细胞计数低于 $1.5×10^9$/L 者。

(5)重症浸润性突眼症。

(6)甲状腺不能摄碘者。

(7)甲状腺危象。

4.方法与剂量

根据甲状腺估计重量和最高摄 ^{131}I 率推算剂量。一般主张每克甲状腺组织一次给予 ^{131}I 70～100 μCi(1 Ci = 3.7 × 10^{10} Bq)放射量。甲状腺重量的估计有 3 种方法:①触诊法。②X 线检查。③甲状腺显像。

5.治疗前注意事项

不能机械采用公式计算剂量,应根据病情轻重、过去治疗情况、年龄、甲状腺有无结节、^{131}I 在甲状腺的有效半衰期长短等全面考虑;服 ^{131}I 前 2～4 周应避免用碘剂及其他含碘食物或药物;服

^{131}I前如病情严重,心率超过120次/分,血清T_3、T_4明显升高者宜先用抗甲状腺药物及普萘洛尔治疗,待症状减轻方可用放射性^{131}I治疗。最好服抗甲状腺药物直到服^{131}I前2～3天再停,然后做摄^{131}I率测定,接着采用^{131}I治疗。

6.疗效

一般治疗后2～4周症状减轻,甲状腺缩小,体重增加,3～4个月约60％以上的患者可治愈。如半年后仍未缓解,可进行第二次治疗,且于治前先用抗甲状腺药物控制甲亢症状。

7.并发症

(1)甲状腺功能减退:分暂时性和永久性甲减两种。早期由于腺体破坏,后期由于自身免疫反应所致。一旦发生均需用TH替代治疗。

(2)突眼的变化不一:多数患者的突眼有改善,部分患者无明显变化,极少数患者的突眼恶化。

(3)放射性甲状腺炎:见于治疗后7～10天,个别可诱发危象。故必须在^{131}I治疗前先用抗甲状腺药物治疗。

(4)致癌问题:^{131}I治疗后癌发生率并不高于一般居民的自然发生率。但由于年轻患者对电离辐射敏感,有报道婴儿和儿童时期颈都接受过X线治疗者甲状腺癌的发生率高,故年龄在25岁以下者应选择其他治疗方法。

(5)遗传效应:经^{131}I治疗后有报道可引起染色体变异,但仍在探讨中,并须长期随访观察方能得出结论。为保证下一代及隔代子女的健康,将妊娠期列为^{131}I治疗的禁忌证是合理的。

(四)手术治疗

甲状腺次全切除术的治愈率可达70％以上,但可引起多种并发症,有的病例于术后多年仍可复发,或出现甲状腺功能减退症。

1.适应证

(1)中、重度甲亢,长期服药无效,停药后复发,或不愿长期服药者。

(2)甲状腺巨大,有压迫症状者。

(3)胸骨后甲状腺肿伴甲亢者。

(4)结节性甲状腺肿伴甲亢者。

2.禁忌证

(1)较重或发展较快的浸润性突眼者。

(2)合并较重的心、肝、肾、肺疾病,不能耐受手术者。

(3)妊娠早期(第3个月前)及晚期(第6个月后)。

(4)轻症可用药物治疗者。

3.术前准备

先抗甲状腺药物治疗达下列指标者方可进行术前服药:①症状减轻或消失。②心率恢复到80～90次/分以下。③T_3、T_4恢复正常。④BMR＜＋20％。达到上述指标者开始进行术前服用复方碘溶液。服法:3～5滴/次,每天服3次,逐日增加1滴直至10滴/次,维持2周。作用:减轻甲状腺充血、水肿,使甲状腺质地变韧,方便手术并减少出血。近年来,使用普萘洛尔或普萘洛尔与碘化物联合使用作术前准备,疗效迅速,一般于术前及术后各服1周。

4.手术并发症

(1)出血。须警惕引起窒息,严重时须气管切开。

(2)局部伤口感染。

(3)喉上与喉返神经损伤,引起声音嘶哑。

(4)甲状旁腺损伤或切除,引起暂时性或永久性手足抽搐。

(5)突眼加重。

(6)甲状腺功能减退症。

(7)甲状腺危象。

(五)高压氧治疗

1.治疗机制

(1)高压氧治疗可以迅速增加各组织供氧,甲亢患者因甲状腺素增多,机体各组织代谢旺盛、耗氧量增加,要求心脏收缩力增强、心率加快,增加心排血量为组织运送更多氧气和营养物质。心率加快、血压升高结果增加心肌的耗氧量。患者进行高压氧治疗可以迅速增加各组织的氧气供应,减轻心脏负担;高压氧治疗可以减慢心率,降低心肌耗氧量。

(2)高压氧治疗可以减低机体的免疫能力,减少抗体的产生、减少淋巴细胞的数量。

(3)高压氧治疗可以改善大脑皮质的神经活动,改善自主神经功能,稳定患者情绪。调整机体免疫功能。

(4)有实验证明,高压氧治疗可以调整甲状腺素水平,不论甲状腺素水平高或低,经高压氧治疗均有恢复正常水平的趋势。

2.治疗方法

(1)治疗压力不宜过高 1.8~2 ATA、每次吸氧 60 分钟、每天 1 次、连续 1~2 个疗程。

(2)配合药物治疗。

(3)甲状腺危象患者可在舱内进行高压氧治疗同时配合药物治疗。

(4)甲状腺手术前准备,行高压氧治疗可减少甲状腺血流量。

七、应急措施

(1)当患者出现明显呼吸困难、发绀、抽搐、昏迷、血压下降、心律失常等情况时,提示有急性呼吸衰竭的可能,立即建立人工气道,行气管插管或气管切开,保持呼吸道通畅,加压给氧,监测生命体征的变化,同时保持静脉液路通畅。

(2)一旦呼吸停止应立即行人工呼吸、气管插管,调用呼吸机进行合理的机械通气。

八、健康教育

(1)给患者讲述疾病的有关知识,如药物、输血治疗的目的、氧气吸入的重要性,使患者主动配合治疗。

(2)保持良好的情绪,保证充足的休息和睡眠,以促进身体恢复。

(3)康复期注意营养,适当户外活动,提高机体抵抗力。

(4)对恶性肿瘤坚持化疗者和病理产科患者再次怀孕者,应特别注意监测 DIC 常规,血小板计数,注意出血倾向,及时就诊。

(刘 莹)

第二节　原发性醛固酮增多症

一、概述

原发性醛固酮增多症(简称原醛症)是指肾上腺皮质发生病变(大多为腺瘤,少数为增生)使醛固酮分泌增多,导致水钠潴留,血容量扩张,从而抑制了肾素-血管紧张素系统,以高血压、低血钾、肌无力、夜尿多为主要临床表现的一种综合征。

原醛症的主要病理生理变化为醛固酮分泌增多,肾素活性被抑制,引起高血压、低血钾、肌无力、周期性瘫痪,血钠浓度升高,细胞外液增多,尿钾排出相对地过多,二氧化碳结合力升高,尿pH为中性或碱性。原醛症患者之所以醛固酮分泌增多,肾上腺皮质腺瘤是一个主要原因,而且占原醛症病因的大多数,其次是增生,再其次是癌。Conn氏为95例原醛症患者做手术探查,发现82例(86%)为腺瘤和13例(14%)为双侧肾上腺皮质增生。

二、诊断要点

(一)临床表现

1.高血压

高血压为最早出现的症状,一般不呈恶性演变,但随病情进展血压渐高,大多数在22.7/13.3 kPa(170/100 mmHg)左右,高时可达28.0/17.3 kPa(210/130 mmHg)。

2.神经肌肉功能障碍

(1)肌无力及周期性瘫痪较为常见,一般说来,血钾越低,肌肉受累越重,常见诱因为劳累,或服用氯噻嗪、呋塞米等促进排钾的利尿药。瘫痪多累及下肢,严重时累及四肢,也可发生呼吸、吞咽困难。瘫痪时间短者数小时,长者数天或更久;补钾后瘫痪即暂时缓解,但常复发。

(2)肢端麻木、手足抽搐。在低钾严重时,由于神经肌肉应激性降低,手足抽搐可较轻或不出现,而在补钾后,手足抽搐往往明显。

3.肾脏表现

(1)因大量失钾,肾小管上皮细胞空泡变性,浓缩功能减退,伴多尿,尤其是夜尿多,继发口渴、多饮。

(2)常易并发泌尿系统感染。

4.心脏表现

(1)心电图呈低血钾图形:R-T间期延长,T波增宽、降低或倒置,U波明显,T、U波相连或成驼峰状。

(2)心律失常:较常见者为期前收缩或阵发性室上性心动过速,严重时可发生心颤。

(二)实验室检查

1.血、尿生化检查

(1)低血钾:大多数患者血钾低于正常,一般在2～3 mmol/L,严重者更低。低血钾往往呈持续性,也可为波动性,少数患者血钾正常。

（2）高血钠：血钠一般在正常高限或略高于正常。

（3）碱血症：血 pH 和 CO_2 结合力为正常高限或略高于正常。

（4）尿钾高：在低血钾条件下（低于 3.5 mmol/L），每天尿钾仍在 25 mmol 以上。

（5）尿钠排出量较摄入量为少或接近平衡。

2.尿液检查

（1）尿 pH 为中性或偏碱性。

（2）尿常规检查可有少量蛋白质。

（3）尿比重较为固定而减低，往往在 1.010～1.018，少数患者呈低渗尿。

3.醛固酮测定

（1）尿醛固酮排出量：正常人在普食条件下，均值为 21.4 mmol/24 h，范围 9.4～35.2 nmol/L（放免法），本症中高于正常。

（2）血浆醛固酮：正常人在普食条件下（含 Na 160 mmol/d，K 60 mmol/d）平衡 7 天后，上午 8 时卧位血浆醛固酮为（413.3±180.3）pmol/L，患者明显升高。

醛固酮分泌的多少与低血钾程度有关，血钾甚低时，醛固酮增高常不明显，此因低血钾对醛固酮的分泌有抑制作用。另一特征是血浆肾素-血管紧张素活性降低，而且在用利尿剂和直立体位兴奋后也不能显著升高。若为继发性醛固酮增多症，则以肾素-血管紧张素活性高于正常为特征。

4.肾素、血管紧张素Ⅱ测定

患者血肾素、血管紧张素Ⅱ基础值降低，有时在可测范围下。正常参考值前者为（0.55±0.09）pg/（mL·h），后者为（26.0±1.9）pg/mL。经肌内注射呋塞米（0.7 mg/kg 体重）并在取立位 2 小时后，正常人血肾素、血管紧张素Ⅱ较基础值增加数倍，兴奋参考值分别为（3.48±0.52）pg/（mL·h）及（45.0±6.2）pg/mL。原醛症患者兴奋值较基础值只有轻微增加或无反应。醛固酮瘤中肾素、血管紧张素受抑制程度较特发性原醛症更显著。

5.24 小时尿 17-酮类固醇及 17-羟皮质类固醇

24 小时尿 17-酮类固醇及 17-羟皮质类固醇一般正常。

6.螺内酯试验

螺内酯可拮抗醛固酮对肾小管的作用，每天 320～400 mg（微粒型），分 3～4 次口服，历时 1～2 周，可使本症患者的电解质紊乱得到纠正，血压往往有不同程度的下降。如低血钾和高血压是由肾脏疾病所引起者，则螺内酯往往不起作用。此试验有助于证实高血压、低血钾是由于醛固酮过多所致，但不能据之鉴别为原发性或继发性。

7.低钠、高钠试验

（1）对疑有肾脏病的患者，可作低钠试验（每天钠摄入限制在 20 mmol），本症患者在数天内尿钠下降到接近摄入量，同时低血钾、高血压减轻，而肾脏患者因不能有效地潴钠，可出现失钠、脱水。低血钾、高血压则不易纠正。

（2）对病情轻、血钾降低不明显的疑似本症患者，可作高钠试验，每天摄入钠 240 mmol/L。如为轻型原发性醛固酮增多症，则低血钾变得更明显。对血钾已明显降低的本症患者，不宜行此试验。

三、诊断标准

（一）临床症状

（1）高血压。

（2）低钾血症。

（3）四肢麻痹、手足抽搐、多饮多尿。

（二）检查所见

（1）血浆肾素活性（PRA）受抑制及下述 A、B 任何一项刺激试验无反应。A：呋塞米 40～60 mg 静脉注射，立位 30～120 分钟。B：减盐食（10 mmol/d）4 天，再保持立位 4 小时。

（2）血浆醛固酮浓度（PAC）或尿醛固酮排泄量增多。

（3）尿 17-羟皮质类固醇及 17-酮类固醇排泄量正常。

（4）肾上腺肿瘤定位诊断：A.腹膜后充气造影。B.肾上腺静脉造影。C.肾上腺扫描（^{131}I-胆固醇、CT）。D.肾上腺或肾静脉血中醛固酮含量测定。

四、鉴别诊断

对于有高血压、低血钾的患者，除本症外，还要考虑以下一些疾病。

（1）原发性高血压患者因其他原因如服用氯噻嗪、呋塞米或慢性腹泻等而导致低血钾者。

（2）肾缺血而引起的高血压，如急进性原发性高血压、肾动脉狭窄性高血压，患这些疾病的一部分患者可因继发性醛固酮增多而合并低血钾，但患者的血压一般较本症患者更高，进展更快，可伴有明显的视网膜损害。此外，此组高血压患者往往有急进性肾衰竭的临床表现，伴氮质血症、酸中毒等。肾动脉狭窄患者中部分可听到肾区血管杂音，放射性肾图、静脉肾盂造影、分测肾功能显示一侧肾功能减退。这类患者血浆肾素活性高，对鉴别诊断甚重要。

（3）失盐性肾病（失钾性肾病）：通常由于慢性肾盂肾炎所致，往往有高血压、低血钾，患者肾功能损害较明显，尿钠排出量较高，常伴有脱水。血钠不高反而偏低，无碱中毒，往往呈酸中毒。低钠试验显示肾不能保留钠。

（4）分泌肾素的肾小球旁细胞的肿瘤（肾素瘤）：分泌大量肾素，可引起高血压、低血钾。但患者的年龄较轻，而高血压严重，血浆肾素活性甚高，血管造影可显示肿瘤。

（5）肾上腺其他疾病：皮质醇增多症，尤以腺癌和异位 ACTH 综合征所致者，可伴明显低血钾，临床症状可助鉴别诊断。

（6）先天性 11β 羟类固醇脱氢酶（11βHSD）缺陷为近年确认的一种新病种。临床表现近似原发性醛固酮增多症，包括严重高血压、明显的低血钾性碱中毒，多见于儿童和青年人。可发生抗维生素 D 的佝偻病，此由于盐皮质激素所致高尿钙。此病用螺内酯治疗有效，用地塞米松治疗也可奏效。发病机制为先天性 11β 羟类固醇脱氢酶缺陷。患者 17-羟及游离皮质醇排量远较正常为低，但血浆皮质醇正常。此外，尿中可的松（皮质素）代谢物/皮质醇（氢可的松）代谢物比值降低。

五、诊断提示

（1）因早期症状常表现为单一血压升高而易误诊，此病所致高血压占所有高血压症的 0.4％～2％，多为轻-中度高血压。它可早于低血钾症状 2～4 年出现。作出原发性高血压诊断应慎重,凡是小于 40 岁的高血压患者或用一般降压药物治疗效果不佳,或伴有肌无力时应警惕本病的可能性。应常规检查血钾、24 小时尿钾排泄量、肾上腺 B 超检查。

(2)低钾所致发作性肌无力、肌麻痹易与周期性瘫痪混淆,对于低血钾者,应仔细寻找低钾原因,在确立周期性瘫痪诊断时应慎重。尤其是在补钾过程中出现抗拒现象者应警惕此病。

(3)原醛症的定位诊断 CT 准确性更高;B 超强调采用多个切面探查,CT 扫描时则强调薄层增强扫描(3～5 mm),范围应包括整个肾上腺。

六、治疗

原发性醛固酮增多症的治疗分手术治疗及药物治疗两方面。

(一)手术治疗

如系醛固酮瘤,单侧腺瘤者术后可使 65% 患者完全治愈,其余患者也可获好转。如果是双侧肾上腺皮质增生患者,螺内酯(安体舒通)治疗效果不佳,则肾上腺全切除或次全切除也不能使血压下降。临床上诊断为特醛症的,经肾上腺手术后其醛固酮分泌过多可能得到纠正,低肾素活性仍存在,血压可能有所下降,但达不到正常水平。有时高血压仍持续不降。因此不少人主张,这一类型的醛固酮增多症不适合肾上腺外科手术。

(二)药物治疗

对肾上腺皮质增生所致的原醛症,近年来趋向于用药物治疗。

(1)螺内酯可能是治疗醛固酮分泌增多症患者最有效的药,它作为竞争抑制剂,竞争与醛固酮有关的细胞溶质受体,因此,在靶组织上有对抗盐皮质激素的作用。螺内酯也是一种抗雄激素和孕激素的药物,这可以解释它的许多不良反应,性欲减退、乳房痛和男子女性型乳房可发生在50% 或更多的男性。而月经过多和乳房痛可发生于服药妇女。这样,不良反应将有碍于螺内酯的长期使用,特别是年轻的男女,螺内酯的剂量范围从每天 50 mg 一次到每天 100 mg 两次。

(2)药物如咪吡嗪或氨苯蝶啶也可以对抗醛固酮对肾小管的作用,这些制剂是通过抑制钠的重吸收和钾的排泄,通过对肾小管细胞的直接作用,而不是竞争醛固酮的受体。这可以解释为什么氨苯蝶啶和咪吡嗪比螺内酯的抗高血压作用要小。

(3)钙通道阻滞剂,如硝基吡啶也是醛固酮增多症患者有效的药物,它除了抗高血压作用外,还可减少醛固酮的生成。

(4)氨鲁米特(氨基导眠能)也可抑制醛固酮的合成,治疗原醛症有一定疗效。

(刘　莹)

第三节　继发性醛固酮增多症

继发性醛固酮增多症(简称继醛症)是由于肾上腺外的原因引起肾素-血管紧张素系统兴奋,肾素分泌增加,导致醛固酮继发性的分泌增多,并引起相应的临床症状,如高血压、低血钾和水肿等。

一、病因

(一)有效循环血量下降所致肾素活性增多的继醛症

(1)各种失盐性肾病:如多种肾小球肾炎、肾小管酸中毒等。

(2)肾病综合征。

(3)肾动脉狭窄性高血压和恶性高血压。

(4)肝硬化合并腹水及其他肝脏疾病。

(5)充血性心力衰竭。

(6)特发性水肿。

(二)肾素原发性分泌增多所致继醛症

(1)肾小球旁细胞增生(Bartter 综合征)Gitelman 综合征。

(2)肾素瘤(球旁细胞瘤)。

(3)血管周围细胞瘤。

(4)肾母细胞瘤。

二、病理生理特点

(一)肾病综合征、失盐性肾脏疾病

由于缺钠和低蛋白血症,有效循环血量减少,球旁细胞压力下降,使肾素-血管紧张素系统激活,导致肾上腺皮质球状带分泌醛固酮增加。

(二)肾动脉狭窄

肾动脉狭窄时,入球小动脉压力下降,刺激球旁细胞分泌肾素。

(三)醛固酮

85%在肝脏代谢分解,当患有肝硬化时,对醛固酮的清除能力下降,血浆醛固酮半衰期延长,有30分钟延长至60~90分钟。同时由于腹水的存在,刺激球旁细胞肾素分泌增多,两者均可导致患者醛固酮水平明显增高。

(四)特发性水肿

特发性水肿是由于不明原因的水盐代谢紊乱所致,水肿所产生的有效循环血量下降刺激肾素分泌增多,导致醛固酮水平增高。

(五)心衰竭

心衰竭可以使醛固酮的清除能力下降,且有效循环血量不足,均可兴奋肾素-血管紧张素系统,使醛固酮的分泌增加。

(六)Batter 综合征(BS)

BS 为常染色体显性遗传疾病,是 Batter 于 1969 年首次报道的一组综合征,主要表现为高血浆肾素活性,高血浆醛固酮水平,低血钾,低血压或正常血压,水肿,碱中毒等。病理显示患者的肾小球旁细胞明显增多,主要是肾近曲小管或髓袢升支对氯离子的吸收发生障碍,并伴有镁、钙的吸收障碍,使钠、钾离子重吸收被抑制,引起体液和钾离子丢失,导致肾素分泌增加和继发性醛固酮增多;前列腺素产生过盛;血管壁对血管紧张素Ⅱ反应缺陷;肾源性失钠、失钾;血管活性激素失调。目前临床上将 BS 分为 3 型,具体如下。

1.经典型

幼年或儿童期发病,有多尿、烦渴、乏力、遗尿(夜尿增多),有呕吐、脱水,肌无力,肌肉痉挛,手足搐搦,生长发育障碍。不治疗者可出现身材矮小。尿钙正常或增高,肾脏无钙质沉着。

2.新生儿型

新生儿型指多发病于新生儿,也可在出生前被诊断。胎儿羊水过多,胎儿生长受限,大多婴儿为早产。出生后几周可有发热、脱水,严重时可危及生命。部分患儿伴有面部畸形,生长发育障碍,肌无力,癫痫,低血压,多饮、多尿。儿童早期被诊断前通常有严重的电解质紊乱和相应的症状。常因高尿钙,早期即有肾脏钙质沉着。

3.变异型

变异型即 Gitelman 综合征(GS)。发病年龄较晚,多在青春期后或成年起病,症状轻。有肌无力,肌肉麻木,心悸,手足搐搦。生长发育不受影响。部分患者无症状,可有多饮、多尿症状,但不明显。部分患者有软骨钙质沉积,表现为受累关节肿胀疼痛。是 BS 的一个亚型,但目前也有人认为 GS 是一个独立的疾病。

(七)Gitelman 综合征(GS)

1966 年,Gitelman 等首次报道了 3 例不同于 BS 的生化特点的一种疾病,除了有低血钾性代谢性碱中毒等外,还伴有低血镁、低尿钙、高尿镁。血总钙和游离钙正常。尿钙肌酐比(尿钙/尿肌酐)$\leqslant$0.12,而 BS 患者尿钙肌酐比大于 0.12。GS 患者 100% 有低血镁,尿镁增多,绝大多数 PGE_2 为正常。

(八)肾素瘤

肿瘤起源于肾小球旁细胞,也称血管周细胞瘤。肿瘤分泌大量肾素,可引起高血压和低血钾。本病的特点:①患者年龄轻,但高血压严重。②有醛固酮增多症的表现,有低血钾。③肾素活性明显增加,尤其是肿瘤一侧肾静脉血中。④血管造影可显示肿瘤。

(九)药源性醛固酮增多症

甘草内含有甘草次酸,具有潴钠排钾作用。服用大量甘草者,可并发高血压,低血钾,血浆肾素低,醛固酮的分泌受抑制。

三、临床表现

继发性醛固酮症由多种疾病引起,各有其本身疾病的临床表现,下述为本症相关的表现。

(一)水肿

原有疾病无水肿,出现继醛症时一般不引起水肿,因为有钠代谢"脱逸"现象。原有疾病有水肿(如肝硬化),发生继醛症可使水肿和钠潴留加重,因为这些患者钠代谢不出现"脱逸"现象。

(二)高血压

因各种原因引起肾缺血,导致肾素-血管紧张素-醛固酮增加,高血压发生。分泌肾素的肿瘤患者,血压高为主要的临床表现。而肾小球旁细胞增生的患者,血压不高为其特征。其他继醛症患者血压变化不恒定。

(三)低血钾

继醛症的患者往往都有低血钾。

四、实验室检查与特殊检查

(1)血清钾为 1.0~3.0 mmol/L,血浆肾素活性多数明显增高,在 27.4~45.0 ng/(dL·h)

〔正常值1.02～1.75 ng/(dL•h)〕;血浆醛固酮明显增高。

(2)24小时尿醛固酮增高。

(3)肾上腺动脉造影,目的是了解有否肿瘤压迫情况。

(4)B超波探查对肾上腺增生或肿瘤有价值。

(5)肾上腺CT扫描,磁共振检查是目前较先进的方法,以了解肿瘤的部位及大小。

(6)肾穿刺,了解细胞形态,能确定诊断。

五、治疗

(一)手术治疗

手术切除肾素分泌瘤后,可使血浆高肾素活性、高醛固酮症、高血压和低血钾性碱中毒所致的临床症状恢复正常。

(二)药物治疗

1.维持电解质的稳定

低钾的患者补充钾盐是简单易行的方法,口服或静脉输注或肛内注入。手足搐搦或肌肉痉挛者可给予补钙、补镁。

2.抗醛固酮药物

螺内酯剂量根据病情调整,一般每天用量 60～200 mg。螺内酯可以拮抗醛固酮作用,在远曲小管和集合管竞争抑制醛固酮受体,增加水和 Na^+、Cl^- 的排泌,从而减少 K^+、H^+ 的排出。

3.血管紧张素转换酶抑制药

ACEI 应用较广,它可有效抑制肾素-血管紧张素-醛固酮系统,阻断 AT I 向 AT II 转化,有效抑制血管收缩,减少醛固酮分泌,帮助预防 K^+ 丢失。同时还可降低蛋白尿,降高血压等作用。

4.非甾体抗炎药

吲哚美辛应用较广,它可抑制 PG 的排泌,并有效抑制 PG 刺激的肾素增高,保持血压对血管紧张素的反应性。另外,还有改善患儿生长发育的作用。GS 患者因 PGE_2 为正常,故吲哚美辛 GS 无效。

六、预后

BS 和 GS 两者均不可治愈,多数患者预后较好,可正常生活,但需长期服药。

(刘 莹)

第四节 肥 胖 症

肥胖症是指身体脂肪的过度堆积,以及体重的超重。在健康的个体中,女性身体脂肪约为体重量 25%,男性约为 18%。体重指数(BMI),即体重(kg)/身高(m)^2,与身体脂肪高度相关,因此目前国际上常常使用 BMI 来作为评估肥胖症水平的指标,一般认为 BMI 为 20～25 kg/m^2 代表健康体重,轻度超重的定义是 BMI 为 25～30 kg/m^2,或者体重在正常体重的上限与高于正常体重上限(根据标准身高-体重表)的 20% 之间;而 BMI 高于 30 kg/m^2,或者体重高于正常体重上限的 20％，被定义为肥胖症。BMI 高于 30 kg/m² 意味着患病风险极大地增高。肥胖症与神经性厌食和神经性贪食相比较不属于精神类疾病，但是属于医学类疾病。

在美国大约 35％的女性和 31％的男性显著超重（BMI≥27 kg/m²）；如果以 BMI 超过 25 kg/m² 来定义肥胖症，可能现在肥胖的美国人多于不肥胖的；如果以 BMI 超过 30 kg/m² 来定义肥胖症，则有 11％的女性和 8％的男性有肥胖症。目前在美国，肥胖症的患病率至少是 20 世纪早期的 3 倍。

社会经济地位与肥胖症密切相关，在美国，社会经济地位低的女性肥胖症的患病率是社会经济地位高的女性的 6 倍。无论男性还是女性，体重在 25～44 岁增加是最明显的。怀孕可能导致女性体重大大地增加，如果一个女性接连怀孕，她们的体重平均会比上一次怀孕约有 2.5 kg 的增长。在 50 岁以后，男性的体重趋于稳定，在 60～74 岁，甚至会出现轻微下降；女性则相反，体重的持续增长会持续到 60 岁，在 60 岁以后才会开始下降。

一、病因学

肥胖症是一个复杂的多因素疾病，涉及生物、社会、心理等多方面因素。在今天，大多数研究者认为肥胖者是能量平衡障碍，即能量摄入与消耗的障碍；肥胖症也是与某个基因结构有关的疾病，而这个基因结构是通过文化和环境的影响来被调整的。

(一)生物学因素

1.遗传因素

遗传因素在肥胖症中起着重要作用。双生子研究和寄养子研究均显示遗传因素对患肥胖症有重要影响。大约 80％的肥胖患者都有肥胖症家族史；80％的肥胖父母的下一代都是肥胖子女，父母其中之一是肥胖者，他们中 40％的下一代有肥胖，而父母都很苗条的，只有 10％的下一代是肥胖者。这些均提示了遗传的作用。虽然有研究发现肥胖基因能调节体重和身体脂肪的储存，但迄今为止，还未发现肥胖症特异的遗传标志物。

2.神经生物学

中枢神经系统，特别是外侧下丘脑存在"摄食中枢"或者"饥饿中枢"，可以根据能量需求的改变来调节食物摄取的量，并以此来维持体内脂肪的基线储存量。动物试验发现，用电刺激动物的外侧下丘脑，已经吃饱了的动物又重新开始吃食物；损毁了大白鼠两侧的外侧下丘脑，结果发现动物拒绝吃东西。

饱足感与饥饿感对食物摄取起着调控作用，参与肥胖症的发病。饱足感是一种当饥饿被满足后的感觉。人会在就餐结束时停止进食是因为他们已经补充了那些耗尽的营养，来自已经被吸收的食物的新陈代谢的信号通过血液被携带到大脑，大脑信号激活了可能位于下丘脑的受体细胞，从而产生了饱足感。5-羟色胺、多巴胺和去甲肾上腺素的功能紊乱通过下丘脑参与调节进食行为，其他涉及的激素因子可能包括促肾上腺皮质激素释放因子（CRF）、神经肽 Y、促性腺激素释放激素和促甲状腺激素。当重要营养物质耗尽，新陈代谢信号强度下降，便产生饥饿感。嗅觉系统对饱足感可能起着重要作用，实验显示通过使用一个充满特殊气味的吸入器使鼻子里的嗅球受到食物气味的强烈刺激，从而产生出对食物的饱足感。

有一种脂肪细胞产生的激素称为瘦素，是脂肪的自动调节器。当血液瘦素浓度低时，更多的脂肪被消耗，而当瘦素浓度高时，脂肪消耗较少。

(二)心理社会因素

尽管心理、社会因素是肥胖症发展的重要因素,但是这些因素如何导致肥胖症至今尚不清楚。饮食调节机制易受环境影响,文化、家庭和个体心理活动因素都影响着肥胖症的发展。

肥胖症与文化有着密切的关系,随着全球化的进展和经济飞速发展导致生活节奏加快、人们压力增大、活动锻炼时间明显减少,而快餐文化的迅速发展及餐馆餐饮消费的增多,使得当今社会肥胖症日益增多。躯体活动明显减少是作为公共卫生问题的肥胖症日趋增多的一个主要因素,原因是躯体活动不足限制了能量的消耗、而摄食却不一定会相应减少。

特殊的家族史、生活事件、人格结构或是潜意识冲突都可能导致肥胖症。有很多肥胖的患者因为在他们的成长环境里可以看到很多的过量进食例子,所以他们学会了用过量摄食作为应对情绪紊乱及各种心理问题的一种方式。

(三)其他因素

有很多临床疾病会导致肥胖症。肾上腺皮质功能亢进与特征性的脂肪分配有关(水牛型肥胖症);黏液水肿与体重增加有关,尽管并非恒定;其他神经内分泌障碍,包括脑性肥胖症(Frohlich's 综合征),是以肥胖症及性与骨骼的异常为特征。

不少精神药物会导致体重增加。在非典型抗精神药物中,奥氮平、氯氮平、利培酮和喹硫平常见的不良反应即为体重增加;在心境稳定剂中,锂盐、丙戊酸盐和卡马西平也会引起体重增加;长期使用选择性 5-羟色胺再摄取抑制剂也能导致体重增加。

二、临床特征

(一)心理和行为障碍

肥胖症的心理和行为障碍分成两类:进食行为紊乱和情绪紊乱。肥胖症患者的进食模式存在很大的差异,最常见的是,肥胖者经常抱怨他们不能限制自己进食,并且很难获得饱足感。一些肥胖者甚至不能区分饥饿和其他烦躁不安的状态,并且当他们心情不好时就会吃东西。

肥胖症患者不会出现明显的或者过度的病理心理学。通过对那些已经做过胃旁路术的严重肥胖患者的研究,发现对他们最多见的精神科诊断是重性抑郁障碍。但是,在肥胖症患者中重性抑郁障碍的患病率并不高于普通人群。自我贬低自己的体像尤其是见于那些从童年期就开始肥胖的人,这可能是由于对肥胖人群长期的社会偏见所致。有些研究反应肥胖者因病感觉羞耻和社会偏见在教育和就业问题上遭遇到不公正待遇。很多肥胖者在试图节食的过程中会出现焦虑和抑郁。

(二)生理障碍

肥胖会对生理功能产生很大的影响,产生一系列的医学并发症。

当体重增加时血液循环会负担过重,严重肥胖者可能会发生充血性心力衰竭;高血压和肥胖症高度关联;肥胖症患者的低密度脂蛋白水平升高,而高密度脂蛋白水平下降,低水平高密度脂蛋白可能是增加肥胖症心血管疾病风险的机制之一。如果一个人是上半身体脂肪增加、而非下半身,很可能与糖尿病的发生相关联。严重肥胖症患者肺功能受损非常严重,包括肺换气不足、高碳酸血症、缺氧症和嗜睡(即肥胖肺心综合征),且肥胖肺心综合征的病死率很高。肥胖症可能会恶化骨关节炎及因皮肤伸张、擦烂和棘皮症而引起皮肤病问题。肥胖妇女存在产科风险,易患毒血症和高血压。

肥胖症还与一些癌症有关联。肥胖男性患前列腺癌和结肠直肠癌的比率更高,肥胖女性患胆囊癌、乳腺癌、宫颈癌、子宫癌和卵巢癌的比率更高。研究发现肥胖症通过影响雌激素分泌而导致子宫内膜癌和乳腺癌的产生和恶化。

三、诊断与鉴别诊断

(一)诊断

肥胖症的诊断主要根据 BMI 或体重：BMI 高于 30 kg/m² ，或者体重高于正常体重上限的20%，被诊断为肥胖症。

(二)鉴别诊断

1.其他综合征

夜间进食综合征的患者会在晚餐后过度进食，他们是被充满压力的生活环境而促发的，一旦得了往往就会每天反复发生，直到压力缓解。

暴食综合征(贪食症)被定义为在短时间里突然强迫性地摄取大量食物，通常随后伴有严重的不安和自责。暴食也可以表现为是一种应激反应。与夜间进食综合征比起来，暴食综合征的暴食发作并不是定时的，而且常常与特定的促发环境紧密相连。

肥胖肺心综合征(匹克威克综合征)是当一个人的体重超过理想体重的 100% ，并伴有呼吸和心血管疾病时才被认为是患有肥胖肺心综合征。

2.躯体变形障碍(畸形恐惧症)

一些肥胖者感觉他们的身体畸形、令人厌恶，并且感觉他人对他们带有敌意和厌恶。这种感觉是与他们的自我意识及社会功能受损紧密相连。情绪健康的肥胖者没有体像障碍，只有少数神经质的肥胖者才有体像障碍。该躯体变形障碍主要局限于从儿童期就已经肥胖的人，而在这些儿童期就肥胖的人中间，也仅有少于一半的人患躯体变形障碍。

四、病程和预后

肥胖症的病程是进展性的。减轻体重的预后很差，那些体重明显减轻的患者，90%最终体重再增加；儿童期就开始肥胖的患者预后特别差；青少年发病的肥胖症患者，往往更严重，更难治，与情绪紊乱的联系也比成人肥胖症更紧密。肥胖症的预后取决于肥胖产生的医学并发症。

肥胖症对患者健康有着不良影响，与心血管疾病、高血压［血压高于 21.3/12.7 kPa(160/95 mmHg)］、高胆固醇血症(血胆固醇高于 6.5 mmol/L)、由遗传决定的糖尿病特别是2 型糖尿病(成年起病或非胰岛素依赖型糖尿病)等一系列疾病有关。根据美国健康协会的资料，肥胖的男性无论抽不抽烟，都会由于结肠、直肠和前列腺癌症而比正常体重的男性有更高的病死率。肥胖的女性会由于胆囊、胆管、乳腺、子宫(包括子宫颈和子宫内膜)和卵巢的癌症而比正常女性有更高的病死率。研究指出一个超重的人其体重越重，死亡的概率就越大。对那些极端肥胖的人，即体重为理想体重的 2 倍，减轻体重可能是挽救他们生命的方法，这些患者可能会出现心肺衰竭，特别是在睡觉的时候(睡眠呼吸暂停综合征)。

五、治疗

存在广泛的精神病理学如焦虑障碍、抑郁障碍的肥胖者，在节食过程中有过情绪紊乱病史的及正处于中年危机的肥胖者，应该尝试减肥，并最好在专业人员严格的督导下进行。

（一）节食

减肥的基础很简单——通过摄入低于消耗减少热量摄入。减少热量摄入的最简单方式就是建立一个低热量的饮食方式，包含那些易获得食物的均衡节食计划可获得最佳长期效果。对大多数人来说，最满意的节食计划通常的食物数量参照标准的节食书上可获得的食物营养价值表，这样节食可以最大机会地长期保持体重的持续减少。

禁食计划一般用于短期减肥，但经常会引发一些疾病，包括直立性低血压、钠利尿和氮平衡的破坏。酮体生成节食是高蛋白、高脂肪的节食方式，用于促进减肥，但这种节食会增高胆固醇浓度并且会导致酮症，产生恶心、高血压和嗜睡等反应。无论各种节食方式多么有效，他们大多数都很乏味，所以当一个节食者停止节食并回到以前的饮食习惯，会刺激他们加倍地过度进食。

一般而言，减肥的最好方式就是有一个含有 4 602~5 021 kJ 的均衡饮食方案。这种节食方案可以长期执行，但必须另外补充维生素，特别是铁、叶酸、锌和维生素 B_6。

（二）锻炼

增加躯体活动常常被推荐为一种减肥养生法。因为多数形式的躯体活动所消耗的热量直接与体重成一定比例，所以做同样多的运动肥胖的人比正常体重的人消耗更多的热量。而且，以前不活动的人增加躯体活动事实上可能还会减少食物摄入。锻炼也有助于维持体重的减低。

（三）药物疗法

各种用于治疗肥胖症的药物中，有些药物效果较好，如安非他明、右旋安非他明、苄非他明、苯二甲吗啡、苯丁胺、马吲哚等。药物治疗有效是因为它会抑制食欲；但是在使用几周后可能会产生对该作用的耐受。

奥利斯特是一个选择性胃和胰腺脂肪酶抑制剂减肥药，这种抑制剂用于减少饮食中脂肪（这种脂肪会通过粪便排泄出来）的吸收。它通过外围机制起作用，所以一般不影响中枢神经系统（即心跳加快、口干、失眠等），而大多数减肥药都会影响中枢神经系统。奥斯利特主要的不良反应是肠胃道不良反应。该药可以长期使用。

西布曲明是一种 β 苯乙胺，它抑制 5-羟色胺和去甲肾上腺素的再摄取（在一定范围内还抑制多巴胺），用于减肥，长期使用可以维持体重减轻。

（四）外科手术

那些可引发食物吸收不良或者减少胃容量的外科手术方法已经用于显著肥胖者。胃旁路术是一个通过横切或者固定胃大弯或胃小弯而使胃变小的手术。胃成形术使胃的入口变小从而使食物通过变慢。尽管会出现呕吐、电解质紊乱和梗阻，但是手术的结果还是成功的。抽脂术（脂肪切除术）一般是为了美容，而对长期的减肥并没有用。

（五）心理治疗

精神动力性心理治疗以内省为取向，可能对一些患者有效，但没有证据表明揭示过度进食的无意识原因可以改变肥胖者以过度进食来应对压力的症状。在成功的心理治疗和成功的减肥后的几年里，多数患者在遇到压力时还会继续过度进食，而且，许多肥胖者似乎特别容易过度依赖一个治疗师，在心理治疗结束过程中可能会发生紊乱的退行。

行为矫正已经是最成功的心理治疗法，并被认为是治疗肥胖症的选择。患者通过指导会认识到与吃有关的外界线索，并且在特定环境中保持每天的进食量，比如在看电影、看电视或处于焦虑、抑郁等某种情绪状态之下时。患者也会通过教导发展出新的进食模式，比如慢吃、细嚼慢咽，吃饭时不看书，两餐间不吃东西或不坐下就不吃东西。操作性条件治疗通过奖励比如表扬或新衣服来强化减肥,也已经使减肥获得成功。

团体治疗有助于保持减肥动机,有助于提高对已经减肥成功的成员的认同,并且可以提供有关营养方面的教育。

(六)综合治疗

一个管理肥胖症患者的真正全面的方法是以设备(如新陈代谢测量室)和人(如营养学家和锻炼生理学家)为核心;但是这些都很难获得。设计高质量的项目时,要有容易获得的资源(如治疗手册),以及合理运用锻炼、心理治疗和药物治疗相结合的综合方法。决定使用哪种心理治疗或体重管理方法是一项重要环节,并且与患者一起来决定哪些资源的结合可以控制体重将是最合适的方式。

(郝相奎)

第五节 糖 尿 病

糖尿病是一组由遗传和环境因素相互作用而引起的临床综合征。因胰岛素分泌绝对或相对不足及靶组织细胞对胰岛素敏感性降低,引起糖、蛋白质、脂肪、水和电解质等一系列代谢紊乱。临床以高血糖为主要表现,多数情况下会同时合并脂代谢异常和高血压等,久病可引起多个系统损害。病情严重或应激时可发生急性代谢紊乱如酮症酸中毒等。

糖尿病患者的心血管危险是普通人群的 4 倍,超过 75% 的糖尿病患者最终死于心血管疾病。NCEP ATPⅢ认为,糖尿病是冠心病的等危症;有学者甚至认为糖尿病是"代谢性血管病"。

一、分类

(一)胰岛素依赖型糖尿病

该型多发生于青幼年。临床症状较明显,有发生酮症酸中毒的倾向,胰岛素分泌缺乏,需终身用胰岛素治疗。

(二)非胰岛素依赖型糖尿病

非胰岛素依赖型糖尿病多发生于 40 岁以后的中、老年人。临床症状较轻,无酮症酸中毒倾向,胰岛素水平可正常、轻度降低或高于正常,分泌高峰延迟。部分肥胖患者可出现高胰岛素血症,非肥胖者有的胰岛素分泌水平低,需用胰岛素治疗。

(三)其他特殊类型的糖尿病

其他特殊类型的糖尿病包括以下 3 种。

(1)B 细胞遗传性缺陷:①家族有 3 代或更多代的成员在 25 岁以前发病,呈常染色体显性遗传,临床症状较轻,无酮症酸中毒倾向,称青年人中成年发病型糖尿病(简称 MODY)。②线粒体基因突变糖尿病。

(2)内分泌病。

(3)胰腺外分泌疾病等。

(四)妊娠期糖尿病

妊娠期糖尿病指在妊娠期发生的糖尿病。

二、临床表现

(一)代谢紊乱综合征

多尿、多饮、多食、体重减轻(三多一少),部分患者外阴瘙痒、视物模糊。胰岛素依赖型 DM 起病急,病情较重,症状明显;非胰岛素依赖型 DM 起病缓慢,病情相对较轻或出现餐后反应性低血糖。反应性低血糖是由于糖尿病患者进食后胰岛素分泌高峰延迟,餐后 3~5 小时血浆胰岛素水平不适当地升高,其所引起的反应性低血糖可成为这些患者的首发表现。患者首先出现多尿,继而出现口渴、多饮、食欲亢进,但体重减轻,形成典型的"三多一少"表现。患者可有皮肤瘙痒,尤其是外阴瘙痒。高血糖可使眼房水、晶状体渗透压改变而引起屈光改变致视物模糊。患者可出现诸多并发症和伴发病、反应性低血糖等。

(二)糖尿病自然病程

1.胰岛素依赖型糖尿病

胰岛素依赖型糖尿病多于 30 岁以前的青少年期起病,起病急,症状明显,有酮症倾向,患者对胰岛素敏感。在患病初期经胰岛素治疗后,部分患者胰岛功能有不同程度的改善,胰岛素用量可减少甚至停用,称蜜月期。蜜月期一般不超过 1 年。15 年以上长期高血糖患者,可出现慢性并发症。强化治疗可减低或延缓并发症的发生。

2.非胰岛素依赖型糖尿病

非胰岛素依赖型糖尿病多发生于 40 岁以上中、老年人,患者多肥胖,起病缓慢,病情轻,口服降糖药物有效,对胰岛素不敏感;但在长期的病程中,胰岛 β 细胞功能逐渐减退,以至需要胰岛素治疗。

(三)并发症

1.急性并发症

(1)糖尿病酮症酸中毒(DKA)是糖尿病的急性并发症。多发生于胰岛素依赖型糖尿病患者,也可发生在非胰岛素依赖型糖尿病血糖长期控制不好者。其病因有感染,饮食不当,胰岛素治疗中断或不足,应激情况如创伤、手术、脑血管意外、麻醉、妊娠和分娩等。有时可无明显的诱因,多见于胰岛素的作用下降。患者表现为原有的糖尿病症状加重,尤其是口渴和多尿明显,胃肠道症状、乏力、头痛、萎靡、酸中毒深大呼吸,严重脱水、血压下降、心率加快、嗜睡、昏迷。少数患者既往无糖尿病史,还有少数患者有剧烈腹痛、消化道出血等表现。

(2)高渗性非酮症糖尿病昏迷(HNDC):简称高渗性昏迷,是糖尿病急性代谢紊乱的表现之一,多发生在老年人。可因各种原因导致大量失水,发生高渗状态,病情危重。患者易并发脑血管意外、心肌梗死、心律失常等并发症,病死率高达 40%~70%。有些患者发病前无糖尿病史。常见的诱因有感染、急性胃肠炎、胰腺炎、血液或腹膜透析、不合理限制水分、脑血管意外、某些药物如糖皮质激素、利尿、输入大量葡萄糖液或饮用大量含糖饮料等。患者的早期表现为原有糖尿病症状逐渐加重,可有呕吐,腹泻,轻度腹痛,食欲缺乏,恶心,尿量减少,无尿,呼吸加速,表情迟钝、神志淡漠,不同程度的意识障碍;随后可出现嗜睡、木僵、幻觉、定向障碍、昏睡以至昏迷。患者体重明显下降,皮肤黏膜干燥,皮肤弹性差,眼压低、眼球软,血压正常或下降,脉搏细速,腱反射可减弱。并发脑卒中时,有不同程度的偏瘫,失语,眼球震颤,斜视,癫痫样发作,反射常消失,前庭功能障碍,有时有幻觉。

(3)感染:糖尿病患者常发生疖、痈等皮肤化脓性感染,可反复发生,有时可引起败血症或脓毒血症;泌尿系统感染中以肾盂肾炎和膀胱炎最常见,尤其是多见于女性患者,反复发作可转为慢性;皮肤真菌感染,如足癣也常见;真菌性阴道炎和巴氏腺炎是女性糖尿病患者常见并发症,多为白色念珠菌感染所致;糖尿病合并肺结核的发生率较高,易扩展播散形成空洞,下叶病灶较多见。

2.慢性并发症

(1)大血管病变:大和中动脉粥样硬化主要侵犯主动脉、冠状动脉、大脑动脉、肾动脉和肢体外周动脉等,临床上引起冠心病、缺血性或出血性脑血管病、高血压,肢体外周动脉粥样硬化常以下肢动脉病变为主,表现为下肢疼痛、感觉异常和间歇性跛行,严重者可导致肢体坏疽。

(2)糖尿病视网膜病变:是常见的并发症,其发病率随年龄和糖尿病的病程增长而增加,病史超过10年者,半数以上有视网膜病变,是成年人失明的主要原因。此外,糖尿病还可引起白内障、屈光不正、虹膜睫状体炎。

(3)糖尿病肾病:又称肾小球硬化症,病史常超过10年以上。胰岛素依赖型DM患者30%～40%发生肾病,是主要死因;非胰岛素依赖型糖尿病患者约20%发生肾病,在死因中列在心、脑血管病变之后。

(4)糖尿病神经病变:糖尿病神经病变常见于40岁以上血糖未能很好控制和病程较长的糖尿病患者。但有时糖尿病性神经病变也可以是糖尿病的首发症状,也可在糖尿病初期或经治疗后血糖控制比较满意的情况下发生。

(5)糖尿病足(肢端坏疽):在血管、神经病变的基础上,肢端缺血,在外伤、感染后可发生肢端坏疽。糖尿病患者的截肢率是非糖尿病者的25倍。

三、诊断

(一)辅助检查

1.尿糖测定

尿糖阳性是诊断线索,肾糖阈升高时(并发肾小球硬化症)尿糖可阴性。肾糖阈降低时(妊娠),尿糖可阳性。尿糖定性检查和24小时尿糖定量可判断疗效,指导调整降糖药物。

2.血葡萄糖(血糖)测定

血糖测定常用葡萄糖氧化酶法测定。空腹静脉正常血糖 3.3～5.6 mmol/L(全血)或 3.9～6.4 mmol/L(血浆、血清)。血浆、血清血糖比全血血糖高 1.1 mmol/L。

3.葡萄糖耐量试验

葡萄糖耐量试验有口服和静脉注射 2 种。当血糖高于正常值但未达到诊断糖尿病标准者,须进行口服葡萄糖耐量试验(OGTT)。成人口服葡萄糖 75 g,溶于 250～300 mL 水中,5 分钟内饮完,2 小时后再测静脉血血糖含量。儿童按 1.75 g/kg 计算。

4.糖化血红蛋白 A1(GHbA1)

其量与血糖浓度呈正相关,且为不可逆反应,正常人 HbA1c 在3%～6%。病情控制不良的 DM 患者 GHbA1c 较高。因红细胞在血液循环中的寿命约为 120 天,因此 GHbA1 测定反映取血前8～12周的血糖状况,是糖尿病患者病情监测的指标。

5.血浆胰岛素和 C-肽测定

血浆胰岛素和 C-肽测定有助于了解胰岛 B 细胞功能和指导治疗。①血胰岛素水平测定:正常人口服葡萄糖后,血浆胰岛素在 30～60 分钟达高峰,为基础值的 5～10 倍,3～4 小时恢复基础水平。②C-肽:正常人基础血浆 C-肽水平约为 0.4 nmol/L。C-肽水平在刺激后则升高5～6 倍。

6.尿酮体测定

尿酮体测定对新发病者尿酮体阳性胰岛素依赖型糖尿病的可能性大。

7.其他

血脂、肾功能、电解质及渗透压、尿微量清蛋白测定等应列入常规检查。

(二)诊断要点

1.糖尿病的诊断标准

首先确定是否患糖尿病,然后对被做出糖尿病诊断者在排除继发性等特殊性糖尿病后,做出胰岛素依赖型或非胰岛素依赖型的分型,并对有无并发症及伴发病做出判定。我国糖尿病学会采纳的诊断标准如下。①空腹血浆葡萄糖(FBG):低于 6.0 mmol/L 为正常,FBG 不低于 6.1 mmol/L且低于 7.0 mmol/L(126 mg/dL)为空腹葡萄糖异常(IFG),FBG 不低于 7.0 mmol/L暂时诊断为糖尿病。②服糖后 2 小时血浆葡萄糖水平(P2hBG):低于 7.8 mmol/L 为正常,P2hBG 不低于7.8 mmol/L且低于 11.1 mmol/L 为糖耐量减低(IGT),P2hBG 不低于 11.1 mmol/L 暂时诊断为糖尿病;③糖尿病的诊断:标准症状+随机血糖不低于 11.1 mmol/L,或 FPG 不低于 7.0 mmol/L,或 OGTT 中 P2hBG 不低于11.1 mmol/L;症状不典型者,需另一天再次证实。

作为糖尿病和正常血糖之间的中间状态,糖尿病前期(中间高血糖)人群本身即是糖尿病的高危人群。及早发现和处置糖尿病和糖尿病前期高危人群的心血管危险,对预防糖尿病和心血管疾病具有双重价值。因此,OGTT 应是具有心血管危险因素和已患心血管病个体的必查项目,以便早期发现糖尿病前期和糖尿病,早期进行干预治疗,以减少心血管事件发生。

2.糖尿病酮症酸中毒的诊断条件

(1)尿糖、尿酮体强阳性。

(2)血糖明显升高,多数在 500 mg/dL(28.9 mmol/L)左右,有的高达 600～1 000 mg/(33.3～55.6 mmol/L)。

(3)血酮体升高,多大于 50 mg/dL(4.8 mmol/L),有时高达 300 mg/dL。

(4)CO_2 结合力降低,pH 小于 7.35,碳酸氢盐降低,阴离子间隙增大,碱剩余负值增大。

(5)血钾正常或偏低,血钠、氯偏低,血尿素氮和肌酐常偏高。血浆渗透压正常或偏高。

(6)白细胞计数升高,如合并感染时则更高。

3.鉴别诊断

(1)其他原因所致的尿糖阳性:肾性糖尿由肾糖阈降低致尿糖阳性,血糖及 OGTT 正常。甲亢、胃空肠吻合术后,因碳水化合物在肠道吸收快,餐后 0.5～1 小时血糖过高,出现糖尿,但 FBG 和 P2hBG 正常;弥漫性肝病,肝糖原合成、储存减少,进食后 0.5～1 小时血糖高出现糖尿,但 FBG 偏低,餐后 2～3 小时血糖正常或低于正常;急性应激状态时胰岛素对抗激素分泌增加,糖耐量降低,出现一过性血糖升高,尿糖阳性,应激过后可恢复正常;非葡萄糖的糖尿如果糖、乳糖、半乳糖可与班氏试剂中的硫酸铜呈阳性反应,但葡萄糖氧化酶试剂特异性较高,可加以区别;大量维生素 C、水杨酸盐、青霉素、丙磺舒也可引起尿糖假阳性反应。

(2)药物对糖耐量的影响:噻嗪类利尿药、呋塞米、糖皮质激素、口服避孕药、阿司匹林、吲哚美辛、三环类抗抑郁药等可抑制胰岛素释放或对抗胰岛素的作用,引起糖耐量降低,血糖升高,尿糖阳性。

（3）继发性糖尿病：肢端肥大症或巨人症、皮质醇增多症、嗜铬细胞瘤分别因生长激素、皮质醇、儿茶酚胺分泌过多，对抗胰岛素而引起继发性糖尿病。久用大量糖皮质激素可引起类固醇糖尿病。通过病史、体检、实验室检查，不难鉴别。

（4）除外其他原因所致的酸中毒或昏迷，才能诊断糖尿病酮症酸中毒或高渗性非酮症糖尿病昏迷。

四、治疗

治疗原则为早期、长期、综合、个体化。基本措施为糖尿病教育，饮食治疗，体育锻炼，降糖药物治疗和病情监测。

（一）饮食治疗

饮食治疗是糖尿病治疗的基础疗法，也是糖尿病治疗成功与否的关键。目前主张平衡膳食，掌握好每天进食的总热量、食物成分、规律的餐次安排等，应严格控制和长期执行。饮食治疗的目标是维持标准体重，纠正已发生的代谢紊乱，减轻胰腺负担。饮食控制的方法如下。

1.制订总热量

理想体重（kg）＝身高（cm）－105。计算每天所需总热量（成年人），根据休息、轻度、中度、重度体力活动分别给予 104.6～125.52 kJ/kg,125.52～146.44 kJ/kg,146.44～167.36 kJ/kg,不低于 167.36 kJ/kg（40 kcal/kg）的热量。儿童、孕妇、乳母、营养不良和消瘦及伴消耗性疾病者应酌情增加，肥胖者酌减，使患者体重恢复至理想体重的±5%。

2.按食品成分转为食谱三餐分配

根据生活习惯、病情和药物治疗的需要安排。可按每天分配为 1/5、2/5、2/5 或 1/3、1/3、1/3；也可按 4 餐分为 1/7、2/7、2/7、2/7。在使用降糖药过程中，按血糖变化再作调整，但不能因降糖药物剂量过大，为防止发生低血糖而增加饮食的总热量。

3.注意事项

（1）糖尿病患者食物选择原则：少食甜食、油腻食品，多食含纤维多的蔬菜、粗粮，在血糖控制好的前提下可适当进食一些新鲜水果，以补充维生素，但应将热量计算在内。

（2）糖尿病与饮酒：非糖尿病患者长期饮酒易发生神经病变，糖尿病患者长期饮酒可加重神经病变，并可引起肝硬化，胰腺炎及多脏器损坏。对戒酒困难者在血糖控制好和无肝肾病变的前提下可少量饮酒，一般白酒低于 100 g,啤酒低于 200 mL。

（二）体育锻炼

运动能促进血液循环，降低非胰岛素依赖型糖尿病患者的体重，提高胰岛素敏感性，改善胰岛素抵抗，改善糖代谢，降低血脂，减少血栓形成，改善心肺功能，促进全身代谢。运动形式有行走、慢跑、爬楼梯、游泳、骑自行车、跳舞、打太极拳等有氧运动，每周至少 3～5 次，每次 30 分钟以上。胰岛素依赖型糖尿病患者接受胰岛素治疗时，常波动于相对胰岛素不足和胰岛素过多之间。在胰岛素相对不足时进行运动可使肝葡萄糖输出增多，血糖升高，游离脂肪酸（FFA）和酮体生成增加；在胰岛素相对过多时，运动使肌肉摄取和利用葡萄糖增加，肝葡萄糖生成降低，甚至诱发低血糖。因此对胰岛素依赖型糖尿病患者运动宜在餐后进行，运动量不宜过大。总之，体育锻炼应个体化。

（三）药物治疗

目前临床应用的药物有六大类，即磺酰脲类（SU）、双胍类、α-葡萄糖苷酶抑制药、噻唑烷二酮类(TZD)、苯甲酸衍生物类、胰岛素。

1.治疗原则

胰岛素依赖型糖尿病一经诊断,则需用胰岛素治疗。非胰岛素依赖型糖尿病患者经饮食控制后如血糖仍高,则需用药物治疗。出现急性并发症者则需急症处理;出现慢性并发症者在控制血糖的情况下对症处理。

2.磺酰脲类

目前因第一代药物不良反应较大,低血糖发生率高,已较少使用,主要选用第二代药物。

(1)用药方法:一般先从小剂量开始,1～2 片/天,根据病情可逐渐增量,最大剂量为6～8 片/天。宜在餐前半小时服用。格列本脲作用较强,发生低血糖反应较重,老年人、肾功不全者慎用。格列齐特和格列吡嗪有增强血纤维蛋白溶解活性、降低血液黏稠度等作用,有利于延缓糖尿病血管并发症的发生。格列喹酮的代谢产物由胆汁排入肠道,很少经过肾排泄,适用于糖尿病肾病患者。格列苯脲是新一代磺酰脲类药物,作用可持续 1 天,服用方便,1 次/天;它不产生低血糖,对心血管系统的影响较小。格列吡嗪控释片(瑞易宁)1 次/天口服,该药可促进胰岛素按需分泌,提高外周组织对胰岛素的敏感性,显著抑制肝糖的生成,有效降低全天血糖,不增加低血糖的发生率,不增加体重,不干扰脂代谢,不影响脂肪分布;与二甲双胍合用疗效增强。

(2)药物剂量:格列本脲,每片 2.5 mg,2.5～15 mg/d,分 2～3 次服;格列吡嗪,每片 5 mg,5～30 mg/d,分 2～3 次服;格列吡嗪控释片(瑞易宁),每片 5 mg,5～20 mg/d,1 次/天;格列齐特,每片 80 mg,80～240 mg/d,分 2～3 次服;格列喹酮,每片 30 mg,30～180 mg/d,分 2～3 次服;格列苯脲,每片 1 mg,1～4 mg/d,1 次/天。

3.双胍类

(1)常用的药物剂量:肠溶二甲双胍,每片 0.25 g,0.5～1.5 g/d,分 2～3 次口服;二甲双胍,每片 0.5 g,0.85～2.55 g/d,分 1～2 次口服,剂量超过 2.55 g/d 时,最好随三餐分次口服。

(2)用药方法:二甲双胍开始时用小剂量,餐中服,告知患者有可能出现消化道反应,经一段时间有可能减轻、消失;按需要逐渐调整剂量,以不超过 2 g/d 肠溶二甲双胍或 2.55 g/d 二甲双胍(格华止)为度;老年人减量。

4.α-葡萄糖苷酶抑制药

用药方法:常用药物如阿卡波糖(拜糖平),开始剂量 50 mg,3 次/天,75～300 mg/d;倍欣0.2 mg,3 次/天,与餐同服。合用助消化药、制酸药、胆盐等可削弱效果。

5.胰岛素增敏(效)药

胰岛素增敏(效)药包括罗格列酮、吡格列酮等,属于噻唑烷二酮类口服降糖药。

(1)吡格列酮。①用药方法:口服 1 次/天,初始剂量为 15 mg,可根据病情加量直至45 mg/d。肾功能不全者不必调整剂量。②本品不适于胰岛素依赖型糖尿病、糖尿病酮症酸中毒的患者,禁用于对本品过敏者。活动性肝病者不应使用本品。水肿和心功能分级 NYHAⅢ～Ⅳ 患者不宜使用本品。本品不宜用于儿童。用药过程中若 ALT 水平持续超过 3 倍正常上限或出现黄疸,应停药。联合使用其他降糖药有发生低血糖的危险。③常见不良反应有头痛、背痛、头晕、乏力、恶心、腹泻等,偶有增加体重和肌酸激酶升高的报道。

(2)罗格列酮。①用药方法:起始剂量为 4 mg/d,单次服用;经 12 周治疗后,如需要可加量至 8 mg/d,1 次/天或 2 次/天服用。②临床适应证及注意事项同吡格列酮,但本品的肝不良反应少。

6.胰岛素

(1)适应证包括以下几方面:胰岛素依赖型糖尿病;糖尿病酮症酸中毒、高渗性昏迷和乳酸性酸中毒伴高血糖时;合并重症感染、消耗性疾病、视网膜病变、肾病变、神经病变、急性心肌梗死、脑血管意外;因伴发病需外科治疗的围术期;妊娠和分娩;非胰岛素依赖型糖尿病患者经饮食及口服降糖药治疗未获得良好控制;全胰腺切除引起的继发性糖尿病。

(2)临床常用胰岛素制剂包括超短效胰岛素、人胰岛素类似物,无免疫原性,低血糖发生率低;短效胰岛素(R);中效胰岛素(中性鱼精蛋白锌胰岛素 NPH);预混胰岛素(30R、50R);长效胰岛素(鱼精蛋白锌胰岛素 PZI)。

(郝相奎)

第六节 痛 风

痛风是一组由于遗传性或获得性嘌呤代谢紊乱和/或尿酸排泄障碍所致的异质性疾病。其临床特点有高尿酸血症、以尿酸盐结晶和沉积所致的特征性急性关节炎、痛风石、严重者有关节畸形及功能障碍。累及肾脏者可有间质性肾炎,常伴尿酸性尿路结石。高尿酸血症引起急性关节炎发作、痛风石形成及关节、肾脏改变时,称为痛风。仅有高尿酸血症,或高尿酸血症伴随尿酸性肾结石,不能诊断为痛风。患者常伴发肥胖、2型糖尿病、高脂血症、高血压病、冠心病等。高尿酸血症和痛风常是代谢综合征的一部分。随着经济发展,生活方式改变,以及人均寿命的延长,其患病率逐年上升。

一、发病机制和分类

本病是多原因的,分原发性和继发性两大类。原发性的基本属遗传性,遗传方式多数未明,仅 1%～2%因酶缺陷引起,如磷酸核糖焦磷酸合成酶(PRS)亢进症、次黄嘌呤-鸟嘌呤磷酸核糖转移酶(HGPRT)缺乏症、腺嘌呤磷酸核糖转移酶(AP-RT)缺乏症等。原发性痛风与肥胖、原发性高血压、血脂异常、糖尿病、胰岛素抵抗关系密切。继发性主要因肾脏病或酸中毒引起的滤过/排泌障碍、血液病或肿瘤的细胞过度增殖和放化疗后的大量破坏、高嘌呤饮食等引起的。

体内 80%的尿酸来源于体内嘌呤生物合成(内源性);20%的尿酸来源于富含嘌呤食物的摄取(外源性)。目前尚无证据说明溶解状态的尿酸有毒性。痛风的发生应取决于血尿酸的浓度和在体液中的溶解度。

引起高尿酸血症的病因主要包括高嘌呤饮食、ATP 降解增加、尿酸生成增多、细胞破坏所致的 DNA 分解增多、尿酸排泄减少等。尿酸是嘌呤代谢的最终产物,参与尿酸代谢的嘌呤核苷酸有次黄嘌呤核苷酸、腺嘌呤核苷酸和鸟嘌呤核苷酸。核苷酸的生成有两个途径:主要是从氨基酸、磷酸核糖及其他小分子的非嘌呤基的前体,从头合成而来;另一途径是从核酸分解而来,核苷酸再一步步生成尿酸。在嘌呤代谢过程中,一旦酶的调控发生异常,即可发生血尿酸量的变化。

肾小球滤出的尿酸减少、肾小管排泌尿酸减少或重吸收增加,均可导致尿酸的排出减少,引起高尿酸血症。其中大部分是由于肾小管排泌尿酸的能力下降,少数为肾小球滤过减少或肾小管重吸收增加。肾脏对尿酸的排泄减少与肾内缺血和乳酸生成增多、离子交换转运系统对尿酸排泄的抑制,以及肾内的钼、硫与铜结合增多等因素有关。另外,噻嗪类利尿剂、呋塞米、乙胺丁醇、吡嗪酰胺、小剂量阿司匹林、烟酸、乙醇等,均可竞争性抑制肾小管排泌尿酸而引起高尿酸血症。

二、病理生理和临床表现

(一)急性关节炎

急性关节炎常是痛风的首发症状,是尿酸盐结晶、沉积引起的炎症反应。当环境温度为37℃,血 pH 为 7.4 时,尿酸钠的饱和浓度为 380 $\mu mol/L$(6.4 mg/dL)。当尿酸浓度超过此水平时,则容易形成针状结晶而析出,引起痛风性关节炎、痛风石。血尿酸过高与血浆清蛋白、α_1、α_2 球蛋白结合减少,关节局部 pH、温度降低等有关。关节滑膜上的痛风微小结晶析出并脱落,析出的结晶激活了 Hageman 因子、5-羟色胺、血管紧张素、缓激肽、花生四烯酸及补体系统,又可趋化白细胞,使之释放白三烯 B_4(LTB$_4$)和糖蛋白化学趋化因子,单核细胞也可在刺激后释放白介素 1(IL-1)等引发关节炎发作。

下肢关节尤其是跖趾关节,承受的压力大,容易损伤,局部温度较低,故为痛风性关节炎的好发部位。关节软骨容易发生尿酸盐沉积,发生软骨退行性改变,导致滑囊增厚、软骨下骨质破坏及周围组织纤维化,晚期可发展为关节强硬和关节畸形。

(二)痛风石

长期高尿酸血症可引起一种特征性改变叫痛风石。血尿酸水平持续高于饱和浓度,导致尿酸盐结晶沉积在关节、骨和软骨、滑囊膜、肌腱和皮下结缔组织等,引起慢性炎症反应,形成上皮肉芽肿。其周围有大量单核细胞、巨核细胞,有时还有分叶核细胞的浸润。随着沉积的尿酸盐不断增多,在局部逐渐形成黄白色赘生物,为芝麻至鸡蛋或更大不等。早期质地较软,后期由于痛风石内纤维组织的增多,质地逐渐变硬。痛风石可溃破,排出白色尿酸盐结晶,形成不易愈合的皮肤溃疡。

(三)痛风的肾脏病变

90%～100%痛风患者有肾损害,由于患者的肾小管功能障碍,导致尿液的 pH 降低;而尿pH 为 7.4 时,99% 以上的尿酸呈离子状态;尿液 pH 为 7.0 时,尿酸在尿液中的溶解度增加10 倍;而 pH 为 5.0 时,85% 的尿酸为非离子状态。因此,尿酸盐在酸性环境下更容易形成结晶,形成恶性循环。尿酸在远曲小管和集合管形成结晶而析出,引起肾小管与肾间质的化学性炎症。痛风主要可引起 3 种类型的肾脏病变。

1.痛风性肾病

痛风性肾病呈慢性进展经过。其特征性组织学表现是肾髓质或乳头处有尿酸盐结晶,其周围有圆形细胞和巨大细胞反应,呈间质性炎症,导致肾小管变形、上皮细胞坏死、萎缩、纤维化、硬化、管腔闭塞,进而累及肾小球血管床。临床可有蛋白尿、血尿、等渗尿,进而发生高血压、氮质血症等肾功能不全表现。尽管痛风患者 17%～25% 死于尿毒症,但很少是痛风单独引起,常与老化、高血压、动脉粥样硬化、肾结石或感染等综合因素有关。

2.急性梗阻性肾病

急性梗阻性肾病也称为高尿酸血症肾病,主要见于放疗、化疗等致急剧明显的血尿尿酸增高的患者,导致肾小管急性、大量、广泛的尿酸结晶阻塞——急性肾衰竭。

3.尿酸性尿路结石

结石在高尿酸血症期即可出现。其发生率在高尿酸血症中占 40%,占痛风患者的 1/4,比一般人群高 200 倍,在一切结石中占 10%。其发生率与血尿酸水平及尿酸排出量呈正相关,约 84%的尿酸性结石由单纯的尿酸构成,4%为尿酸与草酸钙的混合性结石,其余为草酸或磷酸钙结石。

三、实验室检查

(一)血尿酸测定

血尿酸测定多采用血清标本、尿酸氧化酶法,正常值男性 150~380 μmol/L(2.4~6.4 mg/dL),女性 100~300 μmol/L(1.6~3.2 mg/dL)。一般男性大于 420 μmol/L (7.0 mg/dL),女性大于 350 μmol/L(6 mg/dL)可确定高尿酸血症。由于存在波动性,应反复监测。

(二)尿尿酸测定

高尿酸血症可分为产生过多型、排泄减少型、混合型、正常型四型。限制嘌呤饮食 5 天后,每天尿酸排出量仍超过 3.57 mmol(600 mg),可认为尿酸生成增多。

(三)滑囊液检查

急性关节炎期,行关节腔穿刺,拍取滑囊液检查,在旋光显微镜下,见白细胞内有双折光现象的针形尿酸盐结晶。同时发现白细胞,特别是分中性粒细胞增多。

(四)痛风结节内容检查

标本取自结节自行破溃物或穿刺结节内容物,判定方法有两种。

(1)紫脲酸胺反应:取硝酸 1 滴,滴在标本上,加热使硝酸蒸发掉,然后再滴氨水 1 滴,若是尿酸标本是暗紫红色,特异性很高,氧嘌呤则阴性。

(2)旋光显微镜检查:结节内容呈黏土状,镜下可见双折光的针状结晶,呈黄色。

(五)X 线检查

急性关节炎期可见非特征性软组织肿胀;慢性期或反复发作后,可见软骨缘破坏,关节面不规则,软骨面、骨内、腔内可见痛风石沉积,骨质边缘可见增生反应等非特异表现;典型者由于尿酸盐侵蚀骨质,使之呈圆形或不整齐的穿凿样透亮缺损,为痛风的 X 线特征。

(六)关节镜检查

在痛风发作时,常在滑膜上见到微小结节,冲洗关节腔时,可见部分结晶脱落到关节腔内。

(七)X 线双能骨密度检查

在 X 线检查尚无变化时,可早期发现受伤害的关节骨密度下降。

(八)超声显像

尿酸性尿路结石 X 线检查不显影,但超声显像可显影。混合型结石 X 线、超声显像均可显影。

(九)CT 与 MRI 检查

沉积在关节内的痛风石,根据其灰化程度的不同在 CT 扫描中表现为灰度不等的斑点状影像。痛风石在 MRI 检查的 T_1 和 T_2 影像中均呈低到中等密度的块状阴影。两项联合检查可对多数关节内痛风石作出准确诊断。

四、诊断和鉴别诊断

本症可发生于任何年龄,但发病的高峰年龄为 40 岁左右,患病率随年龄的增长有逐渐增高的趋势。临床上以男性患者多见,只有 5% 的患者为女性,且多为绝经后妇女。肥胖及体力活动较少者易患本病。常有家族史及代谢综合征表现,在诱因基础上,突然半夜关节炎发作或尿酸结石发作,大致可考虑痛风,查血尿酸增高可确诊。有条件作关节腔穿刺、痛风石活检 X 线检查、关节腔镜检查等可协助确诊。有困难者用秋水仙碱诊断性治疗迅速显效,具有特征性诊断价值。需注意的是痛风导致的急性关节炎的多呈自限性。轻微发作一般数小时至数天可缓解,严重者可持续 1~2 周或更久。通常痛风的急性关节炎发作缓解后,患者症状全部消失,关节活动完全恢复正常,此阶段称为间隙期,可持续数月至数年。多数患者于 1 年内症状复发,其后每年发作数次或数年发作 1 次。有些病例表现不典型,需与类似疾病做鉴别。

(一)急性关节炎

需与其他原因关节炎相鉴别。

1.风湿性关节炎

风湿性关节炎多见于青少年女性,以膝关节炎为主,常伴环形红斑等。

2.类风湿关节炎

类风湿关节炎多见中青年女性,好发小关节,呈梭形肿胀,类风湿因子效价高。

3.创伤性关节炎

因痛风常在创伤后发作故易误诊,重要的是痛风病情和创伤程度呈不平行关系。

4.化脓性关节炎

全身中毒症状重,而滑囊液无尿酸盐结晶。

5.假性关节炎

老年膝关节炎,滑囊液中可见焦磷酸钙结晶,本病罕见。

(二)慢性关节炎

1.类风湿关节炎

关节呈慢性僵直畸形,多见于中青年女性,血尿酸不增高,X 线缺乏穿凿作特征性缺损。

2.银屑病(牛皮癣)关节炎

20% 左右的患者可伴有血尿酸增高,有时难以与痛风相区别。常累及远端的指(趾)间关节、掌指关节、跖趾关节,少数可累及脊柱和股髂关节,表现为非对称性关节炎,可有晨僵现象。X 线照片可见关节间隙增宽,骨质增生与破坏可同时存在,末节指(趾)远端呈铅笔尖或帽状。

3.骨肿瘤

多处穿凿样破坏以致骨折、畸形而误诊为骨肿瘤。但无急性关节炎及高尿酸血症病史,鉴别有困难者活组织检查。

4.假性痛风

假性痛风多见于用甲状腺素进行替代治疗的老年人,为关节软骨钙化所致。一般女性较多见,膝关节最常受累。关节炎发作常无明显的季节性。血尿酸水平正常。关节滑囊液检查可发现有焦磷酸钙结晶或磷灰石,X 线照片可见软骨呈线状钙化,尚可有关节旁钙化。部分患者可同时合并有痛风,则可有血尿酸浓度升高,关节滑囊液检查可见尿酸盐和焦磷酸钙两种结晶。

(三)尿路结石

尿路结石需与其他成分的结石鉴别。草酸钙、磷酸钙、碳酸钙结石 X 线显影,易与混合型尿酸结石混淆,但后者有高尿酸血症及相关痛风表现。胱氨酸结石 X 线也不显影,但血尿酸不高。

五、预防和治疗

对原发性痛风目前尚无根治的方法,但通过控制高尿酸血症通常可有效地减少发作,使病情逆转。本病的治疗目标为:①迅速终止急性关节炎发作;②控制尿酸性肾病与肾石病,保护肾功能。不同病情阶段的治疗措施各不相同。

(一)一般处理

对疑诊患者及家属进行检查,早期发现高尿酸血症。控制体重、控制血脂、避免过量饮酒等有助于预防血尿酸水平升高。每天蛋白质的摄入量应限制在 1 g/kg 体重左右。由于果糖摄入过多可导致体内嘌呤核苷酸产生增多,进而促进尿酸的生成,故应少食富含果糖的食物。动物内脏(心、肝、肾、脑)及海产品、菌菇酵母类等均为高嘌呤食物,应限制食用。肉类、鱼虾类、豌豆、菠菜等也含一定量的嘌呤,食用要适量。还应该戒烟、避免劳累,多饮水促进尿酸的排泄。不宜使用抑制尿酸排泄药、利尿剂、小剂量阿司匹林等。生活方式的调整很重要。需定期进行血尿酸浓度监测,以确保血尿酸水平经常控制在正常范围之内。对经饮食控制等非药物治疗后血尿酸浓度仍超过 475 μmol/L(8 mg/dL)、24 小时尿尿酸排泄量大于6.54 mmol,或有明显家族史者,即使未出现关节炎、痛风石、肾石病等临床表现,也应使用降低尿酸的药物。

(二)急性发作期的处理

首先应绝对卧床休息,抬高患肢,避免受累关节负重,持续至关节疼痛缓解后 72 小时左右方可逐渐恢复活动。并迅速投用抗炎药物。

1.秋水仙碱

对控制痛风急性发作具有非常显著的疗效,为痛风急性关节炎期的首选用药。可减少或终止因白细胞和滑膜内皮细胞吞噬尿酸盐所分泌的化学趋化因子,对于制止炎症有特效。通常用药后 6～12 小时可使症状减轻,约 90% 患者在 24～48 小时可完全缓解。用法如下。①口服法:0.5 mg/h 或 1 mg/2 h,一天总量 4.8 mg,持续 24～48 小时,或在出现胃肠道症状前停止使用;②静脉法:可减少胃肠反应,一般 1.2 mg 溶于生理盐水 20 mL 中,5～10 分钟缓慢注射,4～5 小时可再次注射,总剂量不超过 4 mg。一旦外漏会造成组织坏死。秋水仙碱毒性很大,可能导致恶心呕吐、腹泻、肝细胞伤害、骨髓抑制、脱发、呼吸抑制等,故有骨髓抑制、肝肾功能不全、白细胞减少者禁用、治疗无效者,不可再用,应改用非甾体抗炎药。极少数患者使用秋水仙碱后,可发生急性心功能衰竭和严重的室性心律失常。

2.非甾体抗炎药

效果不如秋水仙碱,但较温和,发作超过 48 小时也可应用,无并发症的急性病风湿性关节炎发作可首选非甾体抗炎药。非甾体抗炎药与秋水仙碱合用,可增强镇痛的效果。此类药物宜在餐后服用,以减轻胃肠道刺激。常用的是吲哚美辛每次 50 mg,1 天 3 次;或保泰松每次 0.1 g,1 天3 次。其他还有双氯芬酸、布洛芬、酮洛芬、阿明洛芬、阿西美辛、尼美舒利、舒林酸、萘普生、美洛昔康、吡罗昔康等。症状消退后减量。

3.ACTH 或糖皮质激素

仅上述两类药无效或禁忌时用,且易反跳。一般每天以 ACTH 40 U 加入静脉滴注或40～80 U肌内注射;泼尼松 10 mg,1 天 3 次等。曲安西龙(去炎松)5～20 mg 关节腔注射,常可使症状得到缓解。

4.关节剧烈疼痛者

可口服可待因 30～60 mg,或肌内注射哌替啶 50～100 mg。降低血尿酸的药物在用药早期可使进入血液中的尿酸一过性增多,有加重急性关节炎的可能,故在痛风的急性期不宜使用。

(三)间隙用及慢性期治疗

降低血尿酸药物为本期治疗的主要用药,以控制高尿酸血症,治疗目标为血尿酸水平维持在 360 μmol/L(6 mg/dL)以下。应用降低血尿酸药物的适应证包括:①经饮食控制后血尿酸仍超过 416 μmol/L(7 mg/dL)者;②每年急性发作在 2 次以上者;③有痛风石或尿酸盐沉积的 X 线证据者;④有肾石病或肾功能损害者。造成功能障碍者,需适当关节理疗和锻炼,痛风石较大或已破溃形成瘘管者,应行手术治疗减轻局部不适合活动障碍。有关节畸形者可通过手术进行矫形。

1.抑制尿酸合成药

本药主要机制是抑制黄嘌呤氧化酶,阻止黄嘌呤转化为尿酸。适用于尿酸生成过多者和不适合使用促进尿酸排泄药者。用法为别嘌呤醇每次 0.1 g,1 天 3 次,逐渐增至每次 0.2 g。由于别嘌呤醇的生物半衰期为 18～30 小时,也可每天单次用药,顿服 0.3 g。可与促进尿酸排泄药合用,作用更强;也可单独使用。不良反应有胃肠道刺激、皮疹、发热、肝损害、骨髓抑制等。不良反应多见于有肾功能不全者,故肾功能不全者宜减半量应用。

2.促进尿酸排泄药

本药主要抑制肾小管的再吸收,适用于高尿酸血症期及发作间歇期、慢性期。当内生肌酐清除率小于 30 mL/min 时无效。有尿路结石或每天尿酸排出量>3.57 mmol(600 mg)时不宜使用。为避免用药后因尿中的尿酸排泄急剧增多而引起肾脏损害及尿路结石,用药时应从小剂量开始。用药期间需多饮水,同时服用碱性药,如碳酸氢钠每天 3～6 g。促排泄药可持续用药12～18 个月,直至尿酸平稳。常用药有以下几种。①丙磺舒(羧苯磺胺):开始剂量每次 0.25 g,1 天 2 次,两周内增至每次 0.5 g,1 天 3 次,1 天最大量 2 g;②磺吡酮(苯磺唑酮):作用比丙磺舒强,开始每次 50 mg,1 天 2 次,渐增至每次 100 mg,1 天 3 次;③苯溴马隆(苯溴香豆素):作用更强,1 天1 次,25～100 mg。偶有出疹、发热、胃肠道刺激、促使急性发作等不良反应。

(四)急性肾衰竭

发生急性肾衰竭者,先用乙酰唑胺 0.5 mg,以后 1 天 3 次,每次 0.25 g,并大量经静脉补液和补给 1.25%碳酸氢钠溶液,可同时静脉注射呋塞米 60～100 mg,使水分迅速排出,增加尿流量,冲开结晶的堵塞。同时减量使用抑制尿酸合成药别嘌呤醇。处理后如仍不能解除肾衰竭者可行血液透析。肾功能损害严重者,预后较差。

(郝相奎)

第八章

风湿免疫科疾病

第一节 类风湿关节炎

类风湿关节炎（rheumatoid arthritis，RA）是一个以累及周围关节为主的系统性自身性免疫疾病。其特征性表现为对称性多关节炎，关节滑膜的慢性炎症可引起关节软骨、软骨下骨及关节周围组织侵蚀破坏，最终导致关节畸形、强直和功能障碍，使患者丧失劳动能力和致残，预期寿命缩短。

一、概述

类风湿关节炎分布于世界各地区、各民族。在世界范围内，类风湿关节炎的患病率为0.3%～1.5%，但是在某些人群中如北美印第安披玛族人可高达5.0%。在我国患病率为0.3%～0.6%，也就是说我国患类风湿关节炎的总人数在300万以上。

类风湿关节炎可以发生在任何年龄，但更多见于30岁以后，女性高发年龄为45～54岁，男性随年龄增加而逐渐增加。女性发病约为男性的3倍。

二、病因病理

（一）病因

类风湿关节炎的病因尚未完全阐明。可能与遗传、感染及内分泌等因素有关。

1.遗传因素

对类风湿关节炎的家族及孪生子共患率的研究发现，本病具有复合遗传病的倾向。单卵双生子共患率为27%，而双卵双生子为13%，这两组数据均高于一般人群的患病率，提示遗传因素与类风湿关节炎发病密切相关。通过分子生物学检测发现，HLA-DRβ₁多个亚型的β链第三高变区氨基酸排列有相同的片段，称为共同表位，它在类风湿关节炎患者表达频率明显高于正常人群。因此，被认为是类风湿关节炎遗传易感性的基础，且此表位的量又与类风湿关节炎病情严重性呈正相关。对HLA以外的基因如T细胞受体基因、性别基因、球蛋白基因均可能与类风湿关节炎发病、发展有关，因此认为类风湿关节炎是一个多基因疾病。

2.感染因素

虽然类风湿关节炎的发病和分布不具有传染性疾病的流行病学特征，但一些研究者从关节滑膜、软骨组织中分离到了病原体或其基因,其他研究也证实感染因子如病毒、支原体、细菌都可通过介导自身免疫反应引起携带某种基因的易感个体患病,并影响类风湿关节炎的病情进展;病原体可能改变滑膜细胞或淋巴细胞基因表达而改变其性能;活性 B 淋巴细胞使之产生抗体;活化 T 淋巴细胞和巨噬细胞并释放细胞因子;感染因子的某些成分与人体自身抗原通过分子模拟或模糊识别而导致自身免疫反应的发生。

3.内分泌因素

更年期前后的女性类风湿关节炎发病率明显高于同年龄男性及老年女性,75％患者妊娠期间病情缓解,尤其在妊娠最后三个月症状改善明显;90％患者往往在分娩后数周或数月后出现血清类风湿因子升高和疾病复发;口服避孕药可缓解病情,这些均说明性激素在类风湿关节炎发病中的作用。

4.其他因素

寒冷、潮湿、疲劳、外伤、吸烟及精神刺激均可能与类风湿关节炎的发生有关。

(二)发病机制

对类风湿关节炎发病机制的研究始终是研究的重点之一,但迄今为止尚缺乏一致的结论。一般认为未知的抗原进入人体后,首先被巨噬细胞等抗原呈递细胞(APC)所吞噬,经消化、浓缩后与其细胞表面的 HLA-DR 分子结合成复合物,若此复合物被 T 淋巴细胞受体识别,形成"三分子"复合物,则该 T 淋巴细胞被活化;通过其分泌的各种细胞因子和介质,一方面使关节出现炎症和破坏,另一方面使 B 淋巴细胞激活分化为浆细胞,分泌大量免疫球蛋白,包括类风湿因子和其他抗体,与抗原形成免疫复合物,在补体的参与下,促进炎症反应。由此可见,类风湿关节炎是由免疫介导的自身免疫疾病,但初始抗原尚不明确。

CD4$^+$ T 淋巴细胞大量浸润类风湿关节炎滑膜组织,其产生的细胞因子也增加,在类风湿关节炎发病中起着重要的作用。在病程中不同的 T 细胞克隆因受到体内外不同抗原的刺激而活化增殖,滑膜的 A 型细胞(巨噬样细胞)也因抗原而活化,它们所产生的细胞因子如 IL-1、TNF-α、IL-6、IL-8 等促使滑膜处于持续炎症状态。特别是 TNF-α 进一步破坏关节软骨和骨质,而 IL-1 则是引起类风湿关节炎全身症状,如发热、乏力,CRP 和血沉升高的主要原因。

另外,从细胞凋亡理论而言,凋亡本身是细胞程序化死亡,是维持机体细胞增生和死亡之间的平衡的生理机制。类风湿关节炎滑膜出现凋亡分子 Fas 与 Fas 配体比例失调,可能抑制滑膜组织细胞的正常凋亡使类风湿关节炎的滑膜炎得以持续。

(三)病理

类风湿关节炎关节的基本病理改变是滑膜炎,表现为滑膜微血管增生,滑膜衬里细胞由1～2层增生至 8～10 层,滑膜间质有大量 T 淋巴细胞、浆细胞、巨噬细胞及中性粒细胞等炎性细胞浸润。在以上病理基础上,这些细胞及血管侵犯软骨或骨组织,形成侵袭性血管翳/软骨、骨结合区,软骨破坏明显,软骨细胞减少。修复期可形成纤维细胞增生及纤维性血管翳/软骨、骨结合区,而此时软骨破坏不明显。

关节外的基本病理改变为血管炎,主要表现为小动脉的坏死性全层动脉炎,有单核细胞浸润、内膜增殖及血栓形成,还可有小静脉及白细胞破碎性血管炎。血管炎可造成皮肤(如慢性溃疡)、神经(如周围神经炎)及多种内脏损伤(肺、心、肾等)。

类风湿结节的中心是在血管炎基础上发生的纤维素样坏死区,中心外呈多层放射状或栅栏状排列的组织细胞及携带 HLA-DR 抗原的巨噬细胞,最外层为肉芽组织及慢性炎性细胞(主要是淋巴细胞和浆细胞)。

三、临床表现

(一)临床体征

60%~70%类风湿关节炎患者以隐匿型的方式起病,在数周或数月内逐渐出现近端指间关节、掌指关节、腕关节等四肢小关节肿胀、僵硬。8%~15%患者可以在某些外界因素如感染、劳累过度、手术、分娩等刺激下,在几天内发作,呈急性起病方式。发病时常伴有乏力、食欲减退、体重减轻等全身不适,有些患者可伴有低热。除关节表现外,还可见肺、心、神经系统、骨髓等器官受累表现。

1.关节表现

(1)晨僵:是指患者在清晨醒来发现关节部位的发紧和僵硬感,这种感觉在活动后可明显改善。晨僵是许多关节炎的表现之一,但是,在类风湿关节炎最为突出,往往持续时间超过1个小时以上。一般在慢慢活动关节后,晨僵减轻。

(2)疼痛及压痛:类风湿关节炎的关节疼痛及压痛往往是最早的关节症状,程度因人而异。关节疼痛的最常见部位是近端指间关节、掌指关节、腕关节,但也可累及肘、膝、足等。其特点是持续性、对称性关节疼痛和压痛。

(3)肿胀:患者的关节肿胀主要是由于关节腔积液、滑膜增生及组织水肿而致。可见于任何关节,但以双手近端指间关节、掌指关节及腕关节受累最为常见。

(4)关节畸形:晚期类风湿关节炎患者可出现关节破坏和畸形。由于滑膜、软骨破坏、关节周围支持性肌肉的萎缩及韧带牵拉的综合作用引起关节半脱位或脱位。常见的关节畸形有近端指间关节梭形肿胀;尺侧腕伸肌萎缩,致手腕向桡侧旋转、偏移,手指向尺侧代偿性移位,形成掌指关节尺侧偏移;近端指间关节严重屈曲,远端指间关节过伸呈钮孔花样畸形;近端指间关节过伸,远端指间关节屈曲畸形,形成鹅颈样畸形;掌指关节脱位;肘、膝、踝关节强直畸形等。

2.关节外表现

病情严重或关节症状突出时易见关节外表现。受累的脏器可以是某一器官,也可以同时伴有多个内脏受累,严重程度也不同,故其临床表现不甚一致。

(1)血管炎:血管炎是重症类风湿关节炎的表现之一,患者多伴有淋巴结病变及骨质破坏。组织中有免疫复合物沉积,血清类风湿因子阳性、冷球蛋白阳性及补体水平下降。病理上表现为坏死性小动脉或中动脉病变。如指(趾)坏疽、梗死、皮肤溃疡、紫癜、网状青斑、多发性神经炎、巩膜炎、角膜炎、视网膜血管炎或肝脾肿大。

(2)类风湿结节:5%~15%的类风湿关节炎患者有类风湿结节,大多见于病程的晚期。结节易发生在关节隆突部及经常受压部位,如肘关节鹰嘴突附近、足跟腱鞘、手掌屈肌腱鞘、膝关节周围等。结节大小0.2~3 cm,呈圆形或卵圆形,数量不等,触之有坚韧感,按之无压痛。结节还常见于心包、胸膜、心肺实质组织、脑等内脏,若结节影响脏器功能,可能出现受损脏器的症状。一般来说,类风湿结节出现提示类风湿关节炎病情活动,但有时结节也会出现在关节炎好转时,与病情发展和关节表现不一致。

(3)肺部表现:类风湿肺损害可致间质性肺炎、肺间质纤维化、类风湿胸膜炎和类风湿肺尘埃沉着病等。类风湿胸膜炎常见于疾病活动期,一般无自觉症状。广泛的胸膜病变可引起少至中等量胸腔积液,应用糖皮质激素治疗可使疾病好转。并发间质性肺炎时,可反复发作慢性支气管炎,致限制性通气障碍。类风湿肺尘埃沉着病多发生于从事矿工职业的患者。

(4)心脏表现:类风湿关节炎可以出现心包炎,心包积液为渗出性,偶尔可以有心脏压塞。有时类风湿结节出现于心肌、心瓣膜,引致心瓣膜关闭不全。

(5)眼部表现:约30%的类风湿关节炎患者有干燥性角膜炎;累及巩膜时,可引起巩膜外层炎、巩膜炎、巩膜软化或穿孔;眼底血管炎可引起视力障碍或失明。

(6)肾损害:患者可出现膜性及系膜增生性肾小球肾炎、间质性肾炎、局灶性肾小球硬化及淀粉样变性。肾淀粉样变性发生率为5%~15%,表现为持续性蛋白尿,肾组织活检可见淀粉样蛋白沉积及血清中抗淀粉蛋白P抗体阳性。

(7)神经系统损害:类风湿关节炎神经系统损害多由血管炎引起。出现单个或多个肢体局部性感觉缺失、垂腕征、垂足征或腕管综合征。寰枢关节脱位而压迫脊髓时,则出现颈肌无力、进行性步态异常及颈部疼痛。硬脑膜类风湿结节则可引致脑膜刺激征。

(8)淋巴结病:30%的类风湿关节炎患者可有淋巴结肿大,且多伴有病情活动、类风湿因子阳性和血沉增快。淋巴结活检可见生发中心 $CD8^+$ T 细胞浸润。淋巴滤泡散在性均匀增生是类风湿关节炎的特点,并有助于同淋巴瘤的鉴别。

(9)其他:除上述系统表现外,活动期类风湿关节炎还可以出现贫血、体重减轻、肝脾大等关节外症状。

(二)实验室检查

1.血清及细胞学检查

(1)自身抗体。①类风湿因子(rheumatoid factor,RF):是类风湿关节炎血清中针对 IgG Fc 片段上抗原表位的一类自身抗体,它可分为 IgM、IgA、IgG 及 IgE 4 型。类风湿关节炎中 IgM 型 RF 阳性率为60%~78%,类风湿因子阳性的患者较多伴有关节外表现,如皮下结节及血管炎等;②其他自身抗体:国内外研究显示抗 Sa 抗体、抗核周因子抗体(antiperinuclear factor,APF)、抗角蛋白抗体(antikeratin antibody,AKA)及抗环瓜氨酸肽(CCP)抗体等对早期和特异性诊断类风湿关节炎有一定意义。

(2)血常规:类风湿关节炎患者可伴有贫血。以正细胞低色素性贫血较常见,多与病情活动程度有关。患者的外周血白细胞变化不尽一致。病情活动期可有白细胞及嗜酸性粒细胞轻度增加。类风湿关节炎患者的病情活动时可有血小板升高,在病情缓解后降至正常。

(3)补体和免疫复合物:非活动性类风湿关节炎患者的总补体、C_3 及 C_4 水平多正常,甚至略高。但是在关节外表现较多者,可出现总补体、C_3 及 C_4 水平下降。

(4)急性时相反应物:类风湿关节炎活动期可有多种急性时相蛋白升高,包括 α_1 巨球蛋白、纤维蛋白原、C 反应蛋白、淀粉样蛋白 A、淀粉样蛋白 P 及 α_2 巨球蛋白等。临床上应用较广的是 C 反应蛋白(CRP)。此外血沉(erythrocyte sedimentation rate,ESR)也是临床最常采用的监测方法。C 反应蛋白及血沉均为类风湿关节炎非特异性指标,但可作为类风湿关节炎疾病活动程度和病情缓解的指标。C 反应蛋白与病情活动指数、晨僵时间、握力、关节疼痛及肿胀指数、血沉和血红蛋白水平密切相关。病情缓解时 C 反应蛋白下降,反之则上升。C 反应蛋白水平持续不降多预示病变的进展。病情加重则血沉加快,病情缓解时可恢复至正常,但约有 5%的类风湿关节炎患者在病情活动时血沉并不增快。

2.滑膜液检查

类风湿关节炎患者的滑液一般呈炎性特点,白细胞总数可达 1.0×10^9/L,甚至更多,蛋白

＞40 g/L,透明质酸酶＜1 g/L,滑液中可测出类风湿因子、抗胶原抗体及免疫复合物。镜下可见巨噬细胞、多形核细胞及其残核(Reiter 细胞)。

(三)影像学检查

1.关节 X 线检查

临床 X 线检查常规首选双手(包括腕)或双手相加双足相进行检查。早期 X 线表现是受累关节周围软组织肿胀,关节间隙变窄,局限性骨质疏松和骨质侵蚀,晚期为关节半脱位、畸形及强直。美国风湿病学会将 X 线表现分为 4 期。①Ⅰ期:正常或关节端骨质疏松。②Ⅱ期:关节端骨质疏松,偶有关节软骨下囊样破坏或骨侵蚀改变。③Ⅲ期:明显的关节软骨下囊性破坏,关节间隙变窄,关节半脱位等畸形。④Ⅳ期:除Ⅱ、Ⅲ期改变外,并有纤维性或骨性强直。

(1)手和腕:几乎全部患者均有双手和腕关节的侵蚀。骨皮质变薄,广泛性骨质疏松,进而出现关节端的边缘性骨质侵袭,常见于第 2、3 掌指关节桡侧和第 3 近端指间关节两侧,手腕关节可以发生特征性关节脱位畸形,手指关节可发生"钮孔花""鹅颈"等畸形。腕关节间隙普遍狭窄,出现腕骨聚拢现象及骨质侵蚀或囊性变,晚期可以产生关节的纤维性或骨性强直。

(2)足:主要累及跖趾关节,趾间关节也可受累及。

(3)肘:表现为对称性关节囊增厚,关节腔积液,关节周围密度增高,有时可在软组织影内发现密度略高的类风湿结节,关节间隙狭窄,特别是在肱桡关节处,可见关节面的囊性变和骨侵蚀。严重者可出现关节脱位和间隙消失。

(4)肩:肩关节间隙狭窄,关节面不规则骨硬化,关节面肱骨头侧及肩锁关节锁骨端肩峰和喙锁关节的骨质侵蚀。

(5)膝:早期出现关节囊增厚、关节腔积液进而关节间隙狭窄,关节边缘骨侵蚀,晚期可见关节屈曲或内翻畸形。

(6)髋:早期髋关节持重面对称性狭窄,股骨头向内侧移位,股骨头、颈出现骨质侵蚀及囊性变,伴有骨质硬化增生,晚期关节间隙完全消失产生纤维性强直。

(7)脊柱:颈椎受累最为常见,以 C_1、C_2 最明显,常表现为寰枢椎半脱位和枢椎齿状突骨质侵蚀。

2.CT 和磁共振成像(MRI)

CT 有助于发现早期骨关节侵蚀、股骨头脱位等情况。类风湿关节炎颈椎寰枢椎关节病变受累相对多见,行 CT 检查可以显示如齿状突骨侵蚀、脊柱受压、关节脱位等改变。MRI 对显示关节内透明软骨、肌腱、韧带、滑膜囊肿和脊髓受压有良好的效果。MRI 可很好地分辨关节软骨、滑液和软骨下组织,对早期发现关节破坏很有帮助,已经证明,发病 4 个月内即可通过 MRI 发现关节破坏的迹象。

(四)关节镜及针刺活检

关节镜及针刺活检的应用已越来越广泛。关节镜对关节疾病的诊断及治疗均有价值,针刺活检则是一种操作简单、创伤小的检查方法。

四、诊断标准

美国风湿病学会(ACR)/联合欧洲抗风湿病联盟(EULAR)的类风湿关节炎(RA)分类标准(简称 ACR/EULAR 2010 标准,表 8-1)。

表 8-1　ACR/EULAR 2010 标准

受累关节情况	受累关节数	得分(0~5分)
中大关节	1	0
	2~10	1
小关节	1~3	2
	4~10	3
至少 1 个为小关节	>10	5
血清学		得分(1~3分)
类风湿因子(RF)或抗瓜氨酸蛋白抗体(ACCP)抗体均阴性		0
RF 或抗 ACCP 抗体至少 1 项低滴度阳性		2
RF 或抗 ACCP 抗体至少 1 项高滴度(>正常上限 3 倍)阳性		3
滑膜炎持续时间		得分(0~1分)
<6 周		0
>6 周		1
急性时相反应物		得分(0~1分)
CRP 或 ESR 均正常		0
CRP 或 ESR 增高		1

新旧诊断标准的主要差别：①新的诊断标准首先以受累关节多寡作为主要指标，关节炎需经超声(US)或磁共振成像(MRI)证实并排除了其他疾病所致为前提；②新增了抗瓜氨酸蛋白抗体(ACCP)检测，并重视其和类风湿因子(RF)在 RA 诊断中的作用；③把急性时相反应物 C 反应蛋白(CRP)和血沉(ESR)增高及炎症持续 6 周作为参考条件之一；④结构性的破坏不再作为分类标准的一部分，废除了原标准中的晨僵、皮下结节、对称性关节炎和双手 X 线平片改变 4 项；⑤新标准可对 1 个以上的关节炎进行早期诊断，因此能及时应用改善病情的抗风湿药物(DMARDs)和生物制剂治疗，可提高疗效并改变 RA 的预后。

五、治疗方法

类风湿关节炎的治疗目的在于减轻关节的炎症反应，抑制病变发展及骨质破坏，尽可能地保护关节和肌肉的功能及达到病情完全缓解。类风湿关节炎的治疗原则包括：①早期治疗，尽早应用缓解病情抗风湿药(DMARDs)，包括慢作用抗风湿药(SAARDs)和免疫抑制剂；②联合用药，联合应用两种以上 DMARD 可通过抑制免疫或炎症损伤的不同环节产生更好的作用；③个体化方案，应根据患者的病情特点、对药物的作用及不良反应等选择个体化治疗方案；④功能锻炼，在药物治疗的同时，应强调根据的功能活动。

RA 诊疗流程强调 RA 的早期诊断及病情评估，并以此选择治疗方法和策略，包括患者教育、早期给予 DMARDs、正确应用 NSAIDs、小剂量激素及积极应用理疗和体疗方法。在治疗过程中要定期评估病情活动性，根据疗效调整 DMARDs 用法，并强调了 DMARDs 联合治疗的重要性。同时，根据病情可考虑给予生物制剂。对于关节畸形患者给予外科治疗。

(一)一般治疗

一般来说，在关节肿痛明显时应强调休息及关节制动，而在关节肿痛缓解后应注意关节的功能锻炼。此外,理疗、外用药物对缓解关节症状有一定作用。

(二)药物治疗

1.非甾体抗炎药(NSAIDs)

通过抑制前列腺素合成所需要的环氧化酶(COX)而起到消炎止痛的作用,该类药物是治疗类风湿关节炎的常用药物。但只能缓解症状,并不能阻止疾病的进展。在应用非甾体抗炎药的同时,应加用 DMARDs。非甾体抗炎药的品种很多,主要包括以下几种。

(1)布洛芬:有较强的解热镇痛和抗炎作用,胃肠道不良反应较少。治疗剂量为 1.2~2.4 g/d,分次服用。

(2)双氯芬酸:其解热镇痛和抗炎作用强,口服剂量为 75~150 mg/d,分次服用。

(3)萘丁美酮:抗炎作用与抑制前列腺素的合成、白细胞凝聚及钙转运有关。胃肠道不良反应较轻。每天用量 1 000 mg。

(4)美洛昔康:其用法为每天 7.5~22.5 mg,胃肠道不良反应较少。

(5)依托度酸:是另一种选择性 COX-2 抑制剂,胃肠道不良反应较少,每天剂量 200~400 mg,分两次服用。

(6)塞来昔布:为特异性 COX-2 抑制剂,胃肠道不良反应轻,每天剂量 200~400 mg。

此类药物在发挥解热、镇痛、抗炎作用的同时,常削弱对胃肠道黏膜的保护作用,减少了肾内血流,影响了血小板功能,因此常见不良反应有恶心、呕吐、上腹疼痛、胃黏膜糜烂出血、消化性溃疡出血、穿孔、肾功能损害、血小板功能异常、皮疹、转氨酶升高、哮喘、头晕、头痛等反应。20 世纪 90 年代初发现,COX 存在两种不同的异构体即 COX-1 和 COX-2。COX-1 产生的花生四烯酸代谢产物如生理性前列腺素,参与调节多种生理功能,保护胃黏膜,增加肾血流灌注和血小板聚集。COX-2 则产生于某种应激条件下如在炎症因子的刺激下,产生炎症性前列腺素促进局部炎症反应。因此选择性抑制 COX-2 而不影响 COX-1 的非甾体抗炎药能加强抗炎作用,减少胃肠道等毒副作用,适合于老年患者和以往有消化道溃疡病史的患者服用。

2.慢作用抗风湿药及免疫抑制剂

在过去的 30 年中,与其他任何一种风湿性疾病相比,RA 的治疗发生了重大的改变。大多数 RA 患者在确诊后若得到及早治疗可达到疾病的临床缓解。这主要归功于出现了许多可以联合使用的 DMARDs。患者的治疗目标是达到疾病缓解或处于低疾病活动状态,这一点已达成共识。

RA 达标治疗流程有两条主线分别表示不同的治疗目标:①达到缓解并维持缓解的主要目标;②针对病程较长的 RA 患者而制订的达到并维持低疾病活动性的替代目标。达到并维持这两条治疗目标的措施基本相同。应当适时地对疾病进行包括关节评估在内的疾病活动度评估,并根据评估结果适当调整治疗方案。

这类药物起效时间比较晚,一般需要 3~6 个月。这类药物对疼痛的缓解作用较差,但及早使用能延缓或阻止关节骨的破坏,减少残疾。但是此类药物常有各种不同的毒副作用,应密切观察,定期进行实验室检查。此类药物主要包括以下几种。

(1)甲氨蝶呤(methotrexate,MTX):可抑制白细胞的趋向性,有直接抗炎作用,是目前治疗类风湿关节炎的首选药物之一,是二氢叶酸还原酶的抑制剂,可引起细胞内叶酸缺乏,使核蛋白合成减少,从而抑制细胞增殖和复制。一般主张小剂量及长疗程。每周 7.5~20 mg,一次口服、静脉注射或肌内注射。通常在 4 周后起效。不良反应有恶心、口炎、腹泻、脱发、肺炎、肝酶升高、肝及肺纤维化及血液学异常等。小剂量叶酸或亚叶酸与甲氨蝶呤同时使用可减少甲氨蝶呤的毒副作用而不影响疗效。

(2)柳氮磺吡啶(SSZ):该药能减轻关节局部炎症和晨僵,可使血沉和C反应蛋白下降,并可减缓滑膜的破坏。一般从小剂量开始,逐渐增加至每天2～3 g。一般用药后1～2个月可起效。柳氮磺吡啶的不良反应有恶心、腹泻、皮疹、白细胞计数减低、肝酶升高等,但一般停药减量后可恢复正常。

(3)来氟米特:为一种新的抗代谢性免疫抑制剂,它可以抑制二氢乳清酸脱氢酶和酪氨酸激酶的活性。来氟米特主要通过抑制嘧啶合成通路,进而干扰DNA的合成,使细胞分裂在G1期受阻。来氟米特可明显减轻关节肿痛、晨僵及增加握力,且可使血沉及C反应蛋白水平下降。其用量10～20 mg/d。主要不良反应有胃肠道反应、皮疹、乏力及白细胞计数降低等。

(4)羟氯喹:其细胞内浓度高,治疗效果好。常用剂量为每天0.2～4 g。可由小剂量开始,1周后增至足量。不良反应有恶心、呕吐、头痛、肌无力、皮疹及白细胞减少,偶有视网膜病变。

(5)金制剂:包括注射和口服两种剂型。注射金制剂最常用的有硫代苹果酸金钠和硫代葡萄糖金,两者的临床效果相近。国内常用的金制剂有金诺芬,商品名为瑞得。服法为3 mg,每天2次,或6 mg每天1次。病情控制后仍需长期维持治疗。主要不良反应有皮疹和腹泻。个别患者可见白细胞减少和蛋白尿等。使用金制剂治疗RA过程烦琐且难以监测其毒性,故目前应用较少。

(6)青霉胺(DP):可使血浆中巨球蛋白的二硫键断裂而发生解聚,使类风湿因子滴度下降,抑制淋巴细胞的转化,使抗体生成减少,稳定溶酶体酶,并与铜结合而抑制单氨氧化酶的活性。一般每天口服125～250 mg,然后增加至每天500～750 mg。用药4～6周见效,疗效与金制剂相似。青霉胺的不良反应有恶心、呕吐、口腔溃疡、味觉丧失等。个别患者出现蛋白尿、血尿、白细胞或血小板计数减少等。

(7)环孢素:可抑制CD4和CD8 T细胞的IL-2表达及IFN-γ和IL-4的血浆水平。同时还可降低B细胞的活性、CD40信号及抑制钙依赖性蛋白磷酸化。环孢素可缓解关节肿痛及晨僵,并可降低血沉,C反应蛋白及类风湿因子滴度,使滑膜破坏减缓。常用剂量为2.5～5 mg/(kg·d)。环孢素可引起胃肠道症状、头痛、感觉异常及肝酶升高等。在少数患者可引起肾毒性,一般在减量后可逐渐恢复。停药的最常见原因是血压或肌酐升高。

(8)硫唑嘌呤(AZA):硫唑嘌呤是6-巯基嘌呤的衍生物,在体内干扰嘌呤核苷酸的形成和DNA的合成,故硫唑嘌呤具有抗炎效能,减少类风湿因子的生成和改善病情。剂量通常为50～200 mg/d。虽然AZA不是治疗RA的首选药物,但当患者为MTX禁忌或不耐受MTX时,AZA可以替代MTX。常见的不良反应有胃肠道不适、骨髓抑制、肌无力、肝毒性和流感样症状。中性粒细胞减少是AZA最常见的不良反应,可以通过测定硫代嘌呤甲基转移酶(TMPT)遗传多态性来进行预测。

(9)雷公藤:属双子叶植物,具有消炎解毒,祛风湿功效。对病情轻、中度的患者治疗效果较好。治疗剂量为30～60 mg/d。主要不良反应有皮疹、口炎、血细胞减低、腹泻等,经减量或对症处理后可消失。雷公藤对男女生殖系统有影响,育龄妇女服药后可出现月经紊乱、闭经;男性患者精子数量减少和活性降低,引起不育,故对未婚男女慎用本药。

3.糖皮质激素

能迅速缓解关节炎的临床症状。长时间使用或用法不当则可能引起明显的不良反应。虽然糖皮质激素起效快,疗效显著,但不良反应也较大。目前糖皮质激素主要与 DMARDs 联合使用作为部分 RA 患者的初始"诱导"治疗,以迅速控制病情,在 DMARDs 起效后逐渐减药。如果长期使用的剂量相当于泼尼松大于 7.5~10.0 mg/d 时,就需要加强 DMARDs 治疗。

4.免疫及生物治疗

包括针对细胞表面分子及细胞因子等的靶位分子免疫治疗,如肿瘤坏死因子抑制剂、IL-1 受体拮抗剂等。此外还有以去除血浆中异常免疫球蛋白及免疫细胞为主要目的的免疫净化治疗,如血浆置换、免疫吸附及去淋巴细胞治疗等。

5.植物药

如帕夫林、正清风痛宁等。可单用或联合其他药物治疗,对缓解关节肿痛和晨僵有较好的作用。

(刘 莹)

第二节 狼疮性肾炎

狼疮性肾炎(LN)是系统性红斑狼疮(SLE)最为常见和严重的临床表现,主要由自身抗原抗体复合物沉积在肾小球和肾小管间质所致。临床上可表现为血尿和/或蛋白尿、肾病综合征、急性或慢性肾衰竭。SLE 患者肾活检几乎 100% 存在。肾脏病理改变,50%~70% 伴有肾损害的临床表现。

一、病因

病因不明。狼疮性肾炎发病可能与遗传、病毒感染、雌激素及心理因素等有关。外来抗原(如病毒)和内源抗原(如 DNA、免疫球蛋白)作用于免疫功能异常的患者,使 B 淋巴细胞高度活跃增殖,产生大量自身抗体,并与相应抗原结合形成免疫复合物沉积于肾小球或肾小管导致疾病。

二、发病机制

其发病主要与自身抗原抗体复合物在肾小球、肾小管及间质和小血管的沉积有关,属免疫复合物型肾小球肾炎。可为循环免疫复合物或原位免疫复合物沉积。

三、免疫学特征

肾小球病变可见:①系膜细胞及内皮细胞增殖,可有新月体形成。②以 IgG 为主的免疫复合物广泛沉积于系膜区、基底膜、上皮下和内皮下,常伴 IgM、IgA、C_3、C_4 沉积,如 IgG、IgM、IgA 均阳性,称"满堂亮"现象;大量免疫复合物如沉积在内皮下使毛细血管壁增厚,称"白金耳环"现象;如沉积在毛细血管腔,则形成透明血栓。③炎症细胞浸润:主要为单核-巨噬细胞和 T 淋巴细胞。

根据肾小球病理改变,狼疮性肾炎可分为 6 型:①Ⅰ型,轻微系膜型。②Ⅱ型,系膜增生型。③Ⅲ型,局灶型。④Ⅳ型,弥漫增生型。⑤Ⅴ型,膜性病变型。⑥Ⅵ型,晚期肾小球硬化型。免疫复合物亦可沉积于肾小管基底膜、肾内小血管壁,在肾内小血管形成透明样血栓、非炎症性坏死和血管炎。

四、临床表现

除系统性红斑狼疮的全身表现外,狼疮性肾炎患者肾脏病变表现与病理分型有关,主要为肾小球病变表现,可有肾小管间质和肾血管性病变等症状。其特点是病程迁延,容易反复。

Ⅰ型 LN 常无明显肾损害表现;Ⅱ型 LN 多表现为镜下血尿和轻中度蛋白尿;Ⅲ型 LN 除血尿外,30%有肾病综合征,20%有肾功能减退,可有高血压;Ⅳ型 LN 约 50%有肾病综合征及肾功能减退,血尿明显,高血压多见;Ⅲ型和Ⅳ型 LN 常有明显血补体下降及抗 ds-DNA 抗体升高;Ⅴ型 LN 主要表现为肾病综合征,肾功能减退少见,肾小管-间质损害多见,表现为肾小管酸中毒、多尿、低钾血症或高钾血症等;狼疮性肾炎晚期常出现慢性肾衰竭,在病程中亦常有肾功能在短期内急剧恶化,甚至为急性肾衰竭,常为一些严重的活动性病变引起,对治疗的反应较差。

五、实验室检查

(一)尿常规

可有不同程度的蛋白尿,镜下血尿,白细胞、红细胞及管型尿。

(二)血液检查

多数有中度贫血,血红蛋白降至 $60\sim80$ g/L,白细胞、血小板计数减少,90%以上患者血沉增快。

(三)免疫学检查

血清中可出现多种自身抗体,如抗核抗体、抗 ds-DNA、抗 Sm 抗体。γ-球蛋白显著增高,血液循环免疫复合物阳性,低补体血症,尤其在活动期。血红斑狼疮细胞及皮肤狼疮带试验阳性。

(四)肾功能检测

重型活动性狼疮性肾炎伴有可逆性的内生肌酐清除率(Ccr)不同程度下降、血尿素氮和肌酐升高、血清蛋白降低或肝功转氨酶增高;终末期患者 Ccr 明显下降,血肌酐、尿素氮显著升高。

六、诊断和鉴别诊断

(一)诊断

确诊的 SLE 患者伴有肾脏病变,排除合并其他病因引起的尿检异常或肾功能损害,如药物、肾盂肾炎等,即可诊断。诊断依据包括:①多系统损害,反映病情活动的肾外表现包括发热、皮疹、关节痛、狼疮脑病等。②特异性的免疫学指标,活动期补体下降,抗 ds-DNA 升高。③病理学改变,如"白金耳环"和"满堂亮"现象,毛细血管纤维素样坏死等。④临床表现有明显血尿和红细胞管型、不同程度的蛋白尿。肾活检不仅可确诊,还可提供病情活动性资料。

(二)鉴别诊断

以肾病综合征起病而无明显系统性红斑狼疮表现者,应排除原发性肾病综合征;伴有肺出血者应与 Goodpasture 综合征及小血管炎鉴别。

七、治疗

(一)治疗原则

采用个体化、联合用药和分期治疗,控制狼疮活动、预防复发、防治并发症,保护肾功能。

（二）治疗方案

1.Ⅰ型和Ⅱ型 LN

尿液检查正常或病理改变轻微,仅做一般处理。Ⅱ型有血尿或蛋白尿者,可给予泼尼松 10～15 mg/d。Ⅱ型病情活动、肾功能减退者,可增加泼尼松剂量,病情稳定后,逐渐减量并维持 3～5年。

2.Ⅲ型和Ⅳ型 LN

糖皮质激素为基本治疗药物,多需加用其他免疫抑制剂治疗。可分为诱导治疗和维持治疗,前者主要针对狼疮活动引起的严重情况,应用较大剂量的糖皮质激素和免疫抑制剂;后者为一种长期治疗,主要是维持缓解、预防复发、保护肾功能,主要药物包括泼尼松、硫唑嘌呤或环磷酰胺、雷公藤等。

3.Ⅴ型 LN

50%可自行缓解。伴有大量蛋白尿时,应积极治疗。首选泼尼松每天 1 mg/kg,共 8 周,3～4个月逐渐减量至 0.25 mg/kg,隔天服用,同时应用环孢素 A,并积极控制高血压。

4.Ⅵ型 LN

以减少蛋白摄入、控制血压、降低血脂及抗凝治疗为主。可将 ACEI 和/或 ARB 合用,或大黄制剂,保护肾功能。有活动性病变者,给予泼尼松和其他免疫抑制剂治疗。具有明显肾功能不全者,考虑肾替代治疗。

八、预后

狼疮性肾炎是系统性红斑狼疮的主要死亡原因,与预后有关的因素包括:①年轻男性发生肾衰的危险性高。②氮质血症缓慢进展预示慢性不可逆肾衰的来临,而肾功能迅速恶化,表示存在活动性或潜在可逆性。③持续低补体血症较易发生慢性肾衰。④及时控制狼疮活动可明显改善狼疮性肾炎预后。

（刘福华）

第三节　过敏性紫癜

过敏性紫癜(AP)是常见的毛细血管变态反应疾病,主要病理基础为广泛的毛细血管炎,以皮肤紫癜、消化道黏膜出血、关节肿胀疼痛和肾炎等症状为主要临床表现,少数患者还伴有血管神经性水肿。部分患者再次接触变应原可反复发作。肾脏受累的程度及转归是决定预后的重要因素。过敏性紫癜可发生于任何年龄,以儿童及青少年为多见,尤以学龄前及学龄期儿童发病者多,1岁以内婴儿少见,男性多于女性,为(2～4)∶1。

本病四季均可发病,以春秋季发病居多。过敏性紫癜是常见的出血性疾病,近年来,过敏性紫癜的患病率有增高的趋势,可自愈,但可复发,并有约 5%患者死于肾衰竭、中枢神经系统并发症等,严重威胁人们的健康。AP 有单纯皮肤型、腹型、肾型、关节型。

一、病因

过敏可由于多种因素引起,但对每一具体病例寻找其确切病因往往有一定的难度。

(一)感染

包括细菌、病毒,特别是寄生虫等最为多见。

(二)食物

如鱼、虾、蛋、乳等蛋白质。

(三)药物

抗生素、磺胺类、解热镇痛剂、镇静止惊药等。

(四)其他

花粉、虫咬、预防接种等都有可能是本病的诱发因素。

二、发病机制

过敏性紫癜属于自身免疫性疾病,由于机体对某些过敏物质发生超敏反应而引起毛细血管的通透性和脆性增高,导致皮下组织、黏膜及内脏器官出血及水肿。本病的病变范围相当广泛,可累及皮肤、关节、胃肠道、肾脏、心脏、胸膜、呼吸器官、中枢神经系统、胰腺、睾丸等。本病存在遗传好发倾向,有关遗传学研究提示:携带 HLA-A2、A11、B35 基因及 HLA-A1、B49、B50 基因的缺失可能是过敏性紫癜发病的易感因素。

IgA 尤其是 IgA1 亚类在过敏性紫癜的发病中起着重要作用。近期研究发现,IgA 免疫复合物沉积的因素并非单纯由于其分泌水平增高,很大程度是因 IgA1 的结构存在异常,由于 IgA1 在铰链区终末端缺乏半乳糖残基,致使异常的 IgA1 无法被肝细胞去唾液酸糖蛋白受体清除,导致血清中 IgA1 水平增高并形成 IgA1 免疫复合物沉积于组织、器官的小血管壁,从而通过激活补体和激发炎症细胞活性导致相应组织、器官的炎性损伤。

另外,调节性 T 细胞的减少、IL-1 受体阻滞剂等细胞因子的分泌紊乱均与过敏性紫癜急性期免疫失衡密切相关。

三、免疫学特征

本病的主要病理变化为血管炎,除毛细血管外,也可累及微动脉和微静脉。皮肤病理变化主要为真皮层微血管和毛细血管周围可见中性粒细胞和嗜酸性粒细胞浸润、浆液及红细胞外渗以致间质水肿。肾脏改变多为局灶性肾小球病变。荧光显微镜检查,肾小球毛细血管有膜性和广泛性增殖性改变。本病皮肤及肾脏病理检查均发现有 IgA 免疫复合物的沉积,且血清 IgA 升高。外周血 CD4$^+$T 细胞、CD8$^+$T 细胞数量,CD4/CD8 比值在急性期均有降低。

四、临床表现

多数患者在发病前 1～3 周有上呼吸道感染史,发病急骤。以皮肤紫癜为首发症状,也可早期表现为不规则发热、乏力、食欲减退、头痛、腹痛及关节疼痛等非特异性表现。紫癜较轻微或缺如,此时往往早期诊断困难。

(一)皮肤症状

皮疹是本病的主要表现。主要分布在负重部位,多见于下肢远端,踝关节周围密集;其次见于臀部;其他部位如上肢、面部也可出现,躯干部罕见。特征性皮疹为高出皮肤,初为小型荨麻疹或粉红色斑丘疹,压之不褪色,即为紫癜。一般 1～2 周消退,不留痕迹。

(二)消化道症状

较为常见,约 2/3 患者出现消化道症状。一般出现在皮疹发生 1 周以内。最常见症状为腹痛,可有压痛,但很少有反跳痛。同时伴有呕吐。约有半数患者大便潜血阳性。如果腹痛在皮肤症状之前出现,易误诊为外科急腹症,甚至误行手术治疗。少数患者可并发肠套叠、肠梗阻、肠穿孔及出血性小肠炎,需外科手术治疗。

(三)肾脏表现

约 1/3 患者出现肾脏损害。可为肉眼血尿或显微镜下血尿及蛋白尿,或管型尿。一般于紫癜后 2～4 周出现,也可出现于皮疹消退后或疾病静止期。病情轻重不等,重症可出现肾衰竭和高血压。

(四)关节症状

大多数患者仅有少数关节疼痛或关节炎。大关节如膝关节、踝关节为最常受累部位,其他关节如腕关节、肘关节及手指也可受累。关节病变常为一过性,多在数天内消失而不留关节畸形。

五、实验室检查

本病无特异性实验室检查。血小板计数正常或升高,这点可以与血小板减少性紫癜相鉴别。出、凝血时间及血块收缩等均正常。部分患者白细胞总数增高达 $20.0 \times 10^9 / L$,伴核左移。血沉可增快,C 反应蛋白及抗链球菌溶血素可呈阳性。抗核抗体及类风湿因子常阴性。约半数患者在急性期时其血清 IgA、IgM 升高。肾脏受累时可出现镜下血尿及肉眼血尿。肾组织活检可确定肾炎病变性质,对治疗和预后的判断有指导意义。活检时可见肾小球系膜组织有 IgA 沉积。系膜上还有备解素、纤维素、补体 C_3 沉积,这些改变与 IgA 肾病的改变相似。皮肤活检有助于疑难病例的诊断。

六、诊断和鉴别诊断

(一)诊断标准

(1)可触性紫癜。

(2)发病年龄不足 20 岁。

(3)急性腹痛。

(4)组织切片显示小静脉和小动脉周围有中性粒细胞浸润。

上述 4 条标准中,符合 2 条或以上者即可诊断为过敏性紫癜。

(二)鉴别诊断

1.特发性血小板减少性紫癜

根据皮疹形态、分布及血小板数量一般不难鉴别。过敏性紫癜时常伴有血管神经性水肿,而血小板减少性紫癜时则无。

2.外科急腹症

在皮疹出现以前如出现急性腹痛者,应与急腹症鉴别。过敏性紫癜的腹痛虽较剧烈,但位置不固定,压痛轻,无腹肌紧张和反跳痛,除非出现肠穿孔才有上述情况。出现血便时,需与肠套叠、美克耳憩室作鉴别。过敏性紫癜以腹痛为早期主要症状大多数为年长儿。因此,对儿童时期出现急性腹痛者应考虑过敏性紫癜的可能,需对皮肤、关节及尿液等做全面检查。

3.细菌感染

如脑膜炎双球菌菌血症、败血症及亚急性细菌性心内膜炎均可出现紫癜样皮疹。这些疾病的紫癜,其中心部位可有坏死。患者一般情况危重,且血培养阳性。

4.其他

肾脏症状突出时,应与链球菌感染后肾小球肾炎、IgA肾病等相鉴别。

七、治疗原则

目前尚无特效疗法。

(一)一般治疗

主要采取支持和对症治疗,急性期卧床休息。如有明显感染,应给予有效抗生素。注意寻找和避免接触变应原。

(二)皮质激素

一般病例无须用皮质激素治疗,因其对皮肤紫癜及肾脏损害者无效,也不影响过敏性紫癜的总病程、复发率、肾脏疾病的预后。本药可缓解症状,对急性期的出血控制有良好的作用。特别适用于一般对症治疗不能控制的消化道症状或关节症状,常用泼尼松每天 $1\sim2$ mg/kg 口服,连用 $3\sim4$ 周。

(三)免疫抑制剂

对肾上腺皮质激素应用 4 周仍有紫癜表现,或有肾脏损害、病情迁延者,可考虑改用免疫抑制剂治疗。常用环磷酰胺,每天 $1\sim2$ mg/kg,分 2 次口服。

(四)血小板抑制剂

双嘧达莫对控制皮肤紫癜,特别是预防紫癜性肾炎有显著效果,也可缓解关节肿痛及腹痛。疗程一般1个月左右。

(五)重型病例及腹型过敏性紫癜

除联合应用激素与免疫抑制剂外,还可用 0.5% 普鲁卡因 $20\sim40$ mL 加入 5% 葡萄糖溶液 $250\sim500$ mL 中静脉滴注,每天 1 次,连用 7 天为 1 个疗程。亦可应用血浆置换,移去血中 IgA 免疫复合物。

八、预后

多数患者预后良好。部分患者可复发,复发间隔时间数周至数月不等。消化道出血重者,如处理恰当,一般可控制。肾脏受损程度是决定预后的关键因素。约有 2% 患者发生终末期肾炎。大多数有轻度肾脏损害者都能逐渐恢复,而有新月体形成的肾小球肾炎患者,80%以上于 1 年内发展为终末期肾炎。

(刘福华)

第九章

内科常见疾病的临床护理

第一节 冠 心 病

一、心绞痛

（一）一般护理

1.休息与活动

保持适当的体力活动，以不引起心绞痛为度，一般不需卧床休息。但心绞痛发作时立即停止活动，卧床休息，协助患者取舒适体位；不稳定型心绞痛者，应卧床休息。缓解期可逐渐增加活动量，应尽量避免各种诱发因素如过度体力活动、情绪激动、饱餐等，冬天注意保暖。

2.饮食

饮食原则为低盐、低脂低胆固醇、高维生素、易消化饮食。宣传饮食保健的重要性，进食不宜过饱，保持大便通畅、戒烟酒、肥胖者控制体重。

（二）对症护理及病情观察护理

1.缓解疼痛

心绞痛发作时指导患者停止活动，卧床休息；立即舌下含服硝酸甘油，必要时静脉滴注；吸氧；疼痛严重者给予哌替啶 50～100 mg 肌内注射；护士观察胸痛的部位、性质、程度、持续时间，严密监测血压、心率、心律、脉搏及心电图变化并嘱患者避免引起心绞痛的诱发因素。

2.防止发生急性心肌梗死

指导患者避免心肌梗死的诱发因素，观察心肌梗死的先兆，如心绞痛发作频繁且加重、休息及含服硝酸甘油不能缓解及有无心律失常等。

3.积极去除危险因素

治疗高血压、高血脂、糖尿病等与冠心病有关的疾病。定期复查心电图、血糖、血脂。

（三）用药观察与护理

注意药物疗效及不良反应。心绞痛发作给予硝酸甘油舌下含服后1～2分钟起作用，若服药后3～5分钟仍不缓解，可再服1片。不良反应有头晕、头胀痛、头部跳动感、面红、心悸等，偶有血压下降，因此第1次用药患者宜平卧片刻，必要时吸氧。对于心绞痛发作频繁或含服硝酸甘油效果差的患者应警惕心肌梗死的发生，遵医嘱静脉滴注硝酸甘油，监测血压及心率变化及心电图的变化。静脉滴注硝酸酯类掌握好用药浓度和输液速度,并嘱患者及家属切不可擅自行调节滴速,以免造成低血压。部分患者用药后可出现面部潮红、头部胀痛、头昏、心动过速、心悸等不适,应告诉患者是由于药物导致血管扩张造成的,以解除其顾虑。第一次用药时,患者宜平卧片刻。β受体阻滞剂有减慢心率的不良反应,二度或以上房室传导阻滞者不宜应用。

(四)心理护理

心绞痛发作时患者常感到焦虑,而焦虑能增强交感神经兴奋性,增加心肌需氧量,加重心绞痛,因此心绞痛发作时专人守护消除紧张、焦虑、恐惧情绪,避免各种诱发因素;指导患者正确使用心绞痛发作期及预防心绞痛的药物;若心绞痛发作较以往频繁、程度加重、用硝酸甘油无效,应立即来医院就诊,警惕急性心肌梗死发生。

(五)出院指导

(1)合理安排休息与活动,活动应循序渐进,以不引起心绞痛为原则。避免重体力劳动、精神过度紧张的工作或过度劳累。

(2)指导患者遵医嘱正确用药,学会观察药物的作用和不良反应。

(3)教会心绞痛时的自救护理:立即就地休息,含服随身携带的硝酸甘油,可重复应用;若心绞痛频繁发作或持续不缓解及时到医院就诊。

(4)防止心绞痛再发作应避免各种诱发因素如过度体力活动、情绪激动、饱餐、便秘等,并积极减少危险因素如戒烟,选择低盐、低脂低胆固醇、高维生素、易消化饮食,维持理想体重;治疗高血压、高血脂、糖尿病等与冠心病有关的疾病。

二、心肌梗死

心肌梗死包括急性心肌梗死和陈旧性心肌梗死,主要是指心肌的缺血性坏死。其中,急性心肌梗死(AMI)是指在冠状动脉病变的基础上,发生冠状动脉血供急剧的减少或中断,使相应的心肌发生严重、持久的急性缺血而导致的心肌坏死,属冠心病的严重类型。

(一)一般护理

1.休息与活动

急性期宜卧床休息,保持环境安静,减少探视,防止不良刺激,解除焦虑,以减轻心脏负担。一般主张急性期卧床休息 12～24 小时,对有并发症者,可视病情适当延长卧床休息时间。若无再发心肌缺血、心力衰竭或严重心律失常等并发症,24 小时内应鼓励患者在床上行肢体活动,第 3 天可在病房内走动,第 4～5 天逐步增加活动,直至每天 3 次步行 100～150 m,以不感到疲劳为限,防止静脉血栓形成。

2.饮食

第 1 天应给予清淡流质饮食,随后半流质饮食,2 天后软食,选择低盐、低脂低胆固醇、高维生素、易消化饮食,少食多餐,不宜过饱。要给予必需的热量和营养。伴心功能不全者应适当限制钠盐。

3.常规使用缓泻剂

预防便秘,防止大便用力引起心脏缺血缺氧甚至猝死。

4.注意劳逸结合

当病程进入康复期后可适当进行康复锻炼,锻炼过程中应注意观察有否胸痛、呼吸困难、脉搏增快,甚至心律、血压及心电图的改变,一旦出现应停止活动,并及时就诊。

(二)对症护理及病情观察护理

(1)在冠心病监护室进行心电图、血压、呼吸、神志、出入量、末梢循环的监测,及时发现心律失常、休克、心力衰竭等并发症的早期症状。备好各种急救药品和设备。

(2)疼痛可加重心肌缺血缺氧,使梗死面积扩大,应及早采取有效的止疼措施,给予吸氧,静脉滴注硝酸甘油,严重者可选用吗啡等。

(3)对于有适应证的患者,应配合医师积极做好各项准备工作,进行溶栓疗法和急诊 PTCA,此举可以使闭塞的冠状动脉再通,心肌得到再灌注,是解除疼痛最根本的方法,近年来已在临床推广应用。

(4)积极治疗高血压、高脂血症、糖尿病等疾病。

(5)避免各种诱发因素,如紧张、劳累、情绪激动、便秘、感染等。

(6)并发症的观察及护理:①观察心律失常的发生,急性期患者持续心电监护,观察患者有无晕厥等表现,评估有无电解质紊乱的征象。②防止发生左心衰竭,严密观察患者有无咳嗽、咳痰及呼吸困难表现;避免一切可能加重心脏负担的因素,如饱餐、用力排便等;注意控制液体入量及速度。③休克的观察,监测生命体征及意识状况,如患者血压下降、表情淡漠、心率增快、四肢湿冷应及时通知医师并按休克处理。④观察心电图动态变化,注意室壁瘤的发生。⑤观察肢体活动情况,注意有无下肢静脉血栓的形成和栓塞表现。

(三)用药观察与护理

按医嘱服药,随身常备硝酸甘油等扩张冠状动脉的药物,并定期复查、随访。尿激酶等溶栓药主要的不良反应是引起组织或器官出血,使用前应详细询问患者有无出血病史、近期有无出血倾向或潜在的出血危险。用药时应守护在患者身边,严格调节滴速,严密观察心电图情况,备除颤器于患者床旁,用药后注意观察溶栓效果及出血情况,及时配合医师处理。

(四)心理护理

在配合医师抢救患者的同时,做好患者及家属的解释安慰工作,关心体贴患者,重视其感受,并有针对性地进行疏导及帮助。保持环境安静,避免不良刺激加重患者心理负担,帮助患者树立战胜疾病的信心。

(五)出院指导

1.运动

患者应根据自身情况逐渐增加活动量,出院后 3 个月内恢复日常生活,选择适合自己的有规则的运动项目,避免剧烈运动,防止疲劳。

2.饮食

选择低盐、低脂低胆固醇、高维生素饮食,避免过饱,戒烟限酒,保持理想体重。

3.避免诱发因素

避免紧张、劳累、情绪激动、便秘、感染等。积极治疗高血压、高脂血症、糖尿病等疾病。

4.用药指导

坚持按医嘱服药,注意药物不良反应,定期复查。

(李尚易)

第二节　心脏瓣膜病

心脏瓣膜病是指心脏瓣膜存在结构和/或功能异常,是一组重要的心血管疾病。瓣膜开放使血流向前流动,瓣膜关闭则可防止血液反流。瓣膜狭窄,使心腔压力负荷增加;瓣膜关闭不全,使心腔容量负荷增加。这些血流动力学改变可导致心房或心室结构改变或功能异常,最终表现出心力衰竭、心律失常等临床表现。病变可累及一个或多个瓣膜。临床上以二尖瓣最常受累,其次为主动脉瓣。

风湿炎症导致的瓣膜损害称为风湿性心脏病,简称风心病。随着生活及医疗条件的改善,风湿性心脏病的人群患病率正在下降,但我国瓣膜性心脏病仍以风湿性心脏病最为常见。另外,黏液性变性及老年瓣膜钙化退行性改变所致的心脏瓣膜病日益增多。不同病因易累及的瓣膜也不一样,风湿性病心脏病患者中二尖瓣最常受累,其次是主动脉瓣;而老年退行性变瓣膜病以主动脉瓣膜病最为常见,其次是二尖瓣。在我国,二尖瓣狭窄90%以上为风湿性,风心病二尖瓣狭窄多见于20～40岁的青中年人,2/3为女性。本节主要介绍二尖瓣狭窄与二尖瓣关闭不全,主动脉瓣狭窄与主动脉关闭不全。

一、二尖瓣狭窄

(一)概念和特点

二尖瓣狭窄最常见的病因是风湿热,急性风湿热后至少需2年形成明显二尖瓣狭窄,通常需要5年以上的时间,故风湿性二尖瓣狭窄一般在40～50岁发病。女性患者居多约占2/3。

(二)相关病理生理

正常二尖瓣口面积4～6 cm²,瓣口面积减小至1.5～2.0 cm²属轻度狭窄;1.0～1.5 cm²属中度狭窄;<1.0 cm²属重度狭窄。

风湿性二尖瓣狭窄的基本病理变化为瓣叶和腱索的纤维化和挛缩,瓣叶交界面相互粘连,这些病变使瓣膜位置下移,严重者呈漏斗状,致瓣口狭窄,限制瓣膜活动和开放,瓣口面积缩小,血流受阻。

(三)主要病因及诱因

风湿热是二尖瓣狭窄的主要病因,是由A组β溶血性链球菌咽峡炎导致的一种反复发作的急性或慢性全身性结缔组织炎症。

(四)临床表现

1.症状

一般二尖瓣中度狭窄(瓣口面积<1.5 cm²)始有临床症状。

(1)呼吸困难:最常见的早期症状,常因劳累、情绪激动、妊娠、感染或快速性心房颤动时最易被诱发。随狭窄加重,可出现静息时呼吸困难、夜间阵发性呼吸困难、和端坐呼吸。

(2)咳嗽:多为干咳无痰或泡沫痰,并发感染时咳黏液样或脓痰。

(3)咯血:可有痰中带血或血痰,突然大咯血常见于严重二尖瓣狭窄早期。伴有突发剧烈胸痛者要注意肺梗死。

（4）其他：少数患者可有声音嘶哑、吞咽困难、血栓栓塞等。

2.体征

重度狭窄者患者呈"二尖瓣面容"口唇及双颧发绀。心前区隆起；心尖部可触及舒张期震颤；典型体征是心尖部可闻及局限性、低调、隆隆样的舒张中晚期杂音。

3.并发症

常见的并发症有心房颤动、急性肺水肿、血栓栓塞、右心衰竭、感染性心内膜炎、肺部感染等。

（五）辅助检查

1.X线检查

二尖瓣轻度狭窄时,X线表现可正常。中、重度狭窄而致左心房显著增大时,心影呈梨形。

2.心电图

左心房增大,可出现"二尖瓣型P波",P波宽度>0.12秒伴切迹。QRS波群示电轴右偏和右心室肥厚。

3.超声心动图

M型超声示二尖瓣前叶活动曲线EF斜率降低,双峰消失,前后叶同向运动,呈"城墙样"改变。二维超声心动图可显示狭窄瓣膜的形态和活动度,测量瓣膜口面积。彩色多普勒血流显像可实时观察二尖瓣狭窄的射流。经食管超声心动图有利于左心房附壁血栓的检出。

（六）治疗原则

1.一般治疗

（1）有风湿活动者,应给予抗风湿治疗。长期甚至终身应用苄星青霉素120万U,每4周肌内注射1次,每次注射前常规皮试。

（2）呼吸困难者减少体力活动,限制钠盐摄入,口服利尿剂,避免和控制诱发急性肺水肿的因素。

（3）无症状者避免剧烈活动,每6～12个月门诊随访。

2.并发症治疗

（1）心房颤动：急性快速心房颤动时,要立即控制心室率;可先注射洋地黄类药物如去乙酰毛花苷注射液（毛花苷C）,效果不满意时,可静脉注射硫氮䓬酮或艾司洛尔。必要时电复律。慢性心房颤动患者应争取介入或者外科手术解决狭窄。对于心房颤动病史<1年,左心房内径<60 mm且窦房结或房室结功能障碍者,可考虑电复律或药物复律。

（2）急性肺水肿：处理原则与急性左心衰竭所致的肺水肿相似。

（3）预防栓塞：若无抗凝禁忌,可长期服用华法林。

二、二尖瓣关闭不全

（一）概念和特点

二尖瓣关闭不全常与二尖瓣狭窄同时存在,亦可单独存在。二尖瓣的组成包括四个部分:瓣叶、瓣环、腱索和乳头肌,其中任何一个发生结构异常或功能失调,均可导致二尖瓣关闭不全。

（二）相关病理生理

风湿性炎症引起的瓣叶僵硬、变性、瓣缘卷缩、连接处融合及腱索融合缩短,使心室收缩时两瓣叶不能紧密闭合。

（三）主要病因及诱因

风湿性瓣叶损害最常见，占二尖瓣关闭不全的 1/3，女性为多。任何病因引起左心室增大、瓣环退行性变及钙化均可造成二尖瓣关闭不全。腱索先天性异常、自发性断裂。冠状动脉灌注不足可引起乳头肌缺血、损伤、坏死、纤维化和功能障碍。

二尖瓣关闭不全的主要病理生理变化，是左心室每搏喷出的血流一部分反流入左心房，使前向血流减少，同时使左心房负荷和左心室舒张期负荷增加，从而引起一系列血流动力学变化。

（四）临床表现

1.症状

轻度二尖瓣关闭不全可终身无症状，或仅有轻微劳力性呼吸困难，严重反流时有心排血量减少，突出症状是疲劳无力，肺淤血的症状如呼吸困难出现较晚。

2.体征

心尖冲动明显，向左下移位。心尖区可闻及全收缩期高调吹风样杂音，向左腋下和左肩胛下区传导。

3.并发症

与二尖瓣狭窄相似，相对而言，感染性心内膜炎较多见，而体循环栓塞较少见。

（五）辅助检查

1.X 线检查

慢性重度狭窄常见左心房、左心室增大；左心衰竭时可见肺淤血和间质性肺水肿征。

2.心电图

慢性重度二尖瓣关闭不全，主要为左心房肥厚心电图表现，部分有左心室肥厚和非特异性 ST-T 改变，少数有右心室肥厚征，心房颤动常见。

3.超声心动图

M 型超声和二维超声心动图不能确定二尖瓣关闭不全。脉冲多普勒超声和彩色多普勒血流显像可在二尖瓣左心房侧探及明显收缩期反流束，确诊率几乎达到 100%，且可半定量反流程度。二维超声可显示二尖瓣结构的形态特征，有助于明确病因。

4.其他

放射性核素心室造影、左心室造影有助于评估反流程度。

（六）治疗原则

1.内科治疗

内科治疗包括预防风湿活动和感染性心内膜炎，针对并发症治疗，一般为术前过渡措施。

2.外科治疗

外科治疗为恢复瓣膜关闭完整性的根本措施，包括瓣膜修补术和人工瓣膜置换术。

三、主动脉瓣狭窄

（一）概念和特点

主动脉瓣狭窄指主动脉瓣病变引起主动脉瓣开放受限、狭窄，导致左心室到主动脉内的血流受阻。风湿性主动脉瓣狭窄大多伴有关闭不全或二尖瓣病变。

（二）相关病理生理

风湿性炎症导致瓣膜交界处粘连融合，瓣叶纤维化、僵硬、钙化和挛缩畸形，引起主动脉瓣狭窄。

正常成人主动脉瓣口面积≥3.0 cm²,当瓣口面积减少一半时,收缩期仍无明显跨瓣压差;当瓣口面积≤1.0 cm²时,左心室收缩压明显升高,跨瓣压差显著。主动脉瓣狭窄使左心室射血阻力增加,左心室向心性肥厚,室壁顺应性降低,引起左心室舒张末压进行性升高,左心房代偿性肥厚。最终因心肌缺血和纤维化等导致左心衰竭。

(三)主要病因及诱因

主动脉瓣狭窄的病因有 3 种,即先天性病变、退行性变和炎症性病变。单纯性主动脉瓣狭窄,多为先天性或退行性变,极少数为炎症性,且男性多见。

(四)临床表现

1.症状

早期可无症状,直至瓣口面积≤1.0 cm²时才出现与每搏输出量减少及脉压增大有关的心悸、心前区不适、头部静脉强烈搏动感等。心绞痛、晕厥和心力衰竭是典型主动脉瓣狭窄的常见三联征。晚期并发左心衰竭时,可出现不同程度的心源性呼吸困难。

2.体征

心界向左下扩大,心尖区可触及收缩期抬举样搏动。第一心音正常,胸骨左缘第 3、4 肋间可闻及高调叹气样舒张期杂音。典型心脏杂音在胸骨右缘第 1～2 肋间可听到粗糙响亮的射流性杂音,向颈部传导。

3.并发症

心律失常、心力衰竭常见,感染性心内膜炎、体循环栓塞、心脏性猝死少见。

(五)辅助检查

1.X 线检查

左心房轻度增大,75%～85%的患者可呈现升主动脉扩张。

2.心电图

轻度狭窄者心电图正常,中度狭窄者可出现 QRS 波群电压增高伴轻度 ST-T 改变,重度狭窄者可出现左心室肥厚伴劳损和左心房增大。

3.超声心动图

二维超声心动图可见主动脉瓣瓣叶增厚、回声增强提示瓣叶钙化。瓣叶收缩期开放幅度减小(<15 mm)开放速度减慢。彩色多普勒超声心动图上可见血流于瓣口下方加速形成五彩镶嵌的射流,连续多普勒可测定心脏及血管内的血流速度。

(六)治疗原则

1.内科治疗

内科治疗是预防感染性心内膜炎,无症状者无须治疗,定期随访。

2.外科治疗

凡出现临床症状者均应考虑手术治疗。如经皮主动脉瓣成形、置换术;直视下主动脉瓣分离术、人工瓣膜置换术。

四、主动脉瓣关闭不全

(一)概念和特点

主动脉瓣关闭不全主要由主动脉瓣膜本身病变、主动脉根部疾病所致。根据发病情况又分急性、慢性 2 种。

(二)相关病理生理

约 2/3 的主动脉瓣关闭不全为风心病所致。由于风湿性炎性病变使瓣叶纤维化、增厚、缩短、变形,影响舒张期瓣叶边缘对合,可造成关闭不全。

主动脉瓣反流引起左心室舒张期末容量增加,使每搏容量增加和主动脉收缩压增加,而有效每搏血容量降低。左心室心肌重量增加使心肌氧耗增多,主动脉舒张压降低使冠状动脉血流减少,两者引起心肌缺血、缺氧,促使左心室心肌收缩功能降低,直至发生左心衰竭。

(三)主要病因及诱因

1.急性主动脉瓣关闭不全

(1)感染性心内膜炎。

(2)胸部创伤致升主动脉根部、瓣叶支持结构和瓣叶破损或瓣叶脱垂。

(3)主动脉夹层血肿使主动脉瓣环扩大,瓣叶或瓣环被夹层血肿撕裂。

(4)人工瓣膜撕裂等。

2.慢性主动脉瓣关闭不全

(1)主动脉瓣本身病变:①风湿性心脏病。②先天性畸形。③感染性心内膜炎。④主动脉瓣退行性变。

(2)主动脉根部扩张:①Marfan 综合征。②梅毒性主动脉炎。③其他病因,如高血压性主动脉环扩张、特发性升主动脉扩张、主动脉夹层形成、强直性脊柱炎、银屑病性关节炎等。

(四)临床表现

1.症状

(1)急性主动脉瓣关闭不全:轻者可无症状,重者可出现呼吸困难、不能平卧、全身大汗、频繁咳嗽、咳白色或粉红色泡沫痰,更严重者出现烦躁不安、神志模糊,甚至昏迷。

(2)慢性主动脉瓣关闭不全:可在较长时间无症状。随反流量增大,出现与每搏输出量增大有关的症状,如心悸、心前区不适、头颈部强烈波动感等。

2.体征

(1)急性主动脉瓣关闭不全:可出现面色灰暗、唇甲发绀、脉搏细数、血压下降等休克表现。二尖瓣提前关闭致使第一心音减弱或消失;肺动脉高压时可闻及肺动脉瓣区第二心音亢进,常可闻及病理性第三心音和第四心音。由于左心室舒张压急剧增高,主动脉和左心室压力阶差急剧下降,因而舒张期杂音柔和、短促、低音调。肺部可闻及哮鸣音,或在肺底闻及细小水泡音,严重者满肺均有水泡音。

(2)慢性主动脉瓣关闭不全:①面色苍白,头随心搏摆动,心尖冲动向左下移位,心界向左下扩大。心底部、胸骨柄切迹、颈动脉可触及收缩期震颤。颈动脉搏动明显增强。②第一心音减弱,主动脉瓣区第二心音减弱或消失;心尖区可闻及第三心音。③主动脉瓣区可闻及高调递减型叹气样舒张早期杂音,坐位前倾位呼气末明显,向心尖区传导。④周围血管征,如点头征、水冲脉、股动脉枪击音和毛细血管波动征,听诊器压迫股动脉可闻及双期杂音。

3.并发症

感染性心内膜炎、室性心律失常、心力衰竭常见。

(五)辅助检查

1.X 线检查

急性主动脉瓣关闭不全者左心房稍增大,常有肺淤血和肺水肿表现。慢性者左心室明显增大,升主动脉结扩张,即靴形心。

2.心电图

急性主动脉瓣关闭不全者常见窦性心动过速和非特异性 ST-T 改变。慢性者常见左心室肥厚劳损伴电轴左偏,如有心肌损害,可出现心室内传导阻滞,房性和室性心律失常。

3.超声心动图

M 型超声显示舒张期二尖瓣前叶快速高频的振动,二维超声可显示主动脉关闭时不能合拢。多普勒超声显示主动脉瓣下方(左心室流出道)探及全舒张期反流。

(六)治疗原则

1.内科治疗

(1)急性者一般为术前准备过渡措施,包括吸氧、镇静、多巴胺、血管活性药物等,应及早考虑外科治疗。

(2)慢性者无症状且左心功能正常者,无须治疗,但需随访。随访内容包括临床症状、超声检查左心室大小和左心室射血分数。预防感染性心内膜炎及风湿活动。

2.外科治疗

(1)急性者在降低肺静脉压、增加新排血量、稳定血流动力学的基础上,实施人工瓣膜置换术或主动脉瓣膜修复术。

(2)慢性者应在不可逆的左心室功能不全发生之前进行,原发性主动脉关闭不全,主要采用主动脉瓣置换术;继发性主动脉瓣关闭不全,可采用主动脉瓣成形术;部分病例可行瓣膜修复术。

五、护理评估

(一)一般评估

(1)有无风湿活动,体温在正常范围。

(2)饮食及活动等日常生活是否受影响。

(3)能否平卧睡眠。

(二)身体评估

(1)是否呈现"二尖瓣面容"。

(2)呼吸困难及其程度。

(3)心尖区是否出现明显波动,是否出现颈静脉曲张、肝颈回流征阳性、肝大、双下肢水肿等右心衰竭表现。

(4)二尖瓣狭窄特征性的杂音,为心尖区舒张中晚期低调的隆隆样杂音,呈递增型、局限、左侧卧位明显,运动或用力呼气可使其增强,常伴舒张期震颤。

(5)栓塞的危险因素:定期做超声心动图,注意有无心房、心室扩大机附壁血栓。尤其是有无心房颤动,或长期卧床。

(三)心理-社会评估

患者能否保持良好心态,避免精神刺激、控制情绪激动,家属对患者的照顾与理解,能否协助患者定期复查,均有利于控制和延缓病情进展。

(四)辅助检查结果的评估

1.X 线检查

左心房增大不明显,无肺淤血和肺水肿表现。

2.心电图

有无窦性心动过速和非特异性 ST-T 改变及左心室肥厚劳损伴电轴左偏。

3.超声心动图

有无舒张期二尖瓣前叶快速高频的振动,主动脉瓣下方是否探及全舒张期反流。

(五)常用药物治疗效果的评估

(1)能否遵医嘱使用苄星青霉素(长效青霉素),预防感染性心内膜炎。

(2)能否坚持抗风湿药物治疗,不出现风湿活动表现,如皮肤环形红斑、皮下结节、关节红肿及疼痛不适等。

(3)餐后服用阿司匹林,不出现胃肠道反应、牙龈出血、血尿、柏油样便等。

六、护理诊断

(一)体温过高

体温过高与风湿活动、并发感染有关。

(二)有感染的危险

有感染的危险与机体抵抗力下降有关。

(三)潜在并发症

感染性心内膜炎、心律失常、猝死。

七、护理措施

(一)体温过高的护理

(1)每 4 小时测体温一次,注意观察热型,以帮助诊断。

(2)休息与活动:卧床休息,限制活动量,以减少机体消耗。

(3)饮食:给予高热量、高蛋白、高维生素的清淡易消化饮食。

(4)用药护理:遵医嘱给予抗生素及抗风湿治疗。

(二)并发症的护理

1.心力衰竭的护理

(1)避免诱因,如预防和控制感染、纠正心律失常、避免劳累和情绪激动等。

(2)监测生命体征,评估患者有无呼吸困难、乏力、食欲减退、少尿等症状,检查有无肺部啰音、肝大、下肢水肿等体征。

2.栓塞的护理

(1)评估栓塞的危险因素:查阅超声心动图、心电图报告,看有无异常。

(2)休息与活动:左心房内有巨大附壁血栓者,应绝对卧床休息。病情允许时鼓励并协助患者翻身、活动下肢、按摩及用温水泡脚,或下床活动。

(3)遵医嘱给予药物如抗心律失常、抗血小板聚集的药物。

(4)密切观察有无栓塞的征象,一旦发生,立即报告医师,给予抗凝或溶栓等处理。

(三)健康教育

1.疾病知识指导

告知患者及家属本病的病因及病程进展特点。避免居住环境潮湿、阴暗等不良条件,保持室内空气流通、温暖、干燥,阳光充足。适当活动,避免剧烈运动或情绪激动,加强营养、提高机体抵抗力,预防和控制风湿活动。注意防寒保暖,预防上呼吸道感染。

2.用药指导与病情检测

告知患者遵医嘱坚持用药的重要性,说明具体药物的使用方法。定期门诊复查。

3.心理指导

鼓励患者树立信心,做好长期与疾病做斗争的心理准备,育龄妇女应该避孕,征得配偶及家属的支持与配合。

4.及时就诊的指标

(1)出现明显乏力、胸闷、心悸等症状,休息后不好转。

(2)出现腹胀、食欲缺乏、下肢水肿等不适。

(3)长期服用地高辛者,出现脉搏增快(>120 次/分)或减慢(<60 次/分)、尿量减少、体重增加等异常时。

八、护理效果评价

(1)保持健康的生活方式,严格控制风湿活动,预防感冒。

(2)遵医嘱坚持长期用药,避免药物不良反应。

(3)患者无呼吸困难症状出现或急性左心衰竭致急性肺水肿时,可咯粉红色泡沫样痰。

(4)做到预防及早期治疗各种感染能按医嘱用药,定期门诊复查。

（李尚易）

第三节　心包疾病

一、急性心包炎

(一)护理评估

1.健康史

评估患者有无结核病史和近期有无纵隔、肺部或全身其他部位的感染史;有无风湿性疾病、心肾疾病及肿瘤、外伤、过敏、放射性损伤的病史。

2.身体状况

(1)全身症状:多由原发疾病或心包炎症本身引起,感染性心包炎常有畏寒、发热、肌肉酸痛、出汗等全身感染症状,结核性心包炎还有低热、盗汗、乏力等。

(2)心前区疼痛:为最初出现的症状,是纤维蛋白性心包炎的重要表现,多见于急性非特异心包炎和感染性心包炎(不包括结核性心包炎)。部位常在心前区或胸骨后,呈锐痛或刺痛,可放射至颈部、左肩、左臂、左肩胛区或左上腹部,于体位改变、深呼吸、咳嗽、吞咽、左侧卧位时明显。

(3)呼吸困难:呼吸困难是渗出性心包炎最突出的症状。心脏压塞时,可有端坐呼吸、呼吸浅快、身体前倾和口唇发绀等。

(4)心包摩擦音:心包摩擦音是心包炎特征性体征,在胸骨左缘第 3、4 肋间听诊最清楚,呈抓刮样粗糙音,与心音的发生无相关性。部分患者可在胸壁触到心包摩擦感。

（5）心包积液征及心脏压塞征：心浊音界向两侧扩大，并随体位改变而变化，心尖冲动弱而弥散或消失，心率快，心音低而遥远。颈静脉怒张、肝大、腹水、下肢水肿。血压下降、脉压变小、奇脉，甚至出现休克征象。

（6）其他：气管、喉返神经、食管等受压，可出现刺激性咳嗽、声音嘶哑、吞咽困难等。

3.心理状况

患者常因住院影响工作和生活，及心前区疼痛、呼吸困难而紧张、烦躁，急性心脏压塞时可出现晕厥，患者更感到恐慌不安。

（二）护理诊断

1.疼痛

心前区疼痛与心包纤维蛋白性炎症有关。

2.气体交换受损

气体交换受损与肺淤血及肺组织受压有关。

3.心排血量减少

心排血量减少与大量心包积液妨碍心室舒张充盈有关。

4.体温过高

体温过高与感染有关。

5.焦虑

焦虑与住院影响工作、生活及病情重有关。

（三）护理目标

（1）疼痛减轻或消失。

（2）呼吸困难减轻或消失。

（3）心排血量能满足机体需要，心排血量减少症状和肺淤血症状减轻或消失。

（4）体温降至正常范围。

（5）焦虑感消失，情绪稳定。

（四）护理措施

1.一般护理

（1）保持病房环境安静、舒适、空气新鲜，温湿度适宜；安置患者取半卧位或前倾坐位休息，提供床头桌便于伏案休息，以减轻呼吸困难。

（2）给予低热量、低动物脂肪、低胆固醇、适量蛋白质和富含维生素的食物，少食多餐，避免饱餐及刺激性食物、烟酒；有肺淤血症状时给低盐饮食。

（3）出现呼吸困难或胸痛时立即给予氧气吸入，一般为 1～2 L/min 持续吸氧，嘱患者少说话，以减少耗氧。

（4）心前区疼痛时，遵医嘱适当给予镇静剂以减轻疼痛，嘱患者勿用力咳嗽或突然改变体位，以免诱发或加重心前区疼痛。

（5）畏寒或寒战时，注意保暖；高热时，给予物理降温或按医嘱给予小剂量退热剂，退热时需补充体液，以防虚脱，及时揩干汗液、更换衣服床单，防止受凉。

（6）鼓励患者说出内心的感受，向患者简要介绍病情和进行必要的解释，给予心理安慰，使患者产生信任、安全感。

2.病情观察

（1）定时监测和记录生命体征了解患者心前区疼痛的变化情况，密切观察心脏压塞的表现。

（2）患者呼吸困难，血压明显下降、口唇发绀、面色苍白、心动过速，甚至休克时，应及时向医师报告，并做好心包穿刺的准备工作。

（3）对水肿明显和应用利尿剂治疗患者，需准确记录出入量，观察水肿部位的皮肤及有无乏力、恶心、呕吐、腹胀、心律不齐等低血钾表现，并定期复查血清钾，出现低血钾症时遵医嘱及时补充氯化钾。

（五）健康指导

告知急性心包炎患者，经积极病因治疗，大多数可以痊愈，仅极少数会演变成慢性缩窄性心包炎。因此，必须坚持足够疗程的有效药物治疗，以预防缩窄性心包炎的发生。指导患者充分休息，摄取高热量、高蛋白、高维生素的易消化饮食，限制钠盐摄入。防寒保暖，防止呼吸道感染。

（六）护理效果评价

（1）心前区疼痛有无缓解，能否随意调整体位，深呼吸、咳嗽、吞咽是否受影响，心包摩擦音是否消失。

（2）呼吸的频率及深度是否已恢复正常，发绀有无消失。

（3）血压和脉压是否已恢复正常，水肿、肝大等心脏压塞征象是否好转或已消失。

（4）体温有无下降或已恢复正常，血白细胞计数是否正常。

（5）紧张、烦躁、恐慌不安等不良心理反应有无消失，情绪是否稳定。

二、慢性缩窄性心包炎

（一）护理评估

1.健康史

评估急性心包炎病史和治疗情况。

2.身体状况

起病缓慢，一般在急性心包炎后 2～8 个月逐渐出现明显的心脏压塞（体循环淤血和心排血量不足）征象。主要表现为不同程度的呼吸困难，头晕、乏力、衰弱、心悸、胸闷、咳嗽、腹胀、食欲缺乏、肝区疼痛等；体征主要有颈静脉怒张、肝大、腹水、下肢水肿等；心脏听诊有心音低钝，心包叩击音及期前收缩、心房颤动等心律失常；晚期可有收缩压下降，脉压变小等。

3.心理状况

患者因病程漫长、生活不能自理或需要做心包切开术等而焦虑不安。

（二）护理诊断

1.活动无耐力

活动无耐力与心排血量不足有关。

2.体液过多

体液过多与体循环淤血有关。

（三）护理目标

（1）活动耐力增强，能胜任正常体力活动。

（2）水肿减轻或消退。

(四)护理措施

1.一般护理

(1)患者需卧床休息至心慌、气短、水肿症状减轻后,方可起床轻微活动,并逐渐增加活动量。合理安排每天活动计划,以活动后不出现心慌、呼吸困难、水肿加重等为控制活动量的标准。

(2)给予高蛋白、高热量、高维生素饮食,适当限制钠盐摄入,防止因低蛋白血症及水、钠潴留而加重腹水及下肢水肿。

(3)因机体抵抗力低下及水肿部位循环不良、营养障碍,易形成压疮和继发感染,故应加强皮肤护理,以免产生压疮。

(4)加强与患者的心理沟通,体贴关怀患者,和家属共同做好思想疏导工作,消除患者的不良心理反应,使患者树立信心,以良好的精神状态配合各项治疗。

2.病情观察

定时监测和记录生命体征,准确记录出入量,密切观察心脏压塞症状的变化,发现病情变化尽快向医师报告,以便及时处理。

(五)健康指导

教育缩窄性心包炎患者应注意充分休息,加强营养,注意防寒保暖,防止呼吸道感染。指出应尽早接受手术治疗,以获得持久的血流动力学恢复和临床症状明显改善。

(六)护理效果评价

(1)活动后心慌、气短、乏力等症状有无减轻或缓解,日常生活能否自理。

(2)水肿有无减轻或已消失,颈静脉怒张、肝大、腹水等有无减轻或已恢复正常

(李尚易)

第四节　心　肌　疾　病

一、扩张型心肌病

扩张型心肌病也称为充血性心肌病,是心肌病中常见的临床类型,以心肌广泛纤维化、心肌收缩力减弱、心脏扩大、双侧心室扩张为基本病变的心肌病。

(一)护理评估

1.病史评估

详细询问患者起病情况,了解有无感染,过度劳累、情绪激动等诱因;了解患者心律失常的类型,评估发生栓塞和猝死的风险;了解患者既往健康状况,评估有无其他心血管疾病,如冠心病、风湿性心脏病等。

2.身体状况

观察生命体征及意识状况,注意监测心律、心率、血压等变化。心脏扩大:听诊时常可闻及第三或第四心音,心率快时呈奔马律。肥厚性心肌病患者评估有无头晕、黑矇、心悸、胸痛、劳力性呼吸困难,了解肥厚梗阻情况评估猝死的风险。

3.心理-社会状况评估

了解患者有无情绪低落、消沉、烦躁、焦虑、恐惧、绝望等心理;患者反复发作心力衰竭,经常住院治疗,了解患者亲属的心理压力和经济负担。

(二)护理诊断

1.心输出血量减少

心输出血量减少与心功能不全有关。

2.气体交换受损

气体交换受损与充血性心力衰竭、肺水肿有关。

3.焦虑

焦虑与病程长、疗效差、病情逐渐加重有关。

4.潜在并发症

栓塞。

(三)护理目标

(1)能维持良好的气体交换状态,活动后呼吸困难减轻或消失。

(2)胸痛减轻或消失。

(3)活动耐力逐渐增加。

(4)情绪稳定,焦虑程度减轻或消失。

(四)护理措施

1.一般护理

急性期保证患者充足睡眠、休息,限制探视,促进躯体和心理恢复。随着病情好转,逐渐增加活动量,尽量满足生活需要。给予清淡、营养、易消化、低盐饮食。防止辛辣、刺激性食物和饮料摄入,戒烟、戒酒。

2.病情观察

监测血压及血流动力学参数变化,注意有无咳嗽加剧,气促明显等心力衰竭发作先兆以及心排血量降低的早期表现,应随时观察有无偏瘫、失语、血尿、胸痛、咯血等症状,如有异常,马上报告医师,及时做出处理。

3.对症护理

气促时需吸氧,保持鼻导管通畅。抬高床头 30°～60°,采用半坐位或端坐位利于呼吸。指导患者有效呼吸技巧,如腹式呼吸等。

4.用药护理

遵医嘱给予洋地黄药物,药量要准确,密切观察有无洋地黄药物毒性反应;控制输液量及静脉输液速度,记录出水量;使用抗心律失常药时,要加强巡视,观察生命体征,必要时给予心电监护。

5.心理护理

患者出现呼吸困难、胸闷不适时,守护在患者身旁,给予安全感;耐心解答患者提出的问题,进行健康教育;与患者和家属建立融洽关系,避免精神刺激,护理操作细致、耐心;尽量减少外界压力刺激、创造轻松和谐的气氛。

(五)健康宣教

1.指导患者合理安排休息与活动

应限制活动,督促其卧床休息。因休息可使轻度心力衰竭缓解,重度心力衰竭减轻。待心力衰竭控制后,仍需限制患者的活动量,使心脏大小恢复至正常。

2.合理饮食

宜低盐、高维生素及增加纤维食物饮食,少量多餐,避免高热量及刺激性食物。防止因饮食不当造成水、钠潴留,心肌耗氧量、便秘等,导致心脏负荷增加。

3.避免诱因

向患者及家属讲解预防感染的知识,如定时开窗通风,洗手;因避免劳累、酒精中毒及其他毒素对心肌的损害。

4.坚持药物治疗

注意洋地黄素和抗心律失常等药物的毒性反应,并定期复查,以便随时调整药物剂量。

5.密切观察病情变化

如症状加重时应立即就医。

(六)护理效果评价

(1)活动后呼吸困难症状有无减轻或消失。

(2)心前区疼痛发作的次数是否减少或已消失。发作时疼痛程度是否减轻。

(3)乏力和活动后心悸、气促症状有无减轻或消失,心律和心率是否恢复正常。

(4)情绪是否稳定,烦躁不安或悲伤失望心理是否减轻。

二、肥厚型心肌病

肥厚型心肌病是以心肌非对称肥厚、心室腔变小为特征,左心室舒张顺应性下降、心室血液充盈受限为基本病变的心肌病。

(一)护理评估

1.病史评估

详细询问患者起病情况,了解有无感染,过度劳累、情绪激动等诱因;了解患者心律失常的类型,评估发生栓塞和猝死的风险;了解患者既往健康状况,评估有无其他心血管疾病,如冠心病、风湿性心脏病等。

2.身体状况

观察生命体征及意识状况,注意监测心律、心率、血压等变化。心脏扩大:听诊时常可闻及第三或第四心音,心率快时呈奔马律;肥厚性心肌病患者评估有无头晕、黑矇、心悸、胸痛、劳力性呼吸困难,了解肥厚梗阻情况评估猝死的风险。

3.心理-社会状况评估

了解患者有无情绪低落、消沉、烦躁、焦虑、恐惧、绝望等心理;患者反复发作心力衰竭,经常住院治疗,了解患者亲属的心理压力和经济负担。

(二)护理诊断

1.气体交换受损

气体交换受损与心力衰竭有关。

2.活动无耐力

活动无耐力与心力衰竭、心律失常有关。

3.体液过多

体液过多与心力衰竭引起水、钠潴留有关。

4.舒适的改变

心绞痛与肥厚心肌耗氧量增加,而冠脉供血相对不足有关。

5.焦虑与慢性疾病

焦虑与慢性疾病病情反复并逐渐加重,生活方式改变有关。

6.潜在并发症

感染、栓塞、心律失常、猝死。

(三)护理目标

(1)患者呼吸困难明显改善,发绀消失。

(2)能说出限制最大活动量的指征,遵循活动计划,主诉活动耐力增加。

(3)水肿、腹水减轻或消失。

(4)患者主诉心绞痛发作次数减少、患者能运用有效方法缓解心绞痛。

(5)患者焦虑情绪缓解。

(6)患者未发生相关并发症,或并发症发生后能得到及时治疗与处理。

(四)护理措施

1.心理护理

(1)对患者多关心体贴,予鼓励和安慰,帮助其消除悲观情绪,增强治疗信心。

(2)β受体阻滞剂容易引起抑郁,应注意患者的心理状态。

(3)注意保持休息环境安静、整洁和舒适,避免不良刺激。

(4)对失眠者酌情给予镇静药物。

(5)教会患者自我放松的方法。

(6)鼓励患者家属和朋友给予患者关心和支持。

2.休息与活动

(1)根据患者心功能评估其活动的耐受水平,并制定活动计划。

(2)无明显症状的早期患者,可从事轻体力工作,避免紧张劳累。

(3)心力衰竭患者经药物治疗症状缓解后可轻微活动。

(4)合并严重心力衰竭、心律失常及阵发性晕厥的患者应绝对卧床休息。

(5)长期卧床及水肿患者应注意皮肤护理,防止压疮形成。

3.饮食

(1)进食低脂、高蛋白和维生素的易消化饮食,忌刺激性食物。

(2)对心功能不全者应予低盐饮食。

(3)每餐不宜过饱。

(4)应戒除烟酒。

(5)同时耐心向患者讲解饮食治疗的重要性,以取得患者配合。

4.病情观察

(1)观察患者有无心慌、气促等症状。

(2)密切观察生命体征,尤其是血压、心率及心律。

(3)心功能不全、水肿、使用利尿剂患者注意对出入量和电解质的观察。

(4)使用洋地黄者,密切注意洋地黄毒性反应,如恶心、呕吐,黄视、绿视及室性早搏和房室传导阻滞等心律失常情况。

(5)了解大便情况,保持大便通畅。

5.吸氧护理

(1)呼吸困难者取半卧位,予以持续吸氧,氧流量视病情酌情调节。

(2)应每天清洁鼻腔和鼻导管,每天更换湿化液,每周更换鼻导管。

(3)注意观察用氧效果,必要时做血液气体分析。

(五)健康宣教

1.饮食

宜低盐、高蛋白、高维生素、含粗纤维多的食物;避免高热量和刺激性食物,忌烟酒,不宜过饱。

2.活动

根据心功能情况,适当活动。避免劳累、剧烈活动、情绪激动、突然用力或提取重物,有晕厥史者避免独自外出活动。

3.防感染

保持室内空气流通、防寒保暖,预防感冒。

4.复查

坚持药物治疗,定期复查,以便随时调整药物剂量。有病情变化,症状加重时立即就医。

(六)并发症的处理及护理

1.感染

(1)临床表现。①肺部感染:发热、咳嗽、咳痰。②感染性心内膜炎:发热、心脏杂音、动脉栓塞、脾大、贫血,周围体征,如淤点、指(趾)甲下线状出血、Roth斑、Osler结节、Janeways结节。

(2)处理方法。①静脉滴注抗生素。②肺部感染应定时翻身、叩背,促进排痰。③感染性心内膜炎宜及时手术治疗。

2.栓塞

(1)临床表现:①脑栓塞,偏瘫、失语。②肺栓塞,胸痛、咯血。③肾栓塞,腰痛、血尿。④下肢动脉栓塞,足背动脉搏动减弱或消失。

(2)处理方法:①遵医嘱给予抗凝治疗。②指导患者正确服药。③观察疗效和不良反应。

3.心律失常

(1)临床表现:患者诉心悸不适,乏力、头昏。心电图示:室性早搏、房室传导阻滞、心动过缓等。

(2)处理方法:①洋地黄中毒者,及时停用。②用β受体阻滞剂和钙通道阻滞剂时,有心动过缓,减量或停用。③高度房室传导阻滞时,安置心脏起搏器。

4.猝死

(1)临床表现:突然站立或劳累后晕厥。

(2)处理方法:①猝死发生时行心肺复苏等抢救措施。②发生心室纤颤,立即电除颤。③快速性室上速必要时电转复律。

(七)护理效果评价

(1)活动后呼吸困难症状有无减轻或消失。

(2)心前区病痛发作的次数是否减少或已消失,发作时病痛程度是否减轻。

(3)乏力和活动后心悸、气促症状有无减轻或消失,心律和心率是否恢复正常。

(4)情绪是否稳定,烦躁不安或悲伤失望心理是否减轻。

三、心肌炎

心肌炎是指心肌实质或间质的局限性或弥漫性的急性、亚急性或慢性的炎性病变,如炎性渗出和心肌纤维变性、坏死或溶解等。发病年龄以儿童和青少年多见,且年龄越小,往往病情越重,男性多于女性。

(一)护理评估

1.病史评估

详细询问患者起病情况,了解有无感冒、病毒感染等病史;了解患者有无心律失常及类型;了解患者既往健康情况,评估有无其他心血管疾病,如冠心病,风湿性心脏病等。

2.身体情况

观察生命体征及中毒情况,注意监测心律、心率、血压等变化。心脏扩大;听诊时有无闻及第三或第四心音,心率快时呈奔马律。

3.心理-社会状况评估

心理状态随病情的轻重及不同时期、不同年龄、不同文化背景而有所不同。了解患者有无焦虑、孤独心理;家庭、学校、朋友、同学的关心有着积极的康复作用。

4.辅助检查

常规心电图或 24 小时动态心电图检查,X 线检查评估心脏大小,血液生化检查了解心肌酶学动态改变。

(二)护理诊断

1.活动无耐力

活动无耐力与心肌炎性病变、虚弱、疲劳有关。

2.潜在并发症

心律失常、心力衰竭。

3.知识缺乏

知识缺乏与未接受疾病相关教育有关。

4.焦虑

焦虑与患者对疾病症状持续存在,对预后不了解有关。

(三)护理目标

(1)患者积极配合休息与活动计划,进行活动时虚弱和疲劳感减轻或消失。

(2)患者理解心肌炎疾病过程,正确说出治疗和康复的影响因素。

(3)患者自诉对疾病的担心减轻,心理舒适程度增加。

(四)护理措施

1.休息与活动

心肌炎急性期、有并发症者需卧床休息。病情稳定后根据患者情况,与患者共同制定每天休息与活动计划,并实施计划。活动期间密切观察心率、心律的变化,倾听患者主诉,随时调整活动量。心肌炎患者一般需卧床休息至体温下降后 3~4 周,有心力衰竭或心脏扩大的患者应休息半年至 1 年,或至心脏大小恢复正常,红细胞沉降率正常之后。如无症状,可逐步恢复正常工作与学习,应注意避免劳累。

2.心理护理

倾听患者的主诉,理解患者的感受,耐心解答患者的疑问,通过解释与鼓励,解除患者的心理紧张和焦虑,使其积极配合治疗。协助患者寻求合适的支持系统,鼓励家人或同事给予患者关心,以降低紧张心理。

(五)健康教育

针对患者的顾虑和需求制定健康教育计划,进行疾病过程、治疗、康复和用药指导,并提供适合患者所需的学习资料,督促患者遵照医嘱,合理用药。此外,与患者共同讨论心肌炎的危险因素,使其理解控制疾病,定期复查,预防复发的重要性,告知患者出现心悸、气促症状加重时及时就医。健康教育的重点在于防治诱因,防止病毒侵犯机体,病毒感染往往与细菌感染同时存在或相继发生,且细菌感染常可使病毒活跃,机体抵抗力降低,心脏损害加重。一旦发现病毒感染后要注意充分休息,避免过度疲劳,注意测量体温、脉搏、呼吸等生命体征,如出现脉搏微弱、血压下降、烦躁不安、面色灰白等症状时,应立即就医。

(六)并发症的处理与护理

心肌炎的并发症包括心律失常、心力衰竭甚至心源性休克,应及时处理。

1.心律失常

严密观察,及早发现及时处理。若发生多源性、频繁性或形成联律的室性早搏时,应遵医嘱用利多卡因、胺碘酮等药物治疗,必要时进行电复律;对于房性或交界性期前收缩可根据患者情况选用地高辛或普萘洛尔等肾上腺素能受体阻滞剂治疗。阵发性室上性心动过速可按压颈动脉窦、刺激咽部引起恶心等刺激迷走神经,也可给予快速洋地黄制剂或普罗帕酮治疗。在整个治疗过程中,应注意观察药物治疗的效果与不良反应,密切观察血压、心率和心电图的变化,询问患者有无不适主诉,根据患者情况,及时调整药物剂量和种类。

2.心力衰竭

一旦确诊心力衰竭,应及时给予强心、利尿、镇静、扩血管和吸氧等治疗。

(1)强心治疗:心肌炎时,心肌对洋地黄敏感性增高,耐受性差,易发生中毒,宜选用收效迅速及排泄快的制剂如毛花苷 C 或地高辛,且予小剂量(常用量的 $1/2\sim2/3$)。用药过程中应密切观察尿量,同时进行心电监护,观察心率、心律的变化,进行心脏听诊,观察心音的变化,在急性心力衰竭控制后数天即可停药。

(2)利尿治疗:选用速效强效利尿剂,以减少血容量,缓解肺循环的淤血症状,同时注意补钾,预防电解质紊乱。

(3)镇静治疗:若烦躁不安,予吗啡等镇静剂,在镇静作用的同时也扩张周围血管,减轻心脏负荷,使呼吸减慢,改善通气功能和降低耗氧量。对老年、神志不清、休克和呼吸抑制者慎用吗啡,可选用哌替啶。

(4)血管扩张剂:给予血管扩张剂降低心室前和/或后负荷,改善心脏功能。常用制剂有硝普钠、硝酸甘油等,可单用也可与多巴胺或多巴酚丁胺等正性肌力药合用。

(5)给氧:给予高流量鼻导管给氧(6～8 L/min),病情特别严重者应给予面罩用麻醉机加压给氧,使肺泡内压在吸气时增加,增强气体交换同时对抗组织液向肺泡内渗透。在吸氧的同时也可使用抗泡沫剂使肺泡内的泡沫消失,鼻导管给氧时可用 20%～30%的乙醇湿化,以降低泡沫的表面张力使泡沫破裂,增加气体交换面积,促进通气改善缺氧。给氧过程中应进行氧饱和度的监测,并注意观察患者的体征,若出现呼吸困难缓解,心率下降,发绀减轻,表示纠正缺氧有效。

3.心源性休克

心源性休克是心脏功能极度减退,心室充盈或射血功能障碍,造成心排血量锐减,使各重要器官和周围组织灌注不足而发生的一系列代谢与功能障碍综合征。若患者出现血压下降、手足发冷等微循环障碍的早期表现,应及时处理。一旦确诊,立即给予镇痛、吸氧、纠正心律失常和酸碱平衡失调等抗休克治疗,每15分钟测量一次心率、血压和呼吸,观察意识状况、血氧饱和度以及血气分析的变化,同时给氧可增加心肌供氧量,以最大限度增加心排血量。若患者呼吸困难,低氧血症和严重肺水肿需使用机械通气。若患者疼痛或焦虑不安,给予镇静治疗。密切观察出入液量,注意补液量,不增加心脏负荷。出现肺水肿时应及时给予利尿剂,同时经静脉选择输注多巴酚丁胺或多巴胺等以增加心肌收缩力,也可酌情用血管扩张剂(硝普钠或硝酸甘油)以减轻左心室负荷。密切观察心电图的变化,发现异常及时处理。

(七)护理效果评价

(1)活动后呼吸困难症状有无减轻或消失。

(2)心前区疼痛发作次数是否减少或已消失,发作时疼痛程度是否减轻。

(3)乏力和活动后心悸、气促症状有无减轻或消失,心律和心率是否恢复正常。

(4)情绪是否稳定,烦躁不安或悲观失望心理是否减轻。

(李尚易)

第五节　慢性心力衰竭

慢性心力衰竭也称慢性充血性心力衰竭,是大多数心血管疾病的最终归宿,也是最主要的死亡原因。在西方国家心力衰竭的基础心脏病构成以高血压、冠心病为主,我国过去以心瓣膜病为主,但近年来高血压、冠心病所占比例呈明显上升趋势。

一、一般护理

(一)休息与活动

休息是减轻心脏负荷的重要方法,包括体力的休息、精神的放松和充足的睡眠。应根据患者心功能分级及患者基本状况决定活动量。

(1)Ⅰ级:不限制一般的体力活动,积极参加体育锻炼,但要避免剧烈运动和重体力劳动。

(2)Ⅱ级:适当限制体力活动,增加午休,强调下午多休息,可不影响轻体力工作和家务劳动。

(3)Ⅲ级:严格限制一般的体力活动,每天有充分的休息时间,但日常生活可以自理或在他人协助下自理。

(4)Ⅳ级:绝对卧床休息,生活由他人照顾。可在床上做肢体被动运动,轻微的屈伸运动和翻身,逐步过渡到坐或下床活动。鼓励患者不要延长卧床时间,当病情好转后,应尽早做适量的活动,因为长期卧床易导致血栓形成、肺栓塞、便秘、虚弱、直立性低血压的发生。

(二)饮食

饮食给予低盐、低脂、低热量、高蛋白、高维生素、清淡易消化的饮食,少食多餐。

(1)限制食盐及含钠食物:一度心力衰竭患者每天钠摄入量应限制在2 g(相当于氯化钠5 g)

左右,二度心力衰竭患者每天钠摄入量应限制在 1 g(相当于氯化钠 2.5 g)左右,三度心力衰竭患者每天钠摄入量应限制在 0.4 g(相当于氯化钠 1 g)左右。但应注意在用强效利尿剂时,可放宽限制,以防发生电解质紊乱。

(2)限制饮水量,高度水肿或伴有腹水者,应限制饮水量,24 小时饮水量一般不超过 800 mL,应尽量安排在白天间歇饮水,避免大量饮水,以免增加心脏负担。

(三)排便的护理

指导患者养成按时排便的习惯,预防便秘。排便时切忌过度用力,以免增加心脏负担,诱发严重心律失常。

二、对症护理及病情观察护理

(一)呼吸困难

(1)休息与体位:让患者取半卧位或端坐卧位安静休息,鼓励患者多翻身、咳嗽,尽量做缓慢的深呼吸。

(2)吸氧:根据缺氧程度及病情选择氧流量。

(3)遵医嘱给予强心、利尿、扩血管药物,注意观察药物作用及不良反应,如血管扩张剂可致头痛及血压下降等;血管紧张素转换酶抑制剂的不良反应有直立性低血压、咳嗽等。

(4)病情观察:应观察呼吸困难的程度、发绀情况、肺部啰音的变化、血气分析和血氧饱和度等,以判断药物疗效和病情进展。

(二)水肿

(1)观察水肿的消长程度,每天测量体重,准确记录出入液量并适当控制液体摄入量。

(2)限制钠盐摄入,每天食盐摄入量少于 5 g,服利尿剂者可适当放宽。限制含钠高的食品、饮料和调味品如发酵面食、腌制品、味精、糖果、番茄酱、啤酒、汽水等。

(3)加强皮肤护理,协助患者经常更换体位,嘱患者穿质地柔软的衣服,经常按摩骨隆突处,预防压疮的发生。

(4)遵医嘱正确使用利尿剂,密切观察其不良反应,主要为水、电解质紊乱。利尿剂的应用时间选择早晨或日间为宜,避免夜间排尿过频而影响患者的休息。

三、用药观察与护理

(一)利尿剂

电解质紊乱是利尿剂最易出现的不良反应,应随时注意观察。氢氯噻嗪类排钾利尿剂,作用于肾远曲小管,抑制 Na^+ 的重吸收,并可通过 Na^+-K^+ 交换机制降低 K^+ 的吸收易出现低钾血症,应监测血钾浓度,给予含钾丰富的食物,遵医嘱及时补钾;氨苯蝶啶:直接作用于肾远曲小管远端,排钠保钾,利尿作用不强,常与排钾利尿剂合用,起保钾作用。出现高钾血症时,遵医嘱停用保钾利尿剂,嘱患者禁食含钾高的食物,严密观察心电监护变化,必要时予胰岛素等紧急降钾处理。

(二)血管紧张素转换酶抑制剂

ACE 抑制剂的不良反应有低血压、肾功能一过性恶化、高钾血症、干咳、血管神经性水肿以及少见的皮疹、味觉异常等。对无尿性肾衰竭、妊娠哺乳期妇女和对该类药物过敏者禁止应用,双侧肾动脉狭窄、血肌酐水平明显升高($>225\ \mu mol/L$)、高钾血症($>5.5\ mmol/L$)、低血压[收缩压<12.0 kPa(90 mmHg)〕或不能耐受本药者也不宜应用本类药物。

(三)洋地黄类药物

洋地黄类药物可以加强心肌收缩力,减慢心率,从而改善心功能不全患者的血流动力学变化。其用药安全范围小,易发生中毒反应。

(1)严格按医嘱给药,教会患者服地高辛时应自测脉搏,如脉搏<60次/分或节律不规则应暂停服药并告诉医师;毛花苷C或毒毛花苷K静脉给药时须稀释后缓慢静脉注射,并同时监测心率、心律及心电图变化。

(2)密切观察洋地黄中毒表现。①心律失常:洋地黄中毒最重要的反应是出现各种类型的心律失常,是由心肌兴奋性过强和传导系统传导阻滞所致,最常见者为室性期前收缩(多表现为二联律)、非阵发性交界区心动过速、房性期前收缩、心房颤动以及房室传导阻滞;快速房性心律失常伴房室传导阻滞是洋地黄中毒的特征性表现。洋地黄可引起心电图ST-T改变,但不能据此诊断为洋地黄中毒。②消化道症状:食欲减退、恶心、呕吐等(需与心力衰竭本身或其他药物所引起的胃肠道反应相鉴别)。③神经系统症状:头痛、头昏、忧郁、嗜睡、精神改变等。④视觉改变:视力模糊、黄视、绿视等。测定血药浓度有助于洋地黄中毒的诊断。

(3)洋地黄中毒的处理:①发生中毒后应立即停用洋地黄药物及排钾利尿剂。②单发室性期前收缩、一度房室传导阻滞等在停药后常自行消失。③对于快速性心律失常患者,若血钾浓度低则静脉补钾,如血钾不低可用利多卡因或苯妥英钠;有传导阻滞及缓慢性心律失常者,可用阿托品0.5～1 mg皮下或静脉注射,需要时安置临时心脏起搏器。

(四)β受体阻滞剂

必须从极小剂量开始逐渐加大剂量,每次剂量增加的时间梯度不宜短于5～7天,同时严密监测血压、体重、脉搏及心率变化,防止出现传导阻滞和心力衰竭加重。

(五)血管扩张剂

1.硝普钠

用药过程中,要严密监测血压,根据血压调节滴速,一般剂量0.72～4.32 mg/(kg·d),连续用药不超过7天,嘱患者不要自行调节滴速,体位改变时动作宜缓慢,防止直立性低血压发生;注意避光,现配现用,液体配制后无论是否用完需6～8小时更换;长期用药者,应监测血氰化物浓度,防止氰化物中毒,临床用药过程中发现老年人易出现精神方面的症状,应注意观察。

2.硝酸甘油

用药过程中可出现头胀、头痛、面色潮红、心率加快等不良反应,改变体位时易出现直立性低血压。用药时从小剂量开始,严格控制输液速度,做好宣教工作,以取得配合。

四、心理护理

(1)护士自身应具备良好的心理素质,沉着、冷静,用积极乐观的态度影响患者及家属,使患者增强战胜疾病的信心。

(2)建立良好的护患关系,关心体贴患者,简要解释使用监测设备的必要性及作用,得到患者的充分信任。

(3)对患者及家属进行适时的健康指导,强调严格遵医嘱服药、不随意增减或撤换药物的重要性,如出现中毒反应,应立即就诊。

五、出院指导

(一)活动指导

患有慢性心力衰竭的患者,往往过分依赖药物治疗,而忽略运动保健。指导患者合理休息与活动,活动应循序渐进,活动量以不出现心悸、气急为原则。适应一段时间后再逐渐缓慢增加活动量。病情好转,可到室外活动。漫步、体操、太极拳、气功等都是适宜的保健方法。如活动不引起胸闷、气喘,表明活动量适度,以后根据各人的不同情况,逐渐增加活动时间。但必须以轻体力、小活动量、长期坚持为原则。

(二)饮食指导

坚持合理饮食,进食低盐、低脂、低热量、高蛋白、高维生素、清淡易消化的饮食。适当限制钠盐的摄入,可减轻体液的潴留,减轻心脏负担。一般钠盐(食盐、酱油、黄酱、咸菜等)可限制到每天 5 g 以下,病情严重者限制在每天不超过 3 g。但服用强力利尿剂的患者钠盐的限制不必过严;在严格限制钠摄入时,一般可不必严格限制水分,液体摄入量以每天 1.5~2 L 为宜,但重症心力衰竭的患者应严格限制钠盐及水的摄入。少量多餐,避免过饱。

(三)疾病知识指导

给患者讲解心力衰竭最常见的诱因有呼吸道感染、过重的体力劳动、心律失常、情绪激动、饮食不当等。因此一定要注意预防感冒,防止受凉,根据气温变化随时增减衣服;保持乐观情绪平时根据心功能情况适当参加体育锻炼,避免过度劳累。

(四)用药指导

告诉患者及家属强心药、利尿剂等药物的名称、服用方法、剂量、不良反应及注意事项。定期复查,如有不适,及时复诊。

(李尚易)

第六节　恶性心律失常

恶性心律失常是指在短时间内引起血流动力学障碍,导致患者晕厥甚至猝死的心律失常。主要指危及生命的室性心律失常,如危险性室性期前收缩(多源性室性期前收缩、成对室性期前收缩、伴有 R-on-T 现象的期前收缩);持续室性心动过速(室速);尖端扭转型室性心动过速;心室扑动(室扑)与心室颤动(室颤);严重室内传导阻滞或完全性房室传导阻滞等。它是根据心律失常的程度及性质分类的一类严重心律失常,也是一类需要紧急处理的心律失常。

一、期前收缩

根据异位起搏点部位的不同,期前收缩可分为房性、房室交界区性和室性期前收缩。期前收缩起源于一个异位起搏点,称为单源性,起源于多个异位起搏点,称为多源性。

临床上将偶尔出现期前收缩称偶发性期前收缩,但期前收缩>5 个/分称频发性期前收缩。如每一个窦性搏动后出现一个期前收缩,称为二联律;每两个窦性搏动后出现一个期前收缩,称为三联律;每一个窦性搏动后出现两个期前收缩,称为成对期前收缩。

（一）病因及发病机制

1.病因

各种器质性心脏病如冠心病、心肌炎、心肌病、风湿性心脏病、二尖瓣脱垂等可引起期前收缩。电解质紊乱、应用某些药物亦可引起期前收缩。另外，健康人在过度劳累、情绪激动、大量吸烟饮酒、饮浓茶、进食咖啡因等可引起期前收缩。

2.发病机制

心律失常有多种不同机制，如返折、异常自律性、后除极触发激动等，主要心律失常的电生理机制主要包括冲动形成异常、冲动传导异常以及两者并存。

（1）冲动形成异常。①常自律性状态：窦房结、结间束、冠状窦口周围、房室结的远端和希氏束-浦肯野系统的心肌细胞均有自律性。自主神经系统兴奋性改变或心肌传导系统的内在病变，均可导致原有正常自律性的心肌细胞发放不适当的冲动，如窦性心律失常、逸搏心律。②异常自律性状态：正常情况下心房肌细胞、心室肌细胞是无自律性的快反应细胞，由于病变使膜电位降低达$-50\sim-60$ mV时，使其出现异常自律性，而原本有自律性的快反应细胞（浦肯野纤维）的自律性也增高，异常自律性从而引起心律失常，如房性或室性快速心律失常。③后除极触发激动：当局部儿茶酚胺浓度增高、低血钾、高血钙、洋地黄中毒及心肌缺血再灌注时，心房、心室与希氏束—浦肯野组织在动作电位后可产生除极活动，被称为后除极。若后除极的振幅增高并抵达阈值，便可引起反复激动，可导致持续性快速性心律失常。

（2）冲动传导异常。折返是所有快速性心律失常最常见的发病机制，传导异常是产生折返的基本条件。传导异常包括：①心脏两个或多个部位的传导性与应激性各不相同，相互连接形成一个有效的折返环路；②折返环的两支应激性不同，形成单向传导阻滞；③另一通道传导缓慢，使原先发生阻滞的通道有足够时间恢复兴奋性；④原先阻滞的通道再次激动，从而完成一次折返激动。冲动在环内反复循环，从而产生持续而快速的心律失常。

（二）临床表现

偶发期前收缩大多无症状，可有心悸或感到1次心跳加重或有心跳暂停感。频发期前收缩使心排血量降低，引起乏力、头晕、胸闷等。

脉搏检查可有脉搏不齐，有时期前收缩本身的脉搏减弱。听诊呈心律不齐，期前收缩的第一心音常增强，第二心音相对减弱甚至消失。

（三）辅助检查

1.房性期前收缩

特点：①P波提前发生，其形态与窦性P波稍有差异，提前发生的P波P-R间期＞0.12秒；②提前的P波后继以形态正常的QRS波；③期收缩后常可见一不完全性代偿间歇。

2.房室交界性期前收缩

特点：①提前出现的QRS-T波群，该QRS-T波形态与正常窦性激动的QRS-T波群基本相同；②P波为逆行型（在标准Ⅱ、Ⅲ于aVF导联中倒置），可出现在QRS波群之前（P-R间期＜0.12秒），或出现在QRS波群之后（R-P间期＜0.20秒），偶尔可埋没于QRS波群之内；③期前收缩后多见有一完全性代偿间歇。

3.室性期前收缩

特点：①提前出现的QRS-T波群，其前无P波；②提前出现的QRS波群宽大畸形，时限通常大于0.12秒。③T波与QRS波群主波方向相反；④期前收缩后可见一完全性代偿间歇。

4.室性期前收缩的类型

间位性室性期前收缩即室性期前收缩恰巧插入两个窦性搏动之间;二联律指每个窦性搏动后跟随一个室性期前收缩,三联律指每两个窦性搏动后跟随一个室性期前收缩,如此类推;连续发生两个室性期前收缩称为成对室性期前收缩;同一导联内室性期前收缩形态不同者称多形或多源性室性期前收缩。

(四)诊断

1.病因与诱因

期前收缩可发生于正常人,但是心脏神经症与器质性心脏病患者更易发生。情绪激动、精神紧张、疲劳、消化不良、过度吸烟、饮酒或者喝浓茶都可引发;冠心病、心肌炎、晚期二尖瓣病变、甲亢性心脏病等常易发生期前收缩。洋地黄、奎尼丁、拟交感神经类药物、氯仿、环丙烷麻醉药等毒性作用,缺钾以及心脏手术或者心导管检查均可引起。

2.临床表现特点

期前收缩可无症状,亦可有心悸或心搏骤停感。频发的期前收缩可导致乏力头晕等,原有心脏病者可诱发或者加重心绞痛或心力衰竭。听诊可发现心律不齐,期前收缩后有较长的代偿间歇。期前收缩的第一心音多增强,第二心音多减弱或消失。期前收缩呈二或三联律时,可听到每两次或三次心搏后有长间歇。期前收缩插入 2 次正规心搏间,可表现为 3 次心搏连续。脉搏触诊可发现间歇脉。

3.辅助检查

依据心电图的特点。

(五)治疗

1.病因治疗

积极治疗病因,消除诱因。如改善心肌供血,控制炎症,纠正电解质紊乱,防止情绪紧张和过度疲劳。

2.对症治疗

偶发期前收缩无重要临床意义,不需特殊治疗,亦可用小量镇静药或 β 受体阻滞剂;对症状明显、呈联律的期前收缩需应用抗心律失常药物治疗,如频发房性、交界区性期前收缩常选用维拉帕米、β 受体阻滞剂等;室性期前收缩常选用利多卡因、胺碘酮等;洋地黄中毒引起的室性期前收缩应立即停用洋地黄,并给予钾盐和苯妥英钠治疗。

二、室性心动过速

室性心动过速(ventricular tachycardia,VT)简称室速,是指起源于希氏束分叉以下部位、自发、连续 3 个和 3 个以上、频率>100 次/分的室性心动过速。如果是心脏程序刺激诱发时,指连续 6 个和 6 个以上的心室搏动。常见于器质性心脏病,如冠心病、急性心肌梗死或急性缺血、各种心肌病等。也见于心肌炎、风心病、二尖瓣脱垂、主动脉瓣狭窄、先天性心脏病中伴有肺动脉高压和右室发育不良者。亦可由严重电解质紊乱、药物中毒,或心脏手术引起。

一次室速发作的持续时间超过 30 秒,或不到 30 秒即引起血流动力学的紊乱,必须紧急处理者,为持续性室速。若发作不足 30 秒即自动终止,则为非持续性室速。

(一)临床表现

(1)轻者可无自觉症状或仅有心悸、胸闷、乏力、头晕、出汗等轻微的不适感。

(2)器质性心脏病并发室速,特别伴发频率较快者常出现血流动力学紊乱,出现心慌、胸闷、气促、低血压、休克、眩晕和昏厥,也可出现急性心力衰竭、急性肺水肿、呼吸困难、心绞痛、心肌梗死和脑供血不足,甚至发展为心室扑动/心室颤动、阿-斯综合征而猝死。

(3)心率130~200次/分,节律整齐或轻微不齐,第一心音强弱不等,颈静脉搏动与第一心音不一致,可见"大炮波"。有血流动力学障碍者可出现血压降低、呼吸困难、大汗、四肢冰冷等表现。

(二)心电图检查

(1)连续出现3个或3个以上宽大畸形的QRS波,QRS间期>0.12秒,P波与QRS波之间无固定关系,常伴ST-T改变。

(2)心室率100~250次/分,心律规则或略不规则。

(3)可有房室分离、心室夺获和/或室性融合波。

(4)可有单形性和多形性室速。

(5)室速前后可见室性期前收缩,形态通常一致,但也有不一致者。

(6)室速可自行终止,终止前常有频率和节律的改变,也可转变为室扑或室颤,转变前多有心室率的加速。

(三)治疗原则

(1)无器质性心脏病患者发生非持续性室速,如无症状及晕厥发作,无须进行治疗。持续性室速发作,无论有无器质性心脏病,均应给予治疗。有器质性心脏病的非持续性室速亦应考虑治疗。

(2)无血流动力学障碍者,可应用利多卡因、索他洛尔、普罗帕酮等药物终止室速。药物无效时,可选用胺碘酮或直流电复律。

(3)有血流动力学障碍者,首选同步直流电复律。

(4)洋地黄中毒引起的室速,不宜用电复律,应给予药物治疗。

(5)消除诱发室性心动过速的诱因,如纠正低钾血症、休克,停用洋地黄制剂等。

(6)积极治疗原发病,如积极治疗心功能不全,冠脉血运重建改善心肌供血等。

(四)疗效标准

1.痊愈

通过射频消融消除室速病灶使其不再发作或通过ICD自动转复治疗室速发作或治疗原发疾病、消除室速的诱发因素后室速不再发作。

2.好转

通过各种治疗手段室速发作频率、持续时间明显减少。

3.加重

室速发作频率、持续时间明显增加,临床症状加重。

(五)预防复发

(1)去除病因,如治疗心肌缺血,纠正水、电解质平衡紊乱,治疗低血压、低钾血症,治疗充血性心力衰竭等有助于减少室速发作的次数。

(2)窦性心动过缓或房室传导阻滞时,心室率过于缓慢,有利于室性心律失常的发生,可给予阿托品治疗,或应用人工心脏起搏。

(3)考虑药物长期治疗的毒副作用,最好通过电生理检查来筛选。

（4）Q-T 间期延长的患者优先选用ⅠB类药,如美西律。普罗帕酮疗效确切,不良反应较少,亦可优先选用。

（5）β受体阻滞剂能降低心肌梗死后猝死发生率,对预防心梗后心律失常的疗效较好。

（6）维拉帕米对大多数室速无预防效果,但可应用于"维拉帕米敏感性室速"患者,此类患者常无器质性心脏病基础,QRS 波群呈右束支传导阻滞伴有电轴左偏。

（7）单一药物无效时,可选用作用机制不同的药物联合应用,各自用量均可减少。

（8）缓慢性心律失常基础上出现的室速,可考虑安装起搏器,并合用抗心律失常药物。

（9）发作时有明显血流动力学障碍者,特别是对心梗后室速或其他高危室速,通过射频消融术不能根治的室性心动过速者,可植入 ICD 预防心脏性猝死。

（10）持续性室速或心脏骤停复苏后患者,如有器质性心脏病,首选 ICD。

（11）特发性室速,可经导管射频消融术予以根治。

三、尖端扭转型室性心动过速

尖端扭转型室速(torsade de pointes,TDP)是多形性室性心动过速的一个特殊类型,发作时 QRS 波形态多变,振幅与波峰呈周期性改变,主波方向沿等电位线向上或向下波动而近似扭转。通常在原发或继发性 Q-T 间期延长(LQTS)的基础上发生。病因可为先天性、低钾或低镁血症、应用ⅠA 或某些ⅠC 类药物、吩嗪类和三环类抗抑郁药、颅内病变、心动过缓(特别是三度房室传导阻滞)等。

(一)临床表现

（1）心律绝对不规则、脉搏细速、常可闻及分裂的心音和奔马律。

（2）面色苍白、四肢厥冷,可伴有不同程度的神经、精神症状。

(二)心电图检查

（1）发作时 QRS 波群的振幅与波群呈周期性改变,宛如围绕等电位线扭转,频率200～250 次/分。

（2）可发生在窦性心动过缓或完全性传导阻滞基础上。

（3）Q-T 间期通常＞0.5 秒,U 波明显,T-U 波融合,有时这种异常仅出现在心动过速前一个心动周期。

（4）室性期前收缩发生在舒张晚期,落到前面 T 波终末部分可诱发室速。

（5）长-短周期序列之后易诱发尖端扭转。

（6）短联律间期的尖端扭转型室速,其前无长间歇或心动过速,配对间期极短,易发展为室颤。

（7）无 Q-T 间期延长的多形性室速有时类似于尖端扭转型室速,应予以鉴别。

(三)治疗原则

（1）纠正可逆性诱因及病因,尤其是导致 Q-T 间期延长的病变或药物。

（2）首先静脉注射硫酸镁(硫酸镁 2 g,稀释至 40 mL 缓慢注射,然后 8 mg/min 静脉滴注)。

（3）避免使用ⅠA 类、ⅠC 类和Ⅲ类可加重 Q-T 间期延长的药物。

（4）缓慢心律失常时,临时选用异丙基肾上腺素或阿托品或起搏治疗。

（5）先天性长 Q-T 综合征者,可选用β受体阻滞剂、左颈胸交感神经切断术或 ICD 等。

（四）预防复发

（1）β受体阻滞剂长期口服。

（2）获得性药物或电解质紊乱造成的扭转性室速,清除诱因可预防复发。

四、心室扑动与心室颤动

心室扑动与心室颤动(ventricular flutter and ventricular fibrillation)简称室扑与室颤,分别为心室肌快而微弱的无效收缩或各部位心室肌不协调乱颤,心脏无排血,心音和脉搏消失,心、脑等器官和周围组织血液灌注停止,导致阿-斯综合征发作和猝死。室扑与室颤为致命性心律失常,常见于急性心肌梗死、心肌炎、完全性房室传导阻滞、阿-斯综合征的过程中、严重低钾血症与高钾血症、引起 Q-T 间期延长与尖端扭转的药物、心脏手术、低温麻醉、心血管造影或心导管检查术、严重缺氧、电击以及溺水等。

（一）临床表现

（1）意识丧失,抽搐,呼吸不规则或停顿甚至死亡。

（2）心音消失,脉搏摸不到,血压测不出,瞳孔散大,对光反射消失等。

（二）心电图检查

（1）心室扑动呈正弦波图形,波幅大而规则,频率 150～300 次/分,不能区分 QRS 波群与 ST-T 波群,很快转为室颤。

（2）心室颤动无法识别 QRS 波群、ST 段与 T 波,代之以形态,振幅和间期绝对不规则的小振幅波,频率为 250～500 次/分,持续时间较短,若不及时抢救,心电活动很快消失。

（三）治疗原则

（1）立即进行心肺脑复苏。

（2）电除颤,若无效,静脉注射肾上腺素,再次电除颤。若无效,静脉注射胺碘酮后电除颤。

（四）预防

（1）病因防治。

（2）监测室性心律失常,或以心电图运动负荷试验或临床电生理技术诱发室性快速心律失常,以识别发生原发性室颤的高危患者。

（3）应用抗心律失常药物消除室速、减少复杂性室性期前收缩(如室性期前收缩连发、多源性室性期前收缩、伴 R-on-T 的室性期前收缩)。

（4）用起搏器或手术治疗慢性反复发作的持久性室速或预激综合征伴心室率快速的房颤、房扑患者。

（5）冠状动脉旁路移植术,或经皮冠状动脉球囊扩张术、旋切术、旋磨术、激光消融术、支架放置术等改善心肌供血;室壁瘤及其边缘部内膜下组织切除以切断室性心律失常的折返途径。

（6）急性心肌梗死后长期应用 β受体阻滞剂。

五、护理

（一）一般护理

（1）执行内科一般护理常规。

（2）严重心律失常患者应卧床休息;当心律失常发作导致心悸、胸闷、头晕等不适时采取高枕卧位或半卧位,避免左侧卧位,因左侧卧位时患者常能感觉到心脏搏动而使不适感加重。

（3）给氧：根据患者心律失常的类型及缺氧症状，对伴有血流动力学障碍出现胸闷、发绀的患者，给予 2～4 L/min 的氧气吸入。

（4）保持大便通畅，心动过缓患者避免排便时屏气，以免兴奋迷走神经而加重心动过缓。

（二）饮食护理

（1）给予低热量、易消化的饮食，避免饱餐及摄入浓茶、咖啡等易诱发心律失常的兴奋性食物，禁止吸烟和酗酒。

（2）合并低钾血症患者进食含钾高的食物（如橙子、香蕉等）。

（三）用药护理

严格按医嘱按时按量给予抗心律失常药物，静脉注射速度宜慢（腺苷除外），一般 5～15 分钟内注完，静脉滴注药物时尽量用输液泵调节速度。胺碘酮静脉用药易引起静脉炎，应选择大血管，配制药物浓度不要过高，严密观察穿刺局部情况，谨防药物外渗。观察患者意识和生命体征，必要时监测心电图，注意用药前、用药过程中及用药后的心率、心律、P-R 间期、Q-T 间期等变化，以判断疗效和有无不良反应。

（四）并发症护理

猝死护理。

1.评估危险因素

评估引起心律失常的原因，如有无冠心病、心力衰竭、心肌病、心肌炎、药物中毒等，有无电解质紊乱、低氧血症和酸碱平衡失调等。遵医嘱配合治疗，协助纠正诱因。

2.心电监护

对严重心律失常患者，应持续心电监护，严密监测心率、心律、心电图、生命体征、血氧饱和度变化。早期识别易猝死型心律失常，严密监测。

3.配合抢救

备好抗心律失常药物及其他抢救药品、除颤器、临时起搏器等。一旦发生猝死立即配合抢救。

（五）病情观察

（1）对严重心律失常患者，应持续心电监护，密切监测心率、心律、血氧饱和度和血压，并及时记录病情变化，包括：心律失常的类型、发作的频率和起止方式，患者出现的症状。

（2）当出现频发、多源、成对或"R-on-T"现象的室性期前收缩、阵发性室性心动过速、窦性停搏、二度和三度房室传导阻滞等严重心律失常时，应立即通知医师处理。

（3）配合医师进行危重患者的抢救，保证各种仪器（如除颤仪、心电图机、心电监护仪、临时起搏器等）处于正常备用状态。

六、延续护理

（一）综合护理评估

1.健康基本情况评估

（1）一般情况评估：评估患者意识状态，观察脉搏，呼吸、血压有无异常。询问患者饮食习惯与嗜好，饮食量和种类。评估患者有无水肿，水肿部位、程度；评估患者皮肤有无破溃、压疮、手术伤口及外伤等。

（2）病史评估：询问患者有无明确药物过敏史；评估患者有无药物不良反应；评估患者既往史

及家族史;询问患者有无跌倒史。

2.疾病相关评估

(1)评估患者心律失常的类型、发作频率、持续时间等;询问患者有无心悸、胸闷、乏力、头晕、晕厥等伴随症状。

(2)评估患者此次发病有无明显诱因:体力活动、情绪波动、饮茶、喝咖啡、饮酒、吸烟,应用肾上腺素、阿托品等药物。

(3)评估患者有无引起心律失常的基础疾病:甲状腺功能亢进、贫血、心肌缺血心力衰竭等可引起窦性心动过速;甲状腺功能减退、严重缺氧、颅内疾病等可引起窦性心动过缓;窦房结周围神经核心肌的病变、窦房结动脉供血减少、迷走神经张力增高等可导致窦房结功能障碍。

(4)评估患者对疾病的认知:评估患者对疾病知识的了解程度,对治疗及护理的配合程度、经济状况等,评估患者的交流、抑郁程度。

常规行心电图、X线胸片、超声心动图、24小时动态心电图作为早期筛查,心内电生理检查,可明确进一步手术。常规采血测定生化、甲状腺功能、血常规等指标,评估心律失常的危险因素。

3.心理社会评估

大部分心律失常会影响血流动力学,使患者有各种不适的感受,严重者有濒死感,从而产生焦虑、恐惧及挫败感。因此,要评估焦虑、恐惧及挫败感的程度,另外还要评估患者的应急能力及适应情况。可应用症状自评量表。

(二)连续护理实施

根据心律失常患者临床治疗护理常规,射频消融术及起搏器植入术术前、术后护理制订连续护理方案。使患者掌握术前、术中、术后注意事项,预防和减少高危患者并发症的发生。指导患者保存术前、术后及复查的影像学资料,医护人员追踪患者术后恢复情况,减少心律失常复发率及术后并发症发生率。

1.入院时

患者从社区的疾病预防及健康观察,转到医院的治疗阶段。主要由社区医师、心内科医师及护士参与,明确患者心律失常分型及发病的原因,了解患者在家中服药的情况及患者的心理情绪状态。

(1)治疗相关方面。对社区建立健康档案的患者,护士要全面了解患者的既往健康信息。对所有患者应用心内科患者连续护理认知问卷对身体、心理及社会状况进行评估。协助患者完成必需的检查项目:血常规、尿常规、便常规;肝肾功能、电解质、血糖、血脂;血沉、C反应蛋白;凝血功能、血型;感染性疾病筛查;X线胸片、心电图;24小时动态心电图。告知患者检查注意事项。

(2)护理相关方面。对某些功能性心律失常的患者,应鼓励其维持正常规律的生活和工作,注意劳逸结合。对严重心律失常患者疾病发作时,嘱患者绝对卧床休息。饱食、饮用刺激性饮料(浓茶、咖啡等)、吸烟、酗酒均可诱发心律失常,应予以避免,指导患者少食多餐,选择清淡、易消化、低盐低脂和富含营养的饮食。心功能不全的患者应限制钠盐的摄入,对服用利尿剂的患者应鼓励多食用富含钾的食物,如橘子、香蕉等,避免出现低血钾而诱发的心律失常。

(3)社会心理方面:患者入院后,责任护士要建立良好的护患关系,使其以更加积极和健康的心态面对疾病,积极进行心理疏导,缓解紧张、焦虑的情绪。告知患者手术及麻醉方式,减少患者因知识缺乏造成的恐惧,必要时遵医嘱可用镇静药物。

2.住院时

医疗团队由主管医师、护士组成。按照诊疗指南,对患者进行手术及非手术治疗。

(1)治疗相关方面:护士根据医嘱应用抗心律失常药物,对患者进行输液治疗;术后在监测患者心律的同时,对患者预防出血的注意事项及观察重点进行健康宣教,告知患者饮食注意事项,预防患者术后消化道反应。协助患者练习床上大小便、保证充足的睡眠。

(2)护理相关方面。

1)抗心律失常药物护理:严格遵医嘱给予抗心律失常药物,注意给药途径、剂量、给药速度等。口服给药应按时按量服用,静脉注射时应在心电监护下缓慢给药,观察用药中及用药后的心率、心律、血压、脉搏、呼吸、意识变化,观察疗效和药物不良反应,及时发现药物引起的心律失常。

2)介入治疗的护理。射频消融术护理:①伤口的护理,患者回病房后测血压1次/小时,连续测6次,动脉穿刺口,沙袋加压6小时,严密观察穿刺部位有无渗血、渗液及双下肢足背动脉搏动情况,观察双下肢皮肤温度、色泽有无异常变化,如有异常及时通知医师。②体位的护理:嘱患者患侧肢体制动,卧床休息12小时;穿刺侧肢体术后伸直,制动10～12小时(动脉穿刺时)或6小时(静脉穿刺时),平卧位休息,保持髋关节制动,可进行足部的屈曲、后伸、内旋、外旋等;术后12小时(动脉穿刺)或6小时(静脉穿刺)解绷带,解绷带后1小时可下床活动。③饮食要求:患者至解除制动之前,进食软食、半流质饮食,避免辛辣、产气多的食物,进食时头偏向一侧。④病情观察:出现特殊情况,及时和医师取得联系处理,心电监护24小时,严密观察生命体征及病情变化,观察有无心律失常的发生,对于室性期前收缩的射频消融治疗术后尤其要观察有无室性心动过速,同时给予24小时动态心电图监测,观察有无心律失常的发生及心律失常的形态,经常巡视患者,询问有无胸闷、心悸等不适症状,做好患者生命体征的监护。

3)永久性人工起搏器植入术的护理。①伤口护理:穿刺点用0.5 kg沙袋压迫4～6小时,观察伤口有无渗血,可在相应部位重新加压包扎,每天换药时,注意观察伤口皮肤色泽、有无血肿形成。若皮下脂肪少,皮肤伤口张力较大,沙袋可采用简短压迫,术后静脉输液治疗,并注意观察体温变化,连续测体温3天,4次/天,同时注意伤口有无感染现象。一般术后7～9天拆线。②体位护理:手术后取平卧位或左侧卧位,动作轻柔不宜翻动体位,以免电极导管移位,24小时禁止翻身,协助其在床上大小便。24小时后指导患者可在床上轻度活动,72小时后可在床边轻度活动,不要过度向前弯腰,活动时指导患者要循序渐进,由肢端关节活动开始。避免用力搓擦,避免用力上举术侧手臂,避免突然弯腰、甩手、振臂等动作。③心电监护:术后心电监护36～48小时,严密观察起搏心电图,观察起搏的感知和起搏功能,并每天描记全导联心电图1次,尤其注意观察是否为有效起搏心律,以便尽早发现电极移位。

(3)社会心理方面:射频消融术及起搏器植入术后患者常因疼痛、强迫体位等因素,出现失眠、焦虑、恐惧等,应积极给予干预,告知患者可能出现疼痛的时间、程度,护士根据疼痛评估尺,给予患者减轻疼痛的措施,可以让患者的注意力集中于某项活动,如听轻音乐、阅读、看电视等,形成疼痛以外的专注力,也可进行放松疗法,依次放松各个部位肌肉,体验全身肌肉紧张和放松的感觉。指导患者多食用一些高热量、高蛋白、高纤维素,富含胶原蛋白、微量元素、维生素A及维生素C的易消化吸收食物,注意补充水量,保持体内的水和电解质平衡。

3.出院前

在住院治疗转到居家康复的过渡阶段,心内科护士需要对患者进行心理指导:护士要根据病情需要讲解按时复查和按时服药的重要性和必要性,使其积极配合。

（1）治疗相关方面：指导患者掌握疾病的基本知识，教会患者及家属饮食管理，起搏器监测的时间及方法，告知患者及家属出院时门诊复查时间，饮食的控制、锻炼的注意事项，复查资料保存的注意事项、联系医师及随访护士的方法。护士建立心律失常患者健康档案，医院保留患者家庭住址及联系方式，教会患者自测脉搏的方法以及指导患者及家属学习心肺复苏相关知识。

（2）护理相关方面。

1）射频消融术：①告知患者出院后穿刺点局部保持干燥，在穿刺点长好以前尽量避免沾水，如果穿刺点出现红、肿、热、痛，就提示发生了感染，应及时就医；②患者出院后1周内避免抬重物及特殊劳动如给自行车打气，这样可以有效地预防渗血的发生；③术后1～2周即可进行相对正常的生活和工作，但应避免重体力劳动或运动，1个月后可恢复完全正常的生活和工作；④出院后1～2周复查心电图1次，以后1～3个月复查心电图1次直到半年，必要时复查X线胸片、超声心动图及动态心电图。

2）永久性人工起搏器植入术：①教会患者学会自测脉搏，2次/天，每次至少3分钟，取其每分钟的平均值并记录，如果每分钟少于预置心率5次即为异常，应及时到医院就诊。②用半导体收音机检测起搏器的功能，此方法适用于无自身心率的患者，具体方法：首先打开收音机，选择中波波段没有播音的区域，然后把收音机放在起搏器埋藏区，可听到规律的脉冲信号，根据信号的频率自测起搏频率。③避免接触高压电、内燃机、雷达、微波炉等强磁性物体；随身携带起搏器识别卡，写明何时安装起搏器及其类型，以便就医或通过机场安全门时，顺利通过检查。④告知患者出院后伤口局部保持干燥，在伤口愈合前尽量避免沾水，如伤口出现红、肿、热、痛，提示发生了感染，应及时就医。

心内科护士建立射频消融术及起搏器植入术后患者健康档案，医院保留患者家庭住址及联系方式。

（3）社会心理方面：指导患者及家属掌握本病的康复治疗知识与自我护理方法，帮助分析和消除不利于疾病康复的因素，解除患者的心理负担，调整好睡眠，保证患者休息。

4.出院后

患者出院后出现心律失常复发及起搏器异位、感染等术后并发症，会严重影响治疗效果，甚至危及患者生命，需要加强相关护理。

（1）治疗相关方面：复诊指导，射频消融术出院后1～2周复查心电图1次，以后每1～3个月复查心电图1次直到半年，必要时复查X线胸片，超声心动图及动态心电图；永久性起搏器植入术术后复查原则，3个月内每半月随访1次，3个月后每月随访1次，以后每半年随访1次。待接近起搏器限定年限时，要缩短随访时间。若自觉心悸、胸闷、头晕、黑矇或自测脉搏缓慢，应立即就医。

（2）护理相关方面。

1）饮食指导：合理的饮食可使病情得到控制，预防并发症的发生。饮食宜低盐、低脂、清淡、易消化、高纤维素，多食新鲜蔬菜和水果，保持大便通畅，忌饱餐，宜少食多餐，每顿七八分饱，每天可增至5餐。忌刺激性饮料，如浓茶、咖啡等，嗜烟酒等均可诱发心律失常。合并心力衰竭及使用利尿剂时应限制钠盐的摄入，多进含钾的食物，以减轻心脏负荷和防止低血钾症而诱发心律失常。

2）活动指导：保持良好的心情，改善生活方式，注意生活细节，促进身心休息。无器质性心脏病者应积极参加体育锻炼，调整自主神经功能，器质性心脏病患者可根据心功能情况适当活动，注意劳逸结合，避免情绪激动、过度兴奋或悲伤。最好由医师根据病情制订运动处方，选择正确的运动方式、强度、频率及时间，一般以太极拳、慢跑、步行等为主，3～4次/周，每次30分钟。

3)用药指导:①快钠通道阻滞剂,常用的有奎尼丁、普鲁卡因胺等。常见的不良反应有恶心、呕吐、腹泻、视觉、听觉障碍、窦性停搏、房室传导阻滞等。指导患者饭后服用,学会自测脉搏,服药期间勿驾驶、高空操作、避免靠近火源等。②β受体拮抗剂:常用的有普萘洛尔、美托洛尔等。可减慢心率,常见的不良反应有心动过缓、窦性停搏、房室传导阻滞、乏力、胃肠不适、加重胰岛素的低血糖及停药综合征等,应注意不要突然停药。③钾通道阻滞剂:常用的有胺碘酮、索他洛尔等。常见的不良反应有转氨酶增高,角膜色素沉着,心动过缓,最严重的心外毒性为肺纤维化。指导患者定期检查,按医嘱服药,逐渐减量,复查肝功能。④钙通道阻滞剂:有维拉帕米等。常见的不良反应有低血压、心动过缓、房室传导阻滞等。指导患者体位改变时应缓慢,如睡醒后先躺一会儿,然后再慢慢坐起,定期检查心电图。

(3)社会心理方面:保持乐观情绪,避免紧张焦虑和情绪激动,多参加益于健康的娱乐活动,保持身心轻松、愉快。避免过度劳累和用脑过度,生活有规律,保证充足睡眠。随访护士可通过计算机、微信等网络信息平台与患者及其家属之间相互沟通。随访护士向患者及家属了解患者疾病控制情况、生活方式改变情况及出现的问题,督促患者按时复查,根据患者的生理、心理状态酌情调整护理方案。

(三)院外延伸护理

延续性护理是通过一系列的行动设计以确保患者在不同的健康照护场所(如从医院到家庭)及同一健康照护场所接收到不同水平的协作性与连续性照护,通常是指从医院到家庭的延续,包括经由医院制订出院计划、转诊、患者回归家庭或社区后的持续性随访与指导,心律失常患者,接受手术或非手术治疗后,因为起搏器的植入和长期服药,需要心内科医护人员给予连续护理。建立患者的随访档案,可以及时记录病情,有效预防并发症的发生。主管医师是随访的主导因素,随访护士是患者规律复查观察病情,及时反馈的关键因素。没有开展心律失常患者连续护理的医院,患者可以自行保存治疗相关资料,还可通过互联网平台、手机客户端、电话沟通等多媒体方式与主管医师或心内科专业人员保持联系,随时接受指导。

(1)随访时间:①起搏器植入术随访时间:植入后1、3、6个月进行随访;此后每3~6个月随访1次;电池耗竭是每个月随访1次。②心律失常射频消融术随访时间:1~2周复查心电图1次,以后每1~3个月复查心电图1次直到半年,必要时复查X线胸片,超声心动图及动态心电图;服用抗凝药物遵医嘱随访。

(2)随访内容:①起搏器植入术随访内容,包括全身情况和症状:如原有的头晕、黑矇、晕厥等是否消失;患者的主要体征:如血压、心脏大小、有无杂音等;患者心功能状态是否有改善;起搏心电图观察起搏器的感知功能和起搏功能是否正常;有无合并症包括局部伤口愈合情况及其他合并症。②心律失常射频消融术后随访内容:心悸、心慌等症状是否消失;1~2周复查心电图1次,以后1~3个月复查心电图1次直到半年,必要时复查X线胸片,超声心动图及动态心电图;24小时动态心电图是否正常。

(3)随访方式:设定专人负责定期拨打随访电话或门诊复查。

射频消融术及起搏器植入术是逐渐发展起来的一种治疗心律失常的技术,可延长患者的寿命,改善生活质量。随着技术的成熟及普遍的开展,越来越多的术后患者需要更长期、更广泛的连续护理服务,对护理工作也提出更高的要求,也是我们今后完善的目标。社区—家庭相互联系的统一整体,使心律失常患者能够得到连续、专业的指导。

(李尚易)

参 考 文 献

[1] 赵庆厚.现代呼吸病的诊断治疗进[M].北京:中国纺织出版社,2020.

[2] 韩钦凤.心血管疾病临床诊疗思路与实践[M].天津:天津科学技术出版社,2021.

[3] 马路.实用内科疾病诊疗[M].济南:山东大学出版社,2022.

[4] 刘伟霞,孙晓梅,贾安海,等.内科疾病临床治疗[M].哈尔滨:黑龙江科学技术出版社,2022.

[5] 陈曦.消化系统疾病内科诊治要点[M].北京:科学技术文献出版社,2021.

[6] 樊书领.神经内科疾病诊疗与康复[M].开封:河南大学出版社,2021.

[7] 王为光.现代内科疾病临床诊疗[M].北京:中国纺织出版社,2021.

[8] 李晓明.内科疾病及相关诊疗技术进展 第2版[M].北京:北京大学医学出版社,2020.

[9] 王秀萍.临床内科疾病诊治与护理[M].西安:西安交通大学出版社,2022.

[10] 杨德业,王宏宇,曲鹏.心血管内科实践[M].北京:科学出版社,2022.

[11] 杨忠光.肿瘤综合治疗学[M].西安:陕西科学技术出版社,2021.

[12] 张鸣青.内科诊疗精粹[M].济南:山东大学出版社,2021.

[13] 李菲.实用内分泌疾病与代谢性疾病诊治[M].沈阳:沈阳出版社,2020.

[14] 张卓伯,徐严明.神经内科疑难病例解析[M].北京:科学出版社,2022.

[15] 王玉梅,刘建林,丁召磊,等.临床内科诊疗与康复[M].汕头:汕头大学出版社,2022.

[16] 韩英.心血管疾病诊疗进展[M].沈阳:辽宁科学技术出版社,2021.

[17] 马立兴,张诒凤,王超颖,等.消化内科诊疗常规[M].哈尔滨:黑龙江科学技术出版社,2022.

[18] 王雅琴.常见心血管疾病诊断与治疗[M].天津:天津科学技术出版社,2021.

[19] 倪青.内分泌代谢病中医诊疗指南[M].北京:科学技术文献出版社,2021.

[20] 焉鹏.消化内科疑难病例解析[M].济南:山东科学技术出版社,2022.

[21] 曾湘良.神经内科疾病诊疗指南[M].天津:天津科学技术出版社,2020.

[22] 李欣吉,郭小庆,宋洁,等.实用内科疾病诊疗常规[M].青岛:中国海洋大学出版社,2020.

[23] 赵晓宁.内科疾病诊断与治疗精要[M].开封:河南大学出版社,2021.

[24] 金琦.内科临床诊断与治疗要点[M].北京:中国纺织出版社,2021.

[25] 陈强,李帅,赵晶,等.实用内科疾病诊治精要[M].青岛:中国海洋大学出版社,2022.

[26] 黄志文,林杰,方毅,等.心血管疾病临床诊断思维[M].开封:河南大学出版社,2022.

[27] 梁廷波.实体肿瘤规范诊疗手册[M].杭州:浙江大学出版社,2022.

［28］黄忠.现代内科诊疗新进展［M］.济南:山东大学出版社,2022.

［29］刘相君.常见心血管疾病诊治与介入治疗［M］.哈尔滨:黑龙江科学技术出版社,2021.

［30］孙雪茜,梁松岚,孙责.内科常见病治疗精要［M］.北京:中国纺织出版社,2022.

［31］张红梅,刘娜,李翔,等.心血管疾病与心电图检查［M］.哈尔滨:黑龙江科学技术出版社,2022.

［32］冯忠华.新编消化与血液内科疾病诊疗学［M］.西安:陕西科学技术出版社,2020.

［33］胡春荣.神经内科常见疾病诊疗要点［M］.北京:中国纺织出版社,2022.

［34］黄佳滨.实用内科疾病诊治实践［M］.北京:中国纺织出版社,2021.

［35］费秀斌,张承巍,任芳兰,等.内科疾病检查与治疗方法［M］.北京:中国纺织出版社,2022.

［36］张博文,傅宝静.急性呼吸道感染病例病原学调查分析［J］.河北医药,2022,44(12):1897-1899.

［37］聂莹莹.消化内镜治疗上消化道出血的临床效果［J］.上海医药,2021,42(17):43-45.

［38］凌生林,廖斌,于风旭,等.慢性缩窄性心包炎手术后临床疗效观察［J］四川医学,2021,42(8):829-831.

［39］邹多武.难治性胃食管反流病的诊疗策略［J］.中国实用内科杂志,2020,40(2):89-91.

［40］吕燕妮,付龙生,陈瑾,等.神经内科患者院内感染获得风险预警模型的建立及评价［J］.当代医药论丛,2022,20(21):126-130.